U0197182

老龄营养学
GERIATRIC NUTRITION

老龄营养学

GERIATRIC NUTRITION

主　审　李　勇

主　编　徐美虹　张召锋

编　委（以姓名汉语拼音为序）

鲍　雷（北京大学国际医院）　　　　梁　静（北京航空航天大学）

蔡夏夏（首都医科大学）　　　　　　林　兵（南方医科大学深圳医院）

陈梁凯（华中科技大学）　　　　　　刘慧琳（北京大学第三医院）

崔红元（北京医院）　　　　　　　　王冬亮（中山大学）

杜　倩（北京大学）　　　　　　　　王军波（北京大学）

付　萍（中国疾病预防控制中心）　　魏雅楠（北京大学人民医院）

高田林（青岛大学）　　　　　　　　徐美虹（北京大学）

高　翔（复旦大学）　　　　　　　　袁长征（浙江大学）

郭晓晖（中国农业大学）　　　　　　张　坚（中国疾病预防控制中心）

何　梅（北京营养源研究所）　　　　张召锋（北京大学）

焦红梅（北京大学第一医院）　　　　赵海峰（山西医科大学）

李　鸣（四川大学）　　　　　　　　赵　艳（哈尔滨医科大学）

李亚琦（复旦大学）　　　　　　　　朱文丽（北京大学）

李雨泽（黑龙江省医院）

秘　书　杜　倩（兼）

北京大学医学出版社

LAOLING YINGYANGXUE

图书在版编目（CIP）数据

老龄营养学 / 徐美虹，张召锋主编. -- 北京 ： 北京大学医学出版社，2025. 1. -- ISBN 978-7-5659-3193-2

Ⅰ．R153.3

中国国家版本馆CIP数据核字第2024K8R563号

老龄营养学

主　　编：徐美虹　张召锋

出版发行：北京大学医学出版社

地　　址：(100191) 北京市海淀区学院路 38 号　北京大学医学部院内

电　　话：发行部 010-82802230；图书邮购 010-82802495

网　　址：http://www.pumpress.com.cn

E-mail：booksale@bjmu.edu.cn

印　　刷：中煤（北京）印务有限公司

经　　销：新华书店

责任编辑：陈　奋　　责任校对：靳新强　　责任印制：李　啸

开　　本：889 mm×1194 mm　1/16　　印张：17.5　　字数：510 千字

版　　次：2025 年 1 月第 1 版　2025 年 1 月第 1 次印刷

书　　号：ISBN 978-7-5659-3193-2

定　　价：98.00 元

本书由
北京大学医学出版基金资助出版

前　言

世界人口学报告显示，全球正在经历前所未有的快速老龄化进程，所有国家都将面临人口老龄化所带来的经济、社会等诸多问题的挑战。中国是世界上老年人口最多的国家，同时也是人口老龄化速度最快的国家之一。预测到2050年，65岁以上的老龄人口将达到总人口数量的1/3。老龄化速度之快、老年人口基数之大、高龄老年人口之多与我国的经济发展水平是极不相称的，同时也给我国社会各方面尤其是公共卫生、医疗卫生服务体系带来了严峻的挑战。为此，中共中央、国务院相继印发《国家积极应对人口老龄化中长期规划》《"健康中国2030"规划纲要》，国务院办公厅印发《关于发展银发经济增进老年人福祉的意见》等指导性政策文件。2024年3月5日，国务院总理李强在第十四届全国人大二次会议作的《政府工作报告》中多次提到养老问题。根据统计，全文共13次提到了"养老"这个关键词，另有7次提及与老年人相关的内容。未来10年是中国构建老龄化应对体系的重要"窗口期"，标志着积极应对老龄化已跻身国家重要战略。

合理营养是健康的基础，应贯穿于生命全周期。科学的营养更是健康老龄化的支柱，能起到延缓衰老、降低老年综合征和老年慢性病的发生、延缓疾病进展的重要作用。然而，我国老年人整体健康状况不容乐观，营养素养普遍偏低，随着我国老年人占比越来越大，应对人口老龄化带来的营养健康问题将是全社会面临的严峻挑战；解决老年人的营养需求、帮助老年人全方位应对健康问题的任务非常紧迫。"合理膳食行动""老年健康促进行动"和"老年营养改善行动"更是得以深刻凸显和呼应于《健康中国行动（2019—2030年）》的十五项行动之中。

应对老龄化的老年医学及老龄营养学是相对新兴的学科。我国老龄营养学科的初始框架建立于1985年，相较于发达国家起步较晚。尽管近年来取得长足发展，但我国老龄营养教育工作的开展仍然相对滞后。目前仅有屈指可数的几家高等院校开设老龄营养学本科或研究生课程，缺少符合我国国情的相关原创教材/专著。老龄营养学科发展现状及我国对老龄人才的需求量之大与我国老龄化快速发展的现状是极不匹配的。因此，立足我国国情，聚焦"以健康为中心"的战略转变和"健康老龄化"的战略需求，系统性总结最新的老龄营养学相关理论与实践成果，开发并建设老龄营养课程体系，突破现有教学研究、知识更新和实践应用的阻碍，最大限度地满足我国对人口老龄营养人才培养的需要具有重要意义。

本书的内容主要包括老龄化的营养科技应对和老龄化个性化营养管理两方面：①老龄化的营养科技应对部分，从老龄化的宏观趋势着眼，按照生命全周期理论逐层深入阐述衰老给身体机能和营养代谢等所带来的诸多改变，系统阐述老龄营养需求、行为特征与营养改善策略与实践，同时针对老年营养的落地载体——老年食品的开发与应用前景进行介绍。②老龄化个性化营养管理部分，以精准营养理论为框架，以个性化营养为核心思想，从老年营养管理流程与规范、老年营养咨询、危险因素控制、循证营养管理等逐级铺展，阐述老年综合征和常见老年相关疾病等状态下的营养管理方案，并辅以案例分析。同时，将老龄营养研究与实践应用中的常用工具整理汇总于附录中，以便读者参阅使用。

本书主要适用于从事老龄营养的科研工作者、临床医生、护士等工作人员作为了解本学科发展、指导临床实践的参考书，也可作为营养师的培训教材与工具书，以及社区、养老机构等老年行业工作人员膳食实践工具书。

本书编者包括从事老龄营养学教学研究的教师、从事老年医学和老年营养的临床医师，以及从事老年营养监测、营养政策制定和老年食品研发的研究人员等，他们在老龄营养学领域扎实的理论基础、丰富的医学营养治疗经验，保证了本书能够从政策到应用、从群体到个体、从宏观到微观，防治一体化、全方位多场景地介绍老龄营养的理论、研究方法和解决方案。尽管如此，由于本书涉及面广且具有多学科交叉的特点，加之编者的专业方向、知识结构和认知水平方面的局限性，书中可能存在不尽如人意之处，请广大读者不吝指正。

本书的编者们在编写过程中付出了大量的心血和时间，在此，我们向他们表示最崇高的敬意和衷心的感谢！本书的出版获北京大学医学出版基金资助，北京大学医学出版社还为本书的出版做了大量工作，我们在此表示衷心的感谢！

往事越千年，魏武挥鞭。期待本书的出版能够为老龄营养学学科发展、老龄营养人才培养和健康老龄化行动的顺利开展贡献绵薄之力。

徐美虹　张召锋

北京大学公共卫生学院营养与食品卫生学系

2024 年春

目　录

第一章　老龄化趋势、挑战与应对

目前，全球普遍呈现人口老龄化趋势，低生育率与高预期寿命是主要原因。人口老龄化与地区经济发展水平呈正向关系，是社会进步和经济发展到一定阶段的产物。然而，老龄化带来沉重的社会负担与经济压力。认识老龄化现状与挑战，积极采取有效的应对措施是当前社会面临的重要课题。

第一节　人口老龄化现状与挑战

国际社会通常将60岁以上人口达到总人口的10%或65岁以上人口达到总人口的7%作为进入老龄社会的标准。联合国人口司2022年发布的《世界人口展望》指出：2022年全世界65岁以上人口有7.71亿人，占总人口的9.7%；预计到2030年老年人口有9.94亿人，占总人口的11.7%；到2050年有16亿人，占总人口的16.4%。

一、全球人口老龄化状况

全球大多数国家或地区的老年人口规模都不断增加，欧洲人口老龄化最为严重，美洲、亚洲、大洋洲老龄化程度各有差异，而撒哈拉以南的非洲则处于这一转型的早期阶段。2019年联合国《世界人口老龄化》研究报告中统计了世界上203个国家或地区老年人口系数（65岁及以上老年人口占总人口的比例），其中有102个国家或地区达到老龄化标准，占总数的50.25%。老年人口系数前十位的国家或地区分别为日本（28.0%）、意大利（23.0%）、葡萄牙（22.4%）、芬兰（22.1%）、希腊（21.9%）、德国（21.6%）、比利时（21.3%）、马提尼克（21.0%）、克罗地亚（20.9%）和马耳他（20.8%）。预测到2050年，将有158个国家或地区进入老龄社会，占77.83%。

80岁及以上的老年人称为"高龄老人"。高龄老年人的失能率更高，将为社会经济带来更为严重的负担，需要尤为关注。根据2019年《世界人口老龄化》报告，全世界80岁及以上的人口增长速度快于60岁及以上的人口，预计到2050年，高龄老人的数量将增加2倍，从2019年的1.43亿增至4.26亿。

二、我国人口老龄化状况

得益于1949年新中国成立后的政治稳定、社会经济的发展和医疗卫生条件的极大改善，死亡率迅速下降，同时生育率仍旧处于较高的水平，使得我国人口在新中国成立初期迅速增长。20世纪70年代以来，在计划生育政策的影响下，我国的生育率迅速下降。90年代后总和生育率已低于更替水平。到2000年，我国正式进入老龄化社会，老年人口绝对数量在总人口中的占比迅速增加。

2020年全国第七次人口普查结果显示，我国60岁及以上人口为2.6亿，占人口总数的18.7%；65岁及以上人口数量达到1.9亿，人口占比达到13.5%。特别是高龄老年人口数量接近2900万人，独居和空巢老年人将增加到1.18亿人左右，老年抚养比（60岁及以上老年人口数量与16～59岁劳动年龄人口数量之比）提高到28%左右。根据国家统计局公开信息，2023年末，全国16～59岁劳动年龄人口为8.65亿，占61.3%；60岁及以上人口为2.97亿，占21.1%，其中65岁及以上人口为 2.17 亿人，占 15.4%。预计到 2030 年以后，我国 65 岁及以上的老年人口的占比将攀升至 16.9%；进入到 2050 年，老年人口的占比会超过 25%。未来我国的社会发展中，老年人口规模将会持续增加，全社会在养老、医疗等方面都将承受巨大的压力和挑战。

多项研究表明，经济增长、社会发展等因素会在主要程度上带来一个国家或地区的人口结构转变。欧美国家、新加坡、韩国等在经历了经济的快速发展之后，人口出生率基本上都呈现了下滑态势。我国在 1978 年改革开放以后经济建设逐步向好，目前经济总量已跃居成为世界第二，根据世界银行的数据，2018 年人均 GDP 已达到 9770 美元，显示我国已实现了迈入中等收入国家行列的目标。1970 年我国人口出生率为 33.4‰，2017 年人口出生率为 12.4‰。可以看出，经济社会的发展是人口结构转变的重要推动因素。随着社会发展和技术进步，家庭在养育子女方面需要花费的时间和精力加大，成本不断提高，由此也导致家庭生育率降低，加速了人口老龄化。此外，我国于 1982 年将计划生育纳入基本国策，政府通过提倡"晚婚，晚育，少生，优生"的形式有计划地控制人口规模。该政策的实施，加速了我国人口结构转变的过程。

三、老龄化所带来的挑战

（一）人口老龄化对经济社会发展的影响

人作为生产者和消费者，不仅是经济活动的主体，而且是经济发展的重要资源。根据经济增长理论，劳动力供给、资本积累、技术创新是决定经济增长的三要素，而人口老龄化对此三要素都将产生重要的影响，现阶段看对经济生产活力具有制约作用。

1. 给社会和家庭带来沉重压力　对社会而言，老年人口总量的增加将使得整体养老支出增大，给社会的快速发展和平稳运行带来挑战。对于家庭来说，老年成员数量的增加使家庭用于养老的经济支出扩大，增加了养老的压力。目前，我国劳动力市场上的劳动人口比例下降，而家庭获取收入的主要途径是适龄劳动力参与劳动，劳动人口的下降会使家庭的经济收入降低，进而加剧家庭的养老负担。

2. 制约生产活力　第一，劳动是生产的一种基本要素，人口老龄化带来的老年抚养比的上升意味着劳动年龄人口总量及比重的下降，由此导致劳动力供给的不足。劳动力短缺致使生产需要的劳动投入减少，引发生产不足的问题。在过去的 30～40 年中，我国在国际社会中取得竞争优势的前提是依托劳动力的人口红利，伴随着人口老龄化加快，原有的竞争优势逐步被削弱，甚至被低成本的新兴国家所取代，这将对我国的经济活力产生抑制效应。第二，人口老龄化将改变劳动力的供给结构，使得年轻劳动力比重降低，同时老年劳动力的比重增加。显然，这一变化不利于那些依赖年轻劳动力的产业，比如一些劳动密集型产业；同时也为如何充分挖掘年长劳动力潜力提出了新的挑战。第三，人口老龄化会降低劳动参与率。老年人口劳动参与率的下降是发达国家的普遍现象，而且有向年轻人口扩散的趋势，其部分原因可归结为各国所提倡的提前退休的政策。

总之，人口老龄化将影响劳动力供给，尤其是造成劳动力供给不足，从而对经济增长带来不利的影响。值得注意的是，在人口老龄化的作用下，养老产品的消费会在全社会消费占比中增加，这种需求侧的改变对经济活力的长期影响还不明朗，需要更多的观察和研究。

3. 影响消费能力　人口是消费的决定性因素。通常情况下，青壮年群体是消费的主要动力，而老年人的消费欲望和消费能力会随着年龄增加而逐渐下降。我国人口自 2022 年年底呈现负增长，之后人口规模将逐步下降，老年人口数量占比和人口年龄的中位数会逐步上升。这也意味着未来我国的中坚消费群体会出现显著性下降，进而可能造成我国社会消费的整体缩减。

人口老龄化与居民消费升级的关系变得日趋紧密，且存在明显区域异质性。有学者基于 2016 年中国家庭调查数据分析了人口年龄结构对居民家庭消费的影响。对于医疗支出弹性较大的家庭而言，老龄化能够促进家庭消费升级，反之则会起到相反作用。进一步的研究显示，在我国经济发达的东部地区，人口老龄化对居民的食物、衣着等生存型消费具有抑制作用，但对发展型消费、享受型消费和消费升级质量指数均产生显著正向推动作用。这表明人口老龄化对经济相对发达的东部地区而言有利于居民消费升级和消费升级质量的提升，而对中部地区的生存型消费未见显著影响，对发展型消费产生抑制作用，不利于中部地区居民家庭设备、通信类消费的增长和发展型消费占比的扩大，从而不利于居民消费升级。尽管对享受型消费具有一定正向促进作用，但整体上对消费质量提升呈现抑制作用。对于经济发展相对滞后的西部地区，人口老龄化明显不利于西部地区居民消费升级，相对应地，对西部地区居民消费升级质量也同样产生了抑制作用。

4. 降低社会创新能力 技术创新成为全球经济发展的首要动力，依靠技术创新推动经济结构的转型和升级已经成为当前社会各界的共识。青年群体思想活跃，是社会创新能力发展的主要推动力；而未来年轻人数量减少会使创新发展的后备人才不足，可能降低社会的整体创新水平和能力。人口老龄化对技术创新的影响尚无定论。一些研究认为老龄化有利于技术创新，因为老龄化延长了人的预期寿命，增加了人力资本投资的预期回报，使人们更注重自身以及家庭成员素质的提高，从而促进了人力资本积累和技术创新；此外，人口老龄化带来的劳动力的稀缺倒逼整个社会重视人力资本投资，用技术去替代劳动，从而推动了技术创新。较为深入的研究显示，在老龄化发展的不同阶段，"创新效应"的大小可能会发生变化。老龄化前期，劳动力结构变化和养老负担对技术创新的负面影响并不明显，而整个社会对人力资本投资、技术创新愈加重视，此时技术创新的正效应远大于负效应且二者的差值不断增大，因此人口老龄化对技术创新的作用呈现递增的状态。在老龄化中期，劳动力结构变化和养老负担对技术创新的负面影响不断加强，同时老龄化带来的人力资本累积和技术创新依然在增加，但是增速减缓，此时创新正效应与负效应的差值不断缩小，因此老龄化对技术创新的促进作用下降。在老龄化后期，劳动力结构变化和养老负担对技术创新的负面影响达到极限，同时老龄化所致的人力资本的累积和技术创新停滞不前，因此老龄化对技术创新产生负面影响。我国目前还处于人口老龄化前期，在一定程度上促进了技术创新，这一正向作用抵消了劳动力减少的负作用，因此老龄化对经济增长的抑制作用并未显现。但步入中度甚至深度老龄化的速度在加快，创新效应在逐渐减弱。因此，需要采取积极措施维护老年人的身心健康状况，保持其创新热情和能力。

（二）人口老龄化对医疗卫生服务带来的挑战

人口老龄化对医疗卫生服务体系的挑战主要体现在老年人医疗、康复和照护等"刚性"需求大幅增加。根据世界贸易组织（WTO）经济学模型测算，我国60岁以上人群的人均医疗费用为60岁以下年龄组的4.6倍。患慢病数量和医疗卫生支出呈明显正相关，在其他因素不变情况下，患慢病种数每增加1种，医疗卫生支出增加36.5%。我国居民疾病谱正在发生变化，心脑血管疾病、恶性肿瘤、慢性呼吸系统疾病、高血压、糖尿病等慢病导致的死亡人数已经占到总死亡人数的88%，由此导致的疾病负担占总疾病负担的70%以上。老年人群在此方面的问题更为突出，其高血压、糖尿病、慢性阻塞性肺病等的患病率以及心脑血管疾病、恶性肿瘤的死亡率都远远高于其他群体，而老年人群慢性疾病的患病率大大高于其他年龄段人群，且多病共患的情况十分普遍，给现有的医疗、专业护理系统带来了前所未有的挑战。有研究认为从2015年到2050年，我国全社会用于养老、医疗、照料、福利与设施方面的费用占GDP的比例，将由7.33%增长到26.24%。

衰老是指随年龄的增加，自身组织结构逐步发生退行性变化，机体器官功能减退，内环境自稳能力减弱，对内外环境损伤因素的抵抗力降低，趋向死亡的自然现象。老年人的生理特点决定其对健康保健服务的需求有着不同于其他年龄人群的特点。首先，老年健康保健服务的首要任务是维持老年人的功能。老年人疾病症状不典型、多种疾病并存、多重用药、常伴有心理‑社会方面的问题等，甚至伴有衰弱和失能状态，因此老年人医疗服务并非单纯为了治疗疾病和降低病死率，更是为了维持功能和延长健康预期寿命。其次，对老年人的保健服务、功能康复和照护要远多于医学治疗。为老年人提供全面、合理的医疗保健服务远多于单一的医疗服务，尤其是衰弱、半失能或失能老年人，他们对康复护理与生活照护等方面的健康保健服务需求更为迫切。再次，老年人需要临近日常生活范围的服务。由于自身活动能力减退、家庭子女照料缺失、

1

交通不便等原因，老年人在选择就诊地点时，从需求就医的便利性，更愿意选择离家较近的社区医院或医疗机构就诊。在养老意愿方面，世界卫生组织调查显示，无论是中国还是亚洲其他地区，甚至是欧洲，老年人更倾向于生活在自己所熟悉的社区中：美国 96.3%，瑞典 96.2%，日本 98.6%，泰国 72.2%，中国则有 89.9% 的失能老年人希望在家接受照护。

然而，我国目前的老年医疗以专科、医院急性医疗为主，老年健康保健服务体系仍在建设之中，存在针对老年疾病特点的综合性预防和诊疗服务不够健全；医疗服务与养老服务分离，医院不提供长期住院服务，而养老机构不能满足老年人的就医需求；老年医疗、康复、照护服务功能不完善，专业人才队伍人员数量少，能力偏弱。此外，目前针对失智、失能半失能老人的医疗、养老服务存在政策瓶颈和短板，老年人医疗保障制度不够完善。我国迈入老龄化社会时处于"未富先老""未备先老"的状态，在医疗卫生方面更为突出，面临的风险与挑战比发达国家更为严峻。

2002 年，世界卫生组织在第二次世界老龄大会上正式提出"积极老龄化"的概念，强调人到老年时，应以更加积极的态度投入晚年生活，注重身心健康和自我实现，并在需要帮助时获得充分的保障与照料，从而提升晚年生活质量。并将健康、参与、保障列为积极老龄化的三大支柱要素，即积极老龄化要求老年人不仅要保持身心健康，还应继续参与社会、经济、文化及公益事务等，实现身心和社会交往的全面提升。

（三）对营养需求、食物保障有着更高的要求

营养是人体从外界获取食物，满足自身生理需要的过程，营养状况与人的生长发育、身体机能、疾病抵抗能力密切相关。在老龄阶段，人体生理状况，组织、器官功能发生很大变化，营养需求也随之产生变化。一方面，对能量需要量降低；另一方面，对蛋白质，特别是优质蛋白质及一些微量营养素的需要增加。同时，出于控制慢性疾病、长期服药方面的原因，对一些营养素的需求也不同于中青年健康成年人。

生产、消费以及社会的发展密切相关。食物是营养的载体，更是人类赖以生存的物质基础，其生产、消费对人类社会的发展至关重要。进入老龄化社会，由于老年群体在社会总人口中占比增大，老年人群对全社会食物消费总量的需求产生越来越大的影响。已有研究显示，我国老年化和城市化造成谷物类食物消费量的降低，将对粮食生产和保障带来影响。由于身体机能衰退和患病状况的复杂性，老年人对食物的需求更加多样，对食物的种类、形态、质构以及营养效用有着更为精细的要求。这在很大程度上促进了农业、食品工业、营养学领域的科学研究和技术应用，成为健康社会发展的重要推动力量。同时，营养学领域的新理念、新认识、新技术在维护身体机能、抵抗疾病侵袭方面起着重要作用，对实现健康老龄化起到了促进作用。

第二节 全生命周期与人口老龄化

一、全生命周期健康理论

全生命周期健康理论的基础涉及生命跨度理论或毕生发展理论、生命周期理论、生命历程理论等，尤其是生命历程理论。按照不同的目的和方法，全生命周期可以划分为不同的生命阶段，如可将全生命周期划分为胎儿期、儿童期、青少年期、中年期和老年期。按照健康的程度来划分可以分为健康、亚健康、疾病、衰老、死亡 5 种状态，每种健康状态具有特定的特征，为了改变或维持一定的健康状态离不开医学的参与。将"全生命周期"概念引入医院服务模式，把以治病为中心的传统医院服务模式，转变为"维护管理、未病先防、中西结合、颐养服务、临终关怀"的全新医疗服务模式，实现医院业务延伸，拓宽健康中国战略内涵。

对于中国未来的发展，中国政府已经明确提出要加快推进健康中国建设，努力全方位、全周期保障人民健康。这就意味着健康不仅被提升到空前的战略高度，而且被赋予了更为深刻和广大的内涵。在 20 世纪 90 年代初，伤害、传染病、新生儿疾病、营养不良和孕产妇疾病占中国疾病负担的 41%，与当前发展中国家水平相当。而到了 2018

年，非传染性慢性疾病占到了中国 77% 的健康生命年损失和 85% 的死因，与多数发达国家的状况相近。慢病的特点是死亡率高，发病周期长，但它是可以通过全方位、全生命周期的卫生与健康服务来预防的，这就意味着必须将健康的关口前移到患病之前，不仅要治疗已经患病的人，而且要关心还未有症状的人。要实现我国政府 2015 年提出"健康中国"中的战略目标，需要立足于"全人群"和"全生命周期"两个着力点，勇于探索与实践全生命周期健康服务模式，将战略思想变为现实，抛开"以疾病为中心"的传统思维，向"以人为中心"和"以健康为中心"转变，提供"公平可及"和"系统连续"的健康服务，使人民更加长寿，生活质量得到较大提高。

二、全生命周期健康管理

（一）基本概念

健康管理兴起于 20 世纪 50 年代的美国，强调对个体或群体健康的监测、分析、评估、健康咨询和指导，并对健康危险因素进行全面管理的过程。在我国，由于人口众多、医疗卫生资源有限，传统的健康管理主要针对特定人群，如孕产妇、慢病患者等，健康管理的服务内容与服务模式亦不明晰。新时代的健康管理是一个广泛而又全面的概念。它拓展了健康管理的人群边界，将健康人群和亚健康人群纳入管理对象。在管理内容上，新概念从基本公共卫生领域延伸至基本医疗、健康体检等领域。从管理覆盖的时间跨度看，新概念要求在将人全生命周期的健康信息进行收集与分析的基础上，提供更有预见性、针对性、个性化的健康服务与管理。

（二）健康档案

健康档案是记录每个人从出生到死亡的所有与健康相关的一切行为与事件的档案。根据《国家基本公共卫生服务规范（第 3 版）》，我国居民健康档案的内容应包括个人基本情况、健康体检、重点人群健康管理记录、其他医疗卫生服务记录等。但从实际档案的内容和质量来看，主要包含了个人信息和基本公共卫生的信息。

健康档案是健康管理的载体，在健康管理的基本环节中发挥作用。首先在基本医疗环节，健康档案可以促进医疗机构提高医疗质量、提升医疗效率。全科医生通过患者的健康档案，及时、准确地获取必要的健康信息。同时，健康档案也可以促进医疗机构之间的双向转诊与推进分级诊疗，上级医院需要危重和疑难患者健康档案中的下级医院的首诊信息，社区卫生服务中心需要参考健康档案中患者的诊疗记录，进行有针对性的康复治疗。电子健康档案贯穿各级医疗机构，可以有效提高协作效率，解决双向转诊和分级诊疗中信息获取交换利用的困难。随着新型健康管理模式的转变，健康档案的内容、平台、使用途径也需要发生变化。居民在医疗机构的诊疗信息、个人健康体检信息、用药信息等也需要在健康档案中予以展示，这才能为新型健康管理提供强有力的信息支撑。

因此，需要充分认识健康档案在全生命周期健康管理中的重要作用，不断发现，解决现实工作中的问题。从目前的情况看，在如下方面还需要进行大量工作。

1. 健康档案内容不完整　根据新型健康管理的设计，健康档案的内容应涵盖个人基本健康信息、诊疗信息、基本公共卫生信息、个性化健康服务的内容。其中个人基本健康信息如体检结果、疫苗接种记录、药物过敏史、个人生活习性、家族健康史等；诊疗信息如个医疗服务内容，包括病人的疾病诊断、护理评估与记录、医学影像数据等；基本公共卫生信息包括慢病等随访信息、预防接种记录、健康行为信息等。当前的健康档案内容不完整，基层全科医师的基本医疗诊疗信息是缺失的，更不用说大医院的诊疗数据；很多机构在进行数据收集时只关注体检信息、医疗信息、预防信息等，关注更多的只是狭义上的躯体健康，并没有个体心理健康记录。

2. 信息化系统建设不完善　信息化是健康档案管理的发展趋势，但目前我国健康档案信息管理的数字化程度较低，缺乏与其他有助于临床问诊的电子信息网络互联互通的途径与技术。我国的疾病预防控制信息化体系性建设始于 2003 年严重急性呼吸综合征（SARS）疫情期间，以传染病监测报告为主线，经过十余年的发展，三次大的升级建设和完善，建立了以中国疾病预防控制中心数据中心为支撑，包含重点慢病监测在内的 22 个业务系统，应用覆盖全国 7.2 万个各级各类医疗卫生机构的疾病监测网络，全国用户达到 18 万，已成为全球最大的传染病网络直报系统。2014 年，国家启动重点慢病监测信息系统的建设与应用，由于建设较晚，其应用覆盖面也相对不足，目前开展监测的重点慢病，主要是心脑血管疾病（脑卒中、冠心病等）、高血压、糖尿病、恶性肿瘤和慢性呼吸系统疾病。信息系统应用范围重点在国家级监测点和示范区，但数据质量控制尚未形成体系，数据可用性不高。

3．健康档案利用效率低下　在开展基本医疗环节或基本公共卫生服务过程中，机构之间、人员之间能获取和参考的信息有限，健康管理服务受到了阻碍。截至 2018 年，通过中国疾病预防控制信息系统统计，恶性肿瘤登记、脑卒中、冠心病、糖尿病、高血压监测全国应用率分别为 44%、38%、27%、8%、2%，特别是高血压、糖尿病尚不到 10%。导致这种状况的原因，一是疾控信息系统与医疗机构的信息系统未能互联互通，未能实现信息共享；二是慢病监测信息系统中高血压与糖尿病信息并没有纳入全国强制监测上报，也尚未要求全覆盖开展，仅在试点地区上报或省级以下开展监测，加之中西部地区基层信息化手段相对滞后有关。特别在农村地区或是其他经济条件较为落后的地区，基层医生素质参差不齐，有相当大一部分的基层医生对于计算机操作的能力较弱，所以在把信息纳入系统的环节不仅受客观条件制约，还受主观因素的限制。这些问题使更加高级的搜索、分类统计等管理功能无法实现，也限制了双向转诊、远程医疗等。

（三）老年颐养服务与缓和医疗

1．颐养服务　老年人退休后的生活质量和感受幸福的程度，不仅体现了国家的文明程度，而且也是一个国家社会公益保障事业的重要工作。医养结合是一种集合养老和医疗服务的复合模式，是解决我国老年人养老、医疗的创新之举，是建设健康中国的重要内容。

2．缓和医疗　缓和医疗是以减轻痛苦、追求临终的安详与尊严为目的的学科，是一门医学专业技术与人文结合的学科。世界卫生组织（WHO）对缓和医疗（palliative care）的定义是：缓和医疗是一种提供给患有危及生命疾病的患者和家庭的，旨在提高他们的生活质量及面对危机能力的系统方法。通过对痛苦和疼痛的早期识别，以严谨的评估和有效管理，满足患者及家庭的所有（包括心理和精神）需求。

缓和医疗给予那些生存期有限的患者（包括恶性肿瘤以及非肿瘤，如恶性肿瘤被确诊为晚期时，慢性充血性心力衰竭晚期，慢性阻塞性肺疾病末期等）进行全面的综合治疗和照护，尽力帮助终末期患者获得最好的生存质量，也帮助家人度过这个苦难的时期。它通过镇痛、控制各种症状，同时减轻社会、心理、精神痛苦来实现这一目标。缓和医疗是老年医学科及肿瘤科医生的基本技能，实际上所有的临床工作人员都应该拥有缓和医疗的理念和知识，这样才能面对和帮助走向生命终点的患者和家人。

当前，治愈性治疗的理念处于主导地位，死亡质量需要改善，迫切需要缓和医疗理念的推广和实践，这一理念不仅可以改善死亡质量，而且可以实现医方、患方、政府、社会多赢的目的。面对死亡话题，必须学会相应的沟通方法；必须有"总疼痛"的概念，具有"全人"的视角，从身心社灵各个方面全方位照顾到临终的患者。

3．安宁护理　安宁疗护一词来源于我国台湾省，旧称"临终关怀"，即"hospice"。它是关于人在生命周期的最后阶段（一般指生命最后的半年）如何照顾的学科。因为这个阶段的照顾与急性医疗不同，患者的需求、处理措施、处理场所也会不同，因此被单独提出。2014 年世界卫生大会发布国际决议，呼吁各国将缓和医疗融入本国的医疗体系中。2015 年由经济学人智库发布的《2015 年度死亡质量指数》，使用 20 项定性和定量指标对 80 个国家进行评估，这些指标涵盖五大类别：姑息与医疗环境、人力资源、医疗护理的可负担程度、护理质量及公众参与水平。调查结果显示：中国死亡质量排名 71 位。而 2021 年的一项研究提出同时考虑患者和护理人员的偏好，但依靠专家意见来评估的 13 个关键指标，根据临终护理的质量对 81 个国家和地区进行排名和评级，中国排名第 53 位。由此可见我国人民的死亡质量令人担忧。1990

年，我国将 WHO 癌症三阶梯止痛方案推向全国，在一些城市中有了相当长时间的尝试。但长期以来缺乏国家缓和医疗战略或指导方针，护理质量不均衡，没有具体标准可以遵循。2017 年 2 月 9 日，原国家卫生和计划生育委员会发布了《安宁疗护中心基本标准及管理规范（试行）》和《安宁疗护实践指南（试行）》，以指导各地加强安宁疗护中心的建设和管理。随着我国进入老龄化社会，死亡风险也更加突出地暴露在人们的日常生活中。而如何让患者面对死亡，特别是有尊严、有品质的死亡也是当代医务人员面临的急需解决的问题。

4. 开展安宁缓和医疗尚存在的问题

（1）医务人员缺乏面对末期患者的能力。医务人员接受的医学教育是技术化的，对于危重患者（包括临终患者），使用纯医疗技术解决问题，结果会导致花费巨大，但患者实际痛苦得不到解决，死亡还是到来。医务人员没有接受过"如何面对末期病患"相关知识的教育，他们想让患者有尊严的离去，但不知道怎么做。

（2）公众无法理性面对生命的逝去。虽然人们都承认"生老病死人生规律"，但大多数人并不知道需要理性面对死亡，往往会过度的崇尚和依赖医疗技术，调动各种资源进行救治，虽然在情感上获得慰藉，但实际上往往是无效救治，消耗了大量医疗资源，并给即将逝去的生命带来极大痛苦。

（3）末期患者缺乏照护场所。即便人们认识到"终点已到"，想找到一个地方走完最后一程时常常是一床难求。现行医疗制度下，这样的"准备安然走到最后"的医疗无利可获，在没有相关政策支持的情况下医疗机构无法负担，某些收治末期患者的部门也都不同程度地通过"无效医疗和（或）过度医疗"获得医疗收入，即使勉强收治了也无法按照缓和医疗 / 安宁疗护的理念进行照顾。居家和社区辞世还没有得到鼓励和支持。此外，用于改善患者临终症状的药物难以获得，也影响了改善生命

终末期质量的工作。

（四）营养在全生命周期中的作用

营养在老年人健康维护、慢性疾病预防控制和康复中的作用受到越来越多的关注。世界卫生组织估计，中国近 80% 的老年人的死亡归因于饮食风险（营养过剩或营养不良）、高血压、吸烟、空腹血糖升高、空气污染（室内及室外）和缺乏锻炼，其中膳食营养的影响至关重要。随着年龄的增加，老年人脏器功能的退行性变化，影响对食物的选择、消化吸收和对营养素的利用能力，容易引起蛋白质营养不良，进而引起免疫力和代谢功能下降；老年人的味觉逐渐降低，对盐、糖、酱油等的消耗增多，过咸可诱发高血压，过甜不利于控制血糖等；由于咀嚼困难，进食受限老年人群营养不良发生率高。老年人群的营养失衡状况颇为严峻，表现为营养过剩与营养不足并存。根据 2010 年国民体质监测报告，我国老年人的超重率为 39.8%，肥胖率为 13%。调查发现，在社区老年人中，0.2% ～ 0.8% 存在营养不足，营养不足的风险为 20% ～ 30%。在养老机构中老年人营养不足发生率为 27.0% ～ 52.4%。在住院老年患者中营养不足的发生率为 8.2% ～ 26.4%，营养风险为26.6% ～ 46.7%。我国《第五次国民体质监测公报》显示，2020 年老年人超重率、肥胖率分别为 41.7%和 16.7%，纵观 2000 年以来国民体质监测数据，我国老年人超重肥胖率呈持续增长的趋势。

从生命的孕育到终结的各个阶段，都需要有营养的参与。人到老年阶段发生的疾病、失能实际上是前期各个阶段各种危险因素积累并最终爆发的结局。生命早期营养不良，不但导致生长发育迟缓，也给成年期慢性疾病的发生埋下伏笔，并可能加速身体机能的衰老进程。因此，以全生命周期的视野来认知营养在健康老龄化中的作用，可协助做好生命各个时期的膳食营养工作。

1

第三节 人口老龄化应对措施

一、完善经济社会制度，适应老龄化社会

人口政策的目标应该是实现人口与经济发展相协调。人口老龄化是一个全球性的、普遍性的、不可逆转的趋势，通过调节生育行为、提高生育率来转变老龄化态势的效果甚微。在这样的情况下，我们应当转变思维方式，不应再强调通过人口政策调整来适应社会，而应当着眼于通过调节经济社会制度来适应老龄化社会。

（一）提高退休年龄，完善退休年龄制度

随着社会的发展和人类寿命的延长，率先建立退休制度的发达国家不断提高人口退休年龄。美国和德国目前都已将退休年龄推迟到了 65 岁，还计划在 2030 年之前进一步推迟到 67 岁。对中国而言，提高退休年龄同样是大势所趋。从教育水平看，中国年轻人平均受教育年限不断提高，进入劳动力市场的时间在不断延迟。我国老年人的身体健康状况和科学文化素养在不断改善，人口预期寿命已经达到 77 岁。同时，随着科技进步和经济的发展，重体力劳动大幅减少，即使是老年人，也能够承担部分只需要轻体力劳动的工作，甚至在部分工作岗位上，老年人还具有经验优势。从养老金体系看，我国即将面临一个迅速而巨大的老龄化高潮，而养老金体系还不完善，养老金支付体系将面临巨大的压力。适当提高退休年龄，一方面可以保持未来中国劳动力数量，另一方面也可以缓解我国养老金支付体系的压力，为我国养老金制度由现收现付制向基金积累制转变赢得时间。因此，分步骤逐渐延迟退休，动态完善退休年龄制度是符合历史发展潮流的大势所趋，也是应对老龄化挑战，实现积极老龄化的重要举措。

（二）推动产业转型，提高劳动生产率

尽管已有大量新技术应用于工业生产和服务业，提高了自动化和智能化程度，但我国长期依赖劳动密集型产业的经济发展方式并未根本改变，劳动生产率远低于发达国家。推动发展技术密集型产业，提高劳动生产率，促进经济发展方式转变既是当务之急，更是未来持续发展的根本之道。一方面，要通过增加教育投入，提高人口科技素质，进一步促进人力资本的开发；另一方面，应当尽快推动产业的升级换代，提升产业结构。通过提高劳动生产率，创造出更加丰富的资源和财富，提升服务管理水平，增强全社会对老年人的抚养能力，为老龄化社会提供坚实的物质基础和服务保障。

（三）完善老年人权益保障的法规体系

目前，我国在老年人、少年儿童等方面已经打造了诸多相应法律规定，这些法规条例的宗旨在于通过法律形式保障居民的权益。但是基于我国老龄化问题的相关规定还并未形成系统性文件，现有的条文规定也大多是以"规划""通知""标准"等文件类型分布于各种政策之中。政府正逐步根据当下发展特点，将应对人口老龄化的相关规定进行系统性整理，陆续推出规范性的法律说明，完善保障老年人权益的法规体系。

（四）构建老年友好型社会

我国在历史上从未经历过老龄化的过程，也未将老龄社会的状态作为制定公共政策的基本出发点，不少现有政策并不适应老龄社会要求，不足以应对老龄化带来的挑战和社会变迁。因此，需要构建符合老龄社会特点、适应老年人需求的公共政策体系，营造老年宜居环境，努力建设老年友好型社会。

在社会文化方面，老年人容易受到歧视，往往被视为收入低下、疾病缠身、观念落后、需要依赖他人和社会的群体。但是随着社会的发展和进步，老年群体正不断呈现出新的特点，步入老年并不一定意味着落后、愚昧和衰弱。因此，应当加强宣传教育工作，大力宣传"健康老龄化""积极老龄化"的理念，营造尊老、敬老、孝老的文化氛围，消除人们对"老"的歧视和恐惧，鼓励老年人走出家门，融入社会，继续发挥自己的价值，以积极的心态面对老年生活。

在社区居住环境方面应当充分考虑到老年人的需求，加强老年宜居环境建设。由于我国超过 90% 的老年人生活在社区，因此针对居民住宅、社区公共建筑和公共设施，应做好无障碍和适老化建设或

改造。但是，当前整个社会环境并没有充分考虑到老年人的需求。现有小区大多数用地面积有限，无法实现人车分流，人行道断断续续、狭窄且可能被占用，使老人不得不行走在行车道上，造成了很大的安全隐患。而无障碍设计的缺失，如缺乏扶栏、把手、坡道等设计，不仅无法满足老年人生活、娱乐的需要，还可能对其生命安全造成威胁。此外，很多老年社区在建设中没有充分考虑老人的人性化需求，在设计中没有设置足够让老人休息、交流和活动的区域和设施，小区活动空间小，公共设施规划不合理，如垃圾箱、停车场等造成内部拥挤且杂乱无章，严重压缩了老人的活动区域。

西方发达国家比我们更早进入老龄化社会，因此他们在应对老年人的居住环境问题上有许多可借鉴的经验。英国在20世纪90年代就开始了城市的适老化规划设计工作，他们最初是通过社会养老福利制度和养老机构来完善城市的适老化设计改造的，后来逐渐发展为从小区和住宅入手，由点及面逐步深入到城市的各个方面，最终实现深层次的适老化设计改造，为老年人提供更加舒适的居住环境。美国的老龄化改造运动则开始得更早，老年社区的概念最初就是在美国发展起来的，以社区为单位进行适老化改造是目前来看最有效率的改造方式，社区的适老化设计不仅可以满足老年人的基本生活需求，还能带来更加丰富的休闲活动需要，这些都为适老化设计改造提供了宝贵的经验。

营造全方位的老年人友好环境，特别是社会与家庭环境，尊重老年的独立性及自主性，避免出现老年人退休后与社会脱轨，进而出现衰老加速的现象。只有努力创造条件，让老年人有事可做，发挥他们想为社会、家庭做贡献的热情，才能实现"积极养老"，促进社会和谐发展、进步。

二、改进医疗卫生服务模式

（一）借鉴国际经验，完善长期护理保险制度

长期护理是指在一个比较长的时间内，持续为患有慢性疾病如老年痴呆等认知障碍或伤残状态下存在功能障碍的人提供护理，包括医疗、社会、居家、运送或其他支持性服务。与老龄化程度不断加深相伴相随的是高龄化程度的日益加深，疾病、伤残和功能衰退等原因使老年人成为长期护理需求的主要群体。第七次全国人口普查数据显示，我国平均每户人数为2.62人，比2021年的3.10人减少0.48人，长期照顾失能老人所产生的经济负担将大大超过家庭的承受能力。

现行的社会福利和社会保险制度并不能解决大多数老人的长期护理问题。社会结构、家庭结构和女性就业结构的变化使得老年长期护理从过去的家庭责任逐渐演变成社会责任，需要长期护理的人口规模、护理需求时间及护理需求程度的增长要求国家、社会和市场对老年长期护理服务从方针政策、制度运行等方面做出及时的应对。建立长期护理保险制度是应对老年人口长期照料需求快速增长的有效举措。

在建立长期护理保险制度方面，日本、德国、韩国等发达国家已经有了较为成熟的经验。近年来，我国也有部分城市正在进行试点。因此，我国建立长期护理保险制度是有基础的，也是有经验可循的。应当在总结当前试点地区经验教训的基础上，结合国外先进经验，迅速建立起覆盖全国的长期护理保险制度，在我国高龄化程度迅速加深之前形成较为完善的应对体系。

（二）积极推动医养结合服务

世界卫生组织提出的健康老龄化战略为"发展以老年人为中心的整合性'医疗、照护与环境'公共卫生服务体系（A Public-health Framework for Healthy Ageing）"，包括无缝衔接、功能融合的医疗卫生体系和长期照护体系以及适老环境。在未富先老的背景下，老龄化的巨大压力已经对现有养老保障体系提出了严峻的考验。尤其是带病的高龄老年人身体健康照顾的需求。老人年均医疗护理费用沉重。与其他人群相比较，老年人罹患慢性疾病的概率较高，且较难痊愈，故此，随着社会老龄化的加剧，对于医疗保险投入的需求将进一步加大，医疗费用成本也将随之增大。相对独立的医疗卫生、养老服务体系难以满足老年人多层次、多样化的健康养老需求，尤其是失能失智老年人群的照料问题日益突出。在此背景下，医养结合应运而生，它是我国社会化养老的一种创新模式，更加关注老年人在健康与医疗服务的需求。

医养结合接近于欧美国家的整合照料（integrated

1

care)、整合健康（integrated health）、协同照料（coordinated care）、综合照料（comprehensive care）、无缝照料（seamless care）等，是指整合医疗护理服务和生活照料服务。

医养结合将现代医疗技术与养老服务有机结合，实现医疗和养老资源的有效整合，在中国特色老龄化的背景下为老人提供覆盖全生命周期的预防保健、疾病救治、急性疾病后期康复与慢病管理、长期照护、安宁疗护，也包括传统的家政服务、生活照料、精神慰藉、文化娱乐等服务。国务院于2013年9月印发《关于加快发展养老服务业的若干意见》，针对医养结合明确了探索医疗和养老融合发展的形式，加强医疗机构和养老机构间的业务协作，统筹医疗服务与养老服务资源等要求，并鼓励做好健康延伸服务。2015年3月，国务院办公厅印发《全国医疗卫生服务体系规划纲要（2015—2020年）》，明确了医养结合的概念，对推进医疗机构与养老机构的合作，发展社区健康养老服务提出了要求。随后，国务院办公厅转发了《关于推进医疗卫生与养老服务相结合指导意见》，其中明确医养结合机构是兼具医疗卫生和养老服务资质及能力的医疗卫生机构或养老机构，对医养结合政策提出了进一步的要求。

根据国家卫生健康委员会2021年发布信息，全国医养结合机构（指兼具医疗卫生资质和养老服务能力的医疗机构或养老机构）已达6000多家，床位160多万张，并形成了4种相对成熟的服务模式，即医养签约合作，养老机构增设医疗机构，医疗机构内设养老机构，医疗卫生服务延伸至社区、家庭，实现融合发展。医养结合服务模式从服务主体、对象、内容和管理机制等方面来看，医养结合服务质量明显提升，其主要特点如下。

1．服务主体 它联合传统养老机构与医疗机构，通过多元化的参与主体为老年人提供服务，包括养老院、老年公寓、护理院、临终关怀医院、康复医院、各级医院、社区卫生服务中心和社区居家养老服务中心等。

2．服务对象 它主要面向健康、基本健康、半失能、失能等老人，但重点面向大病康复期、慢病、易复发病病人，绝症晚期，残障老年人等无法在传统养老模式中得到良好照料的失能、半失能老人。

3．服务内容 医养结合服务不仅仅提供日常生活照料、文娱活动、精神慰藉等原有的养老服务，由于引入了现代医疗技术，它能提供预防、保健、治疗、康复、护理和临终关怀等方面的医疗护理服务。

4．管理机制 由于涉及多个部门，目前政府层面已加快管理及政策制度建设，包括医养结合服务的审批、管辖、监管等。

（三）大力推进医疗管理和养老体系的衔接

要想做好老年病人的疾病预防、临床诊治及养老体系服务，离不开各部门之间的协调和支持工作，需要多部门共同参与。国家近年来陆续出台了一系列医养结合的政策措施，积极开展医养结合的理论与实践探索，但医养结合问题仍然突出。医疗、民政两大体系之间相互独立，各司其职，而连接两大体系的"桥梁"却迟迟没有建立；政策规范对各类老年护理机构缺乏层级清晰、界限分明的功能划分和明确的功能界定，服务内容和规范无法明晰与细化深入，放宽了机构自我管理权限，造成不同机构之间分级管理混乱的同时，模糊了老人对各类机构服务范围的认知；缺乏有效统一的需求评估机制使得老人无法明确个人需求，也使老人失去自由选择机构和接受服务的权利；出入院标准缺失带来机构间服务有效衔接机制的难产。此外，医疗保险在负担老年人医疗卫生服务费用的同时，也覆盖了老年人在医疗机构接受医疗服务的同时因生活照料产生的费用，极大地降低了老年人的经济负担。医疗保险共付带来的相对价格下降，形成经济利益的诱导，给了老年人设法入住医疗卫生机构一个充分的理由，可以在接受医保保障、减少服务费用支付的同时，享受高质量的专业服务。需求评估缺失带来的服务利用导向不明和服务选择不受约束，使得老年人倾向于选择能够报销的医疗护理服务机构。在医疗资源有限的情况下，非重症老年人不合理占用医疗护理资源，使应当接受医疗服务对象的需求无法满足。

因此，在推进医养结合的工作中，政府起主导作用，大力疏导、统筹安排，明确各部门之间的职责和合作关系，特别是民政、卫生、社保等相关部门需要进一步加强联系，在医养结合政策的指导下明确目标和任务，建立统一的行为标准，积极开展联合工作，从而保障医养结合养老模式的顺利推行。同时，在实际工作的推进过程中，应该进行阶段性总结、评估，寻找优缺点，及时弥补不足之处，针对医养结合发展的不同阶段，地区和部门制定翔实、有的放矢的战略规划，明确各个部门应承担的实际工作内容。

（四）加强养老服务人才队伍建设

老年服务从业人员的人才队伍建设是推进我国医养结合养老模式的最重要因素之一。老年人生理、心理、情绪状况的特殊性和多病共存的复杂性决定了从事老年病防治工作的医务人员需要具有全面的临床知识和技能以及良好的沟通能力。而目前从事老年医疗卫生服务的医生、护理、公共卫生和管理人员十分匮乏，亟待解决。相关高校已经加大人员的培养投入，如在医学高校中增设顺应时代需要的老年医学、老年护理学、老年公共卫生学及管理学科专业课程，以满足现实工作的需求。同时，加大对老年医养行业的投入，提高软硬件水平，改善老年医务工作条件，提高相关从业者的福利待遇，拓展个人事业发展渠道，增强职业吸引力，让更多医学、预防医学和护理专业的学生愿意投身到老年医疗卫生工作中。

三、加强健康管理信息化建设

（一）建立健康档案

随着"大健康"理念的提出，全生命周期的健康管理日益得到重视。我国从 2009 年开始启动全民健康档案计划，国家投入了大量人力、物力和财力来采集信息、建立档案。在基本公共卫生环节，健康档案作为健康管理的内容，在基本公共卫生服务中既是一个记录数据的载体，又是指导特殊人群健康管理的依据。通过体检、预防接种等形式随访个人的健康状况并记录存档，有利于推动"以预防为导向"的新型健康模式的发展。在个性化服务环节，健康管理个性化一方面在充分收集客户健康档案中的信息后进行健康风险评估、健康风险干预和指导以达到改善个人健康与预防疾病的效果；另一方面则给居民心理咨询、心理辅导、社会援助等。个性化的健康管理要求标准化和个性化相统一：在将人群按健康状态或疾病分类后，做出健康管理干预计划。在此基础上，依据个体不同的社会因素和心理因素，进行个性化的服务。

（二）提升健康档案信息化管理水平

当前健康档案与全生命周期健康管理信息需求存在差距。完善健康档案内容、建立统一健康档案平台、提高健康档案利用率服务于健康管理，进而推动我国健康管理事业发展，助推"健康中国 2030"战略目标的实现。国务院办公厅印发的《关于印发健康中国行动组织实施和考核方案的通知》中明确提出 26 项考核指标，还成立了健康中国行动推进委员会并印发《健康中国行动（2019—2030年）》，提出了 124 项指标，其中 80% 以上都需要公共卫生系统回答，公共卫生相关指标中 80% 要由疾病预防控制体系的业务活动回答，而其中慢病防控占了近 50%。如果没有信息化的支撑，这些指标将难以及时、完整和准确地获取。

全民健康信息化作为我国卫生健康领域重要的基础性工程，既是深化医改的重要任务，也是全面促进健康中国战略，实现以人民健康为中心的发展思想，把以治病为中心向以人的健康为中心转变的重要驱动力。2009 年，国家新医改将"建立实用共享的医药卫生信息系统"列为保障医药卫生体系有效运转的八项内容之一，全民健康信息化被提升至新的战略高度，从顶层设计、区域协同、面向基层、便民惠民等方面持续有效快速推进。随着云计算、大数据、物联网、移动互联网、人工智能等新技术在卫生健康行业的快速应用与发展，全民健康信息化正以前所未有的新面貌成为助推医改的重要引擎。

由国家统一建立的电子健康档案平台，可保证一个人仅有一个健康档案，保证信息全面准确。该平台以身份证作为入口，贯穿全生命周期的健康档案、多主体共享。从出生开始，所有信息由监护人、个人、社区、医院、第三方机构（体检中心、保险公司等）登录统一平台填写，并在后台数据库中保存，以供及时使用。信息集中化查询提高健康档案利用效率。每个使用的主体都应对居民的信息遵守一定的保密制度，保证信息的安全性。而且为了避免档案信息质量不达标的问题，可以对居民开展健康档案的教育和动员，并且对护士、社区工作

1

人员进行培训，并把及时完善健康档案更新作为绩效考评指标，这样会在一定程度上调动他们的积极性，使健康档案的更新更为及时和准确。

（三）提升全科医务人员的健康信息管理工作能力

全科医学特别是基层全科医生是全生命周期健康管理服务的主要承担者，在推进新时期的健康管理工作中，应以现代健康概念和新的医学模式为指导，开展全人群、全方位、全生命周期的健康服务与管理。现代信息技术的发展日新月异，为老年人健康管理信息化提供了良好的技术条件，但同时也给医务人员的业务能力带来了要求。从事全科医学的医务人员需要不断学习，及时掌握新的信息技术，才能更好地充分利用信息资源服务于所辖区域的老年人。因此，需要定期开展规范化培训，不断提升全科医务人员在健康信息管理方面的能力，加快由传统健康管理方式向信息化模式的转变。

四、紧跟时代发展，推动智慧养老

智慧养老也称"全智能化老年系统"，最早由英国生命信托基金提出。社区智慧养老是指依托互联网、物联网等信息化技术，为老年人提供智能化个性化服务的养老模式，目的是使老年人过得更有尊严和更有价值。

2020年，我国65岁及以上老年人口数量已经达到1.9亿，占比13.5%。上海、山东、天津、辽宁、四川、重庆、江苏等多个省、直辖市的进入"深度老龄化"社会，传统养老服务面临空前巨大的挑战。家庭成员减少，凝聚力减弱使传统的家庭养老功能不断弱化；养老机构运营成本高，特别是人力成本持续增加，收费不断上涨，难以为大多数中低收入的老年人接受。科学技术的进步为突破养老服务困境提供了可能，特别是以信息技术快速发展为特征的"智慧"技术为现代养老服务提供了新思路。

尽管第45次《中国互联网络发展状况统计报告》显示，截至2020年3月，我国网民规模达9.04亿，但其中60岁及以上网民群体占比仅6.7%，许多老年人还不能使用基本的信息工具。但应该看到的是，随着经济社会的发展，时代的进步，老年人群体也在世代更迭中呈现出了崭新的特点。我国老年人口规模大增长的同时老年人文化程度得到大幅提升，人口结构老龄化的过程也是老年人口知识化与现代化的过程。20世纪50—60年代的出生人口队伍正在成为老年人群体中的主力军。他们身处和平的年代，得益于医疗卫生水平的发展和基础教育的大力推进，身体素质与受教育程度有所提高；得益于国家经济建设的飞速发展，他们积累了较多的财富与资本，具有较为雄厚的经济实力，中国老年人群体正在呈现全新的面貌。老年人有着更高的文化素养、更广阔的见识、更为开放包容的价值观、更好的身心健康状况、更强的经济实力和更为多元的消费需求，他们具有更强的接触和掌握新鲜事物的意愿和能力，完全有能力学习新知识、接纳新现象、掌握新技术。这使得依托于现代科技的"智慧养老"不仅成为可能，更成为适应新时代老年人特点的必要之举。一方面，应当加强对老年人使用智能设备和移动互联网的教育与培训，努力消除老年人与年轻人之间的"数字鸿沟"，使现在的老年人能够共享科技发展的成果；另一方面，应当充分把握老年人群体的新趋势和新特征，大力发展智慧养老的技术、设备和设施，丰富老年人的消费方式和沟通方式；还可大力发展远程医疗，帮助老年人方便及时地获取诊治服务；建立互联网医疗大数据库，为老年人的长期健康管理提供便利。同时，应当关注老年人群体的多元化需求，为老年人提供智能化和个性化的定制服务。

我国在2012年前后提出发展智慧养老服务，并进行大力推动，有关部委自2017年起分批公布全国智慧健康养老应用试点、示范街道、示范企业和18个示范基地名单，以期充分应用信息技术提升养老服务能力，向智能化、精细化、高效化发展。上海、江苏、山东是首批进行智慧养老探索的省（直辖市）。如上海静安区的"七彩智慧养老云"，长宁区的"幸福养老"体系品牌，推进"智慧长宁·乐e生活"网上平台建设，着眼于平台建设，以"一云多屏"为模式的智慧社区服务平台、远程医疗服务平台、"医健通"等信息化平台基本建成，为特殊老年群体带来"1+6"智慧服务。江苏苏州市成立居家乐养老服务中心，全国范围内率先打造了"虚拟养老院"养老服务模式。

在智慧养老的实践中也存在着多方面的问题。首先，信息平台建设水平偏低，缺乏有效整合，管理不规范等。如不同平台的信息彼此独立，缺乏资源整合，存在功能冗余情况；信息管理不规范，统计数据模块标准不统一；能够定位的便捷可穿戴产品缺乏有效网络监管，个人信息容易泄露等。其次，社会主体力量参与度弱。全国社区服务中心约28万个，主要依托政府主导的社区服务中心、养老机构等提供养老服务，进行了大量财政和硬件设施方面的支持。以社会资本介入，由社会力量运营的智慧养老服务项目，在数量上和规模上都十分有限，运营上也存在较大困难。再次，智慧养老服务内容单一。目前智慧养老产品主要集中在日常生活类、医疗健康类等方面，通常只能简单提供生活照料层面服务，无法满足老年人多样性、个性化的需求，缺少情感慰藉类、尊重与自我实现类高层次的养老服务。由于研发能力不足，服务内容单一，创新性不足。最后，智慧养老服务费用过高。远程监测设备前期投入大，维护费用高，让低收入、空巢、失能老人望而却步。在服务理念上，许多服务产品并未真正"以老为本"，忽视老年人学习、掌握能力不足的现实，用具与设备操作繁琐，使文化程度不高的老年人无法熟练应用，不得已只能放弃使用，还增加了其挫败感。

尽管在实施智慧养老的过程中还存在诸多困难，但信息时代科学技术的飞速发展仍将极大地带动智慧养老的发展。因此，需要认真学习，深入研究，充分利用信息时代的各种技术条件，结合各地实际情况，积极推动智慧养老的实施，有效应对老龄化的挑战。

五、充分发挥营养在健康老龄化中的作用

营养是人类生长发育、维持生命和健康的基础，与国民身体素质的提高和社会的和谐发展密切相关。随着我国居民生活水平的不断提高，食物保障能力显著增强，国民营养健康状况也明显改善。但在城市化、老龄化等经济、社会及人口结构加速变化的大背景下，仍面临着营养不足与过剩并存、营养相关疾病多发且持续加重等问题，极大地影响着国民的健康。因此，应该充分认知，高度重视营养在健康老龄化中的基础地位，在发展中解决老年人的营养健康问题，为建设健康中国建设做出贡献。

（一）认清老龄化进程中的营养问题

1. 老龄化带来的营养问题十分严峻 多项研究显示低体重，贫血、微量营养素缺乏等营养性疾病在老年人群，特别是高龄、低收入的老年群体中极为常见，严重影响着老年人的身体功能和生活能力。罹患慢病严重困扰老年人的生活。我国老年人常见慢病的前5位依次为高血压、冠心病、脑血管病、恶性肿瘤、呼吸道感染，而膳食摄入不平衡、营养过剩已成为高血压、糖尿病、高脂血症、肥胖、恶性肿瘤等慢病的首要发病因素。此外，大多数老年人有多种疾病共存的情况，对膳食营养的需求更为复杂。长期罹患慢性疾病往往导致营养不良且程度严重，而营养不良又会增加各种临床不良结局的发生，如增加并发症发生率、死亡率，延长住院时间，增加住院费用及降低生活质量等，形成恶性循环。

2. 老年人普遍缺乏科学营养知识和进行自我改善的能力 有调查显示，在经济相对发达、文化水平较高的南方城市社区，60岁以上老人的营养知识和行为情况得分合格率仅仅为38.2%和23.8%；而农村地区情况更为严重，50岁以上中老年人的营养知识知晓率仅为3.7%。由于营养知识匮乏，老年人难以承担自身健康第一责任人的职责，也无法合理调整膳食结构，做到主动健康。

3. 老年营养服务人才缺乏 我国的医学教育体系对营养的教学不够重视，营养学教育滞后导致医护人员营养知识薄弱、营养相关人才缺失。对医院管理层及相关科室的医护人员的营养知识现状调查显示，医护人员的临床营养学知识普遍不足，49%营养知识通过浏览报纸杂志获得，只有22%是经过系统学习获得的。住院患者的营养相关知识大多来自于医护人员，而医护人员对临床营养认知程度偏低导致其无法对患者进行合理的饮食指导，使得老年人的一系列营养问题难以得到有效解决，极大影响了临床治疗和后期康复的效果。如何发展和促进临床营养学教学，加强老年人群的营养管理，已成为目前医学教育和临床实践的一项重要课题。

1

此外，养老机构和社区工作人员也没有认识到营养对老年人身体功能、慢性疾病控制和健康维护的重要作用。受条件限制，更是很少接受较为系统的营养培训，无法在养老服务实践中科学、合理地应用营养学原则指导养老机构老年人的餐食供给和社区生活老年人的食物选择，更不能解答老年人关于膳食营养方面的问题。

（二）政府主导，社会参与，积极开展老年人营养改善

国家《"健康中国2030"规划纲要》、《国民营养计划（2017—2030）》（国办发〔2017〕60号）、中国食物与营养发展纲要（2014—2020年）等重大健康规划中都将老年人的健康、食物供给、营养改善工作列为重点，提出为开创大营养、大健康、大融合、大发展的国民营养健康工作新局面，要坚持以问题为导向，针对国民营养健康与食品安全问题交织，营养不足与过剩并存，营养失衡增加健康风险，成为多种慢性疾病影响因素的状况，加强营养科学的基础研究，监测评估、健康生活方式的普及。明确工作目标，在着力解决贫血、肥胖等传统营养问题的基础上，前瞻性地考虑未来营养健康和科技革命的发展趋势，重视国民营养与环境、生理、心理、社会等关联影响，通过完善营养政策法规，加强食品营养健康标准制定，加强营养健康与公众消费知识的普及，加强服务体系和人才培养，不断提升科学、精准、智慧营养服务水平，助力践行大健康。为此，各级政府部门推出了多项惠及老年人的服务政策，主导了多个老年人营养改善项目，并积极引导社会组织、机构参与到老年人营养服务中。

人才是发展健康服务的关键。面对营养人才匮乏，难以在医疗服务体系工作的困境，国家采取了相应的措施，如国家卫生健康委员会要求在三级甲等医院设置临床营养科室的政策就极大地促进了医疗机构对营养工作的重视，推动了临床营养工作的开展和人才的培养。医学院校的营养学教育是营养人才培养的重要环节，医学院校各个专业都应开设临床营养课程，将其作为一门独立的课程教学，并保证一定的教学课时。应积极开展营养教学改革，选择反映营养学发展新动态、重点突出、实操性强的教材，增加以临床问题为导向的应用教学、情景教学、案例教学，充分调动学生的学习兴趣，提高其自主学习和处理实际问题的能力。同时，社区健康教育主要由社区护士负责。然而大多数护士缺乏健康教育理论知识及实践经验，更没有系统的营养学知识。因此，在护理人才培养中，应设置营养与保健方面的课程，使护理专业学生在掌握护理学知识的基础上能够系统地学习临床营养及保健的相关知识，并应用于医疗卫生服务中。

满足老年人对营养的特殊需求是老年营养服务的方向。随着经济社会发展和人民生活水平的进一步提高，膳食结构和营养需求发生了多元化新变化。广大老年人期望既能维持正常的身体机能和健康状态，又希望保持以往的传统文化，享受食物美味。因此，老年营养工作者应该全面、深入调研不同生活状态老年人的营养状况，分析主要影响因素，充分利用不同领域的新技术、新方法为老年人提供个性化服务，使他们有更多的获益。

（三）汇集多方力量，构建良好的老年食物供应保障体系

食物是营养的载体，良好的食物保障体系是落实老年营养改善理论与指导原则的基础。随着年龄的增加，老年人的咀嚼、吞咽、消化、吸收能力都在衰退，对食物也就有了更为精细、复杂的要求。此外，出于维护健康，病后康复的需求，对一些营养素和食物健康功效成分也有了更多需求，因此非常需要有适合于老年人的专属食品。《国民营养计划（2017—2030）》也提出了要注重现代科技和新发展理念对营养工作的引领和推动，加快农业、食品加工业和餐饮业向营养型转化，促进产业升级和营养健康工作的创新发展，推动"营养健康+互联网"服务，实现科技引领下的精准智慧营养行动，实现供给水平和消费升级，形成营养健康工作的全新格局。

在为老年人提供餐食服务方面，虽然多地政府在积极推动老年餐桌、助餐点等工程，以解决老年人吃饭的问题，但在实际经营中却遭遇诸多困难。由于是作为公益性项目来做，政府对其财政投入不少，负担沉重；而这些项目大多处于亏本或微利运营的状态，企业参与积极性不高，也没有很好地满足老年人的需求。因此，需要调整策略，积极调动多种社会力量参与，建立涵盖整个国民经济的第

一、二、三产业，同时兼具市场和公益两种属性的老年人食物保障体系。

需要特别关注的是，高龄、体弱多病的老年人对食物有着特殊的要求，普通的食物并不能很好地满足其在营养、慢病控制和身体功能维护方面的需求，有些时候甚至会带来生命危险。例如，有些老年人咀嚼、吞咽功能衰严重退化，进食普通食物可能造成呛咳、误吸而引发肺部感染；有些严重慢病老年患者由于无法正常进食普通食物导致长期处于饥饿状态，造成严重营养不良、抵抗力低下、慢病难以康复。因此，应该积极出台相关政策法规和管理办法，推动食品产业升级发展。目前正在大力发展的特殊医学用途配方食品产业有助于满足严重慢性疾病老年患者的膳食营养需求，是老年人食物保障体系的重要内容。

第四节　老龄营养学发展现状与展望

老龄营养学（也称老年营养学）是专注研究老年人群营养规律及改善措施的独特学科，该学科重点探索老年人营养需要与营养代谢的特点、营养与老年人健康及长寿的关系、老年人营养状况的评价与评估、老龄营养相关疾病预防及辅助治疗、老年营养改善、营养促进或营养支持的基本要求、原则、方式、评价指标及营养促进成功老龄化的方法等方面的内容。

一、老龄营养学科的发展现状

目前可检索到的我国最早老龄营养学相关的论文发表于 1979 年，我国老龄营养学科框架的建立始于 1985 年，该学科起步较晚。近年来，通过加强国际交流，积极引进国际的先进理念与方法，我国老龄营养得到了极大发展，主要体现在以下几个方面。

（一）营养与成功老龄化研究体系的建立与完善

成功老龄化与膳食营养密切相关。目前，成功老龄化的研究多集中在社会学、老年学、心理学研究领域，而营养领域较少。老龄化的进程受到营养、生活方式、生活环境、心理因素、保健条件的影响，具体体现在：①合理营养是促进老年健康、预防老年相关疾病的有效措施。营养是一切生理、心理和社会活动的物质基础，85% 的老年人至少有 1 种慢性健康问题可以通过合理营养得到改善。老年人随着年龄的增加，对能量的需求降低，对蛋白质的要求更高，尤其需要钙、维生素 D、维生素 B_2 等微量营养素和抗氧化营养素的要求更高。营养因素中，锌、维生素 A、维生素 D、多不饱和脂肪酸、叶酸与 DNA 合成、基因转录有关；维生素 C、维生素 E、β- 胡萝卜素本身就可抗机体氧化；维生素 E、维生素 C、胡萝卜素均可参与清除自由基；膳食纤维等还可将体内有害物质排出体外，但钠可增加高血压的风险。因此限制能量、盐的摄取，适当的优质蛋白质、微量元素和抗氧化维生素的摄取，可防止合成代谢的差错和生化及生理紊乱、消除自由基及过氧化作用的危害、预防老年性疾病，有利于保障老年人的健康。②同时关注营养不良和营养过剩，这两者也是老年人的核心问题，采取何种膳食模式减缓老年性疾病的风险，并促进延寿，是老龄营养关注的重要问题。③选择健康饮食，享受食物。为了使老年人愉快用餐，享受生活，日本还利用特殊的烹饪加工技术，尽量保持食物原有的风味和颜色、保证食物柔软的质地，从而使老年人也能如年轻人一样品尝美味佳肴。

目前我国已开展了多项老年营养状况调研、干预工作。经过不断研究，现已初步形成了营养与成功老龄化的研究体系。营养是成功老龄化的基本保障，营养指标融合在成功老龄化的各个维度中。老年人的营养状况影响着他们的健康、脑功能退化的进程，合理营养可促进成功老龄化。我国营养专家积极参与《中国居民膳食营养素参考摄入量》的修订工作，重新调整了老年人能量和各种营养素的参考摄入水平；组织编写和修订了《中国老年人膳食指南》，明确提出老年人要做到"成功衰老"，并提出了实现成功老龄化的主要途径与方法，推出了《中国老年人平衡膳食宝塔》，对老年人的食物结构、各种食物摄取量、食物搭配提出了具体要求。为了规范各种养老机构与老年供餐机构的营养行

1

为，组织专家起草了卫生行业标准《老年人膳食指导》和《老年营养餐技术标准》。近年来对老年人的吞咽机制进行了研究，通过一定的加工技术，对食物质构的改变，使加工后食物的质构与老年人的吞咽功能相匹配，从而防止老年人出现用餐时的呛咳，让老年人安心用餐。

（二）老年人营养不良筛查、评估与干预

老年人群营养不良风险筛查及营养干预是老年营养学的重要任务。传统的评判方法复杂、繁琐，技术要求高，花费大，为了简化老年营养评价的方法，国外开发了多种营养评估量表，包括主观整体营养评估（subjective global assessment，SGA）、营养不良通用筛选工具（malnutrition universal screening tool，MUST）、营养风险筛查（nutrition risk screening，NRS2002）、微型营养评价（mini-nutrition assessment，MNA）、简易微型营养评价（mini-nutrition assessment short-form，MNA-SF），其间具有较好的相关性。就目前而言，在营养风险筛查中使用较多的是MNA、NRS2002。近年来，先后引进国外营养风险筛查的简便工具，对老年人进行营养不良快速筛查、营养风险便捷评估，获得了诸多筛查成果。老年人群营养干预可在社区与养老机构老年人群和医院患病老年人群开展。在社区，主要通过营养教育与指导干预，促使老年人群的饮食行为发生了改变，从而改善了老年人的营养水平；对医院患病老人则需要采取营养支持，如口服营养补充（oral nutritional supplement，ONS），主要由医院营养科、内分泌科、外科等科室的医师采取必要的肠内营养和肠外营养，开展营养支持，取得了较好的效果，降低了医院的感染率，缩短了患者的住院时间。

（三）老年肌少症的营养与营养支持

老年肌肉衰减综合征（也称肌少症）可严重影响老年人晚年的生活质量，已成为老年营养研究的热点问题。研究发现随着年龄的增加，肌肉组织逐渐减少，有肌肉衰减综合征的老年人经常摄取肉类、奶类的比例明显低于无肌肉衰减症的老年人。中国营养学会组建编写团队，撰写并发布了《老年人肌少症膳食营养与运动干预中国专家共识》，为肌少症的有效防治提出了营养对策。

（四）老年营养相关慢性疾病的评判与干预

目前美国和澳大利亚等国的老年慢病管理主要采用慢病照护模式（chronic care model，CCM），CCM的主旨是在正确的时间、正确的地点、为明确的患者提供正确的照护，并制订慢病管理计划，帮助患者发挥自我管理的作用，以改善生活质量。已有相关实践研究表明，运用CCM对糖尿病患者进行管理，可以降低患者合并患有心血管疾病的概率。这个模式目前已在北京市丰台区全面推广。为了加强老年相关疾病的管理，日本还开发了低蛋白的大米、低血糖生成指数（GI）的大米等，为患有相关慢性疾病的老年人提供温和、必要的营养保障。国内也有研究应用低蛋白大米治疗慢性肾病，以及应用低GI大米改善T2DM患者血糖。

（五）营养与老年认知功能障碍

国外对营养与认知关系的研究领域较为先进与全面，国内的研究还只是刚刚起步。国外的研究结果显示，肉食可增加阿尔茨海默病（Alzheimer's disease，AD）发生的风险，n-6和n-3脂肪酸、维生素C、维生素E、叶酸、维生素B_6和维生素B_{12}有预防AD的作用。而锌在神经系统的生物利用度与其作用有关，即低浓度锌可拮抗$A\beta$淀粉样蛋白毒性而高浓度锌却增强其毒性。此外，富含花色苷的蓝莓提取物、银杏叶提取物、儿茶素、没食子酸酯（EGCG）可增强老龄动物认知功能。在一项对2个美国队列研究近15万人的合并分析中，较低的帕金森病风险与花青素（RR：0.76）和浆果（RR：0.77）摄入量有关。国内一项研究对轻度认知障碍（mild cognitive impairment，MCI）老年患者给予蓝莓花色苷冲剂干预12周，结果证明干预组患者获得更高的认知功能测试评分。

（六）膳食结构与长寿

长寿是世界各国关注的研究领域。研究人员对巴基斯坦罕萨、外高加索地区、厄瓜多尔的比尔卡班巴、日本冲绳岛的大宜味村、希腊克里特岛和丹麦格陵兰岛这些世界著名的长寿地区老年人膳食摄取的研究结果显示，世界长寿之乡的饮食结构均体现出高度的一致性：即坚持膳食结构以植物性食物为主，并以谷菜为中心。豆类、薯类、玉米、水果摄入量较多，动物食品摄入量较少；也注重坚持植物性食物与动物性食物合理搭配。能量适量，蛋白

质结构合理（既有来源于豆类的蛋白质，也有来源于动物性食物的蛋白质），脂肪摄入量低且结构合理（西方长寿地区居民的脂肪摄入量不低，但均富含不饱和脂肪酸），盐分摄入量也低，还注重矿物质摄取和酸碱食物的合理搭配。

中国部分长寿地区研究结果与此也非常相似。老年营养工作者对世界知名长寿地区——广西巴马老年人的膳食结构、微量营养元素摄入量及其对血脂水平的影响进行了调查分析，总结出巴马地区老年人膳食中"五低"（低能量、低脂肪、低动物蛋、低盐、低糖）和"两高"（高维生素、高纤维）的特点，并发现长寿老人日常膳食中 Ca、Cu、Fe、Mg、K、Mn、P、Zn 等 8 种微量元素含量丰富，而 A1、Cd、Co、Na、P 等 5 种量元素含量较低，低脂膳食使得巴马老年人的血脂水平较低。以上结果为深入探索营养与长寿的关系奠定了基础。

二、发展趋势与展望

随着经济与生活条件的提高，以及医疗保健技术的发展，中国人口老龄化进程越来越快。引导更多的老年人做到成功衰老，在中国实现成功老龄化，是我国老年营养学科未来发展的战略需求和重点发展方向。目前，世界卫生组织对成功老龄化又提出了新的观点，即其为发展和维护老年健康生活所需的功能发挥的过程。因此，老年营养学科要迎难而上，开拓创新，顺应时代需求。

（一）营养与衰老、老年性疾病间关系的探讨

虽然衰老的机制迄今尚未明确，但是营养在其中的作用是公认的。老年营养学宜结合学科发展的特点，从分子、细胞、动物、人群等不同水平研究衰老发生的机制及其影响因素，应用营养分子生物学、蛋白组学、营养代谢组学等技术，证明营养物质及生物活性物质与衰老的关系，寻找人体衰老过程中营养代谢发生改变的早期、特征性生物学指标；同时，注重基因与营养因素间的相互作用与衰老发生进程的关系，尤其要通过对长寿地区老年人群的深入观察、分析、研究，探索促进长寿的膳食营养素推荐摄入量和膳食模式。

针对易引起衰老的或老年退行性疾病，如癌症、糖尿病、高脂血症、高血压、冠心病、脑卒中、肥胖/消瘦、贫血、慢性肾病、老年痴呆、骨骼/肌肉疾病、虚弱症、白内障等，需要加强营养相关的基础研究，深入阐明营养因素的主要作用及相关作用机制，通过相应的干预研究，对有关理论、方法进行验证。对于肌少症，未来要加强营养学、运动医学、老年医学、老年学、预防医学、社区卫生及老年健康服务等多学科专家的合作，统一认识，提高该病症的筛查，防治结合，从营养与运动方面提出切实可行的方案。

（二）营养与认知、老年痴呆的研究

虽然目前已认识到营养因素在机体认知功能方面发挥重要作用，但是尚需深入探索防治认知损伤相关的营养因素。已有大量研究表明，维生素 C、维生素 E 和 B 族维生素（尤其是叶酸）等必需微量营养素的亚临床缺乏均是认知损伤和痴呆发生的危险因素，但对其缺乏的临界阈值和暴露持续时间的研究其少。另外，适宜样本量和随访持续时间的确定也是老年认知功能营养干预面临的挑战之一。目前需要进行随机对照试验（random clinical trial，RCT）研究，以系统评估微量营养素和某些宏量营养素补充对认知损伤或痴呆发生风险的影响。同时需要开展人群纵向研究，对干预实验的结果加以验证。还应着力于蔬菜、水果、药食两用植物中功能活性成分的提取、鉴定与相关功能性食品的研发等，从而使理论研究成果转化为实践行动。

（三）营养与成功老龄化的研究

按照生物-心理-社会综合医学模式和世界卫生组织关于健康的理念，集中医学保健、营养食品、运动、心理、生活方式、社会环境等多方面研究资源搭建成功老龄化研究平台，从老年个体、家庭、社区、机构（政府部门、养老机构、大专院校、科研院所、投资机构）多层次开展研究，并提出居家养老、社区养老、机构养老、医养结合养老，促进成功老龄化的相关措施和对策。在上述研究的基础上，建立成功老龄化的预测指标、评价模型，以利于进一步引导居民实践和实现成功老龄化。

（四）老年慢病的判断应具有老年特色，老年营养不良风险的筛查需要更加重视

人在不同的年龄，其生理改变有其特殊性，如随年龄增加，血脂水平可能下降，不同的体重指数（body mass index，BMI）可导致不同的健康结局，

故沿用中青年人的评判标准显得非常不适合。目前发现老年人存在少肌性肥胖，且皮下脂肪、内脏脂肪与健康的关系不尽相同，目前使用的 BMI 界值并不能真实反映老年人的营养状况。

针对此种情况，要加强老年人营养指标判断标准的研究，以防止老年人被过度干预。开发非专业型、操作简便、与人体客观测量符合率高的营养风险筛查工具，同时，要加强对老年人体成分变化的研究，加强人体成分改变与可简便记录或测量的人体体格或功能变化关系的研究，找出相应规律，以利于营养不良简便筛查工具的研制，也可及早发现老年人慢病的危险。这就需要开展全国性老年人体成分、体格测量、生物样品指标的监测工作，收集大数据，并对大数据进行有效分析，提出适合于老年人营养水平判断的标准与工具。

（五）社区老年人营养评价、干预规范化

不同年龄的老年人、不同类型的营养不良与营养过剩，需要的营养支持和营养调整方法不同，因此，需探讨不同年龄、不同类型疾病老年人的营养支持或营养改善方法及相关规范。要以相关营养基础研究作为依据，在全面综合评价老年人的营养状况后，根据老年人个性化的营养需求，提出膳食改进或营养素补充的建议。在此基础上，利用我国丰富的食品资源，结合有特色的品牌企业，研发适合不同老年人的普通食品及老年营养包、老年营养餐，开发特殊医学用途食品，包括益生菌及其制品等。

要对膳食营养改善措施和效果进行相应研究，找出特异性的评估指标，从而推动简便易行营养指导与评价工具的开发。可通过老年人专用手机系统，利用有关评估工具，让老年人能够自行根据系统的相关提示，输入相关信息，评估自己的状态，获得营养指导，及时调整营养素摄入。集中供餐的老年人，也需要经常进行营养风险评估。可在各级医疗保健机构，建立老年营养咨询部门，对老年营养改善提供必要的指导场所；或参照目前的糖尿病一日门诊模式，让老年人体验营养改善的具体方法，从而加以实践，获得效果评价的反馈，使干预的效果能实现常态化评价。国家宜设立老年营养改善专项基金，并设立老年营养监测点，经常收集相关资料，对所采取的老年营养改善措施进行评价与调整。

（六）加强营养宣传教育和老年保健医学人才培养

加大宣传与践行《中国老年人膳食指南》，开办老年保健医学专业，培养服务社区及养老机构的高级专业人及管理人才，开办老年保健培训班，为现有养老从业人员提供继续教育和深造机会，培训经国家认可的不同层次的养老护理员，可满足老龄化社会中不同人群的各种需求。

社区在促进成功老龄化中具有不可取代的作用，要通过这一平台，对老年人进行健康教育并宣传慢病防治营养知识。积极鼓励探索老年人乐于接受的教育模式，帮助老年人进行饮食结构调整，引导其纠正不良的饮食习惯，实现老年人合理营养，提高其健康水平。

老年营养学科在未来前景无限。及时发现老年人的营养问题，并进行及早的预防与营养干预，让老年人能成功老龄化，可有助于解决养老问题，有利于国家的资源配置与利用，并能解决劳动力问题、缓解经济压力、促进经济增长与医疗卫生事业的发展，增进全民健康素质，构建和谐社会，助力中国梦。

人口老龄化是社会物质文明和精神文明发展的结果，会对社会的和谐、稳定带来较大的影响。健康是老年人个体、家庭和社会活动的基础。因此，医疗卫生服务是全方位养老服务体系中的主要内容。老年人疾病症状复杂、多种疾病并存、多重用药并常伴有心理 - 社会方面的问题，应该认识到老年人医疗卫生服务并非单纯为了治疗疾病和降低病死率，更重要的是为了维持其身心健康、延长预期寿命。基于此，老年人医事服务的重心应从疾病治疗向慢病防控和健康管理转变，将以往重视的疾病治疗模式向关爱老年人为中心的"健康维护"服务模式转变，不断加强健康生活方式的宣传教育，建立有效的健康管理模式。营养是健康的基础，应积极充实医养结合中"养"的内涵，将营养工作内容整合到健康管理中，为老年人提供针对性强的个性化营养健康服务，更好地维护老年人的身心功能，助力其实现成功老龄化。

参考文献

[1] United Nations, Department of Economic and Social Affairs, Population Division (2022). World Population Prospects 2022: Summary of Results. UN DESA/POP/2022/TR/NO. 3.

[2] United Nations, Department of Economic and Social Affairs, Population Division (2020). World Population Ageing 2019 (ST/ESA/SER. A/444).

[3] 童玉芬. 中国人口的最新动态与趋势——结合第七次全国人口普查数据的分析. 中国劳动关系学院学报, 2021, 35 (04): 15-25.

[4] 翟振武, 陈佳鞠, 李龙. 中国人口老龄化的大趋势、新特点及相应养老政策. 山东大学学报: 哲学社会科学版, 2016 (3): 27-35.

[5] 谢雪燕, 朱晓阳. 人口老龄化、技术创新与经济增长. 中国软科学, 2020, (6): 42-540.

[6] 寇枌, 张新. 人口老龄化与居民消费升级的区域异质性研究. 商业经济研究 2020, 13: 34-37.

[7] 张季风, 邓美薇. 人口老龄化、技术创新对经济增长质量的影响——基于中日两国的比较分析. 日本问题研究, 2019, 33 (1): 20-31.

[8] 刘远立, 郑忠伟, 饶克勤, 等. 老年健康蓝皮书: 中国老年健康研究报告 (2018). 北京: 社会科学文献出版社, 2019.

[9] 刘尚昕, 于普林. 人口老龄化对我国健康保健服务体系的挑战与对策. 中华老年医学杂志, 2020, 39 (3): 255-258.

[10] 李宏洁, 张艳, 余自娟, 等. 农村老年人积极老龄化现状及影响因素研究. 中国全科医学, 2020, 23 (16): 1989-1995.

[11] 王超, 孙军刚, 余葱葱, 等. 全生命周期健康服务模式探索与实践. 中国医院管理, 2018, 38 (9): 74-75.

[12] 马家奇. 全民健康信息化及其对慢病防控的重要作用: 慢病全生命周期信息监测. 中华预防医学杂志, 2020, 54 (4): 378-384.

[13] World Health Organization. Strengthening of palliative care as a component of comprehensive care throughout the life course. Sixty-seventh World Health Assembly. WHA67.19.Agenda item 15.5.Published May 24, 2014. http://www.who.int/iris/handle/10665/162863. Accessed September 30, 2018.

[14] Xiaohong Ning. Hospice and Palliative Care in Mainland China: History, Current Status and Challenges. Chin Med Sci J, 2018, 33 (4): 199-203.

[15] 童玉芬, 李玉梅, 刘传奇. 我国城镇化进程中的城乡人口老龄化趋势及政策启示. 人口与经济, 2014 (6): 12-21.

[16] 中国发展研究基金会. 中国老年人营养与健康报告. 北京: 中国发展出版社, 2016: 94-102.

[17] 国务院. 国务院关于印发"十三五"国家老龄事业发展和养老体系建设规划的通知. [2019.09.10]. http://www.gov.cn/ zhengce/content/2017-03/06/content_5173930.htm.

[18] 崔晓东. 中国老年人口长期护理需求预测——基于多状态分段常数 Markov 分析. 中国人口科学, 2017, (6): 82-93.

[19] 李咏阳, 刘世晴. 老龄化形势下医养结合的现状及问题研究. 实用老年医学, 2019, 33 (12): 1150-1153.

[20] 宋阳, 方律颖, 李星辉, 等. 医养分离下老龄化服务供需矛盾现状及形成机制推导术. 中国初级卫生保健, 2019, 33 (11): 11-14.

[21] 左美云. 智慧养老的内涵、模式与机遇. 中国公共安全, 2014 (5): 48-50.

[22] 张起铭, 张妮娜. 低蛋白米饮食在慢性肾病治疗中的应用研究. 中国中西医结合肾病杂志, 2020, 21 (2): 158-159.

[23] 曾小庆, 郑洁, 程懿, 等. 低血糖生成指数大米对 2 型糖尿病患者血糖的影响. 重庆医学, 2021, 50 (17): 2934-2937.

[24] Devore E, Kang HJ, Breteler MM, et al. Dietary intakes of berries and flavonoids in relation to cognitive decline. Ann Neurol, 2012, 72: 135-143.

[25] Kalt W, Cassidy A, Howard LR, et al. Recent Research on the Health Benefits of Blueberries and Their Anthocyanins. Advances in Nutrition (Bethesda, Md.), 2020, 11 (2): 224-236.

[26] 蒋与刚, 孙寿丹, 杨红澎, 等. 蓝莓花色苷改善老年认知障碍的实验及临床研究. 中国营养学会. 中国老

龄化与健康高峰论坛论文汇编，2014：2.

[27] Finkelstein EA，Bhadelia A，Goh C，et al. Cross Country Comparison of Expert Assessments of the Quality of Death and Dying 2021. J Pain Symptom Manage，2022，63（4）：e419-e429.

第二章　人体的衰老特征与过程

衰老（ageing，senescence）又称老化，通常是指在正常状况下生物发育成熟后，随着年龄增加，自身功能减退，内环境稳定能力与应激能力下降，结构、组分逐步退行性变，趋向死亡，是不可逆的现象。衰老的发生机制及其与老年疾病的关系，已经成为全世界的热门课题。衰老不是疾病，却是老年疾病的最大危险因素。因此，深入了解衰老的特征与机制对老年疾病的预防、诊断、治疗、相关药物的研发均具有重要意义。

衰老过程受到多种因素的影响，如遗传因素、环境改变、饮食习惯、疾病状态及社会发展等。尽管衰老是不可避免的，但是通过改变生存环境、生活习惯及饮食行为等可延缓衰老、延长寿命。因此，从营养的角度探讨老年人的生理改变、营养需求、面临的问题和疾病，对缓衰老进程、防治老年相关疾病和促进健康老龄化具有重要意义。本章节将主要从衰老的特征、机制、衰老过程和老年人的生理心理特点进行系统介绍。

第一节　衰老的特征与机制

衰老是以循序渐进、终生积累的分子和细胞损伤为特点，引起的机体渐进性、全身性的生理和功能改变。从老年人整体的衰老特征观察：头发花白、走路迟缓、驼背、脸部或其他部位皮肤皱纹大量增加等，均是衰老的外观特征。衰老在老年个体表现为高度的异质性，衰老特征的表现也明显不同。深入了解衰老的特征与机制，对揭示衰老与疾病间的关系，实现精准干预具有重要意义。

一、衰老的特征

细胞是组成生物体结构和功能的基本单位，也是生物体衰老的基本单位。细胞衰老（cellular senescence）是指细胞停止分裂，退出细胞周期，细胞体积变大，扁平铺展，异染色质出现点状凝集，颗粒物增加的现象。

目前有关衰老特征的共识显示，各项衰老特征应符合以下标准：①其体现于正常的衰老过程中；②通过实验对其增强后能够加速衰老；③通过实验对其削弱后应能够延缓正常衰老进程，并由此增加

健康寿命。按照如上标准，目前人类机体衰老过程中出现十二个特征，包括：基因组失稳（genomic instability）、端粒损耗（telomere attrition）、表观遗传学改变（epigenetic alterations）、蛋白质稳态丧失（loss of proteostasis）、巨自噬障碍（disabled macroautophagy）、营养素感应失调（deregulated nutrient sensing）、线粒体功能障碍（mitochondrial dysfunction）、细胞衰老、干细胞耗竭（stem cell exhaustion）、胞间通讯改变（altered intercellular communication）、慢性炎症（chronic inflammation）和生态失调（dysbiosis）。

（一）基因组失稳

衰老的一个共同特征是生命历程中基因组损伤的积累，新陈代谢中活性氧簇的堆积也会增加DNA损伤的累积；随着年龄不断增加，DNA修复体及DNA损伤检验点的功能也逐渐减退，从而综合导致基因组不稳定性的影响日益明显。因而，影响衰老的进展，常伴有体细胞突变、染色体整倍体及拷贝数的改变相伴随，上述变化引起DNA转录及翻译的改变，进而引起细胞功能改变，组织器官

2

稳定性失衡，这也是恶性肿瘤发生的重要机制之一。正常老龄个体中存在由基因组稳定性下降引起的细胞核和（或）线粒体 DNA 损伤，以及核纤层缺陷。人类早老性疾病中常可发现 DNA 修复机制受损，从侧面反映了基因组稳定性失衡在衰老中的作用。

（二）端粒损耗

增龄性 DNA 损害的累积对基因组的影响似乎是随机的，但在染色体的某些区域（如端粒）则特别容易发生增龄性损害。复制性 DNA 聚合酶不具备完全复制线性 DNA 分子末端的能力，而一种特异性的 DNA 聚合酶（即端粒酶，telomerase）则具备这种功能。但是，大部分哺乳动物体细胞中不表达端粒酶，因此随着年龄增加，染色体末端的端粒保护序列发生进行性和累积性的丧失。细胞在体外培养的增殖能力逐渐下降，被称为复制性衰老（replicative senescence），端粒损耗可以解释其进行有限增殖能力的根本原因。反过来，通过异位表达激活端粒酶，可以拮抗衰老进程，实现普通细胞的永生化，且不会发生致癌性转化（oncogenic transformation）。除了细胞衰老过程中存在此现象外，人类和小鼠的正常衰老过程中亦可发现端粒缩短。研究显示，人类端粒缩短与死亡风险强烈相关，且在较年轻个体中尤其如此。对小鼠和人类来讲，病理性端粒功能紊乱会加速衰老；若通过实验手段刺激端粒酶，则能延缓小鼠衰老。

（三）表观遗传学改变

衰老常伴随机体表观遗传学的改变，终生影响所有的细胞和组织。表观遗传学改变的主要形式包括：DNA 甲基化修饰的改变、组蛋白乙酰化 / 三甲基化的改变、染色质重塑（chromatin remodeling），以及非编码 RNA（non-coding RNAs，ncRNA）的功能失调。DNA 甲基转移酶和组蛋白乙酰化酶、去乙酰化酶、甲基化酶、去甲基化酶等多重酶系统参与表观遗传学模式的形成和维持。

此外，衰老亦与转录噪声（transcriptional noise）增加、mRNA 异常生成和成熟有关。通过对青年和老年不同物种的组织进行微阵列芯片分析比较，鉴定其中发生增龄性转录变化的基因，结果发现，这些基因主要集中在编码炎症、线粒体及溶酶体相关降解通路的关键组分。非编码 RNA，其中一组 miRNA 称为老年 miR（gero-miR），与衰老进程相关，可能通过靶向长寿网络的某些组分和调节干细胞行为而影响寿命。

长非编码 RNA 是一种反义 RNA（antisense lncRNA），通常是由编码蛋白质的基因的反义链转录的，并与该基因的 mRNA 存在序列重叠。占 70% 的基因均有反义 lncRNA。反义 lncRNA 的转录往往与其基因的正义链转录存在相关性。反义 lncRNA 的转录时，会使该位点的 DNA 被 DNA 去甲基化酶 TET3 识别，从而清除掉该位点的甲基化修饰。

（四）蛋白质稳态丧失

在衰老及增龄性疾病（如阿尔茨海默病、帕金森病、白内障等）中，蛋白质稳态失衡扮演重要角色。所有细胞都需要通过一系列的质控机制以保持其蛋白质组的稳定和功能，主要涉及蛋白质的正确折叠。新合成的肽链中，平均有约 30% 不能折叠成正确的形状，已经折叠好的蛋白质分子也有可能变性。为了应付这种情况，细胞发展出了多种机制来减少折叠错误和清除折叠错误的蛋白。一种机制是细胞发展出的"伴侣蛋白（chaperones）"，它们结合在尚未完成的肽链上，防止它们过早折叠，并且帮助它们折叠成正确的形状。这些蛋白也能够减少温度升高时蛋白质的变性，在细胞遇到热冲击时会增加这些伴侣蛋白的量，最主要的是热休克蛋白（heat-shock proteins，HSP）家族的稳定，以及由蛋白酶体或溶酶体实现的蛋白质降解。随着老化，应激诱导产生的分子伴侣合成受到损伤，同时自噬 - 溶酶体及泛素 - 蛋白酶体（ubiquitin-proteasome）系统功能下降，导致细胞内异常蛋白质积累。

调控寿命的主要通路也可以从不同层面调控蛋白质稳态的相关因素。例如，胰岛素信号通路可以调控分子伴侣的表达以及西罗莫司靶蛋白（target of rapamycin，TOR）信号通路可以调控多种形式的自噬，如线粒体自噬，一种将受损的线粒体从细胞中移除的机制。和年龄相关的蛋白质稳态失调可能可以对阿尔兹海默病、帕金森病和其他蛋白质毒性疾病中神经毒肽的加工和折叠作出解释。事实上，这也可能是年龄作为由蛋白聚集引起的神经疾病的高风险因素的原因。

（五）巨自噬障碍

巨自噬指将细胞质物质隔离在自噬体内，自噬体与溶酶体融合以消化腔内的内容物。因此，自噬不仅参与蛋白稳态，还可以影响非蛋白大分子（如异位胞质 DNA、脂质囊泡和糖原）和整个细胞器（包括因"线粒体自噬"而功能失调的线粒体，以及其他导致"溶性自噬""网状自噬"或"前自噬"的细胞器），以及入侵病原体（"异种自噬"）。衰老相关自噬的减少是细胞器更新减慢的重要机制之一。

在人类中，自噬相关基因如 *ATG5*、*ATG7*、*BECN1* 的表达都随着年龄增长而下调。同样，在啮齿类动物中，一些细胞的自噬行为随着衰老逐渐退化。自噬的减少可能导致蛋白质聚集物和失活细胞器的积累，抑制细胞对病原体的消除作用，并且由于自噬清除了炎症小体及上游的蛋白质而增强炎症反应。

小鼠 *ATG5* 的转基因过表达可以延长寿命并改善代谢健康和运动功能。口服亚精胺可诱导小鼠体内多种细胞自噬，延长约 25% 的寿命，同时延缓心脏衰老。NAD^+ 前体（如烟酰胺、烟酰胺单核苷酸和烟酰胺核糖苷）和尿石素 A 等药物可以诱导线粒体自噬并可以延长小鼠寿命。而临床试验已经证明了 NAD^+ 前体在预防非黑色素瘤皮肤癌、降低糖尿病患者的胰岛素抗性、减少帕金森病患者的神经炎症等方面的疗效，以及尿石素 A 增强肌肉力量和减少 C 反应蛋白（CRP）的能力。

（六）营养素感应失调

现有证据强烈提示合成代谢信号会加速衰老，而降低营养素信号则可延长寿命。限制热量可延长已研究过的所有真核生物物种（包括非灵长类）的寿命或健康寿命。通过药物（如雷帕霉素）干预模拟营养素获取不足的状态，可延长小鼠寿命。

胰岛素样生长因子 -1（insulin-like growth factor-1，IGF-1）和胰岛素信号通路又合称胰岛素 /IGF-1 信号（insulin/insulin-like growth factor-1，IIS）通路，是进化过程中最为保守的衰老调控通路。在人类和模式生物中均发现，生长激素（growth hormone，GH）、IIS 通路分子及其下游胞内效应因子（如 AKT、mTOR、FOXO）的基因多态性或突变均与长寿有关，由此进一步表明营养和生物能量通路对寿命的重要影响。衰老伴随着 GH、IGF-1 水平的下降，但相矛盾的是，基因水平上抑制这些分子的表达可促进实验动物长寿。目前认为，可能在遭受系统性损伤的情况下，这些 IIS 通路分子下调可作为对抗性反应，以实现最低限度的细胞生长和代谢。按照这一观点，机体结构性下调 IIS 通路分子能够使其存货更长时间，因为细胞生长和代谢速率降低，进而会降低细胞损伤的速率。与此相似，生理性衰老或病理性衰老的机体，也是试图通过降低 IIS 通路分子以延长寿命。

（七）线粒体功能障碍

随着细胞和机体衰老，生物氧化呼吸链的效率也逐渐下降，从而增加质子漏出，同时减少 ATP 的合成，但关于线粒体功能失常和衰老之间的内在联系仍不太清楚。衰老的自由基理论认为，不同进展的线粒体功能失常会导致细胞内活性氧自由基（reactive oxygen species，ROS）增加，ROS 增加又会引起线粒体功能的下降。过量的 ROS 可使蛋白质、脂质及核酸发生氧化损伤，最终导致细胞衰老。以往认为清除 ROS 即可延长寿命，但最近的动物实验结论与此相悖，即增加 ROS 并不会加速衰老，提高抗氧化酶系统也未引起寿命延长。同时发现，在维持体内 ROS 不变的情况下抑制线粒体的功能会加速动物的衰老，因而 ROS 促衰老现象的根本可能在于线粒体的改变。线粒体功能下降可引起细胞凋亡并增强炎性反应，这些过程均可促进机体老化。

（八）细胞衰老

组成人体组织和器官结构的基本单位是细胞。因此，衰老的根本原因必须在细胞水平上进行解答。最为典型的细胞衰老标志物是 β- 半乳糖苷酶染色阳性，细胞阻断在 G1 期。衰老标志分子如 P16、P21、P27 等表达持续升高。细胞衰老可分为复制性衰老、早熟性衰老和发育型衰老 3 种类型。长期以来，细胞衰老被看做是一种细胞功能衰退、丧失正常生理功能的标志。衰老的细胞有 3 个主要的特点：细胞增殖停滞、细胞凋亡抵抗和复杂的衰老相关分泌表型。通常，正常细胞不存在端粒酶活性，DNA 的复制使得端粒缩短和功能紊乱，成为衰老抑制细胞增殖的主要原因。功能失调的端粒会激活连续的 DNA 损伤修复效应，转而诱发细胞周

2

期停滞及促进一些和衰老相关的分泌表型有关的促炎症因子的表达。同样，至少一些原癌基因也通过复制压力和随后的 DNA 损伤来诱发衰老。然而，其他的压力因素可以不通过 DNA 损伤应激来驱动细胞衰老，包括表观遗传紊乱和线粒体功能失调。

在许多物种中，衰老的细胞广泛存在于老化和患病的组织中。细胞培养研究表明衰老的细胞可以刺激多种衰老表型和疾病特征，这很大程度上是通过细胞非自主性的衰老相关分泌表型效应。两种转基因小鼠模型的开发可以选择性地清除衰老细胞，从而在体内证实了衰老的细胞是产生与年龄相关的表型和病理特征的一个原因。两种模型已经用于验证衰老的细胞是大多数年龄相关疾病的驱动因素，至少已经在小鼠中得到证实。这些疾病包括阿尔茨海默病、帕金森病、动脉粥样硬化、心血管病（包括由一些具有遗传毒性的化疗引起的心血管问题）、肿瘤发生、造血和骨骼肌干细胞功能丧失、非酒精性脂肪肝病、肺纤维化、骨关节炎和骨质疏松症。

（九）干细胞耗竭

衰老过程还与干细胞数量和活性降低有关，而干细胞是受损组织或细胞再生潜力的来源。近年来，诱导多能干细胞（induced pluripotent stem cells，iPSC）、间充质干细胞（mesenchymal stem cells，MSC）在再生医学和衰老相关疾病干预领域中备受关注。诱导多能干细胞原则上可以分化成各种类型的细胞，如成纤维细胞、神经细胞和血管内皮细胞等；间充质干细胞也具有一定的分化能力，能分化为成骨细胞、脂肪细胞、软骨细胞、肌细胞等。临床上，将分化的细胞移植至炎症或不同受损部位，通过产生具有生物活性的化学因子来促进受损组织修复。这类干细胞疗法已被证明可以治疗许多衰老相关疾病。目前有研究表明，利用骨髓来源的小鼠间充质干细胞移植，成功挽救了实验性肝衰竭模型，促进肝再生，为肝病的治疗提供了一种可能的替代器官移植的治疗方法。而利用脂肪间充质干细胞移植治疗克罗恩病，该研究已进入Ⅲ期临床试验，一年后随访康复率达 50%。最新的研究表明，在帕金森病猴模型中进行人胚胎干细胞来源的神经细胞移植治疗的尝试并取得了显著效果，目前已经开展首批临床研究。这些报道表明，干细胞治疗在多种组织方面具有促进再生与缓解衰老相关疾病有广泛的应用前景。

（十）胞间通讯改变

年龄相关的代谢改变与细胞间通讯也会相互影响，其中涉及多个复杂过程，包括神经内分泌信号传导、炎症和昼夜节律的调节。细胞间通讯改变是由细胞衰老造成的，因为细胞衰老，基因的表达模式发生了改变。基因的表达模式改变可能是由端粒长度和核糖体基因拷贝数介导的，从而导致了细胞间的通讯改变。例如，2013 年，得克萨斯大学达拉斯西南医学中心的 Guido Stadler 认为，端粒越短，DUX4 表达活性越强，随着端粒逐渐缩短，DUX4 表达活性最多上升 10 倍。最新的研究用单细胞转录组学和单核转录组学方法，分析衰老对大鼠不同器官组织的影响，发现衰老使细胞类型组成、细胞和组织特异性基因表达、转录调控和细胞间通讯等都发生改变，包括过度的促炎配体 - 受体互作等，而能量限制（calorie restriction，CR）可减轻这些变化。

（十一）慢性炎症

炎症在衰老过程中不断增加，伴有全身性表现及病理性局部表型，包括动脉硬化、神经炎症、骨关节炎和椎间盘退化，而炎性细胞因子和生物标志物（如 C 反应蛋白）的浓度随着年龄增长而增加。血浆中 IL-6 水平的升高是老龄人群全因死亡率的预测性生物标志物。随着炎症加剧，免疫功能下降，这种现象可以通过对患者和小鼠组织血液中的髓系细胞和淋系细胞进行高维监测来捕捉。

炎症状态是源于衰老其他特征的多种紊乱。例如，炎症可以由细胞核 DNA 和 mtDNA 易位到胞质中引发，特别是当自噬失效、无法拦截异位 DNA 时，在那里它们可以刺激促炎 DNA 感受器。基因组失稳有利于不确定潜力的克隆造血（CHIP），通常伴随着具有促炎表型的髓系细胞的扩张，导致心血管老化。促炎蛋白的过度表达可继发于表观遗传失调、蛋白稳态失衡或自噬功能受损。过度的营养信号导致 GH/IGF1/PI3K/AKT/mTORC1 轴的激活，从而引发炎症。

免疫系统的老化可能导致机体衰老。线粒体转录因子 A（mitochondrial transcription factor A，TFAM）中 T 细胞特异性缺陷可以驱动心血管、认知功能、代谢和身体衰老，并伴随循环细胞因子增加。小鼠造血细胞中 DNA 修复蛋白 ERCC1 的杂合缺失可以诱导非淋巴器官的免疫衰退和老化。

动物研究证明抗炎治疗可以延长寿命。阻断 TNF-α 可预防小鼠的肌少症及改善衰老大鼠的认知能力。敲除骨髓细胞中前列腺素 E$_2$ 受体 EP2 或用 EP2 药物抑制剂治疗老年小鼠可改善认知。敲除炎症小体蛋白 NLRP3 可改善代谢生物标志物、葡萄糖耐受、认知功能和运动能力，延长小鼠寿命。

（十二）微生态失调

肠道微生物是多种生理过程中的关键因素，如营养消化和吸收、抵御病原体和必需代谢产物［例如维生素、氨基酸衍生物、次级胆汁酸和短链脂肪酸（short-chain fatty acids，SCFAs）］的产生。肠道微生物群还向外周 / 中枢神经系统和其他远处的器官发出信号，并对宿主健康的总体维持产生强烈的影响。细菌 - 宿主双向交流的破坏导致了肠道生态失调，并导致多种病理状况，如肥胖、2 型糖尿病、溃疡性结肠炎、神经系统疾病、心血管疾病和癌症。这一领域的进展引起了人们对探索衰老过程中肠道微生物群变化的极大兴趣。

对人类和动物模型的研究提供了有关临床、流行病学、社会学和分子基础方面（老年微生物组对人类健康和疾病的复杂影响）的宝贵信息。一旦在儿童时期建立了菌群的多样性，在成年时期其就保持相对稳定。然而，在衰老过程中菌群的结构和活性逐渐发生变化，最终导致生态多样性的总体下降。对百岁老人进行的几项研究表明，丰度大的几个核心菌群（如拟杆菌属和罗氏菌属）减少，但双歧杆菌属和阿克曼菌属等几个属的菌群增加，这种改变似乎具有延长寿命的作用。

随着年龄增长，个体肠道微生物群变得越来越独特，这种独特性与参与免疫调节、炎症和衰老的微生物代谢物有关。在老年人中，健康的个体表现出对独特微生物成分的持续偏移，而在健康状况较差的个体中，这种偏移减少或消失。健康衰老的微生物群模式的特征是核心菌群的耗竭，如大多数人体内存在的拟杆菌。此外，在接近极端年龄的个体中，拟杆菌高水平的保留和低肠道微生物组的独特性与生存率下降显著相关。衰老可能存在多种肠道微生物群轨迹。老年人中几种促进健康的细菌种类

表现出的更高丰度，包括阿克曼菌。

粪便微生物群移植（fecal microbiota transplantation，FMT）在体内证明了肠道菌群变化与衰老的因果关系。野生型小鼠的肠道微生物移植到两种早衰小鼠模型中能提高早衰小鼠的健康期和寿命，而给予嗜黏蛋白阿克曼菌也能够达到这种效果。相反，从早衰供体到野生型小鼠的 FMT 诱导了有害的代谢改变。早衰小鼠体内次级胆汁酸和其他代谢产物的恢复表现出重建健康微生物群的有益效果。FMT 还揭示了肠道生态失调在慢性全身炎症和与衰老相关疾病相关的适应性免疫力下降中具有致病作用。

对肠道微生物群组成的干预也恢复了与年龄相关的小胶质细胞成熟和功能下降，导致大脑可塑性改变，并促进神经变性。肠道微生物群代谢产物如 SCFA 的再克隆实验或给药，防止了有益双歧杆菌的年龄相关性下降，增加了阿克曼菌的丰度，并恢复了中年小鼠的小胶质细胞功能。此外，能量限制饮食会导致肠道微生物群的结构变化，增加乳酸杆菌和其他影响健康衰老的物种的丰度。通过恢复老年小鼠和猕猴体内产生 SCFA 的有益细菌（如嗜黏蛋白阿克曼菌）的丰度，肠道微生物引起的炎症和随之而来的胰岛素抵抗的增加也可以逆转。

二、衰老机制学说及相关通路与靶点

衰老是自然界一切生命的生物学过程，这个过程包括出生、发育、成长直到死亡。人体衰老是机体功能退行性下降及紊乱的综合变化。过去 30 年，衰老研究已经从识别衰老表型过渡到研究这些表型背后的遗传机制。衰老遗传学研究揭示了复杂的细胞内转导通路和高度有序的网络。而衰老发生所涉及的学说或机制众多，它们从机体的整体水平、组织和器官水平再到细胞和分子水平提示了衰老发生的机制。目前公认的衰老学说主要包括遗传学说、自由基学说、生物分子自然交联学说、免疫学说和营养学说等。下面将就主流学说中涉及的关键通路与靶点进行介绍。

（一）胰岛素样信号通路

1993 年，*daf-2* 突变的秀丽隐杆线虫被证明寿命几乎是成年线虫寿命的两倍，该基因涉及正常发

育过程和滞育幼虫期之间的转换。这一发现之后，又发现两个 daf 基因（daf-2 和 daf-16），这两个基因位于一个能影响滞育幼虫形成和成虫寿命的通路上。秀丽隐杆线虫中，这些与衰老相关的基因是哺乳类动物基因的同源基因，它们编码 IIS 通路的生长因子组分。daf-2 编码一种胰岛素样受体；daf-16 编码一种 FOXO 样转录因子，这种转录因子在哺乳动物胰岛素信号通路的下游起作用。酵母果蝇的研究结果支持了这一观点，即抑制 IIS 通路的成分可以延长寿命。这表明，早先的发现并非是局限于线虫的"私有"（private）机制，而是一种可能与人类和人类疾病相关的共同机制。

在果蝇、线虫和啮齿动物身上的进一步研究已经证明了抑制胰岛素信号通路和延长寿命的保守作用。人体内的 daf-16 同源基因 FOXO3 的一些等位基因也与全球各地的百岁老人群体的长寿有关，这支持了我们从模式生物中的发现可能与人类衰老有关的观点。

（二）雷帕霉素作用靶点

雷帕霉素靶蛋白（TOR）是在雷帕霉素研究中首次发现的靶蛋白。雷帕霉素最初是由于其强大的抗真菌特性而被发现的，后来被证明可以抑制细胞的生长，并发挥免疫调节剂的作用。在酿酒酵母（Saccharomyces cerevisiae）中一类突变体的发现推动了对其作用机制的深入研究，该突变体具有抑制西罗莫司所引起的细胞周期阻滞的特性。这些后来被证实为编码 TOR1 和 TOR2 基因的突变所致。哺乳动物的 TOR 基因被称为 mTOR（mechanistic or mammalian target of rapamycin）。

一些研究也阐明了 mTOR 与饮食限制之间的关系。解释饮食限制的保护作用的进化假说认为，在营养限制下，新陈代谢的投入从繁殖和生长转向维持身体机能以便延长寿命。mTOR 是一种保守的营养传感器。因此，科学家利用它来研究跨物种的饮食限制如何调节生长和延长寿命之间的转换。一直以来，TOR 通路中各种成分活性降低的果蝇以一种类似于饮食限制的方式表现出了更长的寿命。对酵母中长寿突变体的大规模筛选发现，在 TOR 通路中有数个突变也类似于饮食限制的作用。值得注意的是，在秀丽隐杆线虫中，携带 TOR 和胰岛素信号通路基因突变的双突变体寿命几乎增加了

5 倍。mTOR 和 IIS 两者都是关键的长寿通路，两者为平行但存在相互作用的营养传感通路，其中 TOR 对于自主生长信号和非自主的 IIS 生长信号通路都很重要。

mTOR 是一种多用途的蛋白质，它作为一个主要的中枢，整合了生长因子、营养吸收、能量状态和各种压力的信号。这些信号调控包括 mRNA 翻译、自噬、转录和线粒体功能等多种过程，这些功能已被证明可以延长寿命。

（三）Sirtuins 和 NAD$^+$

1995 年，一项基因筛查发现一些表观遗传的"沉默"（silencing）因子如同长寿基因。5 年后，Sir2 被鉴定为一种保守的蛋白质，该蛋白可以调控酵母的增殖。一个关键的发现是证实了 Sir2 具有脱乙酰酶的功能，它以依赖于细胞辅酶烟酰胺腺嘌呤二核苷酸（NAD$^+$）的方式从组蛋白中去除乙酰基。另一个关键的证明是 Sir2 是酵母在饮食限制下延长寿命的关键蛋白。其他生物体也表达与 Sir2 同源的蛋白质，被称为 sirtuins，其通常作为蛋白脱酰酶从靶蛋白的赖氨酸残基上清除酰基（包括乙酰基、琥珀基和丙二酰）。小鼠和人类均可表达 7 种 sirtuins，其特征是保守的催化域和可变的 N- 和 C- 末端。SIRT1、SIRT2、SIRT3、SIRT6 和 SIRT7 是真正的蛋白脱乙酰酶，而 SIRT4 和 SIRT5 不表现出脱乙酰酶活性，而是从蛋白质赖氨酸残基中去除其他酰基。值得注意的是，SIRT1、SIRT2、SIRT6 和 SIRT7 似乎起着表观遗传调控因子的作用，而 SIRT3、SIRT4 和 SIRT5 却位于线粒体中。Sirtuins 为总体的代谢调节因子，控制着对限制卡路里的反应，预防衰老相关疾病，因此延长了健康寿命。

NAD$^+$ 是存在于所有活细胞中的一种重要的氧化还原辅酶。它既可以作为催化还原氧化反应的酶的关键辅酶，也可以作为其他酶的辅助底物，如 sirtuins 和聚腺苷二磷酸核糖聚合酶（PARPs）。越来越多的证据表明，NAD$^+$ 水平和 sirtuins 活性会随着年龄增长、衰老而降低或在高脂肪饮食的动物中降低。相比之下，NAD$^+$ 水平会随着禁食、葡萄糖缺乏、限制饮食和锻炼而升高，这些都与较低的能量负荷有关。NAD$^+$ 水平在延长寿命和健康寿命的条件下会升高，比如饮食限制和锻炼后；而在衰

老过程中或在缩短寿命和健康寿命的条件下（比如高脂肪饮食）会下降。这一事实支持了 NAD$^+$ 水平下降可能加速衰老过程的理论。在衰老进展时，补充 NAD$^+$ 可能具有保护作用。

（四）生物钟

对 sirtuins 的研究也可帮助我们理解生物钟和衰老之间的联系。NAD$^+$ 水平以昼夜节律的方式波动，并通过 SIRT1 的表观遗传机制将外周时钟与新陈代谢的转录调控联系起来。核心生物钟蛋白 BMAL1 和 CLOCK 直接调控小鼠 NAD$^+$ 补救合成途径中 NAMPT 的表达。SIRT1 的去乙酰化酶活性依赖于 NAMPT 的存在去生产 NAD$^+$。NAD$^+$ 浓度在不同细胞区室可能是半独立调节，这表明特定区域 NAD$^+$ 浓度的变化可能会对 sirtuins 的活性产生不同的影响。

同样，其他一些内平衡反应也受生物钟的调节。神经元、生理和内分泌功能的节律性活动对维持健康至关重要。衰老的一个共同特征是昼夜节律行为模式（睡眠 - 觉醒周期）的逐渐丧失和昼夜节律基因表达的减弱。昼夜节律网络调节着各种生物学进程，昼夜节律的破坏——遗传或环境的干扰——与年龄相关的疾病（包括神经退行性变、肥胖和 2 型糖尿病）有关也就不足为奇了。

饮食限制也是影响生物钟的一个重要因素。它通过提高昼夜节律调控的基因表达量来促进果蝇和小鼠的昼夜节律平衡。更重要的是，饮食限制对果蝇和小鼠寿命延长的保护作用都需要生物钟。限制饮食后，节律性基因在肝中表达上调，包括 SIRT1、NAD$^+$ 代谢物和蛋白乙酰化的靶标。限时喂养（即当一个有机体处于活动状态时，将喂养时间限制在较短的时间内）已成为改善昼夜节律和代谢稳态的潜在范例，从而延长了健康寿命。这些发现表明，昼夜节律失调不仅仅是衰老的生物学标志，而且可能是机体衰老的驱动因素。

（五）线粒体与氧化应激

在 20 世纪 50 年代，内生自由基学说建立，该学说认为体内的自由基分子来自于一些基本的代谢进程如呼吸作用过程中产生的氧气，它代表着驱动老化的关键因素。这些理论尤其关注线粒体产生超氧化物作为衰老的病理生理学的关键介质。事实上，众多发表的结果已表明许多物种及多种组织的氧化损伤伴随着衰老在不断累积。尽管随着年龄的增加，细胞或是组织中发生的氧化损伤是无法避免的，但这种损伤是衰老的因或果还很难确定。但衰老的自由基学说很难验证，主要因为活性氧簇本身也是重要的信号分子。

在 20 世纪 90 年代及 21 世纪初期，科学家们经常在模式生物中过表达一些可以净化自由基分子的关键基因，例如超氧化物。其中有很多尝试成功地延长了寿命，这表明代谢过程中产生的氧化损伤至少在某种程度上限制了寿命。然而，这些发现在接下来的在小鼠身上进行的研究中受到了挑战，因为在野生型小鼠上过表达线粒体中关键的抗氧化蛋白超氧化物歧化酶 2（superoxide dismutase 2，SOD2）后其寿命并没有增加。但进一步针对线粒体的过氧化氢的"清道夫"过氧化物酶的研究使得小鼠的健康寿命和寿命都得到了改善和提升。这两项在小鼠中的研究存在的矛盾暗示在哺乳动物体系中进行简单的基因过表达存在遗传背景的特异性。这不足为奇，因为线粒体中自由基的产生过程是复杂的，在氧化呼吸链中至少存在十个合成位点，而且在多样的生理状态、不同的年龄阶段以及不同的细胞类型中自由基的产生速率都有待探寻和鉴定。

尽管高水平的自由基在一般情况下会涉及细胞损伤和炎症反应，但在低水平的情况下它们也可以通过适当的应激来增强细胞的防御力，称为"线粒体毒物兴奋效应"（mitohormesis）。Mitohormesis 对蠕虫（如线虫）、苍蝇（如黑腹果蝇）和小鼠在线粒体功能受到扰乱后寿命反而增加的现象作出了解释。在秀丽隐杆线虫中进行的有关寿命延长相关基因的全基因组范围的筛选揭示了破坏电子传递链上的一些基因延长了寿命。在线虫的突变体中发现，对线粒体电子传递链上的基因的抑制可以启动线粒体的未折叠蛋白应激（UPRmt），这对延长寿命是必需的。神经元中线粒体功能紊乱可以激活远端组织，例如小肠的 UPRmt，暗示了一些可调节代谢的循环因子在多组织中并存。线粒体失调会启动核内的转录应激，调控一系列蛋白折叠、抗氧化应激以及代谢相关基因的表达。有许多因子都可以调控 UPRmt，包括 stress-1 相关活化转录因子 ATFS-1、同源框转录因子 DVE-1、泛素样蛋白 UBL-5、线粒体蛋白酶 ClpP 以及线粒体内膜转运蛋白 HAF-1。

Mitohormesis 对延长寿命的研究提出了挑战，因为使用抗氧化剂是否是延长寿命的好策略还尚不明确。因此，有证据支持和反对增强氧化应激能够促进寿命的延长。同样不明确的一点是，在许多物种中，线粒体功能可以通过饮食限制得到提升这一结果是否与上述的研究中结果一致。总之，线粒体功能的不同状态如何影响不同背景下的衰老进程有待进一步研究。

（六）慢性炎症

骨髓中的造血干细胞（hematopoietic stem cells, HSC）分化产生整个免疫系统的免疫细胞。适应性免疫系统无法产生保护性免疫，伴随着免疫系统的保真度（fidelity）和效能（efficiency）下降，被称为免疫衰老。免疫衰老的一个主要特征是炎症和抗炎网络之间的失衡，伴随着持续的低度炎症 / 慢性炎症和对自身免疫反应的更大易感性。免疫系统的衰老，根源在于 HSC 的老化。造血系统的老化表现为适应性免疫系统和先天免疫系统的功能衰退，这种免疫细胞的衰老导致对病原微生物的高度易感性、疫苗接种的低效，以及对自身免疫和血液系统恶性肿瘤发展的易感性增加。通过 T 细胞和 B 细胞共缺陷小鼠移植 HSC 的实验，证明机体衰老时免疫系统的表型和功能变化主要是 HSC 在衰老过程中功能变化的结果，并且在很大程度上独立于胸腺的功能。衰老细胞产生促炎介质和蛋白酶，这被统称为衰老相关分泌表型（SASP）。SASP 因子招募免疫细胞，包括巨噬细胞、中性粒细胞、自然杀伤细胞和 T 细胞，并促进炎症。SASP 诱导的免疫细胞募集是一个基本的生理过程，它消除了不需要的细胞，并导致了了发育和生理上必要的组织重建。然而，如果这些促炎信号和炎症过程没有得到适当的调控，它们可能会促进病理性炎症，比如衰老的平滑肌细胞促进血管炎症和内皮细胞和平滑肌细胞的细胞衰老也可能导致动脉粥样硬化中的炎症无法消退。巨噬细胞对清除衰老细胞也是必不可少的。与年龄相关的微环境变化会改变组织内的巨噬细胞功能，表现出与年龄相关的吞噬能力和抗原提呈能力降低。慢性炎症更是与大多数与年龄相关的疾病有关，如癌症、2 型糖尿病、心血管疾病、神经退行性疾病以及老年综合征。目前，慢性炎症已被当作一个加速衰老的生物学标记物，也是衰老生物学的一个特点。

（七）其他衰老特征

除了以上的主要通路外，细胞衰老、蛋白质稳态、干细胞耗竭和细胞间通讯改变等衰老特征亦是探讨的衰老进程，延缓衰老的关键通路和作用靶点。例如，目前已有研究团队尝试利用这种方法鉴定出了一种针对清除衰老细胞的新型药物抗衰老药物 /senolytics（达沙替尼和槲皮素的混合物），它的发展极为迅速。许多 senolytics 药物已经在小鼠和人类的细胞或组织中进行测试，效果良好。但仍需临床试验加以验证。

第二节　人体衰老过程与老年人的生理、心理特点

衰老是以循序渐进、终生积累的分子和细胞损伤为特点，由此引起的机体渐进性、全身性的生理和功能改变。衰老改变了单个细胞乃至器官，从而改变了整个身体，导致功能和外表的改变，出现退行性改变或称衰退现象，这就是衰老的过程。了解衰老过程中机体器官、细胞功能的变化，有助于预防和延缓衰老的发生。而且给予老年患者有针对性的营养支持，有助于其改善患病状态，加速康复。

一、人体衰老过程

随着年龄增加，到了老年以后，人体许多方面的功能均有不同程度的降低。例如，70 岁老年人的肝肾功能只有 30 岁时的 50% ～ 60%；70 ～ 80 岁老年人的骨量，女性降低 30%，男性降低 15%；到了 80 岁，神经的传导速度降低 20% ～ 30%，最大耗氧量降低 40%；约有 40% 的 65 ～ 75 岁老年人糖耐量减低，而在 80 岁老年人中，这一数字增

加到50%。同时，随着增龄另一个突出的变化是体成分的改变：肌肉萎缩、体积减小，体脂比例增加，关节柔韧性也会有不同程度的降低。而年龄相关性生理变化及可能造成的临床症状风险（表2-1），不同器官随着增龄功能衰退速率和所带来的慢性疾病风险并不相同。

表 2-1　年龄相关性生理变化

组织器官	生理变化	临床表现
体成分	瘦体重↓ 肌肉量↓ 肌酐生成量↓ 骨骼肌量↓ 全身水量↓ 脂肪百分比（60岁后↓）↑	药物水平变化↑ 脱水风险↑
细胞	DNA损伤↑ DNA修复能力↓ 细胞衰老↑ 纤维化↑ 脂质沉积↑	癌症风险↑
消化道	内脏血流量↓ 排空时间↑	便秘和腹泻风险↑
肝	肝质量↓ 肝血流量↓ P-450酶活性系统↓	肝解毒功能↓ 药物代谢速度，易引起药物性肝损害↓
中枢神经系统	多巴胺受体数量↓ α-肾上腺素响应力↑ 毒蕈碱的副交感神经↑	帕金森病风险↑
周围神经系统	压力反应↓ 肾上腺素能反应性和受体数量↓ 信号转导↓	对β系统阻滞剂反应性↓
内分泌	雌激素和黄酮分泌（更年期）↓ 睾酮分泌↓ 生长激素分泌↓ 维生素D吸收和活性↓ 甲状腺异常↑ 糖尿病风险↑ 骨密度↓ 抗利尿激分泌↑	肌肉质量↓ 骨质量↓ 骨折风险↑ 阴道干燥↑
心脏	内脏血流量↓ 心肌收缩力↓ 房室阻滞时间↑ 房室异位↑	晕厥风险↑ 心肌供血↑
血管系统	内皮血管紧张素↓ 外周血管阻力↑	高血压风险↑ 血管脆性↑

续表

组织器官	生理变化	临床表现
呼吸系统	肺活量↓ 呼吸肌群肌力↓ 残气量和功能残气量↑ 第一秒用力呼气量（FEV1）↓ V/Q 改变↑	通常久坐的人在剧烈运动或者如果在高海拔进行运动中呼吸短促↑ 因肺炎而死亡的风险↑ 肺功能紊乱患者出现严重并发症的风险↑
肾	肾血流量↓ 肾质量↓ 肾小球滤过率↓ 肾小管分泌和重吸收能力↓ 肾内分泌功能↓	药物不良反应↑ 脱水风险↑
关节	软骨退化↑ 纤维化↑ 弹性↓	骨关节炎风险↑
免疫系统	T 细胞功能↓ B 细胞功能↓	感染风险↑ 癌症↑
外皮	皮肤弹性、厚度↓ 皱纹参数↑	皮肤干燥、易痒↑ 皮肤损伤风险↑
嗅觉	嗅觉↓	味觉和食欲↓ 鼻血
听觉	高频听力↓	语言辨识力↓
视觉	晶状体灵活性↓ 瞳孔反射时间↑	老花眼↑ 难以适应光线变化和眩光↑

二、老年人的生理和心理特点

（一）老年人的生理特点

老年人的生理特点主要体现在新陈代谢和体成分分布的异化倾向、器官功能性衰退和机体应激性减退这三个方面。

1. 新陈代谢和体成分的异化倾向　机体的基础代谢率（basal metabolic rate，BMR）随增龄而减低。据统计，从 20～90 岁每增加 10 岁，BMR 将下降 2%～3%，75 岁时 BMR 将较 30 岁时下降 26%。因此，老年人的能量供给应随着年龄的增长进行调整，40 岁后每增加 10 岁能量供给应下降 5%。

BMR 的改变与衰老进程中体成分和内分泌系统的改变密不可分，具体表现为：①体内脂肪组织逐渐增加，瘦体重逐渐减少，使得体重指数（body mass index，BMI）相应增加；同时，脂肪在体内的储存部位出现向心性分布的趋势，即由肢体逐渐转向躯干。②水分减少，主要是细胞内液减少。③骨矿物质减少，骨密度降低。④肌肉细胞数量下降和体积逐渐减少，表现为肌肉组织的重量减少而出现萎缩。⑤甲状腺 50 岁以后随增龄而变轻变小，结缔组织增生，发生萎缩和纤维化，进而导致老年人甲状腺素生成减少，BMR 降低。

2. 器官功能性衰退

（1）消化系统：老年人最明显的变化是牙齿和牙周组织的退行性变，导致牙齿脱落，进而使食物咀嚼和消化受到影响。口腔黏膜过度角化而增厚，味蕾、舌乳头和神经末梢的改变而使味觉、嗅觉减退，以致影响食欲。每个舌乳头含味蕾平均数，儿童为 248 个，75 岁以上老人减少至 30～40 个，其中大部分合并味觉和嗅觉异常。

因食管、胃和肠道黏膜萎缩变薄、动力减弱、蠕动减慢、胃排空时间延长，粪便在肠道的时间延长，增加了肠道对水分的吸收，易引起便秘；60

岁左右的老年人，50% 可发生胃黏膜萎缩性变化，胃酸分泌减少，约 35% 为盐酸偏低或缺乏，严重影响胃蛋白酶的消化作用，同时对食入胃内的细菌的灭杀作用减弱或丧失，使矿物质、维生素和蛋白质的生物利用率下降，导致老年人所需的营养物质不足而造成贫血、胃黏膜糜烂、溃疡或出血等。多数老年人的各种消化酶分泌量减少，活性降低，使胃肠道消化能力减弱。

肝是物质代谢的重要器官。肝重量在 15 ~ 25 岁时达到高峰，此后随年龄增加而降低，50 岁以后更为明显。肝实质细胞减少，肝细胞脂质浸润、形成空泡、线粒体减少，储备功能下降。肝功能减退，合成蛋白功能下降，故血浆白蛋白含量减少，球蛋白含量相对增加，进而影响血浆胶体渗透压，导致组织液的生成及回流障碍，易出现水肿。肝解毒功能降低，药物代谢速度减慢，易引起药物性肝损害。由于老年人消化吸收功能差，容易引起蛋白质营养缺乏，使肝中脂蛋白合成障碍，导致肝脂肪沉积。同时，随着年龄增加，胆道系统弹力纤维和胶原纤维增生，弹力下降，易发生胆管扩张、胆囊穿孔。胆汁分泌减少，对脂肪的消化能力下降，且胆囊收缩能力和胆汁排泄功能不减退，所以胆汁减少而稠厚，胆固醇含量较高，易发生胆囊炎和胆石症。

此外，老年人血管硬化，导致胰腺和腺泡萎缩，腺体变小、变硬，使胰液分泌减少。50 岁以后不仅胰液分泌量减少，胰蛋白酶的活力也下降 66% 以上，胰脂肪酶减少 20% ~ 30%，严重影响淀粉、蛋白质、脂肪的消化和吸收。

最后，老年人的肠道微生态发生改变，主要体现在肠道微生态多样性、稳定性下降和肠道菌落结构改变几个方面。兼性厌氧菌的数量增加，如葡萄球菌、肠杆菌等，具有潜在致病性的肠杆菌等可能会使免疫力降低的老年人健康状况受到影响。老年人因肠道蠕动减慢、便秘、致病菌在肠道蓄积易导致炎性反应的发生。此外，肠道菌群参与 B 族维生素和维生素 K 的合成及多种营养物质代谢，双歧杆菌可促进氨基酸、脂类和维生素代谢以及蛋白质、钙、铁、镁、锌的吸收。人体衰老时，肠道双歧杆菌丰度和物种多样性减少，这也是老年人容易面临的营养相关问题之一。

（2）神经系统：随着年龄的增长，神经系统会发生一系列改变。其一，老年人脑形态发生改变，如脑体积缩小，重量逐渐减轻。25 岁的人脑重约 1400 g，60 岁时约减轻 6%，80 岁时约减轻 10%。脑中水分可减少 20%。其二，神经细胞数量减少，自 30 岁开始减少，60 岁以上减少尤为显著，75 岁以上时，可降至年轻时的 60% 左右。神经元高尔基复合体和线粒体出现肿胀和断裂，尼氏小体和 RNA 含量减少，导致神经元胞体结构变形。神经元纤维缠结的现象出现在老年人海马神经元中，若出现在大脑皮质或其他部位的神经元中，则是老年痴呆症的特征性病变之一。神经元中脂褐素含量增加，易导致细胞的萎缩和死亡。其三，脑血管动脉粥样硬化和血管萎缩性改变使得脑血流阻力加大，血流量减少。70 岁以上部分老年人动脉壁中膜萎缩，使血管壁变薄，是引起老年人脑出血的病理基础。其四，脑功能减退。老年人脑蛋白质含量减少 25% ~ 33%，脑脂质减少，细胞膜组成成分磷脂合成减少，进而影响神经的传导和受体结合的能力。50 岁以后，周围神经传导速度减慢 15% ~ 30%。氧及营养素的利用率下降，致使脑功能逐渐衰退并出现某些神经系统症状，如记忆力减退、健忘、失眠，甚至产生情绪变化及某些精神症状。

（3）内分泌系统：老年人由于脑垂体功能降低，甲状腺功能下降，机体基础代谢、物质代谢过程均受到影响，代谢性疾病如糖尿病、肥胖症、骨质疏松、痛风等的发病率明显增高。且老年人机体胰岛素的分泌功能减弱，机体组织对于胰岛素的敏感度降低，会导致葡萄糖耐量降低。

（4）心血管系统：心血管系统的老化主要体现在心肌老化、心脏传导系统退化和血管硬化三个方面。老年人心肌内 ATP 酶活性下降，钙离子扩散率减少，心肌收缩力以平均每年 1% 的速度下降，造成心收缩期延长。心肌发生纤维样变化，使心肌硬化及心内膜硬化，导致心脏泵效率下降，使每分钟有效循环血量减少。心脏冠状动脉生理性和病理性硬化，使心肌本身血流量减少、耗氧量下降，对心功能产生进一步影响，甚至出现心绞痛等心肌供血不足的症状。50 岁以后血管壁生理性硬化逐渐明显，管壁弹性减退，而且许多老年人伴有血管壁脂质沉积，使血管壁弹性更趋下降、脆性增加，对血压的调节作用下降。老年人易患高血压、周围组织器官营养障碍，如脑出血、脑血栓等心血管意外发病率明显高于年轻人。

（5）呼吸系统：老年人鼻及支气管黏膜萎缩，纤毛上皮细胞数量减少，纤毛运送能力减弱，使排除异物功能减退。巨噬细胞的吞噬功能随年龄增加而减退，杯状细胞增多，分泌物增多且黏稠度大，因而老年人更易感染。

老年人肺泡壁变薄，肺泡毛细血管床减少与硬化及肺泡隔弹性纤维丧失弹性，使肺萎缩变小，气体交换面积减少。由于呼吸肌及胸廓骨骼、韧带萎缩，肺泡弹性下降，器官及支气管弹性下降，常易发生肺泡经常性扩大而出现肺气肿，使肺活量及肺通气量明显下降。组织细胞功能减退及膜通透性的改变，使细胞呼吸作用下降，对氧的利用率下降，换气功能下降。

老年人由于胸廓顺应性降低，呼吸肌群肌力减退，肺活量减少，残气量和功能残气量增大。最大通气量（MVV）、第一秒用力呼气量（FEV1）、最大呼气中期流速均随着年龄增加而逐渐减少，易导致老年人吸入气分布不均，氧饱和度下降。因此，老年人在应激状态下，耗氧量增加时容易发生缺氧。

（6）泌尿生殖系统：肾体积随年龄增长而萎缩变小、重量减轻，30～50岁时为270 g，80岁时减轻约为20%。老年肾组织学特征是部分肾小球发生透明变性、肾小管细胞脂肪变性、入球血管发生硬化等，远曲小管随着年龄增长出现憩室，这些憩室的扩大成为老年人中常见的肾囊肿。

肾功能可因血管硬化、有效肾血流量减少而改变：①肾小球滤过滤、肌酐清除率明显降低；②肾小管的功能减退更为明显，葡萄糖重吸收和尿浓缩能力亦下降。肾小管浓缩与稀释功能降低出现较早，但进展缓慢，65岁以后急剧降低，约为年轻人的80%；③肾内分泌功能下降，前列腺素分泌减少，导致血管萎缩和血流量减少。血浆内肾素活性降低30%～50%，使血和尿中的醛固酮平均减少50%，导致钠水失衡，影响血流量。老年人促红细胞生成素减少，导致红细胞成熟与生成障碍，可发生贫血。

由于肌肉黏膜萎缩、肌层变薄、纤维组织增生，膀胱容量减少。肌肉萎缩无力使膀胱既不能充满，又不能排空，导致残余尿量增多。75岁以上老年人残余尿量可达100 ml以上。随着年龄增加，支配膀胱的自主神经系统功能障碍，排尿反射减弱，缺乏随意志控制能力，常出现尿频或尿意延迟，甚至尿失禁。

生殖系统可见女性乳房脂肪沉着，乳晕及乳头萎缩，外生殖器萎缩，分泌减少，小阴唇黏膜变干及苍白，引导细胞上皮萎缩，引导细胞缺乏糖原，阴道pH由4.5变为6.44±0.49，酸性降低，尿道感染发生率高。宫颈萎缩，卵巢缩小并硬化。男性睾丸萎缩并纤维化，精子在相当一部分人中存在，但数量大为减少。前列腺因激素平衡失调而增生，尿流阻力增加，影响膀胱排空。

（7）运动系统：随着年龄的增长，运动系统改变的具体表现为：①肌肉细胞数量下降和体积逐渐减少，表现为肌肉组织的重量减少而出现萎缩；出现肌力下降、肌萎缩，易疲劳；肌腱韧带萎缩、收缩而变硬。30岁以后，每10年人体骨骼肌减少6%～8%；到了60岁，肌少症发病率约为30%；80岁时，有50%的老人患有肌少症。②骨骼中有机质如骨胶原、骨黏蛋白含量减少或逐渐消失；骨矿物质减少，骨密度降低，尤其是女性在绝经期后因雌激素分泌不足，骨量减少更明显，表现为骨痛、身高缩短、驼背、骨质疏松及易骨折等。40～50岁骨质疏松发生率为15%～30%，60岁以上可达60%；③关节软骨纤维化、滑囊变僵硬，关节僵硬，活动不灵活，并极易发生骨折。

（8）免疫系统：随着年龄的增长，人体免疫功能逐渐降低，与机体衰老成平行关系。老年人的骨髓造血干细胞减少、外周血免疫细胞数减少、免疫细胞分化增殖及反应能力降低、免疫细胞间相互调节失去平衡，导致整个免疫功能紊乱与衰退，易患各种疾病。主要体现在：①胸腺是免疫系统的中枢器官，是全身T淋巴细胞的发源地，也是T淋巴细胞分化、成熟的场所。60岁以后胸腺重量已明显减少，胸腺激素分泌减少。血中胸腺素浓度极度下降，使T淋巴细胞分化、成熟和功能表达明显降低。②干细胞分化为免疫细胞的反应受到影响，演变为B细胞的频率下降。血中淋巴细胞总数随年龄增加而减少，B淋巴细胞对T细胞以来抗原刺激的应答能力显著下降，老年人的抗体生成细胞数亦减少。③随着年龄增加，对外源性抗原的免疫应答能力减弱，受抗原刺激后特异性抗体生成能力均减弱，抗体生成明显减少，抗原抗体亲和力下降，老年人易患感染性疾病。同时，疫苗接种的成功率和有效性也有所下降。

（9）皮肤系统：老年人皮肤及毛发的形态和功能均发生衰退性改变。因皮下血管发生营养不良性改变，毛发髓质和角质退化可引起毛发变细及脱发；黑色素合成障碍可引起毛发及胡须变白；皮肤弹性减退，皮下脂肪量减少，细胞内水分减少，可导致皮肤松弛并出现皱纹。老年人皮脂腺萎缩，皮脂分泌减少，皮肤和毛发无光泽。汗腺数量和功能下降，汗液分泌量减少，皮肤干燥、易痒。

老年人皮肤毛细血管扩张和小静脉曲张，躯干和四肢易出现老年性血管瘤。老年人皮肤神经末梢的密度明显减少，皮肤中触觉小体减少，感觉迟钝，易受损伤。

（10）感觉系统：老年人的五官感觉系统的衰退显现最早，也更易于被老年人所察觉，主要表现在5个方面。①视觉：晶状体弹力下降，睫状肌调节能力减退，多出现老花眼，近距离视物模糊。除视力明显减退外，视野缩小，暗适应速度也减慢。②听觉：随着年龄的增加，听神经逐渐减退，听力下降，60岁以上老年人，听力减退者占27.4%。③嗅觉：人的嗅觉在20～59岁时最敏感，50岁以后嗅黏膜逐渐萎缩，嗅觉阈值提高；60岁以后约20%的人失去嗅觉，70岁以后嗅觉急剧减退，80岁以后仅有22%的人有正常嗅觉。④味觉：老年人舌黏膜上的舌乳头逐渐消失，味蕾明显减少，味觉敏感性下降，味阈升高，对酸甜苦辣的敏感性减退，尤其对咸味更迟钝，进而影响食欲。⑤本体感觉：包括触觉、压觉、振动觉、位置觉等，老年人上述本体感觉阈值都明显升高，敏感性下降，分辨感觉衰退，因而易被撞伤、刺伤而无感觉。

（二）老年人心理特点

随着年龄的增长，由于躯体功能减退和疾病困扰，家庭和社会因素的变化，会影响到老年人的心理健康，导致心理功能（包括认知、情绪和情感、意志、动机和态度及个性特征等）的变化，并出现相应的行为表现。

1. 老年人的心理健康　生理和心理功能老化与老年人心理健康密切相关，表现最明显、最容易被观察到的有智力、记忆、反应速度及人格变化。研究发现：①对新食物的学习能力、运算速度和注意力等，随着增龄，自20岁后开始衰退；而与文化知识和经验累积有关的语言能力、判断力及各种习得技能，自成年后仍有所增长，至70～80岁以后才开始衰退。②语义记忆和情境记忆随增龄显著下降，短时记忆优于长时记忆，再认优于回忆，语义关联材料的记忆优于无关联的记忆、日常生活记忆好于实验室测验记忆。③反应能力随增龄而下降，在60岁以后更明显，而认知速度是认知功能障碍临床检测的重要有效指标之一。尽管衰老会影响认知、记忆、智力、人格和行为，但许多心理变化不能归因于衰老。这种衰退可能是因为一些可治疗的疾病，如抑郁症、精神病或维生素 B_{12} 缺乏。

严重的脑力衰退是可避免的。衰老的大脑仍能保持获取、吸收新信息，学习新技能的能力。机体功能障碍会引起心理障碍或一些潜在的危害。常见病、多发病逐渐增多，心理也逐渐发生变化，这种变化使老年人产生自卑及恐惧感，甚至患自闭症。而对抑郁症早期干预的前提是对老年抑郁症状的识别。中国老年人2010—2019年抑郁病率的 Meta 分析发现，抑郁患病率为25.55%。不同的研究因为应用量表和诊断标准的不同而差异较大。尽管如此，规律相同，均为女性高于男性，农村高于城市，随着年龄增加呈上升趋势，随着文化程度增高和收入增加呈下降趋势。25%以上的老年人听力受损，感觉剥夺会导致妄想症状出现。患有抑郁症和精神病的老年人可能不会正确服用药物治疗身体疾病。社区老年人和养老院的老年人身体残疾程度是相同的，但是家庭成员的关怀和社交都有利于老年人的心理健康。

2. 老年人的睡眠　衰老会引起脑内网状激活系统及其他区域的神经功能失调，以及与睡眠有关的神经递质改变，从而导致老年人睡眠功能减退，表现为睡眠潜伏期延长，睡眠时间延长，但在浅睡眠阶段花费的时间多于深睡眠。因此，老年人晚上很早犯困，花更多的时间躺在床上，但有效睡眠和总睡眠时间短；再者，随着年龄增加、疾病或药物的影响，睡眠的昼夜节律障碍越发明显，表现为昼夜节律紊乱。因年龄增加引起的睡眠改变，男性比女性大约要早出现 10 年。疾病、疼痛、抑郁、丧失亲人、脱离社会、神经兴奋物质（如咖啡、茶）及某些神经兴奋药都会引起老年人睡眠改变。老年期对睡眠剥夺的耐受性比年轻时差，睡眠障碍会导致老年人心情烦躁和注意力不集中，出现自主神经功能紊乱，导致焦虑和抑郁症，甚至加重老年人原有的基础疾病，如心脑血管和消化系统疾病。规律生活，睡前餐点，如温牛奶、酸枣仁和小米粥等富含色氨酸和 B 族维生素的食物有助于老年人睡眠。

参考文献

[1] 何琪杨，刘光慧，保志军，等. 中国衰老与抗衰老专家共识（2019 年）. 老年医学与保健，2019，25（5）：551-553.

[2] López-Otín C，Blasco MA，Partridge L，et al. Hallmarks of aging：An expanding universe. Cell，2023，186（2）：243-278.

[3] Judith Campisi，Pankaj Kapahi，Gordon J. Lithgow，et al. From discoveries in ageing research to therapeutics for healthy ageing. Nature，2019，571：183-192.

[4] Shuai Ma，Shuhui Sun，Lingling Geng，et al. Caloric Restriction Reprograms the Single-Cell Transcriptional Landscape of Rattus Norvegicus Aging. Cell，2020，180（5）：984-1001.

[5] Sadiya S.Khan，Benjamin D.Singer and Douglas E. Vaughan. Molecular and physiological manifestations and measurement of aging in humans. Aging Cell，2017，16：624-633.

[6] MacNee W，Rabinovich R.A.，Choudhury G. Ageing and the border between health and disease. Eur Respir J，2014，44：1332-1352.

[7] 荣健，戈艳红，孟娜娜，等. 2010—2019 年中国老年人抑郁症患病率的 Meta 分析. 中国循证医学杂志，2020，20（1）：26-31.

2

第三章　多组学视域下的营养与衰老

随着对人体衰老机制研究的不断深入，单一方向阐述营养因素对衰老的影响已远不足够，应该从整体的角度出发，由面到点，由宏观到微观，结合基因组、转录组、蛋白质组、代谢组等方面进行多组学研究，多维度揭示膳食营养对衰老的调节与改善作用。

第一节　能量限制与衰老

一、能量限制

能量限制（caloric restriction，CR），也称饮食限制（dietary restriction，DR），一般指在不影响机体正常生命代谢的情况下，适当减少食物摄入量，促进机体代谢循环。近些年的研究表明，CR 是一种对健康有益的营养干预措施，可预防多种与增龄相关的疾病，并延长大多数受试动物如酵母、苍蝇、蠕虫、鱼类、啮齿类动物和非人类灵长类动物的寿命。

在实验研究中，CR 可以通过控制进食量和进食时间实现。其中最常用的方法是给予对照组动物无限制的标准饮食，在相同品系、性别、年龄的 CR 组动物中给予对照组 60% ~ 90% 的食物量。

控制进食时间的方法是间歇性禁食（intermittent fasting），最常见的形式是隔日喂养（every-other-day feeding，EOD feeding）或隔日禁食（alternate-day fasting，ADF），即隔日进行一次 24 小时完全禁食。另一种典型的间歇性禁食是限时进食（time-restricted feeding），即在一天内，仅在 4 ~ 12 小时的窗口期内进食，其余时间禁食。持续 2 ~ 7 天的禁食，并周期性重复，是 CR 的一种极端形式。无论何种方法，都被证明可以减少实验动物与年龄相关的病理特征和功能下降，并可显著延长寿命。

二、能量限制与衰老

1935 年，美国康奈尔大学的 McCay 等第一次在大鼠青春期后实施 CR，结果延长了中位数和最大寿命，并预防或减轻了慢病的严重程度。此后，科学家们在无脊椎动物、啮齿类动物及非人类灵长类动物上进行了大量研究，发现 CR 在延缓衰老症状上有着重要的作用。在大鼠中的研究表明，CR 能延长大鼠寿命、增强活动、促进认知，但其效果高度依赖于 CR 的起始时间和持续时间。

对于人类来说，几个世纪以来，人们一直提倡通过控制食物摄入来预防肥胖，并作为改善健康和延长寿命的一种手段。"明尼苏达饥饿实验"（Minnesota Starvation Experiment）于 1944 年至 1945 年在第二次世界大战的反抗者中进行，最早系统地评估了严重 CR 对正常体重个体的影响。在这项研究中，减少较瘦的男性 45% 基础热量并持续 24 周后，这些男性表现出许多在后期动物和人类研究中观察到的有益的 CR 代谢适应，如体脂减少、血压降低、血脂谱改善、血清 T_3 浓度降低、静息心率和全身静息能量消耗降低。长期和短期（6 个月）自愿接受 CR 的人群研究中，参与者的血压、血脂和血管功能都有显著改善。与实验动物一样，CR 诱导的受试者体重减轻改善了胰岛素敏感性，增加了脂联素并降低了瘦素、胰岛素、LDL- 胆固醇和 C 反应蛋白的血清浓度。这些发现与衰老速度的降低和预期寿命的延长相一致。

一项"减少能量摄入的长期效果综合评估"（CALERIE）对健康志愿者进行为期2年的CR效果调查。在CALERIE研究的第一阶段（CALERIE-Ⅰ）中，对超重个体进行20%～30%CR的干预，随访6个月或12个月，发现适度CR可以改善多种代谢和激素水平，包括体重、身体成分和心血管疾病风险因素的变化。第二阶段纵向CALERIE-Ⅱ研究关注长期对体重健康的个体25%CR干预的结果。目前已有的CALERIE-Ⅱ研究结果表明，CR在6个月后产生的有益代谢作用具有持久性，与12个月和24个月时能量摄入限制延长的结果一致。

数百项临床前研究表明，CR可以影响多种信号通路，包括胰岛素/胰岛素样生长因子信号转导通路/forkhead box O（IIS/FOXO），腺苷酸激活蛋白激酶（AMP-activated protein kinase，AMPK），哺乳动物西罗莫司靶蛋白（mTOR），抗衰老酶1（SIRT1），核因子NF-E2相关因子2（NRF2）和自噬等，控制生长、代谢、氧化应激反应、损伤修复、炎症、自噬和蛋白质稳态、基因组稳定性、抗逆性和干细胞功能等多种分子途径，从而减缓衰老进程。CR的许多效应可能是通过调节基因表达介导的：①上调参与细胞修复和存活、抗应激和保护抗氧化损伤的基因；②参与介导炎症的基因下调；③防止随着衰老而发生的一些基因表达的改变。

降低代谢率与减少线粒体ROS生成减少是CR延长寿命的机制基础之一。由于代谢率的主要贡献者是去脂体重，因此对CR人群骨骼肌的分子研究可以为CR诱导的代谢适应或代谢效率的机制提供证据。在收集的CR参与者的骨骼肌活检中，线粒体DNA含量增加了35%，表明线粒体质量增加。与此相一致，参与线粒体功能的编码蛋白的基因如PGC1α、TFAM、eNOS、SIRT1和PARL的表达也因CR而增加。线粒体数量的增加可能由于线粒体膜电位的降低而增强偶联，减少ROS的产生以及调节内源性抗氧化系统，并有助于减少能量消耗、氧化应激和自由基诱导的组织损伤。在实施CR的人群中，可以观察到氧化应激标志物（DNA损伤和SOD活性）的下降。

当抑制自噬时，CR的抗衰老作用减弱，越来越多的证据表明自噬在CR介导的长寿中具有重要作用。CR代表了最强大的非遗传自噬诱导剂，营养耗竭或限制与许多物种的寿命延长有关。在间歇性禁食（IF）5个月的小鼠模型中，发现自噬相关蛋白Atg7和LC3表达增加，同时作为LC3与泛素化底物连接的蛋白p62水平降低。这表明在IF神经病理性小鼠的神经中自噬增加，IF方案刺激了外周神经中的自噬-溶酶体途径。在老年大鼠中的研究表明，肝中与年龄相关的溶酶体蛋白水解被禁食和CR减弱，表明自噬在减缓衰老效应中的重要性。

在小鼠中，24小时禁食通过诱导脂肪酸氧化增加肠道干细胞功能；肉碱酰基转移酶1（脂肪酸氧化的限速酶）的分子缺失降低了肠道干细胞的数量和功能。肠道菌群组成的改变可通过选择性上调啮齿类动物棕色脂肪组织中单羧酸转运蛋白1和UCP1的表达，在介导间歇性禁食对能量消耗的部分发挥作用，但在人类中不起作用。

CR也降低了与衰老和肿瘤发生有关的合成代谢激素和生长因子的血浆浓度，例如，生长激素（GH）和胰岛素样生长因子1（IGF1）及其受体缺陷的小鼠寿命延长。CR可导致胰岛素和IGF-1的浓度降低和AMPK的激活。CR刺激胃饥饿素的产生，从而提高生长激素、FGF21和SIRT1浓度，并导致肝中的生长激素抵抗。

AMPK是一种细胞内信号因子，在细胞能量稳态中发挥作用。细胞内的低能量导致AMPK的激活，AMPK抑制所有的能量消耗途径，同时激活产生能量的途径，以恢复细胞内适当的能量水平。AMPK调节其他通路，包括一些与衰老相关的通路，如mTOR（一种负调控因子）和SIRT1（一种正调节因子）。mTOR是一种营养感应蛋白激酶，通过营养和氨基酸输入来协调细胞生长和代谢。多种生物模型的研究表明，CR能够下调TOR信号级联，延长寿命。

抗衰老酶是影响一系列细胞活动的酶家族，包括调节代谢、细胞分化和染色质重塑。体内和体外研究表明，CR激活和过表达抗衰老酶可延长寿命。这些研究确定了营养敏感的代谢调节因子在CR反应中的作用，并指出了代谢完整性在健康长寿中的重要作用。

第二节 膳食模式与衰老

一、膳食模式

膳食模式是指长时间形成的膳食中各类食物的组成方式，包括食物的品种、数量及比例。按照传统的以动、植物性食物在膳食构成中的比例为依据，一般将世界各国的膳食结构分为东方膳食模式、经济发达国家膳食模式、日本膳食模式、地中海膳食模式（Mediterranean diet，Med Diet）。

东方膳食模式以植物性食物为主，谷物食物消耗量大，动物性食物消费量小，多见于发展中国家。经济发达国家膳食模式以动物性食物为主，提供高能量、高脂肪、高蛋白质、低膳食纤维，多见于欧美发达国家。日本膳食模式是一种动植物食物较为平衡的膳食模式，既保留了东方膳食的特点，又吸取了西方膳食的长处，海产品摄入丰富，少油少盐，三大宏量营养素供能比例合适。Med Diet 是地中海地区居民采取的膳食结构，富含植物性食物，多摄入全谷物、蔬菜、水果、海鲜、坚果、豆类，每天食用适量海鲜，饮用适量葡萄酒，主要食用油为橄榄油。由于地中海地区居民心脑血管疾病发生率很低，故 Med Diet 受到了广泛的关注，实验研究聚焦其降低炎性反应、改善心脑血管疾病和认知功能障碍等功能。

全球超过 20% 的过早死亡归因于不良饮食。目前健康膳食建议改变膳食结构，特别是增加水果、蔬菜、全谷物、坚果和豆类的摄入量，以及适量食用禽肉和海鲜，减少含糖饮料和红肉的摄入。

近年来，根据不同的健康改善目的，又出现许多新的健康膳食模式，例如 DASH 膳食模式（Dietary Approaches to Stop Hypertension）、MIND 膳食模式（The Mediterranean-DASH Intervention for Neurodegenerative Delay diet）、抗炎饮食（anti-inflammatory diet）、生酮饮食（ketogenic diet）、Portfolio 饮食、素食饮食（vegetarian diet）、北欧饮食（nordic diet）和低碳水化合物饮食（low-carbohydrate diets）等。

DASH 膳食是针对高血压提出来的一种膳食模式，可以有效预防老年人心血管疾病的发生。临床研究和流行病学研究证实该膳食具有调节血脂的健康作用，可以降低全因死亡率。该膳食的主要特点是低脂肪含量，强调在地中海膳食的基础上增加水果、蔬菜、低脂乳制品、鱼、坚果、全谷物和家禽的摄入，减少红肉、甜食和含糖饮料的摄入。

MIND 膳食模式结合 Med Diet 和 DASH 膳食，基于对神经有保护作用的饮食成分，强调了推荐每天食用的 10 种食物（绿叶蔬菜、其他蔬菜、坚果、浆果、豆类、全谷类、鱼、家禽、橄榄油和葡萄酒）和禁止食用的 5 种食物（红肉、黄油和人造黄油、奶酪、糕点和甜食、油炸食品或快餐）。

Portfolio 饮食是一种植物性膳食模式，包含坚果、大豆蛋白、可溶性纤维和植物甾醇这 4 种成分，含有丰富的单不饱和脂肪酸（MUFA）。Portfolio 饮食具有调节血脂的健康效应，一项干预实验证明该膳食可以降低 LDL-C 和 hsCRP 浓度，升高 HDL-C 和 apoA-I 浓度。另外有研究报道，在 2 型糖尿病（T2DM）合并冠心病（CHD）患者中，使用 Portfolio 饮食降低了同型半胱氨酸浓度，增加了血流介导的扩张和内皮祖细胞（CD34$^+$、CD133$^+$ 和 UEA-1$^+$）的数量。

北欧饮食被认为是丹麦、芬兰、冰岛、挪威和瑞典 5 个北欧国家的膳食模式，其典型特点是大量摄入鱼类、卷心菜、根茎类蔬菜、梨、苹果、浆果、全谷类、土豆、低脂乳制品和菜籽油。"新北欧饮食"（new nordic diet，NND）是在哥本哈根发展起来的一种结合了北欧五国饮食和美食传统的健康和可持续饮食模式。NND 中的几种成分，也是 Med Diet 和日本膳食模式的一部分，例如，它包括有机和本地种植的水果（即浆果、梨和苹果），蔬菜（即十字花科蔬菜、野生芳香草本植物、食用植物根、绿叶蔬菜等），坚果，种子，豆类，全谷物（黑麦、燕麦和大麦），鱼类（鲑鱼、沙丁鱼、鲐鱼、鲱鱼），草药，海藻和蘑菇。NND 含有少量的肉类、甜食和脂肪，并且避免食用加工食品。

低碳水化合物饮食定义为膳食中碳水化合物含量 < 26% 或总碳水化合物摄入量 < 130 g/d。该饮食的主要益处是促进减肥，但通常包含较高的蛋

3

白质和脂肪（甚至 SFA），有研究表明这种饮食使 TC 和 LDL-C 水平升高，因此不太适合血脂异常的人群。低碳水化合物饮食还可以改善 T2DM 患者的糖代谢以及其他心脏代谢危险因素。最近，一项 Meta 分析显示，在蔬菜和植物性食物的 PUFA 和 MUFA 含量增加的情况下，低碳水化合物饮食的健康效应更加一致。

二、膳食模式与衰老

（一）Med Diet 与衰老

短期干预研究表明，Med Diet 可以改善血糖、血脂异常、慢性炎症、氧化应激和内皮功能障碍，以降低心血管疾病（CVD）的风险。多项研究表明，Med Diet 可以降低认知障碍以及神经退行性疾病发生的风险。一项对 9 项前瞻性队列研究（n=34 168）的 Meta 分析发现，在 2.2 ～ 12 年的随访中，Med Diet 摄入量最高的人群发生认知障碍的风险比最低的人群降低 21%。Med Diet 减少老年人认知功能的衰退，可能是基于该饮食中酚类化合物和 ω-3 脂肪酸的抗炎活性。另外，随着年龄增加，Med Diet 可使脑葡萄糖代谢率下降速度和 Aβ 沉积减缓。还有研究提出，富含精制碳水化合物和饱和脂肪的饮食会增加心血管疾病、胰岛素抵抗和炎症的风险，可能会加速大脑衰老和神经元损失，而 Med Diet 提倡降低这类食物的摄入，在一定程度上可能会降低中年心血管疾病及糖尿病患者的炎症因子水平，从而降低炎性反应高水平患者发生认知功能障碍的风险。

（二）DASH 饮食与衰老

终止高血压（dietary approaches to stop hypertension，DASH）饮食是针对降低高血压这一目标而形成的一种膳食模式，它还可以改善血压、血脂、血糖和体重，与冠心病、脑卒中、糖尿病的发病率降低相关。在遵循 DASH 饮食模式 8 周后，31 例 2 型糖尿病患者的空腹血糖水平显著降低。另外，DASH 饮食可以降低总死亡率和癌症的死亡率。有研究表明，DASH 饮食有益于绝经后女性的骨健康，减轻女性绝经后在低雌激素水平下骨量的流失，降低骨质疏松的风险。在认知功能方面，目前一项关于 16 144 名女性 6 年长期坚持 DASH 饮食与认知功能以及认知能力下降关联的大规模纵向研究结果显示，长期坚持 DASH 饮食与更好的整体认知功能和语言记忆相关，而这些都是老年痴呆症的一个重要预测因子。

（三）MIND 饮食与衰老

MIND 饮食（the mediterranean-DASH intervention for neurodegenerative delay diet）是结合 Med Diet 和 DASH 饮食形成的为减缓神经功能衰退作用量身定做的膳食模式。多项研究均证实，MIND 饮食可以降低轻微认知障碍（mild cognitive impairment，MCI）和痴呆的发病风险。一些前瞻性研究观察到，大量食用蔬菜会减缓认知能力的下降，其中最大的保护来自绿叶蔬菜。这可能是因为绿叶蔬菜是叶酸、维生素 E、类胡萝卜素和类黄酮的来源，这些营养物质可以降低痴呆和认知能力下降。尽管有一些研究并没有观察到食用水果对认知的保护作用，但动物模型和前瞻性队列研究表明，浆果可以保护大脑免受认知损失。此外，富含饱和脂肪和反式脂肪而不饱和脂肪相对缺乏的脂肪成分可能会影响机体血脑屏障，从而加重 Aβ 沉积，增加 AD 的患病风险。当比较不同饮食对认知能力下降和 AD 的潜在影响时，有数据显示，与地中海饮食和 DASH 饮食相比，MIND 饮食具有更强的反向关联。由于 MIND 饮食更易遵循，研究发现其延缓认知功能下降的效果可能更显著。另外，研究显示 MIND 饮食与老年人肌肉力量的增强和身体功能损伤的减少相关，研究对象 MIND 评分越高，发生身体功能下降的可能性越低。

（四）北欧饮食与衰老

多项来自北欧人群的临床试验表明，健康的北欧膳食模式减少了 CVD 危险因素，其程度与 Med Diet 相似。特别是，北欧饮食对血脂谱的改善，能够使高胆固醇血症患者、无体重变化的心脏代谢综合征患者，以及使中心性肥胖者的血压降低。然而在 1981 年进行的一项研究中，无 CHD 的 42 ～ 60 岁男性坚持健康的北欧饮食，结果显示北欧饮食与 CHD 低风险、颈动脉粥样硬化、CHD 主要危险因素均无关，但与血清 C 反应蛋白浓度呈负相关。

在认知方面，一项研究表明，纳入基线时认知完好的 57 ～ 78 岁受试者，在 4 年的研究期间，调整混杂因素后，与北欧饮食的一致性越高，总体认知得分越高。另一项前瞻性队列研究（*n*=2223）的数据分析显示，基线调查时认知完好的 60 岁以上参与者，经过平均 6 年的随访，与包括地中海饮食在内的其他健康饮食模式相比，北欧饮食与认知功能下降较少显著相关。

第三节　营养素与衰老

营养素（nutrient）是维持机体一切生命活动和过程而需要从外界环境中摄取的物质。一般将营养素分为五大类，包括三种宏量营养素（即蛋白质、脂质、碳水化合物），以及两种微量营养素（即维生素和矿物质）。营养素是机体各个生命环节必不可缺的，而衰老贯穿于整个生命过程，与每一种营养素的代谢都密切相关。

一、衰老与宏量营养代谢

（一）衰老与蛋白质代谢

蛋白质是构成人体组织细胞及血红蛋白、酶、激素、抗体等许多重要物质的组成成分，是人体所需的基本营养素。成人体内蛋白质大约占体重的 15%，其中近 50% 的蛋白存于骨骼肌中。蛋白质对维持机体内稳态起着多重作用，包括酶的激活、激素和受体效应、组织结构构成、转运和储存、运动和支持、免疫保护作用及营养功能等。与体内其他的主要物质相比，过量的蛋白质不能在体内储存；相反，损失超过 30% 的体内蛋白质通常被认为不能维持正常生命。因此，体蛋白水平的可变化范围相当小。随着年龄的增加，体蛋白含量逐渐减少 [通常是对瘦体重（LBM）和骨骼肌蛋白进行测定]，然而其机制还不完全清楚。机体内的蛋白质处于不断地合成和分解的代谢中，成人每天体内约有 3% 的蛋白质被更新。不同蛋白质的更新率相差很大，某些蛋白质浓度需要调节或作为信号因子时，其更新率相对较高；反之，结构蛋白如胶原蛋白和心肌纤维蛋白等具有相对长的寿命。然而，机体蛋白质的合成与分解总是处于动态平衡之中，其中任一过程都会受到衰老的影响。在蛋白代谢研究中，动力学数据必须涉及特异的组织和（或）器官。因为与蛋白质周转代谢相关的机体组织主要为 LBM，所以任何动力学数据都应该用蛋白量做标准化。事实上，尽管老年人和青年对照者有相似的体重，但随着年龄的增长，蛋白质量有所减少，脂肪量有所增加。

有多种方法可以检测老年人的氨基酸和蛋白质流率（amino acid and protein flux）。例如一项早期的研究用 15N 甘氨酸作为示踪剂，发现老年人体内吸收后期的氮周转与青年对照组相比，当用体重表示时没有差异，而用蛋白量（即 LBM）做标准化后，该指标有所增高。

目前亮氨酸示踪技术应用最为广泛，因为亮氨酸为必需氨基酸，其从内源性蛋白酶解释放入血的比率可表示蛋白质的分解；而非氧化的亮氨酸分配（non-oxidative leucine disposal，NOLD）即代表蛋白质的合成。大部分研究发现，用每千克体重标准化后，健康老年人的亮氨酸流率、氧化和 NOLD 水平正常或略低。而用 LBM 标准化后，这些微小的变化通常可以忽略。一项最近的研究报道，80 岁的老年人与 20 岁青年人对照组比较，亮氨酸流率、氧化和 NOLD 均有所降低；在用体重以及 LBM 标准化后，结果依然如此，且这些降低趋势也已在中年组中（～ 50 岁）发现。尽管有少数不同的研究结果，仍有大量证据显示老年人总蛋白分解没有增多。因此，至少在有可靠、稳定的测量方法出来之前，衰老引起的 LRM 减少尚不能归因于蛋白质分解的增加。

机体内蛋白质的分解和合成是极其复杂的过程，一种或多种特异蛋白质的合成或分解的增加可能被其他蛋白质中相反的变化而抵消。因此，有必要去研究某些特有蛋白质的合成。已有研究对老年人肌肉和血浆中蛋白质的合成进行过测定，其中前者是用肌肉活组织检查的方法，后者是将血浆中特异蛋白分离后再进行测定，如血红蛋白和纤维蛋白原。

虽然总蛋白合成在老年人中通常处于正常水平，但骨骼肌的蛋白合成有所降低。研究发现，混合肌肉蛋白的部分合成率（fractional synthetic rate，

FSR）在不同年龄段的老年人中均有所降低。令人感兴趣的是，总蛋白水平在中年组（～50岁）与青年对照组（～20岁）比较也有所降低，而在老年组没有继续减少。混合肌肉蛋白包括肌质蛋白，肌球蛋白重链（myosin heavy chain，MHC）和肌动蛋白，后两者是参与肌肉收缩的主要蛋白质。MHC的FSR在老年人中有所降低，而肌质蛋白的FSR没有变化。此外，老年人的肌力强度也有所降低，并且与混合肌肉蛋白的FSR下降相关。而且MHC的FSR降低与年龄相关，即从20岁到80岁，该指标逐渐降低。中年组线粒体蛋白合成降低，但老年组没有继续下降。初步研究发现，线粒体蛋白合成的降低与细胞色素氧化酶Ⅰ等呼吸链蛋白的基因表达降低有关。因此，衰老可能影响基因表达水平的肌肉细胞产能机制，并且和主动的肌肉蛋白合成和功能的损伤相关。

肌肉蛋白分解方面，早期研究发现老年人尿液中3-甲基组氨酸的排泄减少。因为含有较少的蛋白质，老年人肌肉蛋白对整体蛋白周转的作用弱于青年人。然而，用肌肉量标准化后的部分肌肉蛋白分解是否随增龄减少尚不完全清楚。最近有研究利用腿部导管插入术结合放射性核素注入以及肌肉活组织检查的方法发现，骨骼肌对高氨基酸血症合成代谢作用的反应在老年人中处于正常水平。在内脏蛋白中，肝分泌的主要蛋白-白蛋白的浓度在老年人中有所降低，但检测值多数仍处于正常范围内，并且有3%的老年人为高白蛋白血症。研究报道，白蛋白的FSR不随增龄变化，而纤维蛋白原的FSR是随增龄降低的。由此提示衰老引起内脏（血浆）蛋白合成的改变具有选择性。而且，老年人中决定纤维蛋白浓度增加的主要机制可能与纤维蛋白原清除的缺陷有关。激素、营养因素、运动、促蛋白合成类固醇以及儿茶酚胺，特别是胰岛素和氨基酸的利用，对肌肉蛋白的合成具有重要的作用。例如，禁食动物的骨骼肌蛋白合成率比正常喂饲动物的合成率降低50%。这种对蛋白合成的抑制作用是蛋白合成初始期受损的结果。胰岛素可以通过翻译调节真核起始因子4E结合蛋白1［translational regulator eukaryotic initiation factor 4E（eIF-4E）-binding protein 1，4E-BP1］的磷酸化来调节初始期蛋白的合成。胰岛素样生长因子（IGF-1）可以引起体外培养的骨骼肌细胞中4E-BP1的磷酸化以及4E-BPI．eIF-4E复合物的解离。体内实验还发现，IGF-1具有刺激大鼠以及后肢肌肉组织匀浆中的蛋白合成。这些研究还显示，胰岛素在IGF-1刺激肌肉蛋白合成中起着重要作用。此外，有研究报道，健康老年人进行较为剧烈的活动（主要是抗阻训练等）对肌肉张力、蛋白合成、基因表达以及呼吸链功能具有有益作用，但机制还需要进一步的研究。

（二）衰老与脂质代谢

如前所述，随着年龄的增长，体脂含量明显增加，但引起脂肪积聚和体内分布改变，以及相应的LBM减少的机制尚不完全清楚。体脂包括储存在脂肪组织中的三酰甘油（triglyceride，TG）以及血循环中的各类脂蛋白、胆固醇、磷脂和游离脂肪酸（free fat acid，FFA），脂肪组织的体量决定于脂肪组织中FFA的动员和它们随后被代谢活跃组织氧化之间的平衡。因而，FFA从脂肪细胞中的释放和（或）代谢活跃组织氧化FFA的能力发生任何改变，均会引起年龄相关的体脂含量增加。由于FFA的浓度受胰岛素水平的影响变化较大，因而相比于FFA释放的改变，衰老中代谢活跃组织的含量和（或）氧化能力的降低，在脂代谢紊乱和年龄相关的体脂量增加中起更决定性的作用。伴随增龄骨骼肌氧化能力有所降低，但这种降低在衰老过程中并不是永远不变的。研究证实，有氧运动可能通过增加参与脂肪氧化酶的活性而增加静息或运动时的脂肪氧化。由此可见，如果脂肪氧化的减少能够引起年龄相关的脂肪改变以及发生慢性疾病的风险，那么增加代谢活跃组织的含量和氧化能力的干预措施，将能够有效地改进老年人的健康状态。

葡萄糖/能量代谢的进行性降低是衰老的基本特征之一。与之相关的胰岛素、胰岛素受体及相关通路与血脂代谢密切相关。随着年龄增长、胰腺B细胞功能减退使胰岛素分泌和细胞表面的胰岛素受体数量减少，引起与胰岛素结合能力的下降，受体后传导通路受损，葡萄糖利用障碍，导致葡萄糖耐量异常和胰岛素抵抗的发生。胰岛素抵抗通常伴随着血脂的改变，并以三酰甘油的升高最具特征性。此外，衰老导致睾酮水平降低，而内源性睾酮水平下降可导致胰岛素抵抗，从而出现脂代谢紊乱。随着年龄的变化，脂代谢有关的酶与受体功能逐渐降低，如脂蛋白脂肪酶（lipoprotein lipase，LPL）活性和肝细胞表面的低密度脂蛋白受体（low density lipoprotein receptor，LDLR）数量逐渐减少。另外，老化的肝细胞降低饮食诱导的载脂蛋白 B（apoB）合成，导致较高的 TG 水平。相比年轻人，老年人存在较高的氧化应激水平，如有较高的血清活性氧和丙二醛（malondialdehyde，MDA）水平。而炎症也可引起胰岛素抵抗，导致血脂紊乱的发生。

研究年龄相关的脂肪周转最简单的方法是 FFA 代谢动力学检测。脂肪酸是机体主要的供能物质之一，脂肪细胞内 TG 在各种脂肪酶作用下被水解为 FFA 和甘油释放入血并被机体组织利用，激素敏感性脂酶是调节 FFA 从脂肪组织释放的关键酶。脂肪酸在氧化分解前首先需要活化成脂酰辅酶 A（FA-CoA），FA-CoA 即可在线粒体基质中酶系的作用下，进行 β 氧化。机体组织摄取 FFA 主要通过被动扩散和蛋白介导两种方式，其中脂肪酸转运酶（FAT/CD36）从细胞质转位到细胞膜是肌细胞摄取脂肪酸的重要调节机制，而胰岛素可以诱导这一转位过程。因此，脂肪酸转运蛋白转位功能失调造成脂肪酸的过量摄取，引发骨骼肌脂质代谢障碍，也可能造成胰岛素抵抗。

由于研究对象的胰岛素水平不同，在不同的研究中，老年人的 FFA 浓度可能是正常的、增加的或是减少的。这是因为 FFA 的浓度和流率对胰岛素非常敏感，胰岛素水平相当程度决定了 FFA 的浓度。与氨基酸和蛋白质代谢动力学研究一样，在表示脂质和 FFA 动力学数据时还需要考虑体重和脂肪量例如，在有正常胰岛素水平的健康老年人中，当动力学数据用每千克体重表示后，吸收后期的 FFA 度、周转、氧化以及总脂质氧化均有所增加，但是当用每千克体脂量标准化后与青年对照组比较没有明显改变。

在正常人中，血浆高胰岛素水平可剂量依赖地降低 FFA 的浓度、流率及氧化。用间接热量法测定还发现胰岛素能够减少总脂质的氧化。研究发现，胰岛素能够减少总脂质的氧化。研究发现，胰岛素对 FFA 周转和氧化的半数有效浓度接近 140 pmol，即接近对葡萄糖代谢起作用时相对应的量，但是略低于氨基酸动力学相应值。由此可见，脂解作用、脂肪氧化以及葡萄糖生成的抑制较

氨基酸动力学参数对胰岛素更为敏感。血浆 FFA 的浓度是胰岛素作用于 FFA 氧化和非氧化代谢的主要决定因素。事实上，当 FFA 浓度维持在通过药理学方法检测到的基线水平，FFA 流率、氧化、清除以及非氧化代谢不产生明显变化。这可部分归因于同时发生的高胰岛素血症引起的葡萄糖利用增加，因为葡萄糖水平和（或）利用也能够抑制脂解作用。

在对血糖正常的高胰岛素血症老年人的研究中发现，与小于 20 岁青年对照组相比，健康的葡萄糖耐受的 70 岁年龄组老年人的 FFA 浓度、流率和氧化的抑制均有所降低。以上结果是用每千克 LBM 表示的，但是当用体脂量表示后与对照组比较不再有显著性差异。该研究还发现老年人与对照组有相似的体重和 BMI，但老年组的体脂量（30%）高于青年对照组（20%），因而，老年人中的高脂肪含量与观察到的 FFA 周转、浓度和氧化的增加相关。由此可见，FFA 周转与胰岛素水平间接相关，同样不同的 FFA 代谢参数（包括 FFA 的浓度、流率、氧化和总脂质氧化）与胰岛素敏感指数也间接相关。总之，这些负向相关证实了 Randle 等提出葡萄糖 - 脂肪酸循环（Randle cycle）假设，即脂肪氧化 /FFA 的增加，可以抑制葡萄糖的利用或氧化；同样，葡萄糖利用或氧化的增加，也可以抑制脂肪酸的氧化，两者之间存在着代谢竞争。

（三）衰老与碳水化合物代谢

碳水化合物代谢的降低是衰老的标志之一。虽然大量证据显示葡萄糖耐量降低与增龄相关，但对这是否是衰老的结局，还是与年龄相关的其他因素（如血压、体力活动、体成分改变以及膳食因素等）影响的结果，目前还存在很多争议。

胰岛素主要通过调节外周组织对葡萄糖的摄取和代谢，促进组织细胞吸收葡萄糖，尤其能加速肝细胞和肌细胞对葡萄糖的摄取，以维持体内葡萄糖的平衡。胰岛素对糖代谢的主要作用是加速葡糖的利用（包括葡萄糖的氧化和储存），促进糖原合成，同时又抑制糖原分解和糖异生。换言之，使血糖的利用增加而来源减少，从而降低血糖。

即使在糖耐量正常的人中，年龄通常与胰岛素调节的葡萄糖利用减少相关。当结果用每千克体重表示时是降低的，而用每千克 LBM 表示时则没有

变化。在生理性低胰岛素血症者中也能观察到胰岛素抵抗。LBM 标准化能够将胰岛素效应与胰岛素敏感组织（如骨骼肌）联系起来。然而，尽管胰岛素调节的葡萄糖利用总体上是正常的，但是氧化和储存中的葡萄糖利用受损，从而导致葡萄糖氧化降低。降低的葡萄糖氧化可能与脂质氧化间的竞争抑制有关。虽然有报道称在老年人中胰岛素起作用的时间有所延迟，但是胰岛素对内源性葡萄糖生成的抑制作用并没有减弱。动物实验发现，这种抑制作用在肝有所减弱，并且能够被能量限制所逆转，可能是能量限制引起的内脏脂肪减少所致。最近欧洲的一项大型回顾性流行病学研究发现，年龄本质上只对外周胰岛素的作用有较弱的负面影响。虽然年龄和胰岛素作用有负相关，但是当用体重指数（body mass index，BMI）校正后，该相关不再有统计学意义。这种较弱的负面影响可以用增龄伴随的体成分改变，以及 BMI 和腰臀比的增加来解释。该研究还发现，在 BMI 正常（＜ 25 kg/m²）的老年女性中，年龄和胰岛素敏感性呈负相关，可能归因于腹内脂肪的增加以及胰岛素对 FFA 抑制作用的减弱。

膳食成分可能也是决定老年人葡萄糖耐量以及胰岛素功能的重要因素。研究发现，相对于低碳水化合物饮食（提供热能占总热能的 30%），高碳水化合物饮食（提供热能占总热能的 85%）能够提高胰岛素的敏感性。与之类似，高碳水化合物、高膳食纤维饮食对青年和老年人群的外周胰岛素敏感性均有所增加。此外，体力活动也会影响老年人及糖尿病患者的胰岛素敏感性。当健康老年人及青年对照组用体力活动匹配后，胰岛素敏感性没有差异。由此提示，与在蛋白质周转中一样，运动在维持衰老过程中葡萄糖的内稳态以及胰岛素敏感性起到一定作用。

综上所述，衰老引起体成分的改变，即体脂量增加，而蛋白量下降。由于胰岛素调节机体中三大宏量营养素（蛋白质、脂肪和葡萄糖）的利用和产生，因此理论上这些变化均与胰岛素对它们的作用和分泌相关。老年人中胰岛素对整体氨基酸和蛋白质代谢的作用没有受损，而减少的肌肉收缩蛋白和线粒体蛋白的合成与基因表达降低相关。体力活动减少是老年人肌肉蛋白合成和含量减少的重要因

素。老年人加强运动也许可以逆转这些变化，虽然长期效应还有待观察。此外，胰岛素与运动在维持肌肉量间的相互作用还需要在老年人中进行研究。高游离脂肪酸绝对流率以及氧化率在吸收后期以及高胰岛素血症的健康老年人中发现，但当用脂肪量标准化后没有差异。由此提示，FFA 动力学数据反映了脂肪量的构成变化。尽管胰岛素分泌、肝摄取以及起作用的时间轻微受损，但葡萄糖代谢中的胰岛素敏感性在老年人中通常是正常的。总之，这些结果均支持在老年人中的 Randle cycle 假设，即脂肪和葡萄糖氧化呈负向相关。

二、衰老与微量营养素代谢

（一）衰老与维生素代谢

维生素为某些酶的主要成分，而大多数维生素不能在人体内合成，须依靠食物供给。老年人胃肠和肝肾功能逐渐减退、进食量减少和饮食习惯改变，均可造成维生素的摄入量及利用不足，出现维生素缺乏。表 3-1 显示老年人维生素、矿物质和微量元素的代谢水平。维生素缺乏的主要表现为厌食、疲劳及皮肤、口腔、头发变化等，与老年人中常见的一些生理或病理变化很难区别。

维生素有脂溶性、水溶性两大类。前者包括维生素 A、D、E、K。水溶性维生素包括 B 族维生素和维生素 C，B 族维生素有 B_1、B_2、B_6、B_{12} 及烟酸、泛酸、叶酸、生物素和胆碱。脂溶性维生素只溶于脂肪而不溶于水，如果脂肪吸收不良，脂溶性维生素的吸收也会降低。

维生素 A 的功能主要是促进细胞增殖与分化，维持皮肤的完整性；维持正常的视觉及暗适应；维持和促进免疫功能，促进生长发育和维护生殖系统。此外，其对骨骼代谢、机体的抗氧化功能十分重要。65 ～ 74 岁老年人维生素 A 的推荐摄入量为男性每天 730 μg RAE，女性每天 640 μg RAE，75 岁及以上老年人的推荐摄入量为男性每天 710 μg RAE，女性每天 600 μg RAE。

维生素 E 是脂溶性维生素家族中重要的一员，其生理功能主要是具有抗氧化作用，是人体非酶抗氧化系统中重要的抗氧化剂，与维生素 C 有协同作用，捕获体内氧自由基，消除过多氧自由基对人

表 3-1 老年人维生素、矿物质和微量元素水平的变化

水平升高	水平正常	水平降低
铜离子（血清）	铁离子（肝，男性）	锌离子（血清，毛发）
铁离子（肝，女性）	叶酸盐（肝）	钙离子（血清）
铁蛋白（血清）	维生素 A（血清）	硅（皮肤，主动脉）
	胡萝卜素（血清）	维生素 E（血小板）
	核黄素（血清）	1,25 脱羟基维生素 D（血清）
	生物素（血清）	铁离子（血清）
	泛酸盐（血清）	维生素 B_1（血清）
	锌离子（白细胞）	铬（组织）
	铜离子（血管）	砷（血清）
		维生素 C（血浆、白细胞、组织）
		维生素 B_6（血清）
		维生素 B_{12}（血清）

摘自：Morley JE. Nutritional status of the elderly. Am J Med，1986，81（14）：680.

体的危害。老年人维生素 E 的适宜摄入量是 14 mg α-TE/d。

维生素 D 是人体能够自身合成的唯一营养素，人体获得维生素 D 的途径有两条：一是从食物得到，二是暴露在日光之下，在皮肤内由维生素 D 前体合成。65 岁以上老年人维生素 D 的推荐摄入量是 15 μg/d，高于一般成年人。

维生素 B_1，又称硫胺素。其主要功能是作为辅酶参与体内碳水化合物代谢，对神经组织及心脏功能有一定作用。维生素 B_1，缺乏可引起脚气病，成年人脚气病的主要表现是神经炎、心力衰竭和水肿，现在已比较少见。老年人维生素 B_1 的推荐摄入量为男性每天 1.4 mg，女性每天 1.2 mg。

维生素 B_2，又称核黄素。其主要功能是参与体内能量生成及生物氧化还原反应，在氨基酸、脂肪酸和碳水化合物的代谢中均起重要作用。作为辅酶参与体内抗氧化防御系统。老年人维生素 B_2 的推荐摄入量是男性每天 1.4 mg，女性每天 1.2 mg。

维生素 B_6，参与氨基酸、神经递质、糖原、神经鞘磷脂、血红素类固醇和核酸代谢，对神经递质水平提高及免疫反应有一定影响。值得一提的是，维生素 B_6 与叶酸、维生素 B_{12} 协同，通过降低血中同型半胱氨酸水平有降低心血管疾病危险性的作用。老年人维生素 B_6 的适宜摄入量是 1.6 mg/d。

（二）衰老与矿物质代谢

在人体内含量大于体重 0.01% 的矿物质元素，称为常量元素。其中含量较多的有钙、磷、钾、钠、硫、氯、镁 7 种。另有一些元素在体内含量很少，但有一定生理功能，且必须从食物中摄取，称为人体必需微量元素，有碘、锌、硒、铜、钼、铬、钴、铁 8 种。中国居民膳食营养素参考摄入量建议，65 岁以上老年人铁的推荐摄入量是男性每天 12 mg，女性每天 10 mg；老年人膳食锌的推荐摄入量是男性每天 12 mg，女性每天 8.5 mg，老年人锌的可耐受最高摄入量是 40 mg/d。老年人硒的推荐摄入量是 60 μg/d，而中国营养学会提出老年人硒的可耐受最高摄入量是 400 μg/d。老年人矿物质和微量元素的代谢也明显有别于年轻人，老年门诊和老年住院者低钠血症的发生率分别为 7% 和 11.3%，其中医源性原因占 73%，主要是输液不当和一些药物的使用。引起低钠血症最常见的药物包括利尿剂、氯丙嗪、盐酸氟西汀、盐酸阿密曲替林、硫酸长春碱和环磷酰胺等。Sunderam 等的研究发现，发生低钠血症的老年外科患者的死亡率比对照组高 2 倍。Snyder 等回顾分析 15 148 例老年住院患者，高钠血症的发生率为 1%，血浆钠的平均浓度为 154 mEq/L，发生高钠血症的老年外科患者的死亡率比对照组高 7 倍。低钠血症和高钠血症引起细胞容量的改变，造成脑组织的肿胀和皱缩，在老年患者易出现精神症状，从轻微精神错乱到昏迷，而且恢复缓慢。在临床上会见到，钠离子水平已纠正在正常范围，其精神症状仍将持续一段时间。另外原发性高血压的老年患者对食盐负荷引起的升压反应随年龄增长而增强，且水钠潴留会加重心肾负担。

老年患者易发生药物性高钾血症，易引起高血钾的药物包括：钾补充剂、盐的替代物、保钾利尿剂、非类固醇抗感染药物、血管紧张素转化酶抑制剂、β 受体阻断剂、肝素、过量洋地黄和硫酸钾氧苄酰胺等。手术、创伤或其他原因引起的组织破

坏，也能引起血钾明显升高。老年患者也易发生低钾血症，如服用洋地黄和处于创伤诱导的儿茶酚胺应激，状态等情况，低血钾可诱发快速型心律失常。

研究发现，术后老年危重患者中超过 52.8% 伴有低镁、低钙，严重低磷可影响维生素和酶的活性，以及红细胞功能下降，携氧能力降低，产生低氧血症等。此外，微量元素铬和镁具有防止脂代谢异常和动脉粥样硬化作用，还可改善脂质代谢和凝血机制，防止动脉壁损伤。营养支持尤其是肠外营养支持持续 7 ~ 10 天后，应适量补充矿物质和微量元素。

三、营养素与抗衰老

药理营养素（pharmacological nutrients，PN）是指除为机体代谢提供能量或氮源外，还具有维护器官功能，减少组织损害，改善临床结局等重要功能的一类特殊营养素。其来源于氨基酸类的有谷氨酰胺、精氨酸、核苷酸、牛磺酸等；来源于脂肪酸的有 ω-3 脂肪酸和 ω-9 脂肪酸等，以及膳食纤维、维生素 E 等。

谷氨酰胺（glutamine，Gln）是条件必需氨基酸，是体内快速增殖细胞的能量来源，如肠黏膜细胞和免疫细胞等，因此，补充谷氨酰胺在修复肠屏障功能和免疫功能等方面有重要意义。笔者等对腹部等术后老年患者给予添加 Gln 的 PN，与普通 PN 比较，可减轻创伤后老年患者黏膜屏障的损害和内毒素血症，改善氮平衡和减少感染并发症。针对老年消化道肿瘤患者的研究也显示添加 Gln 的 PN 在改善免疫功能和减少术后并发症方面优势明显。

精氨酸（arginine）是一氧化氮的前提，能促进下列物质产生：生长激素、催乳素、胰岛素、胰岛素样生长因子（IGF-1）、胰高血糖素、生长抑素、胰多肽、抗利尿素和儿茶酚胺等。研究证实，老年患者补充游离精氨酸（19 g/d，连用 2w）可改善外周血淋巴细胞反应，增加血清 IGF-1 浓度；其他研究也显示补充精氨酸可提高老年患者的识别能力和短期记忆能力、促进创伤愈合；与鱼油制剂合用可增强抗感染能力，缩短住院和 ICU 停留时间，降低 MOF 发生率。对于危重症患者（APACHE 评分 > 10）应用含有精氨酸的免疫营养支持死亡率有增高趋势，应持慎重态度。

来源于鱼油的 ω-3 脂肪酸是二十碳五烯酸（eicosapentaenoicacid，EPA）的前体物质，EPA 可与细胞膜磷脂结合，部分与花生四烯酸竞争，可调节炎性细胞因子产生以及免疫功能。笔者的研究表明，在老年腹部手术后患者应用添加鱼的 PN，与大豆油脂肪乳比较，可显著降低术后 TNF-α 和白介素 -6（IL-6）水平，可能减少感染并发症和住院时间。近期关于鱼油脂肪乳的 Meta 分析结果发现，添加鱼油的肠外营养可以有效减少住院时间（加权平均差 =-2.98，$P < 0.001$）和 ICU 治疗时间，降低术后感染率（OR=0.56，P=0.04）。

第四节　食物生物活性物质与衰老

老龄化是一个复杂的分子过程，是由环境和遗传因素驱动的一系列复杂的分子与生化反应事件（图 3-1）。如今很明显，健康期（生命的无病期）和寿命（最长生命周期）可以通过饮食干预和基因调控来延长。

据报道，在模型生物中，延长寿命最有效的饮食干预措施是 CR，即减少食物摄入量，如将哺乳动物自由采食水平降低 10% ~ 50%。该措施不仅能延缓脑衰老，延长寿命，而且还能降低大多数与年龄相关的疾病风险，如糖尿病、心血管疾病、神经变性和癌症。但 CR 的抗衰老作用相对保守，且

并非在所有灵长类与模式动物中均有效。同时，实施 CR 具有挑战性，因为极端的 CR 将影响健康水平，导致免疫力下降、不孕不育和骨质疏松症。目前，基因治疗似乎是防治与年龄相关疾病最有希望的方法之一。1993 年，C. Kenyon 等发现营养传感质膜受体的突变可延长秀丽隐杆线虫寿命，自此，基于基因调控的抗衰老治疗被广泛研究。基因治疗允许使用直接（如基因编辑）和间接（如借助病毒或非病毒载体）的方法来调控基因组结构，然而，由于衰老及相关疾病的病程异常复杂，基因治疗的效果往往不能令人满意，且伴随副作用。由此可

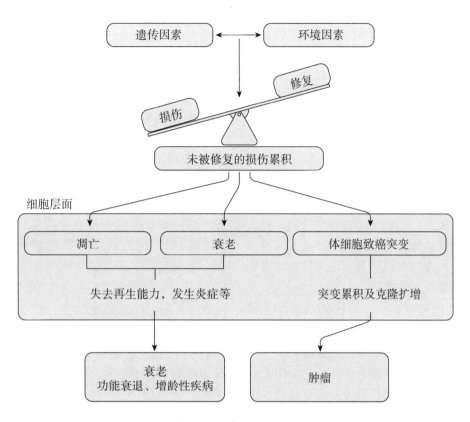

图 3-1　人类衰老机制图

衰老是由环境与遗传因素损害和修复过程的平衡所驱动的。损伤的净影响取决于修复机制的活性。完全修复可以产生未受损的细胞。相反，未修复的损伤可导致细胞死亡，癌变，或进入衰老状态。当稳态失衡，未修复损伤持续蓄积，将会导致衰老或癌症的发生。引自：Gomez-Delgado F，Katsiki N，Lopez-Miranda J，et al. Dietary habits，lipoprotein metabolism and cardiovascular disease：From individual foods to dietary patterns. Critical Reviews in Food Science and Nutrition，Taylor & Francis，2021，61（10）：1651-1669.

见，热量限制与基因调控的临床实施仍是一个漫长的过程，需要许多转化阶段来解决挑战。从自然界挖掘能够延长健康期和寿命的活性成分，为我们提供了新的抗衰老研究思路。

天然化合物可以在延长健康期和延迟衰老中提供有希望的候选化学实体，且具广泛的、被公认的生物活性，它们构成了寻求不同，甚至特殊生物活性成分的最终宝库。但，哪些天然化合物具有抗衰老活性？且这些成分是否具有可食性？又将如何科学使用这些抗衰老食物活性成分？针对上述广大营养科学工作者迫切关注的问题。本书将按照活性成分的天然来源，对具有抗衰老活性、且具可食性的天然活性成分进行审查与总结，描述其作用机制。并讨论如何在多组学策略指导下进行食物活性成分的精准干预。

一、抗衰老的天然食物活性成分

（一）植物来源的活性成分

植物是目前已发现的天然活性成分的主要来源，植物活性成分指构成植物体内的物质，除水分、糖类、蛋白质类、脂肪类等必要物质外，还包括其次生代谢产物（如萜类、黄酮、生物碱、甾体、木质素、矿物质等）。植物活性成分通过调节机体代谢、抗氧化应激、抑制 mTOR 通路和诱导自噬等在抗衰老领域有出色表现。下文将按照其作用机制进行分类，对植物来源的食物活性成分进行阐述。

1. 抗氧化损伤的活性成分　抗氧化损伤是预防衰老的重要步骤。**槲皮素**是一种黄酮类化合物，常见于水果和蔬菜中。研究表明，330 mM 的槲皮素可使啤酒酵母的抗氧化应激能力和寿命增加60%；**山奈酚**是一种天然黄酮醇，它和槲皮素一样，是膳食产品中的一种类黄酮。研究表明，100 mM

的山奈酚能使秀丽隐杆线虫的存活率提高 10%，保护它们免受热应激的影响，并抑制细胞内 ROS 和脂褐素的积累。黄烷醇类成分儿茶素在 200 mM 时可增加秀丽隐杆线虫的寿命（高达 14%）。**姜黄素**是从姜科、天南星科中的一些植物的根茎中提取的黄酮类化合物，在阿尔茨海默病转基因小鼠中，发现姜黄素抑制其脑内炎症和氧化损伤，同时还降低了淀粉样蛋白含量和斑块负担，在老年小鼠模型中，姜黄素饮食将小鼠平均寿命延长 11.7%。**雌马酚**是一种多酚类分子，存在于植物和食品中，并通过胃肠道代谢从前体化合物中找到。因其多酚类分子结构而产生的内在抗氧化能力，以及植物雌激素活性，使其能够减少皮肤老化。

另一种抗氧化策略是通过提供低剂量化合物来诱导轻微的氧化压力，进而抵抗后期遭受的强度更大的氧化损伤，即氧化损伤预适应策略，虽然该概念在人类的应用仍有待验证，但流行病学研究表明，经常食用**葡萄糖胺**等膳食补充剂或有高营养摄入量的**精氨酸**的人比不使用的人更长寿，二者均可诱导机体产生轻微的氧化压力。**肌醇**是一种在水果、豆类和坚果中均有分布的成分，肌醇喂养的雄性和雌性果蝇的寿命分别延长了 17% 和 13%，其机制是由于激活了 dfoxo 通路，这与降低 ROS 水平有关。肌醇还能提高果蝇的攀爬能力，说明肌醇也能提高健康期。

2. 调节代谢的活性成分　线粒体是能量代谢的主要场所，最近的证据指出，线粒体生物发生增加与真核生物存活率增加之间有密切关系。研究证明**支链氨基酸**（Branched Chain Amino Acids，BCAA）通过增强线粒体生物发生，延长了雄性小鼠的平均寿命。多种植物成分可调控线虫、果蝇和啮齿类动物的 IGF-1/FOXO 通路，进而调控胰岛素水平，影响糖代谢。例如，从罗布麻茶叶中分离出的一种糖苷化合物**天麻素**，在高葡萄糖饲喂下，可使线虫的寿命延长 20% ～ 25%。**白藜芦醇**是一种多酚成分，存在于葡萄和葡萄酒中。它促进寿命的潜力首次在酵母中被发现，近年白藜芦醇作为 CR 模拟成分起了广泛的关注，已作为营养补充剂在广泛使用。进一步研究发现白藜芦醇可增加 NAD^+ 和 Sirt1 的活性，并表现出代谢调控能力，包括预防饮食引起的肥胖和增加小鼠的线粒体功能、体力和

葡萄糖耐量。

3. 表观遗传修饰重编程的活性成分　迄今为止，已发现多种食物活性成分对表观遗传机制具有调节作用。**槲皮素**具有细胞特异性的感溶活性，且可抑制参与抗凋亡途径的基因表达，在 microRNA 相关的细胞过程和表观遗传酶的活性调节中起着调节作用，可恢复人类原发性衰老的成纤维细胞活力。**大蒜中的烯丙基化合物**和绿茶中的**表没食子儿茶素 -3- 没食子酸酯**（epigallocatechin gallate，EGCG）能够影响多种表观遗传机制，如 DNA 甲基转移酶、组蛋白修饰和非编码 RNA 表达。此外，食物活性成分经微生物代谢后的二次代谢产物也是另一个重要的表观遗传调控因子，短链脂肪酸（如：从膳食纤维中提取的丁酸酯、丙酸酯和乙酸酯）、多酚类衍生物（如表儿茶素 -3- 没食子酸酯、鞣花酸衍生的葡萄糖醛酸酯和硫酸化共轭物）、异硫氰酸酯和多不饱和脂肪酸等微生物体衍生的代谢产物，可与膳食营养物质一起直接转移到肠道上皮细胞，或进入肠肝循环和系统循环，被身体器官吸收，影响细胞稳态，调控表观遗传。

4. 诱导自噬的活性成分　自噬是指机体吞噬自身细胞质蛋白或细胞器并借此实现细胞本身的代谢需要和某些细胞器的更新，在抗衰老过程中发挥重要作用。哺乳动物西罗莫司蛋白（mammalian target of rapamycin，mTOR）是自噬诱导中的关键分子。抑制 mTOR 并可能诱导自噬的天然化合物包括：**大蒜素**（有机硫化合物）、**丁香苷**（查尔酮化合物）、**芹菜素**（三萜类化合物）、鱼藤素（黄酮类化合物）和槲皮素（黄酮类化合物）。鉴于 mTOR 抑制是延长寿命的最有效机制之一，这些化合物及其衍生物是开发抗衰老保健品的理想候选物。**精氨酸**是一种天然存在的多胺，可引发自噬，当在酵母、果蝇和线虫的食物中补充精氨酸，其寿命延长，且可改善果蝇与年龄相关的记忆丧失。小鼠急性注射精氨酸，可激活多个器官的自噬作用，而慢性精氨酸喂养可延长健康期。此外，精氨酸通过自噬作用，在酵母细胞中通过几个启动子区域的低乙酰化控制自噬相关基因的转录。

（二）海洋生物来源的活性成分

由于海洋环境独特的物理、化学特性，海洋生态系统具有巨大的生物多样性，其无疑是一个有趣

的天然化合物来源，为生物勘探、开发和利用提供了多种机会。迄今，已发现多种海洋生物来源的成分骨架或其修饰结构具有强大的抗衰老特性。二鹅掌菜酚（dieckol），是一种从褐藻苷苔（*Eckloina cava*）中分离出来的褐藻多酚，通过酪氨酸酶抑制试验，发现它可以抑制黑色素的生成，并保护细胞免受紫外线辐射的影响。同样，来自 *Sargassum sagamianum* 的鼠尾草酸和鼠尾草酚，以及从红藻 *Porphyra rosengurttii* 中分离出的卟啉 -334 和 shinorine，以及从地衣菌 *Collema cristatum* 中分离出的真菌孢子 A，都显示出明显的光保护活性。虾青素是一种类胡萝卜素，在一些海洋生物中发现，当在繁殖前和幼年阶段给药（0.1 ～ 1mM）时，它通过增强抗氧化酶的表达，激活 DAF-16/FOXO 途径，使果蝇的平均寿命延长 16% ～ 30%。

（三）真菌、细菌与昆虫来源的活性成分

葡萄糖胺是一种从真菌中提取的单糖，它能通过抑制糖酵解诱导 AMPK 活性，从而诱导肝的线粒体发生，使代谢转向以氨基酸为能量底物，延长线虫和衰老小鼠的寿命。在人类健康领域，虽然葡萄糖胺主要作为膳食补充剂用于防止骨关节炎患者的软骨损失，但研究发现食用葡萄糖胺的人更为长寿。西罗莫司是 mTOR 激酶的抑制剂，是一种天然产物。由土壤中的一种细菌分泌，最初发现于伊斯特岛。西罗莫司是一种强大的自噬诱导剂，它能延长迄今为止所有测试过的生物体的寿命，包括酵母菌、果蝇、线虫和小白鼠。众所周知，蜂王浆可以延长蜜蜂的寿命，已发现蜂王浆在其他昆虫物种（如黑腹果蝇）及非昆虫物种（如线虫）中具有相同作用。证据表明，蜂王浆的活性成分 10- 羟基 - 癸烯酸（10-hydroxy decenoicacid，10-HAD）可以增加胶原蛋白的合成和人类皮肤成纤维细胞中胶原蛋白促进因子的产生。这种效应在蜂王浆皮肤抵御紫外线诱导的光老化中发挥重要作用。

（四）生物体内源性活性成分

1. 烟酰胺腺嘌呤二核苷酸（nicotinamide adenine dinucleotide，NAD^+）　NAD^+ 是一种经典的辅酶，介导诸多氧化还原反应。NAD^+ 水平在衰老过程中下降，导致线粒体功能缺陷，并引发年龄相关的病理变化。现有研究表明，通过补充 NAD^+ 中间体来恢复 NAD^+ 水平，可以显著改善年龄相关的功能缺陷，改善衰老疾病。NAD^+ 中间体，烟酰胺核苷（Nicotinamide Riboside，NR），也可以转换为 NAD^+，对抗衰老。据报道，NAD^+ 中间体 β- 烟酰胺单核苷酸（Nicotinamide mononucleotide，NMN）在细胞和机体水平可显著逆转老化，Mills K 等对正常衰老期的 C57BL/6N 小鼠进行了长达 12 个月的 NMN 给药。发现口服的 NMN 很快被利用，在组织中合成 NAD^+，值得注意的是，NMN 能有效缓解小鼠年龄相关的生理衰退。在没有任何明显毒性或不良反应的情况下，NMN 抑制了年龄相关的体重增加，增强了能量代谢，促进了体力活动，改善了胰岛素敏感性和血浆脂质谱，并改善了眼功能和其他病理生理学。与这些表型相一致的是，NMN 防止了关键代谢器官中与年龄相关的基因表达变化，并增强了骨骼肌中线粒体氧化代谢和有丝核蛋白的不平衡。NMN 的这些作用凸显了 NAD^+ 中间体在人类抗衰老领域中的应用潜力。

2. 核苷酸（nucleotides，NTs）　随着衰老进程的发展，体内核苷类代谢物质呈现显著变化，诸如胞苷、尿苷等核苷类物质其含量显著下降。核苷类物质与蛋白合成、能量代谢和氧化应激密切相关。嘌呤、嘧啶及其衍生物在机体组织器官发育和成熟中起到重要作用。它们是重要能量载体 ATP、辅酶（NAD^+、FAD 和 SAM）和转导信号（cGMP）等的前体物质。有研究发现，给予尿苷、胞苷和鸟苷等嘧啶 / 嘌呤物质干预可显著提高线粒体呼吸链酶 IV 活性，对维持线粒体膜稳定性等，对衰老相关症状有重要的调节意义。在食品营养领域，核苷酸是核苷类物质成分检测和功能配料应用计量的主要形式。NTs 对机体健康也具有重要营养价值。尽管机体可以从头和补救合成核苷酸以维持组织内核苷酸水平，但当机体处于特殊状态（免疫抑制、损伤后的恢复、感染、特定疾病状态和营养素摄入不足）和特殊生命阶段（快速生长和功能衰退）的情况下，内源途径合成的 NTs 并不能满足其需要，通过增加核苷酸的供应，对节省机体从头或补救合成的能量和氨基酸消耗，维持组织核苷酸池稳态，完善并优化组织功能具有重要作用。这在婴幼儿和老年等特殊人群中的意义显现尤为明显。经检测母乳中核苷酸浓度为 69 ～ 72 mg/L。RCT 研究显示，较无 NTs 添加的乳粉喂养的婴儿，服用添加

NTs 的婴幼儿配方奶粉喂养的婴儿其免疫力、肠道功能、生长发育均有显著提高，这是多国国标规定婴幼儿配方奶粉中需添加 NTs 的核心依据。同时，尽管日常食物中含有核酸类物质，但普遍它们以核蛋白等大分子结合形式存在。当处于衰老或特殊疾病状态下，机体一方面针对 NTs 类物质的需求增加，而另一方面对源于日常膳食的大分子核蛋白/核酸等物质的消化、吸收和代谢能力下降，二者联合会加剧体内代谢失衡。此时，NTs 的及时干预则至关重要。有研究通过终生喂养和多代繁殖实验确定 NTs 干预的安全性。NTs 具有多种生物学功能，如抗炎抗氧化、延缓衰老、抑制肿瘤发生、免疫调节、肠道保护，菌群调节等。目前，酶解提取的食源性 NTs 因其安全、高效的特点，已被广泛用于婴儿配方乳粉/食品（GB14880—2012），保健食品/特殊医学用途配方食品中（GB 29922—2013）和老年食品（相关通则正在征求意见中）。

3. 肠道微生物　近年来，栖息在肠道的微生物群落在调节健康状态和寿命方面的关键作用得到了证实，与年龄相关的肠道微生物群的扰动是衰老的重要病理因素。以微生物群为靶向的方法，有望成为治疗年龄相关代谢疾病和神经退行性疾病的新模式。

（1）内源产物：短链脂肪酸丁酸盐是结肠中产生的重要代谢物，它是结肠上皮细胞的首选能量来源，有助于维持肠道屏障功能，它还可以通过预防代谢性内毒素血症、增强线粒体活性和激活肠道葡萄糖生成来发挥其有益的代谢作用。丁酸盐通过抑制组蛋白去乙酰化酶的活性来调节表观遗传过程，在防治衰老和年龄相关疾病中发挥重要作用。

（2）益生菌与益生元：世界卫生组织将**益生菌**定义为"活的微生物"。**益生元**系指一些不被宿主消化吸收却能够选择性地促进体内益生菌的代谢和增殖，从而改善宿主健康的有机物质。在老年人口中，益生菌和益生元的效果，特别是含有**双歧杆菌和乳酸菌**的益生元，在诸多项临床试验中得到验证。如，益生菌鼠李糖乳杆菌 GG ATCC 53103 能够促进微生物群的稳态，而并非改变其组成。在线虫中多次发现补充益生菌可显著延长寿命。有研究表明，口服补充含有 *Bifidobacterium breve* B-3 和 *Lactobacillus plantarum* HY7714 的益生菌可有效防止慢性紫外线照射在小鼠模型中诱导的皮肤光老化，同样口服 *Lactobacillus plantarum* HY7714 可使人类紫外线诱导的皮肤光老化症状减轻。在老年小鼠中，口服乳酸菌可抑制肠道微生物群脂多糖的产生、p16 的表达和 NF-κB 的激活，进而改善衰老相关的结肠炎和记忆障碍。但是，益生菌治疗带来希望的同时，也存在一定的潜在风险，包括胃肠道副作用、不利的代谢情况、过度的免疫刺激和易感个体的系统感染。此外，由于可能具有菌株特异性，在无有力证据的情况下，不应将某些益生菌菌株的效果移植给其他菌株，在正式投入使用前，需全面评估与食用益生菌有关的不利事件的发生率和严重程度。

（3）粪便微生物群移植（fecal microbiota transplantation，FMT）：即细菌疗法，是将健康供体的液体滤液粪便转移到受体的胃肠道中，以治疗特定的疾病，是恢复肠道生态系统的一种较为彻底的方法。该手术通常通过结肠镜进行，较少通过鼻胃管或鼻十二指肠管、灌肠或胶囊进行。2012 年，美国食品和药物管理局（FDA）将 FMT 列为治疗特殊疾病的新研究性治疗方案。最初，细菌疗法是作为一种治疗艰难梭菌感染（CDI）的有效方法而开发的。然而，最近其在预防和治疗非胃肠道病理疾病方面的潜在有效性和安全性已经得到证实，包括常见的与衰老相关的疾病，如动脉粥样硬化、代谢综合征、2 型糖尿病、神经退行性疾病等。

在过去的几年里，肠道微生物群在人类衰老和长寿方面研究取得了很大的进展，肠道微生物延长人类寿命周期的可能通路总结于图 3-2。然而，在这个新兴的领域内仍然存在着许多限制和挑战，这些限制大多与研究方法有关。由于微生物群组成深受到多种混杂因素影响，因此对这些数据的解释应谨慎进行。特别是，一定要考虑到微生物群与药物的相互作用。事实上，越来越多的证据表明，包括宿主靶向药物和抗生素在内的各种药物治疗可能会显著影响微生物基因的表达水平。其他潜在的混杂因素还包括饮食、益生菌补充、体力活动水平、暴露于心理压力源和宿主遗传等。在大多数情况下，适当控制混杂因素和最小化偏差是一项非常困难的任务。例如，要找到足够多的没有经过药物治疗的患者来为调查提供足够的统计力是非常困难的。在

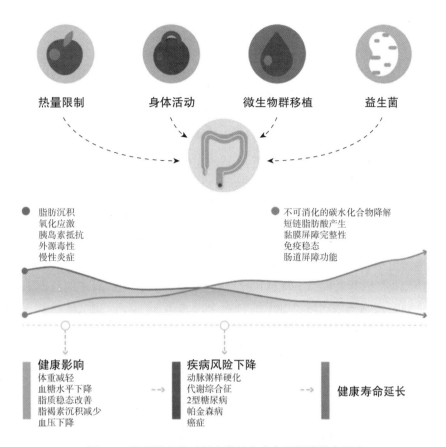

图 3-2　肠道微生物延长人类健康生命周期的潜在通路

进一步的研究中，找出混杂因素并设法加以控制是非常重要的。

二、多组学指导下的食物活性成分的精准干预

如何使抗衰老的食物活性成分实现最佳效果？研究表明，由于在遗传代谢、生活方式、营养摄入、肠道微生态等方面存在显著的个体差异，个体对疾病与饮食的生物反应常因人而异，膳食补充已不能采用"一刀切"的饮食处方。为实现安全、高效的个体化营养干预，精准干预势在必行。通过了解复杂的相互作用对健康的影响，并牢牢把握住它们的贡献和相互关系，才有可能在一个高度多元化的世界里，为不同的个体制定有针对性的营养指导。要做到这一点，将基因组学、转录组学、表观基因组学、代谢组学以及生物信息学进行多组学融合并整合到精准营养干预中，将不可或缺。以下将结合具体实例阐述如何在多组学指导下进行活性成分的精准干预。

（一）基于单组学开展食物活性成分的精准干预

1. 基于表观遗传学　食物活性成分可直接影响、参与表观遗传机制的酶。例如，玄参素和 EGCG 影响 DNA 甲基转移酶（DNMT）。白藜芦醇、丁酸盐、苏木酚和二烯丙基硫醚抑制 HDAC，姜黄素抑制组蛋白乙酰转移酶（HAT）。这些化合物可以通过直接抑制催化 DNA 甲基化或组蛋白修饰的酶，或通过调节这些酶反应所需的底物水平，进而影响表观遗传现象。在这方面，营养表观遗传学已被视为延缓衰老的一个强有力的工具。茶多酚、大豆中的染料素或植物性食品中的异硫氰酸酯，可能通过降低与癌症相关的关键基因（如 p16 或视黄酸受体 β）的 DNA 超甲基化状态来抑制癌症的发展。膳食多酚通过与 Dnmt1 分子的催化位点相互作用而直接抑制，或通过影响能量代谢而间接影响甲基化状态。针对具体的表观遗传学特征，精准使用对应的食物活性成分，在抗衰老领域确实令人振奋，但目前营养表观遗传学的知识是有限的，需要进一步的研究来扩大现有的资源，以更好

地理解并利用天然活性物质，通过可改变表观遗传特性来维护人类健康，改善生命周期。

2. 基于代谢组学 高通量营养代谢组学为客观膳食评估提供了一种新的、令人振奋的工具。蛋氨酸限制，即从营养中部分去除蛋氨酸，可延长包括酵母、线虫、小鼠和大鼠在内的模型生物的寿命。最近的研究结果表明，这一策略还能延长早衰综合征（hutchinson-gilford progeria syndrome，HGPS）模型小鼠的健康期和寿命。蛋氨酸限制对HGPS的有益影响可能与炎症减少、DNA稳定性改善以及脂质和胆酸代谢正常化有关。在一项人类的对照和耐受性喂养研究中，蛋氨酸限制对机体的代谢影响与在小鼠中获得的效果相似。一碳代谢是产生蛋氨酸的主要通路，控制一碳代谢也可干预癌症进程。代谢组学发现，蛋氨酸可通过影响肿瘤细胞与正常细胞自主机制，影响氧化还原代谢与核苷酸代谢，进而影响癌症治疗效果。此例说明有针对性的饮食操作可以特异性地影响细胞的代谢，进而影响疾病结局。

（二）基于多组学融合开展食物活性成分的精准干预

以 Zhang 等的研究为例，为探讨 DHA 在不同病理、生理状态条件下对心脏代谢和认知表型的影响，研究者比较了两种饮食模式（果糖饮食介导的病理组，标准饮食下的正常生理组）下 DHA 的多维效应，包括心脏代谢组、认知表型组、不同脑区的转录组与表观基因组改变。在表型上，发现 DHA 补充剂显著改善了果糖饮食条件下的血糖表型、血清三酰甘油、胰岛素抵抗指数和记忆能力，而在标准饲料组无显著变化。说明 DHA 对代谢和认知的有益影响需要结合个体的病理、生理状态来考虑。对海马（控制认知）与下丘脑（控制代谢）进行转录组与表观基因组检测，组学关联通路分析结果显示，DHA 主要影响了与组织结构相关的基因和通路，如粘着斑和 ECM- 受体相互作用，以及信号传导通路，如 PI3K-Akt 信号通路、Wnt 信号通路，该发现阐释了 DHA 在维持细胞膜功能和细胞信号传导方面的核心功能，而上述影响与饮食模式无关，说明 DHA 调节基因与通路具有一定的组织环境特异性，可能只在个别脑区发挥作用。此研究为 DHA 在不同病生理、饮食模式下是否适用，

以及在什么组织环境下可发挥相应作用，提供了重要了参考。此案例也为如何基于多组学技术进行食物活性成分的精准干预提供借鉴。

高通量组学分析平台的出现，为如何进行庞大的数据处理，如何理解其生物学意义，如何通过与生物信息学、神经生物学和基因组学等其他研究领域的综合联系，为我们理解复杂的生物系统开辟了新的前景（图 3-3）。可利用其开展营养科学的基础和方法研究。比如可穿戴式营养监测仪和移动技术等医疗点设备来测量饮食、基因组和微生物组信息，将有助于更准确地评估饮食。了解摄入量、基因组学和微生物对健康和疾病的影响，可作为制定全面的饮食指南和战略的证据基础。这些方法在阐明疾病发病机制、定义最佳营养干预方案时具有巨大的应用潜力，为发展个性化医学和个体营养分析等新兴领域提供了有力工具。

目前，一些单组学分析已经提供了有价值的数据，主要是在基因组学领域。然而，多组学研究仍处于起步阶段，在大型营养干预研究中的多组学整合仍然非常稀缺。除了从大样本量获得多组学数据的高成本限制外，整合来自 GWAS、表观基因组范围的甲基化研究、基因组范围的转录组学、代谢组学、蛋白质组学，甚至元基因组学的多维组学数据也存在计算限制。此外，饮食是一种复杂的多维度的暴露，其评估需要根据研究目标、研究人群和研究设计的不同，采取多管齐下的方法。虽然高通量营养代谢组学为客观膳食评估提供了一种新型的工具，但它是传统评估工具的补充，而不是取代传统评估工具，如有效的膳食问卷和已建立的营养素生物标志物。为了实现精准营养的目标，还需要付出更多的努力来开发、验证和重建能够捕捉饮食多维性的评估方法。

三、展望

解决老龄化及其后果问题（增加疾病负担和慢病发病率）是一项非常迫切的任务，显然，这需要来自不同学科专家，包括化学、药学、生物学和医学家的共同努力。随着对老龄化遗传基础认识的进展，以及在天然化合物分离、生物活性成分鉴定与跟踪方面的显著进步，这些活性物质在延长人类健

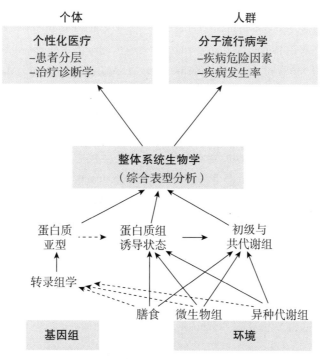

图 3-3 系统生物学、个性化医疗和分子流行病学之间的关系
（虚线表示间接联系或影响）

康期和寿命方面将发挥重要作用。

今后几年，我们将对人类老龄化有更多的了解，希望能更好地对老龄化的生物特征进行表型分析。更大的样本量、DNA 测序、蛋白质组学、基因表达和表观遗传学的关联研究将捕捉到更多的个体间的遗传变异，预测个体对个性化营养的反应，为食物活性成分的精准干预提供依据。推进食物活性成分的精准干预，将由以下几个因素来推动：①建立坚实的理论基础，包括确定最重要的个体特征；②从精心设计的干预研究中获得疗效和成本效益的证据；③引入监管框架，以保护公众，并给予卫生专业人员和政策制定者信心。这将需要大量增加科学证据，整合其他"组学"，以便对证据进行更多的机制层面的解释，以期回答"我们吃什么，它如何影响我们？""我们应该吃什么，什么时候吃？""我们吃的东西如何促进我们整个生命周期的健康？"等一系列关键科学问题。

参考文献

[1] Green CL，Lamming DW，Fontana L. Molecular mechanisms of dietary restriction promoting health and longevity. Nat Rev Mol Cell Biol. 2022，23（1）：56-73.

[2] Fontana L，Klein S. Aging，adiposity，and calorie restriction. JAMA，2007，297（9）：986-994.

[3] Pallauf K，Rimbach G. Autophagy，polyphenols and healthy ageing. Ageing Research Reviews，2013，12（1）：237-252.

[4] Di Giosia P，Stamerra CA，Giorgini P，et al. The role of nutrition in inflammaging. Ageing Res Rev，2022 May，77：101596.

[5] Most J，Tosti V，Redman LM，et al. Calorie restriction in humans：An update. Ageing Research Reviews，2017，39：36-45.

[6] Khan J，Pernicova I，Nisar K，et al. Mechanisms of ageing：growth hormone，dietary restriction，and metformin. The Lancet Diabetes & Endocrinology，2023，

11 (4)：261-281.

[7] Gomez-Delgado F, Katsiki N, Lopez-Miranda J, et al. Dietary habits, lipoprotein metabolism and cardiovascular disease：From individual foods to dietary patterns. Critical Reviews in Food Science and Nutrition, Taylor & Francis, 2021, 61 (10)：1651-1669.

[8] Gardner CD, Vadiveloo MK, Petersen KS, et al. Popular Dietary Patterns：Alignment With American Heart Association 2021 Dietary Guidance：A Scientific Statement From the American Heart Association. Circulation, American Heart Association, 2023, 147 (22)：1715-1730.

[9] Keith M, Kuliszewski MA, Liao C, et al. A modified portfolio diet complements medical management to reduce cardiovascular risk factors in diabetic patients with coronary artery disease. Clinical Nutrition (Edinburgh, Scotland), 2015, 34 (3)：541-548.

[10] Dominguez LJ, Veronese N, Baiamonte E, et al. Healthy Aging and Dietary Patterns. Nutrients, Multidisciplinary Digital Publishing Institute, 2022, 14 (4)：889.

[11] Oh R, Gilani B, Uppaluri KR. Low-Carbohydrate Diet. Treasure Island (FL)：StatPearls Publishing, 2023.

[12] Tay J, Thompson CH, Luscombe-Marsh ND, et al. Effects of an energy-restricted low-carbohydrate, high unsaturated fat/low saturated fat diet versus a high-carbohydrate, low-fat diet in type 2 diabetes：A 2-year randomized clinical trial. Diabetes, Obesity & Metabolism, 2018, 20 (4)：858-871.

[13] Seidelmann SB, Claggett B, Cheng S, et al. Dietary carbohydrate intake and mortality：a prospective cohort study and meta-analysis. Lancet Public Health, 2018 Sep, 3 (9)：e419-e428.

[14] Wu L, Sun D. Adherence to Mediterranean diet and risk of developing cognitive disorders：An updated systematic review and meta-analysis of prospective cohort studies. Scientific Reports, Nature Publishing Group, 2017, 7 (1)：41317.

[15] Chen X., Maguire B, Brodaty H, et al. Dietary patterns and cognitive health in older adults：A systematic review. J. Alzheimer's Dis, 2019, 67：583-619.

[16] Chiavaroli L, Viguiliouk E, Nishi SK, et al. DASH Dietary Pattern and Cardiometabolic Outcomes：An Umbrella Review of Systematic Reviews and Meta-Analyses. Nutrients, Multidisciplinary Digital Publishing Institute, 2019, 11 (2)：338.

[17] Kahleova H, Salas-Salvadó J, Rahelić D, et al. Dietary Patterns and Cardiometabolic Outcomes in Diabetes：A Summary of Systematic Reviews and Meta-Analyses. Nutrients, Multidisciplinary Digital Publishing Institute, 2019, 11 (9)：2209.

[18] Azadbakht L, Fard NR, Karimi M, et al. Effects of the Dietary Approaches to Stop Hypertension (DASH) eating plan on cardiovascular risks among type 2 diabetic patients：a randomized crossover clinical trial. Diabetes Care. 2011 Jan, 34 (1)：55-57.

[19] Mokhtari Z, Sharafkhah M, Poustchi H, et al. Adherence to the Dietary Approaches to Stop Hypertension (DASH) diet and risk of total and cause-specific mortality：results from the Golestan Cohort Study. International Journal of Epidemiology, 2019, 48 (6)：1824-1838.

[20] Noel SE, Mangano KM, Mattei J, et al. Dietary Approaches to Stop Hypertension, Mediterranean, and Alternative Healthy Eating indices are associated with bone health among Puerto Rican adults from the Boston Puerto Rican Osteoporosis Study. The American Journal of Clinical Nutrition, 2020, 111 (6)：1267-1277.

[21] Berendsen AAM, Kang JH, van de Rest O, et al. The Dietary Approaches to Stop Hypertension Diet, Cognitive Function, and Cognitive Decline in American Older Women. J Am Med Dir Assoc, 2017 May 1；18 (5)：427-432.

[22] Liu X, Morris MC, Dhana K, et al. Mediterranean-DASH Intervention for Neurodegenerative Delay (MIND) study：Rationale, design and baseline characteristics of a randomized control trial of the MIND diet on cognitive decline. Contemporary Clinical Trials, 2021, 102：106270.

[23] Hosking DE, Eramudugolla R, Cherbuin N, et al. MIND not Mediterranean diet related to 12-year incidence of cognitive impairment in an Australian longitudinal

cohort study. Alzheimer's & Dementia, 2019, 15 (4)：581-589.

[24] Chen H, Dhana K, Huang Y, et al. Association of the Mediterranean Dietary Approaches to Stop Hypertension Intervention for Neurodegenerative Delay (MIND) Diet With the Risk of Dementia. JAMA Psychiatry, 2023, 80 (6)：630-638.

[25] Pistollato F, Iglesias RC, Ruiz R, et al. Nutritional patterns associated with the maintenance of neurocognitive functions and the risk of dementia and Alzheimer's disease：A focus on human studies. Pharmacological Research, 2018, 131：32-43.

[26] Kalt W, Cassidy A, Howard LR, et al. Recent Research on the Health Benefits of Blueberries and Their Anthocyanins. Advances in Nutrition (Bethesda, Md.), 2020, 11 (2)：224-236.

[27] Talegawkar SA, Jin Y, Simonsick EM, et al. The Mediterranean-DASH Intervention for Neurodegenerative Delay (MIND) diet is associated with physical function and grip strength in older men and women. The American Journal of Clinical Nutrition, 2022, 115 (3)：625-632.

[28] Tertsunen HM, Hantunen S, Tuomainen TP, et al. A healthy Nordic diet score and risk of incident CHD among men：the Kuopio Ischaemic Heart Disease Risk Factor Study. Br J Nutr, 2022 Feb 28, 127 (4)：599-606.

[29] Männikkö R, Komulainen P, Schwab U, et al. The Nordic diet and cognition--The DR's EXTRA Study. The British Journal of Nutrition, 2015, 114 (2)：231-239.

[30] Shakersain B, Rizzuto D, Larsson SC, et al. The Nordic Prudent Diet Reduces Risk of Cognitive Decline in the Swedish Older Adults：A Population-Based Cohort Study. Nutrients, 2018, 10 (2)：229.

[31] Liu Z, Li W, Geng L, et al. Cross-species metabolomic analysis identifies uridine as a potent regeneration promoting factor. Cell Discov, 2022, 8 (1)：6.

[32] 李勇, 徐美虹, 陈玉松. 核苷酸营养学. 2版. 北京：北京大学医学出版社, 2023.

[33] Kenyon C, Chang J, Gensch E, et al. A C. elegans mutant that lives twice as long as wild type. Nature, 1993；366 (6454)：461-464.

[34] Argyropoulou A, Aligiannis N, Trougakos IP, et al. Natural compounds with anti-ageing activity. Nat Prod Rep, 2013, 30 (11)：1412-1437.

[35] Melzer D, Pilling LC, Ferrucci L. The genetics of human ageing. Nat Rev Genet, 2020, 21 (2)：88-101.

[36] Shen LR, Parnell LD, Ordovas JM. Lai CQ. Curcumin and aging. Biofactors, 2013, 39 (1)：133-140.

[37] Lephart ED. Skin aging and oxidative stress：Equol's anti-aging effects via biochemical and molecular mechanisms. Ageing Res Rev, 2016, 31：36-54.

[38] Martel J, Ojcius DM, Ko YF, et al. Antiaging effects of bioactive molecules isolated from plants and fungi. Med Res Rev, 2019, 39 (5)：1515-1552.

[39] D'Antona G, Ragni M, Cardile A, et al. Branched-chain amino acid supplementation promotes survival and supports cardiac and skeletal muscle mitochondrial biogenesis in middle-aged mice. Cell Metab, 2010, 12 (4)：362-372.

[40] Howitz KT, Bitterman KJ, Cohen HY, et al. Small molecule activators of sirtuins extend Saccharomyces cerevisiae lifespan. Nature, 2003, 425 (6954)：191-196.

[41] Park SJ, Ahmad F, Philp A, et al. Resveratrol ameliorates aging-related metabolic phenotypes by inhibiting cAMP phosphodiesterases. Cell, 2012, 148 (3)：421-433.

[42] Hodjat M, Khan F, Saadat KASM. Epigenetic alterations in aging tooth and the reprogramming potential. Ageing Res Rev, 2020, 63：101140.

[43] Eisenberg T, Knauer H, Schauer A, et al. Induction of autophagy by spermidine promotes longevity. Nat Cell Biol, 2009, 11 (11)：1305-1314.

[44] Bell GA, Kantor ED, Lampe JW, et al. Use of glucosamine and chondroitin in relation to mortality. Eur J Epidemiol, 2012, 27 (8)：593-603.

[45] Cornara L, Biagi M, Xiao J, et al. Therapeutic Properties of Bioactive Compounds from Different Honeybee Products. Front Pharmacol, 2017, 8：412.

[46] Mills KF, Yoshida S, Stein LR, et al. Long-Term Administration of Nicotinamide Mononucleotide

3

Mitigates Age-Associated Physiological Decline in Mice. Cell Metab, 2016, 24 (6): 795-806.

[47] Vaiserman AM, Koliada AK, Marotta F. Gut microbiota: A player in aging and a target for anti-aging intervention. Ageing Res Rev, 2017, 35: 36-45.

[48] Saraswati S, Sitaraman R. Aging and the human gut microbiota-from correlation to causality. Front Microbiol, 2015, 5: 764.

[49] Choi HH, Cho YS. Fecal Microbiota Transplantation: Current Applications, Effectiveness, and Future Perspectives. Clin Endosc, 2016, 49 (3): 257-265.

[50] Haiser HJ, Gootenberg DB, Chatman K, et al. Predicting and manipulating cardiac drug inactivation by the human gut bacterium Eggerthella lenta. Science, 2013, 341 (6143): 295-298.

[51] Ordovas JM, Ferguson LR, Tai ES, et al. Personalised nutrition and health. BMJ, 2018, 361: bmj.k2173.

[52] Bárcena C, López-Otín C, Kroemer G. Methionine restriction for improving progeria: another autophagy-inducing anti-aging strategy ? Autophagy, 2019, 15 (3): 558-559.

[53] Gao X, Sanderson SM, Dai Z, et al. Dietary methionine influences therapy in mouse cancer models and alters human metabolism. Nature, 2019, 572 (7769): 397-401.

[54] Zhang G, Meng Q, Blencowe M, et al. Multi-Tissue Multi-Omics Nutrigenomics Indicates Context-Specific Effects of Docosahexaenoic Acid on Rat Brain. Mol Nutr Food Res, 2020, 64 (23): e2000788.

[55] Shan Z, Rehm CD, Rogers G, et al. Trends in Dietary Carbohydrate, Protein, and Fat Intake and Diet Quality Among US Adults, 1999-2016. JAMA, 2019, 322 (12): 1178-1187.

[56] Nicholson JK. Global systems biology, personalized medicine and molecular epidemiology. Mol Syst Biol, 2006, 2: 52.

3

第四章　老年期营养代谢特点与老年人营养现状

营养是老年人健康生存的物质基础，也是促进老年人健康和功能能力的关键因素，也是治疗疾病时的关键因素。

衰老是一个高度复杂和多因素的生命过程，营养状况和营养摄入情况将影响衰老过程。在整个生命周期中，衰老取决于多种因素的相互作用，包括健康行为、遗传、环境和生活方式以及医疗条件。随着年龄的增长，人们食用有益于健康和生活质量的营养丰富的健康食品变得越来越重要。

饮食是复杂和动态的，其中涉及多个相互关联的因素，包括单种食物和营养物质，每个因素对衰老都有独特和不同的影响。食物不仅对一个人的生理健康至关重要，而且对一个人的社会、文化和心理生活质量也有贡献。社会因素，如获得食物的机会；生理因素，如准备膳食的功能能力和购买健康食品的经济资源，也会影响影响衰老过程中的营养成分。饮食和健康建议必须在承认衰老、个体健康因素和疾病病理生理学正常变化的框架内提出。调整营养充足的饮食与老年人面临的独特功能障碍对医疗保健提供者而言亦是一项艰巨的任务。本章将主要就老龄期营养代谢特点与需求、药物对老年人营养物质代谢的影响，以及老年人营养现状和常见营养相关问题几个方面进行介绍。

第一节　老年期营养代谢特点与营养需求

随着增龄，老年人身体代谢功能下降、机体组成成分发生改变、器官功能衰退皆可影响人体的营养代谢、营养需要和平衡。第三章已详细介绍了增龄给身体机能带来的一系列改变，机体对营养素需求与代谢发生变化见表4-1。下面将主要就老年人营养代谢特点与需求进行详细介绍。

一、能量和宏量营养素

1. 能量　老年期体力活动减少、骨骼肌减少、身体脂肪增多、基础代谢率降低，其能量的消耗也随之降低。因此，老年期的能量需要量会有所下降。

由中国营养学会发布的《中国居民膳食营养素参考摄入量（2023）》（dietary reference intakes，DRIs）中，对65岁及以上老年人的能量参考摄入量（recommended nutrients intakes，RNI），按不同年龄段、性别和体力活动水平（physical activity level，PAL）进行划分。老年人由于在基础代谢方面的下降，体力活动相对降低，只分成了轻体力和中体力两大类。同为轻体力活动的75岁以上老年人群能量需要量比65～74岁老年人群下降了100 kcal左右。各年龄段，各PAL的男性能量需要均高于女性。老年人能量RNI见表4-2。

2. 蛋白质　人体衰老过程中，体内蛋白质分解代谢超过了合成代谢，机体较中青年时期更容易出现负氮平衡。老年人的胃肠道、肝、胰腺等器官的功能衰退，蛋白质的消化吸收功能减弱；老年人的内分泌功能有所下降，对于氨基酸和蛋白质的利用率降低。一方面，蛋白质摄入不足可使肌肉衰减加速和相关疾病发病率增高，蛋白质营养不良催生了老年常见的疾病和不良状况，导致其疾病易感性增高及不良的临床结局；另一方面，过多的蛋白质摄入会造成肝及肾负担，所以蛋白质的摄入应当保质限量。

表 4-1 增龄引起的身体机能变化与营养需求

身体成分改变或生理功能的变化	对饮食和营养需求的影响
肌肉质量和力量减少	对能量的需求减少，对高质量蛋白质的需求增加
总能量消耗减少，身体活动减少	对能量的需求减少；高营养密度饮食的重要性增加
免疫能力下降	对维生素 B_6、维生素 E、锌等抗氧化剂和优质蛋白质的需求增加
萎缩性胃炎和胃 pH 升高	对维生素 B_{12}、叶酸、钙、铁、锌和维生素 K 的需求增加
钙的生物利用度降低	对钙和维生素 D 的需求增加
骨密度降低	对钙和维生素 D 的需求增加
皮肤、肾和肠道功能变化，对合成活性维生素 D 的效能降低	对钙和维生素 D 的需求增加
皮肤厚度降低，血管的分布和毛细血管的数量减少	对含有足够热量、脂肪、蛋白质的营养素需求增加
汗腺萎缩导致皮肤干燥	对必需脂肪酸的需求量的增加
维生素代谢效率降低	对维生素 B 的需求增加
同型半胱氨酸水平升高	对叶酸，维生素 B_{12} 的需求增加
对维生素的吸收降低	对高营养密度食物选择的需求增加
嗅觉改变，味觉和嗅觉减弱	对食物的摄入量和（或）质量减少
有害的口腔变化	对食物的摄入量和（或）质量减少
冬季甲状旁腺素分泌增加	对维生素 D 的需求增加
更年期	对铁需求量减少，增重可能性增加，骨质流失增加
维生素 A 的保留率升高；肝代谢改变	对维生素 A 需求量减少
肾浓缩尿液的能力下降，便秘增多，口渴感降低	对水等液体的需求增加
氧化应激、认知障碍、白内障和老年性黄斑变性增加	对 β- 胡萝卜素、维生素 C、维生素 E 等抗氧化剂的需求增加
胃蠕动减缓	对膳食纤维和水的需求增加
调节体液平衡的能力下降	液体需求可能增加或减少；需要流体监测

我国对老年人蛋白质的 RNI 高于一般成年人，以 1.17 g/（kg·bw）为宜；男女分别为 72 g/d 和 62 g/d，特别应强调对于优质蛋白质的摄入，动物类食物及豆类等提供的优质蛋白质应当占蛋白质总摄入量的 50% 以上。

3. 脂类 老年期新陈代谢减慢，消化吸收率下降，但除有肝胆疾病的影响外，老年期对脂肪的消化和吸收量不低于成年期，而目前也没有研究或调查证据显示老年期膳食脂肪摄入量要低于成年期。因此，老年人在膳食总能量控制的前提下，脂肪的宏量营养素可接受范围（acceptable macronutrient distribution range，AMDR）与一般成年人没有区别，都为 20% ~ 30%。老年人脂肪摄入过少会影响必需脂肪酸的摄入和脂溶性维生素的

表 4-2 老年人能量参考摄入量 / [kcal（MJ）/d]

年龄（岁）	轻体力活动		中体力活动	
	男	女	男	女
65 ~	1900 (7.95)	1550 (6.49)	2300 (9.62)	1850 (7.74)
75 ~	1800 (7.53)	1500 (6.28)	2200 (9.20)	1750 (7.32)

吸收，营养不良的风险也会增加；脂肪摄入过高，则会增加饱和脂肪酸、胆固醇甚至能量的摄入，继而增加老年人发生肥胖和心血管疾病的风险。

除了考虑脂肪摄入的总量，更重要的是脂肪酸的种类。按照脂肪酸的饱和程度来说，饱和脂肪酸

摄入不宜多于总能量的 10%。不饱和脂肪酸主要有单不饱和脂肪酸、n-3 多不饱和脂肪酸和 n-6 多不饱和脂肪酸。老年人 n-6 多不饱和脂肪酸的 AMDR 为 2.5%E ～ 9.0%E（%E 为占能量百分比），n-3 多不饱和脂肪酸的 AMDR 为 0.5%E ～ 2.0%E。此外，n-6 多不饱和脂肪酸和 n-3 多不饱和脂肪酸的比例，与慢性疾病的发生有着重要的关联，适宜的 n-6 和 n-3 比例应在（4 ～ 6）：1。有研究显示每日摄入 DHA+EPA > 250 mg 可降低心脏病死亡率及致死性心血管疾病的风险，摄入 DHA 和 EPA 对预防老年人慢病有重要意义。我国推荐老年人膳食 DHA+EPA 的 AMDR 为 0.25 ～ 2.0 g/d。虽然目前缺乏胆固醇增加慢病危害的阈值摄入量，无法确定老年人胆固醇摄入量上限，但来自我国居民营养与健康调查的数据显示，我国 65 岁以上老年人胆固醇平均摄入量男女分别为 247.7 mg/d 和 215.5 mg/d，显示目前我国老年人胆固醇摄入还处于较低的水平，因此，我国 DRIs 没有设定老年人膳食胆固醇 AMDR。

4. 碳水化合物　碳水化合物是膳食能量的主要来源，老年人碳水化合物的 AMDR 常基于能量的平衡与适宜的比例，在充分考虑蛋白质和脂肪的摄入量后，由总能量减去蛋白质和脂肪提供的能量差来确定。老年人的碳水化合物的 AMDR 为 50%E ～ 65%E。老年人体内胰岛素对血糖的调节作用减弱，糖耐量低，因此，老年人应控制添加糖，包括蔗糖、糖浆等的摄入，其摄入量应控制在总能量的 10% 以内，即每天以不超过 50 g 为宜。此外，膳食纤维对于老年人具有特殊而重要的作用，不仅能促进老年人胃肠道功能，防治老年性便秘，而且还有防治高血脂、结直肠癌以及降血糖的作用，因此建议老年人膳食纤维适宜摄入量（adequate intake，AI）为 25 ～ 30 g/d。

二、微量营养素

老年人代谢功能下降，免疫功能降低，其能量的 RNI 比一般成年人低，但各种微量营养素的需求量并不低，充足的维生素、矿物质可以促进代谢，延缓衰老，并增强抵抗力。

1. 矿物质　人体对不同矿物质需求有较大差异，适宜的矿物质摄入对机体的健康至关重要。摄入量不足会引起缺乏症，老年人因肾疾病对矿物质摄入过多的处理能力减弱，无论矿物质摄入不足或者过量都会对老年人的健康产生不良影响。

（1）钙：老年人的胃肠道功能减退、胃酸分泌量减少、活性维生素 D 的合成量减少，这会造成老年人对于钙的吸收率下降，骨吸收快于骨形成，使得老年人易患骨质疏松症。老年人需要适当补充钙，增加钙的摄入，RNI 为 800 mg/d，但补充钙也不宜过量，以免引起高钙血症、肾结石及内脏钙化的发生。

（2）铁：老年人对于铁的吸收利用能力也相应减弱，造血功能降低。由于老年人喜好清淡的食物，摄入的动物性食物减少，来源于动物性食物的铁摄入就相应减少，使得老年人易患缺铁性贫血。65 岁及以上人群铁的 RNI 为男性 12 mg/d，女性 10 mg/d，应当选用动物肝、血制品、家禽等易吸收的含铁高的食物。但铁可能会通过氧化自由基引起脂质过氧化而导致细胞膜损伤；过多的铁还可能沉积在心肌细胞及间质细胞内部，引发心肌细胞坏死；铁还会使得低密度脂蛋白（low density lipoprotein，LDL）氧化从而促进其动脉粥样硬化的作用；高铁还会影响机体对于锌、铜、锰、硒等元素的吸收作用，所以老年人在摄入铁时也要控制量，65 岁以上人群铁的可耐受最高摄入量（tolerable upper intake level，UL）为 42 mg/d。

（3）钠：老年人味觉减退，容易导致食盐摄入过量。人群流行病调查和试验研究均显示血压与食盐摄入量呈正相关。中国营养学会推荐 65 岁后每天钠的 AI 值为 1400 mg。通常食物中摄入的钠约为 1000 mg，中国营养学会考虑了中国人的饮食习惯和现状，建议每人每天摄入量应小于 5 g。

2. 维生素

（1）维生素 A：维生素 A 在维持老年人正常视觉功能、保持皮肤黏膜完整性以及增强免疫功能等方面具有重要作用。维生素 A 主要来源于动物性食物中的维生素 A 以及各种红、黄、绿色蔬果中的维生素 A 原（类胡萝卜素）。β- 胡萝卜素是我国居民膳食维生素 A 的重要来源，老年人进食量少，再加上牙齿的咀嚼功能下降，摄入的蔬菜量有限，易出现维生素 A 缺乏。我国 65 ～ 74 岁老年人维生素 A 的 RNI 为男性每天 730 μg 视黄醇活性当量（retinol activity equivalent，RAE），女性每天 640 μg RAE；75 岁及以上老年人的推荐摄入量为男性每天 710 μg RAE，女性每天 600 μg RAE，应当多食用黄绿色、橙色的蔬菜和水果来补充维生素 A。维生素 A 的 UL 为 3000 μg RAE/d。

（2）维生素 D：维生素 D 可维持血液钙磷稳定，对促进老年人的骨健康具有重要作用。老年人的户外活动减少，通过皮肤形成的维生素 D 减少；而且老年人肝肾功能下降，在肝肾转化为 1,25-$(OH)_2D_3$ 的能力下降，故老年人易出现维生素 D 的缺乏，影响钙磷代谢及骨骼矿化，导致骨质疏松的发生。近年研究发现，维生素 D 还参与多种老年相关疾病的发生与发展，例如老年认知障碍、肌少症等。然而维生素 D 过量也会引起中毒。因而老年人的维生素 D 平均需要量（estimated average requirement，EAR）仍为 8 μg/d，65 岁以上老年人维生素 D 代谢效率降低，受体敏感性降低，其维生素 D 的 RNI 为 15 μg/d。维生素 D 的 UL 为 50 μg/d。

（3）维生素 E：维生素 E 是机体重要的脂溶性抗氧化营养素，其在清除自由基和抗氧化方面的作用有利于老年人抗衰老。老年人维生素 E 的 RNI 为 14 mg α- 生育酚当量（TE）/ 天，与一般成年人的推荐量一致。当多不饱和脂肪酸摄入量增加时，应相应地增加维生素 E 的摄入量，以防止多不饱和脂肪酸氧化。维生素 E 的 UL 为 700 mg α-TE/d。

（4）B 族维生素：维生素 B_2 对保护老年人视力有积极作用。叶酸与体内维生素 B_6 和维生素 B_{12} 共同作用，是同型半胱氨酸代谢的重要因子，参与血红蛋白及甲基化合物如肾上腺素、胆碱、肌酸等的合成。老年人缺乏可引起高同型半胱氨酸血症，对血管内皮细胞产生损害，并激活血小板黏附和聚集，造成动脉粥样硬化，故叶酸缺乏被认为是心血管疾病的危险因素。给萎缩性胃炎及胃癌癌前病变患者补充叶酸有防止胃癌癌前病变向胃癌进展的作用。叶酸和维生素 B_{12} 都是 DNA 合成的重要辅酶，同时还具有影响脑内对维生素 B_{12}、蛋氨酸、L- 酪氨酸和乙酰胆碱代谢及对脑内重要神经递质的合成的关键作用，其与老年痴呆关系密切。

三、水和其他膳食成分

水不仅是食物的基本成分，更是人体组成的重要物质。水在老年人营养代谢和生命活动中发挥重要的功能。此外，越来越多的研究证据支持富含植物化学物的多种食物，如蔬菜、水果、坚果和全谷物，对降低慢病发病风险具有重要作用。

1. 水　老年人机体含水量减少，肾功能减退，对失水和脱水反应较其他年龄组迟钝。其血液较黏稠，对水分的需求高于其他年龄组，故适当饮水可保持正常的代谢功能，保持良好的肾排泄功能，预防血栓、老年认知障碍和心脑血管等疾病发生。老年人应保持良好的饮水习惯，做到主动规律饮水，最好选择白开水或者淡茶水，以保持机体的正常生理功能。老年人每日饮水量男性约为 1700 ml，女性约为 1500 ml。

2. 膳食纤维　虽然膳食纤维并不是必需营养素，但是膳食纤维对肥胖、2 型糖尿病及心血管疾病等慢病的预防作用是肯定的，同时膳食纤维可促进老年人的肠道健康。因此，在 2023 年的 DRIs 中建议 18 岁以上成年人膳食纤维的适宜摄入量（AI）为 25 ～ 30 g/d，鼓励老年人每天都有一定的全谷物食物摄入，以达到膳食纤维的摄入量。

3. 抗氧化营养素 / 植物化学物　衰老的自由基学说认为，由于自由基造成的损伤不断加重和积累，导致机体一系列的衰老表现。研究发现，食物中的抗氧化营养素（如 β- 胡萝卜素、维生素 C、维生素 E、锌、硒等）具有抑制自由基产生、清除自由基功能或抑制自由基对大分子的氧化损伤的作用，从而在体内起到抗氧化作用。除了上述的营养素外，类胡萝卜素、多酚、植物雌激素、蛋白酶抑制剂和硫化物等植物化学物也具有明显的抗氧化作用。鼓励增加深色蔬菜、水果以及豆类等富含抗氧化营养素食物的摄入，以减少肌肉有关的氧化应激损伤。适当补充含多种抗氧化营养素（维生素 C、维生素 E、类胡萝卜素、硒）和植物化学物的膳食补充剂。我国 2023 年版 DRIs 中制定了成年中植物甾醇、番茄红素、叶黄素、原花青素、大豆异黄酮、花色苷、氨基葡萄糖以及姜黄素等的特定建议值。鼓励老年人每天摄入充足的新鲜蔬菜和水果，以保证植物化学物的摄入。

第二节　药物对老年人营养物质代谢的影响

药物对老年人的生活和健康发挥着重要的作用，尤其是高龄老人，但药物会影响营养素的吸收和利用。

一、药物的消化系统副作用

老年人最常使用的4种药物有：心血管/抗高血压药物、降糖药、止痛药、精神科药物。①心血管/抗高血压药物：常见适应证包括高血压、心脏收缩力下降（心脏收缩功能障碍）。这类药物的种类很多。尤其值得注意的是，可乐定会影响中枢神经系统功能、抑制食欲，还导致便秘，减少唾液分泌，而血管紧张素转换酶抑制剂（ACEI）可引起味觉障碍。利尿剂可引起脱水，认知障碍患者还会由于液体摄入减少而加重病情。②降糖药：用于治疗糖尿病。如磺脲类药物和胰岛素本身可增加血清胰岛素水平，它们可能导致脂肪形成增加和附着，并可能导致严重肥胖。③止痛药：包括非甾体抗炎药（NSAIDs）和阿片类药物。非甾体抗炎药可引起胃和食管损伤、出血，并影响肾功能。阿片类药物可引起便秘和意志减弱。阿片类药物治疗初期，常常会导致恶心，在数天内缓解。④精神科药物：常见的适应证包括抑郁症和认知功能障碍（如阿尔茨海默病）。这类药物有许多种，在中枢神经系统发挥作用的药物都可以影响意识和食欲。

药物可引起食管、胃、十二指肠损伤，还可导致体重减轻、营养不良等严重并发症。这是由于老年人唾液分泌和食管蠕动减少，从而药物、食物易停留在食管中。药物引起食管损伤的机制各异，食管损伤的风险呈现出随增龄而增加的趋势。老年人最常见的药物不良反应是腹泻、便秘和胃酸反流等。药物通过吞咽困难、影响蠕动、改变胃内酸度等方式影响食物消化。药物引发吞咽困难的机制有3种：药物治疗旁效应、药物治疗并发症和药物直接引发食管损伤。一些药物如神经肌肉阻断剂可直接影响横纹肌，导致吞咽困难。这些药物通常在外科手术病人中短期应用，仅产生短期影响。年龄相关的生理变化也影响人体药代动力学和药效动力学。

同时服用多种药物（即复方用药）对老年人来说也是一个显著问题。复方用药有时是合理的，但大多数情况下伴随着风险。各种药物可通过正、负效应影响营养素的利用，如有的可促进营养素吸收，而有的可干扰正常的消化和吸收过程。

二、食物和药物的相互作用

食物和药物的相互作用是指食物或食物里的营养素对药物产生影响，这是通过改变药物的吸收或代谢来实现的。食物和营养素可以在许多方面改变药物的效能。食物可以使药物作用增快或减慢，甚至阻止其发挥作用。食物可以增减药物的吸收（吸收少于目的剂量可降低药物的效果，吸收超过目的剂量会增加药物过量的可能）；干扰药物的代谢或在身体内发挥的作用，或阻止体内药物清除。例如，饮食中的钙可以结合喹诺酮类药物形成不溶性的螯合物，因此，如果一个人从膳食中摄入过多的钙，机体则无法吸收目标剂量的喹诺酮类药。

空腹时，人体对药物的吸收更加迅速。因此，有些药物应与食物一同服用，而其他一些药物则应空腹、饭前或饭后两小时服用。

与药物一同食用的食物或饮料的类型可以影响药物的吸收。例如，碳酸饮料、果汁和食物会产生过多胃酸，这可能会导致药物或导致药物在胃里和非肠道内崩解。酸性食物也可使药物一次全部崩解，而不是随着时间的推移定时释放。

过期食品和发酵食品中含有一定量被称为酪胺，可与单胺氧化酶抑制剂相互作用，这种相互作用可能导致高血压危象。维生素K可以减少抗凝药的有效性。肝酶负责把药物从体内清除出去，这些酶需要营养素才能正常工作。如果缺乏所需的营养物质，则药物在体内保持活跃的时间比预计的时间要长，并可能会导致药物过量。

药物-营养素和药物-食物间存在相互作用（表4-3）。充分了解膳食成分与药物的相互作用，对安全、有效用药和个人健康都有深远的影响。药物动力学对个人饮食习惯的改变有很大的影响。掌握药理学、营养学与年龄相关的生理变化之间关系的知识，可减少与用药有关的并发症，并最大限度地改善机体健康。

表 4-3 部分药物和营养素的相互作用

营养素 / 食物	药物	潜在的相互作用
柚子汁	他汀类药物，胺碘酮、环孢素、卡马希平、西罗莫司、钙通道阻滞剂（如非洛地平、氨氯地平）	增加药物的生物学效应
含有维生素 K 的食物（甘蓝、豆芽、白菜、菠菜）	华法林	凝血酶原国际标准化比值降低
盐	锂	增加盐的摄入量可降低锂水平，减少盐的摄入量可增加锂水平
含有酪胺的食物（放置较长时间的奶酪；腌制较长时间的肉类）	单胺氧化酶抑制剂（苯乙肼、司来吉兰）	高血压危象
叶酸	考来烯胺、苯妥英钠	降低叶酸浓度
钠	卡马西平、噻嗪类利尿剂、果糖	改变钠的平衡
钾	利尿剂、糖皮质激素、胰岛素、甲氧苄啶、肝素、两性霉素 B、抗假单胞菌青霉素、β_2 受体激动剂	改变钾的平衡
磷	抗酸剂、硫糖铝	低磷血症
镁	利尿剂、两性霉素 B、环孢素、氨基糖苷类	低镁血症
钙	磷钾酸钠、考来烯胺	低钙血症
葡萄糖	蛋白酶抑制剂、皮质类固醇	高血糖
维生素 D	苯妥英钠、苯巴比妥	降低维生素 D 浓度
维生素 B_{12}	质子泵抑制剂	减少维生素 B_{12} 吸收
吡哆醇	异烟肼	诱导吡哆醇缺乏
钙或含钙的食物	四环素	降低四环素吸收
酒精	甲硝唑	恶心、呕吐、心悸、脸红、头痛
任何食物	双膦酸盐	降低药物的吸收和生物效应
高脂肪餐	茶碱	升高茶碱水平
高碳水化合物膳食	茶碱	降低茶碱水平
维生素 E	华法林	高剂量（> 400 IU），可增加国际标准化比值和增加出血的风险

4

第三节 国内外老年人营养现状

衰老会给机体的营养代谢带来影响，进而影响老年人对营养素的需求。例如老年人对能量的需求降低，但对一些微量营养素的需求却不会降低，因而导致老年人营养相关问题的出现。老龄期易发生营养不良，通常与食物缺乏或食物种类单一有关。当试图给他们提供充足的营养时却又会遇到很多实际问题，例如他们的食物供应和负担能力降低，食欲降低，并且老年人很难去改变他们传统的饮食习惯和信仰。

老年人易发生的营养问题主要包括蛋白质不足、微量营养素不足、饮水不足和超重肥胖几个方面。与此同时，与人口老龄化相关的主要问题之一就是营养相关慢病的负担增加，如老年女性更容易患骨质疏松症、肌少症和老年综合征等。了解目前全球和我国的老龄营养现状，对进一步探索适宜的营养干预措施和实践综合的健康管理策略具有重要意义。

一、全球老年人的营养状况

2015 年 WHO 出版的《老龄化与健康》报告中显示，全球范围内，有相当大比例的老年人可能受营养不良的影响。其中，英国一项研究显示，蛋白质 - 能量营养不良的患病风险为 11% ~ 19%，同时发现该疾病伴随着维生素 C、维生素 D 的缺乏及类胡萝卜素水平低下。菲律宾一项面向在社区居住的老年人的研究表明，按照总能量消耗量计算，能量摄入量约为所需量的 65%。马来西亚农村的一项研究明确了一些既与营养不良相关，又与营养过剩相关，同时还与硫胺素、核黄素和钙的缺乏相关的健康问题。此外，许多国家还在住院、住养老院或家庭护理的老年患者中就更为严重的营养不良（能量摄入量仅占所需量的 15% ~ 60%）问题进行登记。一些研究通过问卷调查的方法为门诊、医院和疗养院的老年患者进行了简单的评估。一项在印度南部农村地区的老年人中开展的研究正是采用了这种方法，该研究发现超过 60% 的调查对象存在蛋白质能量摄入不足。在伊朗伊斯兰共和国开展的一项研究则表明，老年人营养不良的患病率为 12%，低社会经济群体中营养不良的患病率更高。与其他老年医学的保健服务类似，老年人营养不良的管理也需要采取多方面的措施。多种干预措施都可以扭转营养不良状况，并能延迟老年人的照护依赖，改善其自身能力，帮助他们从虚弱的状态中得以恢复。应提高食物的营养浓度，不仅涉及各种维生素和矿物质，能量和蛋白质的摄入也是重要的指标。有研究提示个体化的营养咨询可在 12 周内改善老年人的营养状况。

二、我国老年人的营养状况

过去二十年来，我国居民生活水平明显提升，老年营养状况也有了一定程度的改善。《中国老年人健康状况报告（2021 年）》和《中国居民营养与慢病状况报告（2020 年）》的结果显示：营养不良和罹患慢性非传染性疾病仍给我国老年人的健康带来极大挑战。

（一）营养不良

营养不良主要涵盖低体重、贫血和超重肥胖三个方面。患病率方面：①低体重，2018 年我国老年人低体重率为 3.8%，其中男性 3.9%，女性 3.7%，男性高于女性。60 ~ 64 岁、65 ~ 69 岁、70 ~ 79 岁、80 岁及以上老年人低体重率分别为 2.5%、3.1、3.9、5.2、8.1%，高龄老人低体重率约为低龄老人的 3 倍。不同年龄阶段结果显示，80 岁以上男性低体重率高达 7.3%，80 岁以上女性也达到 8.7%，远高于 60 ~ 74 岁的同性别老年人。与 2010 年相比，我国 60 岁及以上老年人低体重营养不良发生率大幅下降。至 2010 年，我国老年人低体重营养不良与成年人群营养不良发生率相差不大。男性、女性老年人以及城乡老年人的营养不良状况都得到了改善，其中女性和农村的改善程度尤其巨大。但是，营养问题依然存在。②贫血，我国老年人贫血率为 10.6%，男性为 10.1%，女性为 11.2%。而 80 岁及以上的男性贫血患病率达到了 21.7%，80 岁及以上女性贫血患病率为 21.0%，均显著高于 60 ~ 74

4

岁组。与中青年人相比，无论城市还是农村，老年人尤其是高龄老年人仍是贫血患病率很高的人群。③超重和肥胖问题在老年人群中比较普遍。按照 BMI 标准判断结果显示，全国老年人超重率为 36.6%，其中男性超重率为 35.9%，女性为 37.4%，女性略高于男性。随着年龄增加，老年人超重率呈下降趋势，60～64 岁老年人为 39.5%，80 岁及以上老年人超重率为 28.5%。我国老年人肥胖率为 13.6%，其中男性肥胖率为 11.2%，女性为 16.0%，女性肥胖率约为男性的 1.4 倍。60～74 岁老年人肥胖率均大于 80 岁及以上的高龄老年人（9.6%），同年龄段女性肥胖率均显著高于男性。

分析导致营养缺乏和营养过剩的双重负担的原因，与不同群体老年人的营养水平差异较大、膳食结构不平衡密切相关。2015—2017 年营养与健康监测结果显示，对于老年人群来说，虽然粮谷类、肉类基本达到中国居民膳食指南推荐量，但是蔬菜摄入较少（平均每人 255.9 g/d），水果摄入量（平均每人 30.9 g/d）仅占推荐量的 1/10～1/5，奶类（平均每人 23.2 g/d）及豆类（平均每人 9.9 g/d）的摄入量较低；食用油（平均每人 37.4 g/d）和食盐（平均每人 8.4 g/d）的摄入量均远高于膳食指南的推荐摄入量。《2020 年中国居民营养与慢病状况报告》显示，老年人群中偏离"平衡膳食"的食物消费行为依然大量存在，且与社会经济分层高度相关。老年人群的低体重营养不良率有所下降，2012 年为 5.7%，2015 年降至 4.8%，2018 年降至 3.9%；且因为豆类、乳类食品的缺乏导致贫血的高发，2018 年老年人贫血率为 10.6%，高于青年和中年人。另外，城乡老年人食用油摄入量偏高，脂肪供能比偏高，城市老年人膳食脂肪供能比超过 36.4%，农村老年人也在 33.2% 左右，从而造成超重率和肥胖率较高。

（二）营养相关慢性疾病

营养相关慢性疾病主要包括血脂异常、高血压和糖尿病。①血脂异常：2018 年中国男性老年人高胆固醇血症患病率为 8.7%，女性为 16.6%，城市、农村老年女性的高胆固醇血症患病率均高于男性。中国 60 岁及以上老年男性高甘油三酯血症患病率为 13.9%，女性为 20.3%；城市老年人高甘油三酯血症患病率为 18.2%，其中男性为 15.4%，女

性为 20.8%；城市老年人高甘油三酯血症患病率高于农村；城市、农村老年女性的高甘油三酯血症患病率均高于老年男性。中国 60 岁及以上老年男性低高密度脂蛋白胆固醇血症患病率为 18.9%，女性为 13.9%。城市老年人低高密度脂蛋白胆固醇血症男性为 23.0%，女性为 15.3%；农村老年人低高密度脂蛋白胆固醇血症率男性为 15.7%，女性为 12.8%。②高血压：中国老年人高血压患病率男性为 57.5%，女性为 61.0%。城市老年人男性高血压患病率为 58.2%，女性为 60.2%。农村老年人男性高血压患病率为 56.9%，女性为 61.6%。③糖尿病：中国老年人糖尿病患病率男性为 23.3%，女性为 25.9%。城市老年人糖尿病患病率男性为 27.9%，女性为 29.0%。农村老年人糖尿病患率男性为 19.6%，女性为 23.5%。

营养缺乏和营养过剩增加了慢病的发生风险，患病后更使住院患者的营养不足加剧，加重疾病负担。目前慢病已成为世界范围内最主要的死因。中国 2019 年老年人慢病死亡率为 3123.8/10 万。实际上，慢病的高发与营养不良密切相关。在我国，部分老年人由于经济能力较弱、生活环境改变、营养知识不足等原因，处于营养缺乏的状态中，能量、蛋白质及其他营养素缺乏，导致机体需求与摄入不平衡，进而机体功能和组织器官受损；同时，居民生活的整体改善、生活方式的变化使得部分老年人脂肪摄入越来越多，体力劳动变少，营养过剩趋势明显，超重肥胖越发常见。二者均加剧了慢病的高发。另外，患有多种慢性疾病及其并发症的老年患者，更容易出现营养不良，尤其是住院患者和疗养院老年患者。欧洲一项超过 10 000 名老年人的调查研究发现，20% 的高龄住院患者和 37% 的老年患者存在营养不良。国际领域的大规模流行病学研究发现，每 3 个老年住院患者中就有 1 人存在营养不良（38.7%）或存在营养不良风险（22%～47%）。2012 年，中华医学会对中国 14 个大城市的 30 家三甲医院的祝愿老年患者进行营养筛查，发现 65% 的老年住院患者处于老年营养不良或存在营养不良分线（筛查工具为 MNA-SF）。

营养不良本身带来的慢病高发，以及老年人患病后营养不良导致的患者再入院增多、住院时间延长、医疗服务需求增多等因素，意味着老年

人营养不良使得医疗费用大幅增加，造成沉重的社会经济负担。在过往研究中，我国对老年营养不良的经济学估算相对较少。实际上，老年人营养不良带来的经济负担规模巨大。有课题组结合卫生费用核算方法，估算得到老年营养不良疾病经济负担总额为841.4亿元，其中直接负担639.3亿。2012年我国60岁以上老年人治疗费用为6390.7亿元，占全国卫生费用总量的79.7%。也就是说，老年人营养不良直接消耗了10%的老年人治疗基金，消耗了大约8%的全国卫生总费用。同时，因患病带来的生产力损失也达到202.1亿元。其中，循环系统疾病、肿瘤、内分泌、营养和代谢类疾病的经济负担规模较大，占到老年人营养不良经济负担的67.8%。营养不良在肿瘤类疾病治疗费用（820.3亿元）中导致的份额更高达185.9亿元，占比22.7%，尤其需要关注。

老年人对营养与健康的知识水平较低、态度认识不足，近半数人群处于高风险状态，未来情况不容乐观。①老年人群营养与健康知识水平较低，有较大的改善空间。仅有不足半数或将近半数人知晓膳食指南、膳食宝塔、控盐/控油等基础知识。有调查显示，老年人对膳食指南的知晓率为41.4%，膳食宝塔的知晓率为23.4%，控盐知晓率为57.5%，控油知晓率为54.1%，且在知晓控盐、控油的人群中，仅有11.5%了解具体的每日食盐摄入指标，0.92%的老年人了解具体的每日摄油量指标。12道营养知识题目中，老年人平均答对8.4道，答对率为70%，有约30%的人答对率不足60%；在各项知识指标中，城市老年人知识水平明显优于农村，差异具有显著性统计学意义。在慢病影响因素的选择中，约有80%的人选择了吸烟和饮酒，约半数人选择了脂肪、糖、盐、胆固醇，而只有20%左右的人认为水果、蔬菜、锻炼与慢病患病具有相关性，在老年人群中的认知程度还比较低。②

老年人群对营养与健康的认识不足。虽然很多老年人已经意识到营养对健康的重要作用，但有约40%的人群尚未具备上述意识。大概七成老年人愿意接受营养知识及与他人交流营养知识，并愿意为合理营养改变饮食习惯，58.9%的老年人愿意参加免费权威的营养指导，但如收取费用，则上述愿意参加的人群中只有29.2%继续选择参加。由此可见，老年人群对于营养与健康的态度并不明确，有约1/3的人尚未认识到营养对健康的重要作用，不愿意主动接受营养知识，不愿意为合理营养改变饮食习惯，并且接受营养指导的意愿受其他因素（如经济因素）影响较大。

参考文献

[1] Baird J，Jacob C，Barker M，et al. Developmental origins of health and disease：a life course approach to the prevention of non-communicable diseases. Healthcare（Basel），2017，5（1）.

[2] 世界卫生组织. 关于老龄化与健康的全球报告. 2016.

[3] 孙长灏. 营养与食品卫生学. 8版. 北京：人民卫生出版社，2017.

[4] 中国发展研究基金会. 中国老年人营养与健康报告. 北京：中国发展出版社，2016.

[5] 赵丽云，丁钢强，赵文华. 2015-2017年中国居民营养与健康状况监测报告. 北京：人民卫生出版社，2022.

[6] 国家卫生健康委疾病预防控制局. 中国居民营养与慢病状况报告（2020年）. 北京：人民卫生出版社，2021.

[7] 中国疾病预防控制中心慢性非传染性疾病预防控制中心. 中国老年人健康状况报告（2021）. 北京：人民卫生出版社，2023.

4

第五章 老年营养改善策略与实践

联合国对"老龄化社会"的定义是一个地区60岁及以上人口达到总人口的10%或65岁及以上人口达到总人口的7%。2020年，中国60岁及以上人口为2.6亿，占人口总数的18.7%；65岁及以上人口数量达到1.9亿，人口占比达到13.5%，已经达到老龄化社会标准，并且老龄化在不断发展，预计在2050年65岁及以上人口占比将达到26.1%，老龄化的程度空前严重。我国失能、半失能老人约4063万，占老年人口总数的18.3%，老年群体的慢性疾病更是影响晚年的生活质量。

《"健康中国2030"规划纲要》和《国民营养计划（2017—2030年）》强调促进"健康老龄化"的目标，因此，要通过整合个人、家庭、社区、医疗卫生机构、养老机构等多方面努力，为老年人进行营养筛查与评估，提供营养咨询和营养指导，帮助老年人形成科学营养的膳食结构，强化老年人健康管理。

第一节 老年人的膳食营养指导与管理

至今，已知人体必需营养素（essential nutrients）有42种，分为5大类，即蛋白质、脂肪、碳水化合物、矿物质和维生素。根据营养素的功能，又可将其分为3大类：①提供能量的营养素，即蛋白质、脂肪、碳水化合物；②作为身体成分的营养素，包括蛋白质、脂肪和一些常量元素，如钙、磷、钾、钠、镁等；③调节功能的营养素，如各种维生素和微量元素。随着年龄的增长，老年人的器官系统、生理功能都有一系列变化，膳食也应进行适当调整。

膳食营养对老年人保持身体健康非常重要。老年人常见的疾病有骨质疏松症、高血压、糖尿病、脑卒中、冠心病等，合理的膳食与营养对预防这些常见疾病有重要作用。《中国居民膳食指南（2022）》和《中国老年人膳食指南》是基于现有科学证据，针对老年人合理膳食的科学建议。

老年人群的生理病理特征不同于其他年龄人群。首先是年龄跨度大，从刚60岁的年轻老人到百岁老人全部算在一个年龄人群里，他们所面临的营养问题显然是不一样的，因此，在讨论老年营养改善策略时应该分年龄层次，有针对性地提出问题和解决问题。据最新报告，中国居民平均期望寿命已经超过77岁，而中国疾病预防控制中心营养与健康所在1992、2002、2012、2015年的四次中国居民营养与健康状况调查结果均显示，我国居民的平均体重在70岁以后明显下降，75岁后加速下降，揭示了人体衰老加速的时间节点。按照中国营养学会的年龄划分，65岁及以上人群称为老年人，80岁以上称为高龄老年人，中国老年学和老年医学学会将90岁及以上老年人定义为长寿老人，这些年龄段的老年营养策略应该有所区别。按照《国民营养计划（2017—2030年）》的要求，老年营养改善的总策略是：建立满足不同老年人群需求的营养改善措施，促进"健康老龄化"；依托基层医疗卫生机构，为居家养老人群提供膳食指导和咨询；对低体重高龄老人进行专项营养干预，逐步提高老年人群的整体健康水平；指导医院、社区食堂、医养结合机构、养老机构营养配餐，鼓励食品加工企业开发适合老年人群营养健康需求的食品产品。《"健康中国2030"规划纲要》在第五章"塑造自主自律的健康行为"第一节就是"引导合理膳食"，要达成这样的目标，必须从个人、家庭、社区和养老机构各个层面一起努力，合力改善老年人群营养与健康状况。

一、低龄老人营养管理原则

60 ~ 69 岁也称为"初老期"，年轻的老年人营养管理和一般人群基本一样，这个阶段，重点在于合理膳食、预防和控制慢病。因此，中国营养学会制定的《中国居民膳食指南（2022）》的八条指南基本适合该人群。但在食物安排上，应有所调整，控制总能量摄入，将总能量控制在男性不超过 1900 kcal/d，女性不超过 1700 kcal/d。

（一）食物多样，合理搭配

平衡膳食适合于绝大多数老年人。每日膳食应包括谷薯类、蔬菜水果类、畜禽鱼蛋奶类、大豆坚果类等食物。平均每天摄入 12 种以上食物，每周 25 种以上。在食物多样的基础上，坚持谷类为主，每天摄入谷薯类食物 200 ~ 350 g，其中全谷物和杂豆类 50 ~ 150 g，薯类 50 ~ 100 g。多吃易于消化吸收、利用，且富含优质蛋白质的动物性食物和大豆类制品。

（二）吃动平衡，健康体重

坚持天天运动、保持健康体重。首先，坚持食不过量，控制总能量摄入，保持能量平衡。其次，坚持日常身体活动，减少久坐等静态时间，每周至少进行 5 天中等强度身体活动，累计 150 分钟以上；主动身体活动最好每天 6000 步，特别是积极进行户外活动，更多地呼吸新鲜空气、接受阳光，促进体内维生素 D 合成，延缓骨质疏松和肌肉衰减的进程。另外，主动监测体重，每周至少在清晨、空腹状态、排泄完毕的状态下测量一次体重，避免体重大幅波动，不过度苛求减重，BMI 维持在 20.0 ~ 26.9 kg/m² 更为合理。

（三）多吃蔬果、奶类、全谷、大豆

保证每天摄入 300 ~ 400 g 蔬菜，深色蔬菜应占 1/2。如因咀嚼困难，可在烹调上给予改进，保证蔬菜摄入量。保证每天摄入 200 ~ 350 g 新鲜水果（糖尿病患者适当减少，水果总量不超过 100 g），果汁不能替代新鲜水果。选择适合自己身体状况

的奶制品，每天摄入相当于 300 ml 以上液态奶的奶制品（牛奶、奶粉、酸奶、奶酪等）。经常吃全谷物、大豆及其制品，适量吃坚果，尤其是大豆制品，如豆腐、豆腐皮、豆腐脑、豆浆等，口感细软，适合老年人食用。

（四）适量吃鱼、禽、蛋、瘦肉

动物性食物是优质蛋白质的主要来源，同时富含脂类、脂溶性维生素、B 族维生素和矿物质等，应在每餐、每天合理分配，进餐时优先完成动物性食物的摄入，确保获取足够蛋白质。鱼、禽、蛋和瘦肉摄入要适量，平均每天 120 ~ 200 g，争取每天保证鱼肉 40 ~ 50 g，禽畜肉 40 ~ 50 g，蛋类 40 ~ 50 g，总量不少于 150 g/d。少吃肥肉、烟熏和腌制肉制品。老年人不提倡纯素食，素食者应适当增加豆类和坚果摄入量，必要时补充 20 g 大豆蛋白或乳清蛋白，满足机体对蛋白质的需求。

（五）少盐少油，控糖限酒

培养清淡饮食习惯，少吃高盐和油炸食品。每天食盐不超过 6 g，每天烹调油 25 ~ 30 g。控制添加糖的摄入量，每天摄入不超过 50 g，最好控制在 25 g 以下。尽量避免饮酒，如果饮酒，每日饮酒量不超过 15 g。

（六）规律进餐，足量饮水

合理安排一日三餐，坚持每天吃早餐，定时定量，早餐提供的能量应占全天总能量的 25% ~ 30%，午餐占 30% ~ 40%，晚餐占 30% ~ 35%；不暴饮暴食，不偏食挑食，不过度节食。足量饮水，少量多次，推荐喝白开水或茶水，不喝或少喝含糖饮料，不用饮料代替白开水。在温和气候条件下，男性每天喝水 1700 ml，女性每天喝水 1500 ml。

（七）会烹会选，会看标签

做好健康膳食规划，学会认识食物营养特点，备餐时选择当地新鲜的、营养密度高的食物，学习在家烹饪，传承传统饮食，享受食物天然美味。选购加工食品时，学会阅读食品标签和营养标签，慎选高盐、高糖、高油食品；减少外卖和在外就餐，外出就餐不忘适量与平衡。

（八）公筷分餐，杜绝浪费

选择新鲜卫生的食物和适宜的烹调方式，不食用野生动物。食物制备生熟分开，熟食二次加热要

热透。珍惜食物，按需备餐，使用公筷公勺，提倡分餐不浪费。

这一阶段是健康老龄化的关键阶段，也是主动健康的重要环节，营养管理至关重要，应按照《中国居民膳食指南》的要求，根据个人体力活动情况调整饮食总量，很好地适应从工作状态到退休状态的转化。

二、中高龄老年人营养管理原则

70～79岁年龄段的老年人基本承认老了这个事实，也称为"认老期"；80岁以上则称为"高龄老人"，90岁以上为"长寿老人"。对于70岁以上老年人，老年人和照护人员应按照中国营养学会专门为他们制定的《中国老年人膳食指南》去做。此外，2022年版《中国居民膳食指南》也加入了80岁及以上高龄老年人的膳食指南。

（一）少量多餐细软，预防营养缺乏

很多老年人由于牙齿缺损、咀嚼力下降、吞咽功能障碍、消化吸收功能减弱，容易出现食欲下降和早饱现象，以致食物摄入量不足和营养缺乏。因此，老年人可采用少量多餐的方式满足营养需求，在烹调方式上宜切碎、煮烂，干稀搭配。食物不宜过于粗糙，粗杂粮不超过谷类总量的1/3。通常情况下，老年人营养不良不是单一营养素不足，而是因整体食物摄入不足或吸收不良导致全面营养不足，除了调整膳食结构、改善烹饪方法、使用营养素补充剂外，还应及时使用医学营养食品进行营养支持。

（二）主动足量饮水，积极户外活动

很多老年人尤其是女性，饱受压力性尿失禁的困扰，加上老年人口渴中枢不敏感，很多老人不主动饮水。提倡主动足量饮水，每天喝7～8杯（1500～1700 ml），饮用白开水和茶水；不喝或少喝含糖饮料。适量的户外活动能够让老年人更好地接受紫外光照射，有利于体内维生素D合成，延缓骨质疏松和肌肉衰减的发展，有益身心健康。老年人的运动量应根据自己的体能和健康状况即时调整，量力而行，循序渐进。

（三）延缓肌肉衰减，维持适宜体重

肌肉是身体的重要组成部分，延缓肌肉衰减对维持老年人自理能力、活动能力和健康状况极为重要。延缓肌肉衰减的有效方法是吃动结合，即一方面要增加摄入富含优质蛋白质的食物，另一方面要进行有氧运动和适当的抗阻运动。老年人胖瘦要适当，体重过高或过低都会影响健康，不应过度苛求减重，"千金难买老来瘦"的传统观点必须要纠正。从降低营养不良风险和死亡风险的角度考虑，老年人的BMI应不低于20.0 kg/m²，最高不超过26.9 kg/m²。老年人应经常监测体重变化，使体重保持在一个适宜的稳定水平。如果没有主动采取减重措施，体重在3个月内变化超过3 kg应引起高度重视，可到医院进行必要的体格检查。

（四）摄入充足食物，鼓励陪伴进食

老年人每天应至少摄入12种食物。采用多种方法增加食欲和进食量，吃好三餐。正餐进食不足的老人，应选择适合的加餐食品，如水果、坚果、酸奶、糕点、植物蛋白奶、全营养食品，在两餐之间进行加餐。尽量与家人和朋友一起进餐，鼓励一周与朋友聚餐1～2次，有益于增加食物种类、风味，可增进食欲，增加愉悦感和幸福感。

（五）定期营养筛查，预防营养不良

对于体重过轻或近期体重下降的老年人，应进行医学营养评估，常用《营养风险筛查2002》（NRS2002）或《微型营养评定简表》（MNA-SF）进行，综合分析摄食情况、消化吸收能力、体格检查、人体测量、体成分分析、生化指标、临床表现等营养相关问题，得出疾病相关的营养诊断。首先应排除疾病原因，根据目前健康状况、能量摄入量和身体活动水平，逐渐增加能量摄入至相应的推荐量水平，或稍高于推荐量。

三、老年人的膳食搭配原则

1. 饭菜要香　指饭菜搭配要合理，烹饪要得法，使得餐桌上的食品色、香、味俱全，以提高老年人的食欲。

2. 质量要好　指老年人应多食用营养丰富的食品。例如必需氨基酸含量丰富且易于消化的优质蛋白，如禽蛋类及豆制品等；含丰富维生素的蔬菜水果等；以及含膳食纤维较多的食品。

3. 数量要少　指老年人每餐进食的食量要少，

不宜过饱，应以七八分饱为宜，尤其是晚餐更要少吃，可以采取少食多餐的方法。

4．菜肴要淡 指老年人不食用过咸食品，食盐摄入过多易引发高血压等心脑血管疾病，所以每天的食盐摄入量应控制在 5 g 以下。

5．饭菜要烂 老年人进食的饭菜要尽量做得软一些、烂一些，以便于老年人消化吸收。

6．饮食要温 老年人进食的食物温度应冷热适宜，特别注意不要食用过凉的食品，以免引发胃肠不适。

第二节 居家营养管理

按照我国目前的养老政策，大中城市基本采用"9064"或"9073"的养老政策，即90%的老人在家人和保姆的照顾下家庭养老，6%或7%的老人在社区的帮助下居家养老，只有3%或4%老龄、失能、失智老人需要进入养老机构。因此，居家养老（或原址养老）是主要的养老形式。但是，无论在城市还是农村，空巢老人所占的比重都越来越大，甚至超过50%的老人没有和子女住在一起。而且大部分老年人都患有各种慢病，很多失能、失智的老人依然在家里由家人或保姆照顾，因此，居家养老更需要加强营养管理。

居家营养管理主要是针对有各种慢病的老人提供居家营养管理的技术支持。《中国老年患者家庭营养管理专家共识（2017 版）》对家庭营养管理的术语和定义为：由营养师、医生、护士、照护者及康复治疗师组成的多学科专业化团队，在家、社区及养老机构为老年人群提供的全程营养管理服务。表 5-1 为老年人群家庭营养管理团队的组成及职责。很显然在现阶段，我国还没有这样的家庭营养管理团队。按照欧美发达国家的经验，未来社区医院、全科医师和营养师应是家庭营养管理的主要力量。

表 5-1 老年人群家庭营养管理团队组成及职责

家庭营养管理	团队组成及职责
筛查、评价	营养风险筛查：临床营养师、护士
	营养状况评估：临床营养师、执业医师
	吞咽能力评估（针对吞咽困难患者）：康复治疗师
	临床综合评估：临床营养师、执业医师
	社会心理评估：护士、执业医师
计划	确定营养需求目标：临床营养师、执业医师
	确定营养方案（途径、地点、时间等）：临床营养师、护士（管饲）、执业医师、陪护人员
实施	说明营养干预方案：临床营养师、陪护人员
	说明营养实施操作规范及注意事项：临床营养师、护士（管饲）、康复治疗师、陪护人员
	建立营养摄入途径：护士（管饲）
	确定食物软硬程度、流质食物浓度：康复治疗师
	吞咽训练：康复治疗师
	执行营养实施方案：临床营养师（营养教育）、护士（营养教育）、陪护人员（肠内营养）
	营养方案执行情况：临床营养师（营养教育）、护士（营养教育）
监测	营养状况再评估：临床营养师
	评估家庭肠内营养管理的有效性：临床营养师（营养教育）、护士（管饲、营养教育）、执业医师
	耐受性和依从性评估：临床营养师、护士（管饲）
	并发症处理：临床营养师、护士（管饲）、陪护人员
	吞咽功能评估：康复治疗师
	是否继续家庭营养管理及改变方案：临床营养师、执业医师、康复治疗师、陪护人员

5

目前居家营养管理的主要内容是营养风险评估、营养教育和家庭肠内营养指导，更多依靠的是社区养老护理人员和营养师（临床营养医师、老年营养师、公共营养师、营养指导员等），应大力加强老年营养人才的培养，赋能照护人员。

一、定期进行营养风险筛查和评估

近年我国发表了大量有关社区老年患者营养风险的研究，筛查工具主要有 NRS 2002 和 MNA-SF，但由于地域、对象不同，老年人群的营养风险的发生率差异较大。2012 年由中国营养学会老年营养分会组织的全国五城市营养风险筛查的结果具有代表意义。该研究共调查 6058 名老年人，研究结果显示，我国养老机构营养风险发生率最高为60%，社区为 37%，提示我国社区老年人群营养状况不容乐观。国外有系统评价研究显示，社区老年人群营养风险发生率为 20% ～ 83%。《中国老年患者家庭营养管理专家共识》建议，社区和养老院更适合使用 MNA-SF，应由经过培训的医护人员对65 岁及以上的老年人定期进行营养不良风险筛查与评估，以便尽早发现问题，及时干预。

2020 年中国老年学和老年医学学会编制了团体标准《老年人营养不良风险快速评估指南》（T/LXLY 003—2020），其中的筛查表可用作老年人营养不良风险自我筛查，由老人自己和看护人为其进行初步筛查，提醒及时就医或增加营养。

营养风险筛查的频率为：健康老人每年应进行一次筛查；当有重大疾病发生和家庭出现重大变故时应及时进行筛查；出院病人应每个月进行随访、筛查和评估。

二、家庭营养宣教

老年人有更多的闲暇时间，也更愿意从各种渠道获得养生保健知识。营养教育有助于改善营养状况和促进成功老龄化。

（一）传统媒体

通过大众媒体、宣传页、社区宣教和新媒体传播营养知识，普及《中国居民膳食指南》《中国老年人膳食指南》中的相关知识。

（二）社区营养讲座

慢病老年人群是营养教育的重点人群，有研究显示，阿尔茨海默病患者、抑郁症患者、帕金森病患者营养不良发生率均较高，慢性阻塞性肺疾病患者也有 26% ～ 70% 存在营养不良。疾病变化可影响食物摄取、身体组成和体重；而慢病限制性治疗饮食执行不当可能加重食物摄入不良（如糖尿病），导致老年人群非自主体重减少和营养不良。

（三）重点人群营养教育

罹患慢病的老年人群营养不良风险更大，故慢病老年人群是社区营养教育工作的重点对象。慢病营养教育要系统化持续进行，重要知识反复强调，避免老年人获取知识碎片化或被误导。通过不同形式的营养教育，改善存在营养不良风险的社区居家老年人群的营养状况：①对社区居家老年人群的营养宣教及规律性随访可改善其营养状况；②营养师家访可显著提高社区老年人群对膳食干预的依从性，降低再入院率和死亡率。

三、指导家庭为老人提供适宜的肠内营养食品

借鉴国外家庭营养管理经验，结合国内家庭肠内营养实践，按照营养不良的原因，将家庭肠内营养适应证进行分类，见框 5-1。满足框 5-1 指征的老人，应由家庭医生、营养师和社区养老服务人员组成专业团队（表 5-1），为其进行个体化营养管理，制定膳食营养方案。指导老人看护者制作匀浆

框 5-1　中国老年人群家庭肠内营养适应证

- 饮食摄入量减少：口腔、食管肿瘤；神经系统疾病，如脑血管意外、多发性硬化、运动神经元病变、脑瘫

- 吞咽困难：咽喉部吞咽困难，如由脑卒中、神经退行性病变、头颈部肿瘤引起

- 营养素吸收能力受损：胃肠切除、旁路手术；消化道恶性肿瘤，如胰腺癌、结直肠癌；炎症性肠病，例如克罗恩病、溃疡性结肠炎；短肠综合征、胃肠道造瘘；放射性肠炎

- 营养需求增加、有特殊的营养需求：慢性肺疾病，例如肺纤维化囊肿、慢性阻塞性肺疾病；慢性肾衰竭；神经性厌食症；艾滋病患者、HIV 携带者；代谢性疾病和血液系统疾病；外伤及手术后患者

膳食和合理使用口服营养补充剂以及特殊医学用途 配方食品来满足老人的营养需求。

第三节　社区营养管理

社区营养管理是指在社区内，运用营养科学理论、技术及社会性措施，研究和解决社区人群营养问题，包括食物生产和供给、膳食结构、饮食行为、社会经济、营养政策、营养教育及营养性疾病预防等方面的工作。老年人是社区营养管理的主要目标人群。《"健康中国 2030"规划纲要》提出："推进老年医疗卫生服务体系建设，推动医疗卫生服务延伸至社区、家庭。"

按照我国的实际情况，社区老年营养管理主要策略应包括建立和完善社区助老供餐体系、建立营养筛查与评估机制、开展主要以健康教育和营养咨询为主的慢病营养干预体系三个部分。这些内容在社区单靠医务人员是难以完成的，应与社区养老服务人员、家庭病房相结合来完成。

政府应积极建立包含民政体系在内的康复、营养诊疗和社区卫生服务为一体的慢病特色康复营养中心。

1．统一机构设置。建设以医养康养机构为主导、以营养健康联盟与其他若干家医院及区、县、乡、镇卫生院（社区卫生服务中心）为成员单位的紧密型医疗康养服务。

2．统一人员技术与临床培训服务。以医学营养为核心统一进行技术培训、临床指导服务。积极推动医共体健康服务。建设慢病管理档案，推动宣传合理营养、健康指导宣教。

3．统一区域性医疗卫生资源调配。结合民政体系将社区医疗服务站与养老驿站（医、养、护）业态整合、优化配置、建立区域独立的医学营养中心，互相共享资源的优势下，深度导入医学营养健康普及，为有效社区、居家老年人个性化营养健康管理夯实基础。

一、建立和健全社区助餐服务体系

在我国现有养老体系框架下，社区老年营养管理离不开社区养老服务体系。社区养老服务是指以家庭为核心，以社区为依托，以老年人日间照料、生活护理、家政服务和精神慰藉为主要内容，以上门服务、日间照料服务等形式，并引入养老机构专业化服务方式的居家养老服务体系。社区养老是各地政府着力打造的养老服务社会化的重要一环。以北京市为例，到 2020 年末已建立 1008 家养老驿站，为社区老人提供助餐、助医、助洁、助浴、助急、康复服务、呼叫服务和精神慰藉，涵盖了社区养老服务的各个方面。所有这些服务都会对老年人的营养状况改善有帮助，因此，社区老年人营养管理是一个系统工程。而在这些居家养老服务中，"助餐"是老年人最需要的，为老年人提供既营养又符合老年人特殊要求的餐食，是社区养老服务的一个重要抓手。

"数字化管理"已成为新的技术手段，应充分利用智慧养老和网格化管理系统，摸清所在社区的家底，主动为需要帮助的老弱病残者提供帮助。

1．建立和完善社区食堂，完善助老供餐。大型和超大型城市应建立以中央厨房、团餐企业和餐饮连锁店等社会化餐饮服务企业为主，有条件的养老驿站自己加工制作餐食为辅供餐方式，同时利用社会化网络送餐平台结合的形式，为需要助餐的老人提供营养均衡、适合其咀嚼吞咽能力的餐食。

2．医院和医养结合机构提供医疗餐。由医院营养科为出院的管饲病人配制特殊管饲食品，满足家庭病房的需求。

二、建立包括营养风险评估在内的老年综合评估机制

国家已经出台了对高龄、失能、失智老人进行经济补贴的政策，这些重残人员营养不良和肌少症比例很大。营养筛查与评估已列入老年人综合评估，这些老人经有资质的第三方评估机构进行评估后，符合条件者可获得相应的补贴，用于购买服务或支付护理人员的费用，但能否用这笔补贴购买营养品和食品，各地政策不同。有些城市已经建立了很好的智慧养老平台，可以收集社区老年人的各

5

种信息，但缺乏营养改善评价相关内容，肌少症和重度营养不良尚未纳入民政部门的政府购买服务内容，改善措施无法落实，应建立社区营养信息库。

三、设立老年综合营养宣教与体验场所

社区驿站是一个很好的场所，可以充分利用它进行综合营养宣教，并开展现场体验活动。社区营养宣教活动根据所在社区的人群构成特点，设计不同的宣教内容，每次讲一个知识点，布置家庭作业，通过实践来掌握学习内容。

1. 举办专家讲座　分别邀请营养、食品、医疗、中医专家到社区讲课。

2. 分享式学习　由社区的营养达人现身说法，讲自己如何安排自己的退休生活，如何照料家里的高龄老人，分享经验。

3. 体验式学习　让老年人跟上时代的步伐，学习新知识新技能，学习使用现代新媒体、新技术，培养新的爱好，如尝试直播、玩新媒体；使用新的烹饪工具，改善烹调技术。

4. 急救课程学习　自救和互救知识学习。

5. 组织文娱体育活动，活跃身心，保持活力，享受老年生活，满足老人的心理需求。

四、营养支持与营养咨询

建立专家团队，为驿站工作人员提供技术支持。驿站工作人员负责社区老年人的营养筛查与评估，收集相关数据并汇总，轻、中度营养不良者可由驿站的老年营养师提供咨询服务和营养指导；重度营养不良、肌少症和衰弱症病人应将其病案及时提交给专家团队，由医学专家给予咨询服务和营养处方，使其接受医学营养指导和治疗。

目前，对老年人进行营养干预的方法主要有下列几种类型。

1. 社区综合营养教育

（1）饮食行为的改变：通过营养教育与干预，济宁市社区老年人每天喝牛奶，吃蔬菜、水果，每周吃 5 次以上豆制品的比例显著提高，喜欢吃咸的老年人明显减少，血浆维生素 C 和血锌浓度显著提高。

（2）健康状况的改变：上海市大场社区用营养讲座、编制食谱的方式对高血压中老年人进行营养教育与膳食干预。12 周后，血压正常者达 16.22%，未参加干预者仅为 2.38%。参加干预者人均收缩压降低 3.3 mmHg，舒张压降低 1.95 mmHg。

2. 老年人膳食调整与改进　天津某社区老年人通过调整膳食结构、补充 B 族维生素、蓝莓和银杏叶提取物后，血清白蛋白及维生素 C、维生素 E 水平均显著高于未作调整补充者或调整补充前。与此同时，基本认知测验总得分、汉字旋转、数字记忆广度、无意义图形再认 3 项测验得分均有显著提高。上海市长宁区对敬老院的膳食进行干预后，食物与营养素摄取也有了较大改善。用膳食调整的方法对患有代谢综合征的老年人进行营养干预，调整后人均每天总能量、碳水化合物供能比、脂肪供能比、可溶性碳水化合物占总碳水化合物的比例、饱和脂肪酸占总脂肪酸的比例均有明显降低，膳食纤维摄入量增高，食盐量由 12 g/d 控制到 3 g/d 以下。在 1 个月末 89% 的患者空腹血糖（fasting plasma glucose，FPG）可达到正常水平，2 个月末有效率达 100%，其后血糖可维持在正常水平；1 个月末餐后 2 小时血糖 92% 可达到正常，2 个月末有效率达 99%，其后可维持正常水平。3 个月末，糖化血红蛋白百分比由干预前的 12% 降至 6%。总三酰甘油在 2 个月末就从干预前的 3.03 mmol/L 降至 1.57 mmol/L；3 个月末总胆固醇从干预前的 6.59 mmol/L 降至 4.97 mmol/L，而高密度脂蛋白胆固醇从干预前 0.77 mmol/L 升至 1.15 mmol/L。3 个月末的血压由干预前的 132/88 mmHg 降至 128/85 mmHg。

3. 营养补充与支持

（1）免费提供营养食品：深圳市某社区由食品加工单位、社区居委会等配合组成膳食干预网，选取优质粗粮，包括豆类、玉米、小麦、大米、小米及高粱等，由指定的食品加工单位制作成特定的馒头（每个 100 g），送到社区居委会后，每天上午发到高脂血症和高血压老人手中，每人每天 1 个。干预 3 个月后，干预组老人杂粮量由 45 g/d 增至 131 g/d，收缩压则由 153 mmHg 降至 143 mmHg，血清三酰甘油由 3.21 mmol/L 降至 2.02 mmol/L，血清胆固醇水平由 5.89 mmo/L 降至 5.14 mmol/L。

（2）被动式营养干预方式——送餐上门：对于社区的失能或空巢老人，采用新鲜、优质的粮食和蔬菜为原料，为老人们提供有针对性的营养午餐，以送餐上门方式进行营养干预。6 个月后体重指数（body mass index，BMI）、上臂围（midarm circumference，MAC）和小腿围高于干预前，躯体功能、心理功能和社会功能三个维度的评价也均高于干预前。

（3）住院老人营养支持：住院老人是营养问题最为严重的群体，适当的营养支持，可提高住院老人的体质，加速疾病的恢复，提高生命质量。对于因股骨骨折而入院治疗的老人（平均年龄 82.9 岁），用口服营养补充（oral nutrition supplements，ONS），每天提供 18 ～ 24 g 蛋白质（500 kcal 能量）的方法进行营养支持，住院和康复期间共服用 20 天，对老人开始入院治疗和康复后 4 周的营养与健康状况进行评价发现，经过营养支持的老人住院天数缩短 3.7 天，BMI、MAC、肱三头肌皮褶厚度（skinfold thickness of triceps，TSF）均有良好的改善。

五、老年营养与社区康养有机结合

医、养、康、护驿站机构通过营养中心优化老年群体对营养补充、营养干预的消费指导及产品聚焦效果，并争取民政及政策支持。老年营养聚焦不但是在养老机构中，更是小机构多功能（慢病健康管理中心、社区助老健康营养中心、社区居家照料机构）服务前端的基础，通过把营养健康体系评估、个性化营养膳食服务等都融入服务功能中，可以有效地保证服务黏性和盈利空间。在每个社区配置相应的营养师、社区护理员、老年营养师等专业人员，为社区里的健康人群、出院病人、慢病病人、老年病人提供健康管理、延续护理、居家护理服务。同时，希望政府设置对社区营养健康中心专业人员的激励，规范引导企业积极发展小空间多功能的社区康养服务业；组织相应行业专业协会培训更多的专业人才，并进行营养中心资格的评定。

第四节　养老机构营养管理

既往研究显示养老机构老年人营养不良风险的比例高于社区居家老年人。养老机构承担着高龄、失能和半失能老人照料和护理的功能，入住人员大多患有多种慢病，入住的老人一日三餐都是由养老机构来负责，膳食管理是否合理直接影响老年人的健康状况和生活质量。

一、规范管理

养老院餐饮管理应符合国家和行业相关法规和管理规范。养老院从厨房设计、消防安全、食品采购及加工储存、餐食制备、供餐服务、就餐环境、各个环节均应符合相关法规和管理规范。

二、设置营养师职位和建立营养科

（一）设置营养师职位、完善人员配置
养老机构规模和性质不同，人员配置要求也不同。

1. 普通养老院　①营养师和床位比应为 1：100。②餐饮管理人员、厨师、配餐师应经过老年营养专业培训。

2. 医院结合养老院（CCRC）　①应设有营养科，配备营养师、护士、膳食操作管理人员。营养师和床位数的比例为 1：（25 ～ 30）。②建立肠内营养配制室，根据老人的指标制作、提供全营养管饲食品。

（二）建立营养评估制度，及时发现营养问题
由营养师指导和培训护理人员定期和不定期对入住老人进行评估，初次入院评估时应包括摄食能力评估（咀嚼能力、吞咽能力）和营养风险评估，作为分级供餐的依据。

三、提供定制化食谱

由于老年人的健康状况千差万别，饮食很难满足所有人的要求。为制作、提供合理膳食，实行分级供餐，分为普通膳食和特殊膳食。

5

（一）普通膳食

适合没有特殊饮食限制的老年人，根据其物理性状分为普食、软食、糊状和易食品、管饲食品四个类别，合理使用营养素补充剂和医学食品，使营养密度不因食物物理性状的改变而降低。普通膳食按照平衡膳食原则提供食物，总量以维持体重正常为原则，既要避免摄入不足体重下降，又要避免过度喂养导致肥胖。膳食总能量如下述。

1. 自理老人　男性 1700 kcal/d，女性 1500 kcal/d。

2. 半自理老人　尚有部分活动能力，男性 1600 kcal/d，女性 1400 kcal/d。

3. 全护理老人　没有活动能力，男性 1500 kcal/d，女性 1400 kcal/d。

对于患有帕金森病等高代谢疾病的老人，应按照能维持正常体重为原则提供食物量，避免进行性体重降低。

（二）合理使用营养补充剂

1. 对于老年失智症患者，应在普通膳食的基础上，增加抗炎的 ω-3 脂肪酸，改善神经功能的磷酸丝氨酸、维生素 B_6、维生素 B_{12} 和叶酸等营养素。

2. 便秘和胃肠功能紊乱者，增加膳食纤维和益生菌摄入，改善肠道功能。

3. 骨质疏松症是老年人常见病，应适当补充钙、维生素 D、维生素 K、氨基葡萄糖等功能性成分。

（三）特殊膳食

因为疾病而无法进食普通膳食时，应由临床营养师进行营养处方，提供特殊膳食，包括要素膳、糖尿病膳食、肾病膳食、肝病膳食、肿瘤膳食、整蛋白不耐受膳食、慢性阻塞性肺疾病膳食等。

四、鼓励自己进食，维持残存功能

为老人设置特殊餐桌，提供特殊餐具，耐心等候并鼓励老人自主进食。

五、吞咽功能训练，恢复经口进食

对于一些因脑卒中或意外伤害等出现吞咽功能障碍而不得不接受管饲的老人，应由康复师提供吞咽功能训练，逐步恢复经口进食能力。及时评估是否可以拔管，改为经口进食，提高生活质量，降低护理难度。

六、建立营养数据库

利用智能养老系统，将所有营养信息数据化，动态管理，进行卫生经济学评价。数据可广泛运用到医院各科室，通过营养诊疗软件，覆盖下属医疗机构、社区卫生院等，进行临床营养支持和慢病管理，完善地区健康数据信息。

七、健全智慧营养管理平台

依托信息化管理和完善的业务流程体系，为运营机构和老年群体提供一个高效的医学营养就诊管理平台。为营养管理中心的临床营养管理提供完善解决方案，包含营养筛查、营养评估、营养诊断、膳食营养治疗、膳食营养配置、肠内肠外营养配置、营养随访、收费管理、仓储管理、数据报表、系统管理等功能模块，支持与医院 HIS、LIS、EMR 等系统无缝对接。智慧营养管理平台核心功能支撑须达到以下要求。

1. 营养筛查　NRS、MUST、MNA-SF 等筛查方法，系统自动评估打分，可筛查出需要营养干预的患者。

2. 营养评估　多维度评价，涵盖体格、临床检查、膳食回顾、食物频率调查、饮食爱好、运动调查等模块，全方位评价患者的营养状况；可实现与人体成分分析仪等设备的对接，通过诊断算法模式，自动生成营养诊断。

3. 营养干预　膳食＋肠内＋肠外的系统化干预管理，多模式和路径，满足不同医院流程；建立临床科室与营养科的协作机制，营养专家分析，风险预警。

4. 营养报告　全业务、全记录，自动生成，自动存档。

第五节 老年人营养支持策略

老年人营养不良可以是原发性，也可以是继发性。原发性营养不良多为进食不足所致，继发性营养不良多为器质性疾病导致能量和蛋白质摄入不足所致。临床上，老年患者的营养不良较为常见。导致老年人营养不良的原因较多，其中器官功能减退和代谢能力下降是重要因素，伴随疾病尤其是消化道疾病，是导致和加重营养不良的常见原因。

随着年龄的增长，老年人主要器官功能尤其是储备功能下降，分子生物学表现为基因表达和基因调节能力下降或失去平衡，从而使机体代谢能力发生改变，细胞变形和功能减退，进而导致机体各系统器官功能下降。心肌细胞内脂褐质沉积，心脏萎缩，传导系统退行性变，心排出量和心脏功能下降。随着年龄增长，不同程度地伴有慢性阻塞性肺疾病，导致气道收缩率下降，小气道管壁狭窄，营养不良导致呼吸肌肉变薄，肌力下降，这都是影响肺功能的重要因素。胃肠运动功能减退，各种消化酶分泌减少，消化功能下降，肝细胞数相对减少，直接影响营养素的吸收和代谢，导致和（或）加重营养不良。体内淋巴细胞总数减少，B淋巴细胞相对增加，T淋巴细胞减少明显，仅为中青年的50%左右，以致老年人的恶性疾病发病率增加。以上诸多器官功能的改变与营养状态均相关，并且随营养状况的恶化而加重，严重影响老年患者的康复。

老年人的营养代谢与中青年人不同。首先是基础代谢率下降，研究显示，75～79岁老年人的基础代谢率下降1/3左右。葡萄糖的代谢率和耐受性随着年龄的增长而下降，脂肪分解代谢和脂肪廓清能力降低，蛋白质的吸收率和利用率不足，创伤后蛋白质分解代谢增强，而合成代谢减弱，易导致低蛋白血症。由此可见，老年患者的生理和病理特点决定了营养问题是康复过程中非常重要的一环，合理的营养支持能改善老年患者的营养状况，维护脏器、组织和免疫功能，促进脏器组织的修复，提高对手术的耐受能力，减少并发症，缩短住院时间和节省医疗费用。现代临床营养支持历经50年的发展，理论和技术日趋成熟，目前营养支持的功能分为3部分：①补充性营养支持，针对原有营养不良，或丢失量过大患者的营养支持；②维护性营养支持，针对病情危重消耗大，或不能进食时间较长（>5 d）的患者的营养支持；③治疗性营养支持，应用药理性营养素，发挥药物治疗性作用的营养支持。在老年患者的营养支持实践中，尚应遵循以下策略。

一、遵循"先筛查，再支持"的原则

研究发现，对于无营养风险的患者，不加选择地给予营养支持（nutritional support），尤其是肠外营养可增加其并发症（如感染性并发症）发生率和延长住院时间。采用营养风险筛查2022（nutritional risk screening，NRS 2002）进行营养风险筛查且达到营养风险标准的患者，其使用营养支持后的临床结局好于未达到营养风险标准的患者。2002年以后发表的一个多中心临床研究（有212个中心参加）表明，NRS在预测营养风险和患者对营养治疗的反应方面，具有其他工具所不可比拟的优势。蒋朱明等率先在国内13个大城市的大医院内外科6个专业开展营养风险筛查，入组患者15 211例，其中顺应性达99.2%，总营养不足率12.0%，营养风险率35.5%，与国外同期研究结果相近。因此，中华医学会肠外肠内营养学分会推荐"NRS 2002"为住院患者营养不良风险评定的首选工具，将NRS 2002评分≥3分（加上一般情况较差）作为应用营养支持的标准，现有的国内外研究显示，NRS同样适合于老年住院患者。针对老年患者（≥65岁）应用NRS 2002进行营养评估，纳入2386例，适用率94.8%；营养风险的发生率为28.2%（673/2386），营养不足［体重指数（BMI）≤18.5］的发生率为26.4%。另一项在消化道肿瘤患者进行的营养风险筛查结果显示，≥65岁肿瘤患者的营养不足率为30.1%、营养风险率为38.3%；≥80岁营养不足率为37.5%、营养风险率为57.1%（32/56）；显著高于其他年龄组。以上研究可见，约有1/3的老年住院患者需要营养支持，并且可以从营养支持中受益。

5

二、坚持"肠内营养优先"的策略

老年患者在接受营养支持前，应先纠正低血容量以及酸中毒、低钠、低钾等水、电解质及酸碱平衡紊乱情况，调整各器官功能。根据年龄、营养风险、是否禁食、原发病及同一疾病的不同病程、引流量和是否伴随其他心、肺、肾疾病，选择合适的营养支持途径、适量的热量和营养物质，制订个体化营养支持方案。肠内营养是有胃肠道功能老年患者首选的营养支持手段，只有肠道不能耐受或无法进行肠内营养时，才考虑选用肠外营养。肠内营养（enteral nutrition，EN）在维持肠黏膜屏障功能、减少细菌和毒素易位，以及预防肝内胆汁淤积和减少肝功能损害上具有重要的意义。对于老年患者，许多研究得到相同的结论，EN 对比肠外营养（parenteral nutrition，PN），可改善临床结局（减少感染并发症和缩短住院时间等）和节省医疗费用。目前对于 EN 的应用国内外专家的共识是"当肠道有功能且能安全使用时就用它"。

但是，由于 EN 实施过程中，存在一些现实问题，如口服全量困难、需要管饲（很多患者不愿接受置管）、胃肠道不适症状（约 56.3%）、危重症应激状态下代谢紊乱和胃肠道功能异常、没有 PN 依从性好等。对于需要营养支持的老年患者，临床医师更愿意选择 PN。调查发现，北京医院老年住院患者 PN 和 EN 的比例大于 4：1，国内的平均比例约在 8：1，与发达国家尚有较大差距。因此，不断深入的继续教育，提高对 EN 优势认识水平，是推动"坚持 EN 优先"理念的重要举措。同时，临床实施 EN 时，注重方式和方法，如：①加强心理辅导，正确宣讲 EN 优点，征得老年患者的理解和信任；②根据病情选择合适的 EN 制剂；③输注过程坚持由慢到快、由稀到浓、持续输注；④保持合适的营养液温度；⑤出现腹胀等耐受性症状时，先减慢滴速，甚至暂停，症状缓解后继续 EN 等。按照上述方法，应用 EN 的老年患者，超过 90%完成治疗过程。

三、倡导"联合营养支持"的方法

由于 EN 实施过程中出现的困难，尤其对于

老年危重症患者合并的肠功能障碍，能够实现早期 EN 者不足 50%，可耐受 EN 的不足 20%。2007年，对全球 208 个重症监护病房（ICU）的 2946例机械通气患者营养支持调查结果显示，入住 ICU 48 小时内开始 EN 者占 36%；达到目标喂养量者占 45.3%。Petros 等针对 ICU 患者的研究发现，4 天后达目标喂养量的病死率明显高于早期（< 4 天）达到者（73.3% vs. 26.1%）。营养供给不足与感染、伤口愈合不良、ICU 停留时间延长等相关，且不能为后期的营养支持逆转。研究发现，每天能量供给的 30% ~ 60% 由 EN 提供者，即可满足对维护肠黏膜屏障功能的需求。因此对于各种原因导致的 EN 不能解决其营养需求，联合 PN，是多数老年患者更宜接受的营养支持方式。研究表明，联合 EN 和 PN，虽然增加了感染风险（OR 1.66，95%CI：1.09 ~ 2.51，P=0.02），但病死率下降（OR 0.51，95%CI：0.27 ~ 0.97，P=0.04）；可见联合营养支持既保留部分 EN，发挥维持肠屏障功能作用，又避免长期喂养不足所带来的营养不良及感染的风险。

回顾性总结北京医院接受胰十二指肠切除术 48 例老年患者，对比联合营养支持（PN+EN）与单纯 PN，结果显示联合营养支持组术后 7 天和 14天内毒素水平显著低于 PN 组（P < 0.01）；联合营养支持组术后 14 天谷丙转氨酶、谷草转氨酶、总胆红素和直接胆红素等指标的下降幅度显著高于 PN 组（P < 0.05）；联合营养支持组感染并发症发生率为 8.0% 显著低于 PN 组 26.0%（P < 0.05）。国内外相关学会的指南建议：EN 不能达到营养目标量的 60%，即应联合 PN。

四、重视发挥药理营养素的治疗作用

药理营养素（pharmacol nutrients）是指除为机体代谢提供能量或氮源外，还具有维护器官功能，减少组织损害，改善临床结局等重要功能的一类特殊营养素。其来源于氨基酸类的有谷氨酰胺、精氨酸、核苷酸、牛磺酸等；来源于脂肪酸的有 n-3脂肪酸和 n-9 脂肪酸等，以及膳食纤维、维生素 E 等。

谷氨酰胺（glutamine，Gln）是条件必需氨基

酸，是体内快速增殖细胞的能量来源，如肠黏膜细胞和免疫细胞等，因此，补充谷氨酰胺在修复肠屏障功能和免疫功能等方面有重要意义。对腹部等术后老年患者给予添加 Gln 的 PN，与普通 PN 比较，可减轻创伤后老年患者黏膜屏障的损害和内毒素血症，改善氮平衡和减少感染并发症。针对老年消化道肿瘤患者的研究也显示添加 Gln 的 PN 在改善免疫功能和减少术后并发症方面优势明显。

精氨酸（arginine）是一氧化氮的前体，能促进下列物质产生：生长激素、催乳素、胰岛素、胰岛素样生长因子（IGF-1）、胰高血糖素、生长抑素、胰多肽、抗利尿素和儿茶酚胺等。研究证实，老年患者补充游离精氨酸（19 g/d，连用 2 周）可改善外周血淋巴细胞反应，增加血清 IGF-1 浓度；其他研究也显示补充精氨酸可提高老年患者的识别能力和短期记忆能力、促进创伤愈合；与鱼油制剂合用可增强抗感染能力、缩短住院和 ICU 停留时间，降低多器官功能衰竭（multiple organ failure，MOF）发生率。对于危重症患者（APACHE 评分 > 10）应用含有精氨酸的免疫营养支持死亡率有增高趋势，应持慎重态度。

来源于鱼油的 n-3 脂肪酸（omega-3 fatty acids）是二十碳五烯酸（eicosapentaenoic acid，EPA）的前体物质，EPA 可与细胞膜磷脂结合，部分与花生四烯酸竞争，可调节炎性细胞因子产生以及免疫功能。研究表明，在老年腹部手术后患者应用添加鱼油的 PN，与大豆油脂肪乳比较，可显著降低术后 TNF-α 和白介素 -6（IL-6）水平，可能减少感染并发症和住院时间。近期关于鱼油脂肪乳的 Meta 分析结果发现，添加鱼油的肠外营养可以有效减少住院时间（加权平均差 =−2.98，$P < 0.001$）和 ICU 治疗时间，降低术后感染率（OR=0.56，P=0.04）。

五、密切监测，预防营养支持并发症

老年患者的器官功能和代谢特点决定了营养支持效果不如年轻人，更易出现并发症。纠正老年患者的营养不良不能操之过急，尤其是严重营养不良时，应循序渐进，如先给所需营养量的半量，再逐渐增加至全量。在营养支持过程中应随时监测，除及时评价营养支持效果及重要脏器的功能状态外，尚需密切观察血糖、血脂、电解质等，并关注出入量和酸碱平衡。充分评估老年患者疾病和营养状况、了解器官和代谢功能、个体化的营养支持处方、合理的实施手段、密切的监测，是预防营养支持并发症的重要手段。

参考文献

[1] 中国营养学会. 中国居民膳食指南 2022. 北京：人民卫生出版社，2022.

[2] 中国老年医学学会营养与食品安全分会，中国循证医学中心，《中国循证医学杂志》编辑委员会，等. 老年患者家庭营养管理中国专家共识（2017 版）. 中国循证医学杂志，2017，17（11）：1251-1259.

[3] Agarwal E，Miller M，Yaxley A，et al. Malnutrition in the elderly：a narrative review. Maturitas，2013，76（4）：296-302.

[4] Moloney L，Jarrett B. Nutrition assessment and interventions for the prevention and treatment of malnutrition in older adults：an evidence analysis center scoping review. J Acad Nutr and Diet，2021，121（10）：2108-2140.

[5] 王雪，窦秀静，王嘉钰，等. 沈阳市养老机构老年人营养状态与认知功能的相关性研究. 中国疗养医学，2023，32（10）：1070-1074.

[6] 明州彦，马秋平，黄秀丹，等. 养老机构脑卒中吞咽障碍病人营养风险管理现象学研究. 循证护理，2023，9（17）：3168-3173.

[7] 朱丹，付萍，王晓芳，等. 养老机构老年人营养不良风险及影响因素. 中国老年学杂志，2021，41（12）：2657-2662.

第六章　老年饮食行为

饮食行为（eating behavior）是指受到环境、食物与健康观念支配的人的摄食活动，包括食物偏好、进食频率、进食环境、限制性进食等。饮食行为与老年人的膳食摄入、营养与健康状况密切相关，是影响老年人生活质量和老龄化进程的可变因素。与此同时，衰老过程中的生理、心理和社会环境变化又影响着老年人的食欲和饮食行为，导致食物摄入不足，能量、蛋白质、微量营养素缺乏等的发生。

本章将系统阐述老年期饮食行为评价及现状、不健康饮食行为对老年人健康的影响，以及老年饮食行为的影响因素和干预策略等。

第一节　老年人饮食行为评价及现状

饮食行为是机体在环境刺激下的能动反应，其发展始于胎儿期，并在生命不同阶段呈现不同的特点。饮食行为的发展和个体生理及心理行为发展相适应，依赖于机体内外多种因素之间复杂的相互作用，如奖赏反馈机制、运动、食物偏好、自我控制效能、食物线索敏感性、情绪和其他社会环境因素等。这些因素对于饮食行为的影响贯穿于人的整个生命历程，并在不同阶段呈现不同的行为特点。如胎儿通过吞咽羊水开始识别味道和气味，新生儿出生后即有喜欢甜味、拒绝苦味、拒绝新食物的倾向，学龄前期、学龄儿童和青少年是饮食行为形成与干预的窗口期，而成年期饮食行为的可塑性较低，而且与不健康饮食行为有关的健康问题会随年龄增长逐渐显现。

进入老年期后，摄食中枢驱动力下降，牙齿缺失、牙齿不整齐导致的咀嚼能力下降，同时消化液分泌不足；年龄及疾病相关的味觉和嗅觉变化，感官反应迟钝，常常无法反映机体对食物的需求；职业相关身体活动减少，以及骨关节及神经系统退行性病变等问题，使得老年人的活动能力减弱，对能量和营养素的需要量下降；微量营养素缺乏以及长期服用多种药物容易造成食欲不振；心理因素和家庭结构改变，老年人常常独自进餐，缺乏进食氛围；为了控制慢病导致过度限制进食等。以上因素均会影响老年人的食欲和食物选择，并影响进食的食物种类和数量。

一、老年人饮食行为评价

饮食行为既是营养学问题，又属于心理学范畴，对饮食行为的评价基于这两个学科的方法学。

（一）饮食行为调查

营养学对于饮食行为的评价主要是关注一段时间内饮食行为发生的频率，如利用 24 小时膳食回顾法、食物频率法等调查不同种类食物摄入的频率和数量，以及饮食行为发生的时间、地点等。如"中国居民营养与健康状况监测"利用食物频率法对老年人过去 1 周内的就餐行为进行调查，包括进餐规律、是否吃早餐、就餐地点等。

对老年人饮食行为的调查通常包括在过去一段时间（1 周、1 个月或 1 年）内的：①食物选择和偏好，如蔬菜、水果、奶制品、饮料、快餐、油炸食品、早餐食物种类、饮酒情况等。②进食时间和频率，包括进餐规律、早餐、加餐情况等。③进食地点，包括在家、在外（外卖）就餐等。④进食情境，如独自进餐、与他人共餐等。

此外，饮食行为的发生发展与个体特征、环境因素密切相关，包括个体社会人口学特征、营养素养、心理因素、身体活动水平以及家庭、社区和社会环境等；而体重状况、微量营养素状况、慢性非传染性疾病及其代谢危险因素和社会适应能力（自我评价生活满意度）等是饮食行为的主要结局指标。这些均应作为饮食行为调查的相关变量。膳食质量，包括整体膳食质量以及各类食物和营养素的摄入量评价既属于饮食行为，也是饮食行为与健康状况之间的中间变量。

（二）饮食行为量表

正常情况下，进食是一个基于下丘脑饥饿信号启动而止于饱腹感产生的过程。但随着物质生活的提升，人们长期暴露在食物环境中，研究发现食物线索会激活大脑中的奖赏通路，导致个体无法抑制地进食（去抑制进食）。另一方面，也可能由于认知偏差而导致过度限制进食，如以预防和控制慢性疾病为目的，长期严格地控制进食倾向。因此，基于心理学原理来评价饮食行为具有重要意义。

通常采用自我报告的心理量表、实验条件下的行为观察等方法来评价进食过程和饮食心理，包括饮食行为的启动因素、进食过程和终止因素，如食物响应、食物享受、过饱响应、去抑制进食、非饥饿性进食、食物认识强化、冲动与自我控制倾向等。在心理学上，不健康饮食行为主要表现为三种类型：限制性进食、情绪性进食和外因性进食。限制性进食（restrained eating）是由于节食的认知偏差而导致的过度限制进食，如以控制慢性疾病为目的，长期严格地控制进食倾向；情绪性进食（emotional eating）是情绪唤起的进食行为，如情绪低落时的进食；外因性进食（exogenous eating）则是外部食物线索引起的进食，如食物的色、香、味诱发的进食。后两种进食行为又被统称为去抑制进食（disinhibit eating），是超重、肥胖和慢性非传染性疾病的主要危险因素。

三因素饮食问卷（three factor eating questionnaire，TFEQ）是一个广泛应用的自评式问卷，从三个方面（主观克制、去抑制、饥饿）对饮食行为进行测量。2000 年，Karlsson 等将其调整为非控制进食、主观克制饮食和情绪性进食 3 个方面共 18 个条目，之后又增加了 3 个情绪性进食条目，调整为 TFEQ-R21。

限制性饮食量表（restrained scale，RS）用于测量以减轻或维持体重为目的的限制性饮食。量表共 10 个条目，其中包含 6 个测量饮食关注的条目和 4 个体重波动的条目。该量表具有良好的信度和效度，在欧美国家被广泛使用。

荷兰饮食行为问卷（Dutch eating behavior questionnaire，DEBQ）主要测量限制性进食、情绪性进食和外因性进食等饮食行为。该问卷是针对荷兰的社会文化背景与饮食习惯而设计的，共包含 33 个条目，在荷兰、英国、法国等研究人群中具有较好的信度和效度。该问卷与我国的社会背景及饮食文化有一定的差异性，在使用时需要注意其适用性。

进食障碍（eating disorder）属于精神障碍的一种类型（国际疾病分类编码为 6B8），主要表现为对个体的身体或心理健康产生严重负面影响的不正常饮食行为，包括神经性厌食（anorexia nervosa）、神经性贪食（bulimia nervosa）、暴食症（binge eating disorder）等。用来评价进食障碍的有进食障碍诊断量表（eating disorder diagnostic scale，EDDS）、进食障碍检测问卷（eating disorder examination questionnaire，EDE-Q）、饮食失调症状问卷（eating disorders symptoms questionnaire，EDSQ）等。

二、老年人饮食行为现状

随着个体特征、健康状况、食物环境的变化，老年人的饮食行为有较大变化。和青中年人群相比，在外就餐、快餐、含糖饮料、油炸食品等食物消费有所降低，而规律进餐和吃早餐比例有所上升。"2015—2017 年中国居民营养与健康状况监测"结果显示，60 岁及以上老年人过去一周每日三餐率为 85.6%，每天吃早餐率 92.7%，明显高于青中年人群；而在外就餐率（6.6%）在所有年龄组中是最低的。美国国家健康与营养调查（National Health and Nutrition Examination Survey，NHANES）显示，60 岁及以上老年人快餐消费率（2013—2016 年：24.1%）低于 20～39 岁（44.9%）和 40～59 岁人群（37.7%），含糖饮料供能（2011—2014 年：

男 82 kcal，女 55 kcal）也明显低于相应年龄段人群（≥ 20 岁：145 kcal）。上述饮食行为的改善，意味着老年人比青中年人群更关注自己的营养和健康状况。

与此同时，老年人由于牙齿缺失、食欲不振、独自进餐、过度限制性进食等因素导致的食物摄入不足加重，尤其是蔬菜、水果、奶制品等食物；而过量饮酒、进餐不规律等饮食行为问题依然存在。

（一）食物摄入不足（inadequate food intake）

如前所述，老年人由于牙齿缺损、味觉和嗅觉迟钝、消化液分泌和胃肠蠕动减弱、身体活动能力和水平下降、独自进餐、为了控制慢性疾病过度限制进食等，容易出现食欲下降和早饱现象，造成食物摄入量不足和营养素缺乏。《中国居民膳食指南》建议老年人采用多种方法增加食欲和进食量，每天应摄入 12 种以上食物。

"2015—2017 年中国居民营养与健康状况监测"结果显示，我国老年人薯类、蔬菜、水果、鱼虾类、奶制品、大豆制品和坚果的消费频次明显不足，仅约 1/3 老年人能做到顿顿吃蔬菜（≥ 3 次 / 天）、天天吃水果、每周一次鱼，仅有 16.0% 老年人每天摄入奶制品，11.3% 每天吃大豆制品。与膳食指南推荐量范围下限相比，75 岁及以上老年人核心食物摄入不足比例较高，分别为薯类 75.7%、新鲜蔬菜 74.0%、水果 96.9%、大豆制品 79.7%、坚果 90.8%、奶制品 99.0% 和鱼虾类 80.3%。NHANES（2013—2016）显示，60 岁及以上人群全谷物摄入占总谷物比例为 19.7%，远低于膳食指南推荐的全谷物占比至少 1/2；每周摄入海产品 ≥ 2 次的比例仅为 23.3%。

（二）饮酒（alcohol drinking）

老年人常见高血压、血脂异常、高尿酸血症、心脑血管疾病、肝病等，且存在共病现象，而酒精对于这些疾病都是危险因素，因此建议老年人不饮酒或少量饮酒。尽管全球范围内归因于酒精的总死亡比例在青中年年龄组最高，但酒精与老年人死亡高风险仍密切相关，尤其在非洲地区，60 ～ 64 岁年龄组酒精的总死亡归因比例高达 8.1%。

"2015—2017 年中国居民营养与健康状况监测"结果显示，39.3% 老年男性和 8.3% 老年女性在过去 1 个月内有饮酒行为，虽然饮酒率低于其他青中年人群，但经常饮酒率（男 49.5%，女 24.9%）和有害饮酒率（男 18.0%，女 4.9%）在所有年龄组是最高的。NHANES（2007—2010）显示 60 岁及以上人群酒精饮料供能为 96 kcal（男）和 33 kcal（女）。

（三）进餐不规律（irregular eating）

老年人由于生理、疾病和环境因素，容易出现食物摄入不足和营养素缺乏，因此老年人膳食更需要相对精准，不宜随意化。《中国居民膳食指南》建议老年人进餐次数可采用三餐两点制或三餐三点制；每次正餐提供的能量占全天总能量 20% ～ 25%，每次加餐的能量占 5% ～ 10%，且宜定时定量用餐。

"2015—2017 年中国居民营养与健康状况监测"结果显示，11.0% 城市老年人和 17.0% 农村老年人达不到每日三餐，尤其贫困农村老年人达不到每日三餐的比例高达 20.9%；7.4% 老年人从不吃或偶尔吃早餐，农村高于城市；还有 5.1% 和 1.6% 的老年人从不吃午餐和晚餐。

NHANES（2005—2016）显示 40.3% 的老年人（≥ 60 岁）达不到每日三餐，尤其午餐是最常被忽略的一餐（27.8% 不吃午餐），而不吃早餐比例（8.1%）低于 45 ～ 59 岁年龄组人群（12.3%）。日本老年病学评价研究（Japan Gerontological Evaluation Study，JGES）结果显示，16% 老年男性（≥ 65 岁）和 28% 老年女性（≥ 65 岁）偶尔或完全独自进餐；完全独自进餐的男性进餐不规律（< 3 次 / 天）的频率是与他人共餐男性的 3.74 倍。

（四）其他饮食行为问题

除食物摄入不足外，老年期膳食结构不均衡还表现为高脂肪高能量等食物摄入过多。"2015—2017 年中国居民营养与健康状况监测"结果显示，我国 75 岁及以上老年居民中的 32.2% 畜禽肉摄入量超过了膳食指南推荐量范围上限，烹调油、烹调盐超过了推荐量范围上限的比例分别为 41.4% 和 63.9%。

第二节　饮食行为与老年健康

健康的饮食行为不仅可以满足营养与健康的需要，还可促进人际交往；而不健康饮食行为通过影响摄入食物种类和量，如蔬菜水果摄入不足，高脂肪高糖高能量食物摄入过多等，从而导致营养不足、超重肥胖、维生素或矿物质缺乏、非传染性疾病等多种形式的健康问题，而微量营养素缺乏会进一步加重饮食行为问题，甚至发展为进食障碍。不健康饮食行为还会影响老年人的心理状况和社会适应能力，以及生活质量、生活自主性以及老龄化进程，如图 6-1 所示。

（一）低体重或消瘦

"2015—2017 年中国居民营养与健康状况监测"结果显示，我国 65 岁及以上老年人能量摄入不足率非常高，能量摄入量低于能量需要量（estimated energy requirement，EER）者占 75.8%，75 岁及以上的老年男性能量摄入量低于 EER 者均超过或接近 80%。另一方面我国老年人蛋白质摄入不足的比例也很高，蛋白质摄入量低于推荐营养素摄入量（recommended nutrient intake，RNI）者占 76.6%，且随年龄的增加而增加，尤其是农村老年人和高龄老人。因此，老年人能量 - 蛋白质营养不良带来的低体重或消瘦在老年人群尤其高龄老人比较突出。2018 年我国 60 岁以上老年人低体重率为 3.8%，农村高于城市。日本老年病学评价研究（JGES）结果显示，独居且独自进餐的男性低体重的风险更高。

适宜的体重对于老年人健康极其重要，而低体重与肌少症、免疫功能降低、生活自主性等密切相关。老年人体重应保持在一个适宜的稳定水平，如果没有主动采取减重措施，体重降低 ≥ 5%（1 个月内）或 10%（6 个月内），则应进行专业检查与诊断。

（二）超重肥胖及慢性非传染性疾病

如前所述，老年期饮食行为不健康还表现为高脂肪、高能量食物摄入过多，我国 75 岁及以上老年居民中烹调油、烹调盐摄入量超过了推荐量范围上限的比例分别为 41.4% 和 63.9%。在我国，超过 60% 的老年人脂肪摄入过多（供能比 ≥ 30%），特别是城市老年人，75 ~ 79 岁的城市老年人脂肪摄入过量的比例高达 69.2%。

另一方面，膳食营养不均衡、身体活动不足等行为危险因素并不是在老年期首次出现，往往在青壮年时期甚至儿童时期、生命早期就已经出现，生命历程中长时间暴露于危险因素中，由此导致超重肥胖及慢性非传染性疾病在老年人群中比较普遍。2018 年我国老年人超重肥胖率为 50.2%，血脂异常、高血压、糖尿病患病率分别为 36.4%、59.2% 和 24.6%。

中国成人慢病与营养监测（2015）结果显示，中国老年人膳食炎症指数与高血压风险呈正相关。日本老年病学评价研究（2010）对 82 364 名 65 岁及以上老年人的调查结果显示，独居且独自

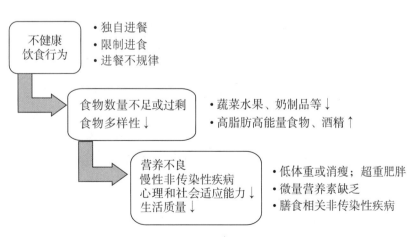

图 6-1　老年期饮食行为与健康

进餐的老年人肥胖风险更高（其中男性 OR=1.37，95%CI：1.01 ~ 1.78）。

（三）微量营养素缺乏

老年人由于食物摄入不足、消化液分泌不足、营养素消化吸收和生物利用率下降等原因，较常见微量营养素缺乏。2012 年我国老年人膳食中维生素 A、维生素 B_1、维生素 B_2、维生素 C、叶酸、钙、锌摄入不足的比例分别为 77.7%、84.2%、91.5%、69.3%、98.2%、96.8%、44.9%。尽管老年人膳食铁摄入量比较适宜，但贫血率仍然高达 10.6%（2018 年）。

（四）认知障碍

老年人食物摄入不足所导致的微量营养素如叶酸、维生素 B_{12}、维生素 C、铁、锌等缺乏，以及高脂肪高能量食物摄入过量导致的动脉硬化、心血管疾病等，均可影响老年人认知功能，与认知障碍的发生密切相关。中国老年健康影响因素跟踪调查（Chinese Longitudinal Healthy Longevity Study，CLHLS）结果显示，水果、蔬菜、红肉、鱼、蛋、豆类、坚果和奶制品摄入不足与老年人较高的认知障碍风险相关。

饮食行为还和老年人虚弱状况有关。研究表明，经常食用水果蔬菜、喜好咸食、不喜好肉食与农村老年人虚弱有关。多摄入高蛋白类食物、坚果、薯豆类和蔬果类膳食可能有助于减轻和延缓衰弱的发生风险。

第三节　老年饮食行为的影响因素

饮食行为是食物环境（社会、政治、经济、美学、宗教等）、食物体系等因素对个体或群体行为产生影响的具体表现，同时也展示了个体或群体的价值、态度、社会认同等特质。因此饮食行为的发展和形成受食物因素（供方）、个体特征（需方）及与两者密切相关的环境因素的共同影响。

一、食物因素

饮食行为和食物选择并不只是与食物消费环节有关，而与整个食物系统（food system）或食物供应链（food supply chain），包括食物种植（养殖）、加工、包装、储存、运输、销售到消费等全过程密切相关。食物供应链各环节决定了食物的可提供性、可获得性、适口性，以及食物的感官性状等。

当每个老年人，无论是独居或是与他人共同生活，在所有时间内都拥有获取充足食物或购买充足食物所需的物质和经济渠道时，充足食物权方视为实现。由于老年人的活动能力与范围受限、经济收入有所下降，因此保证食物物理可获得（physical accessibility）和经济可获得（economic accessibility），是促进老年人健康饮食行为和平衡膳食的重要基础，可保证老年人经常、持久、自由地以符合自己文化传统的方式，获得营养、安全、数量充足的足够食物。

在食物供应充足和购买力允许时，人们对食物的好恶在很大程度上决定了对食物的选择。食物本身的因素如色、香、味、形等感官性状与食物偏好存在密切联系。由于老年人存在咀嚼能力下降、味觉功能退化、消化液分泌减少、肠蠕动减慢、食欲下降等问题，因此《中国居民膳食指南》建议适合老年人的是色、香、味美且细软的食物。如将食物切小切碎，或延长烹调时间；肉类食物可切成肉丝或肉片后烹饪，也可剁碎成肉糜制作成肉丸食用；鱼虾类可做成鱼片、鱼丸、鱼羹、虾仁等；坚果、粗杂粮等坚硬食物可碾碎成粉末或细小颗粒食用；多选嫩叶蔬菜，质地较硬的水果或蔬菜可粉碎榨汁食用；蔬菜可制成馅、碎菜，与其他食物一同制成可口的饭菜（如菜粥、饺子、包子、蛋羹等），混合食用；多采用炖、煮、蒸、烩、焖、烧等方法进行烹调，少煎炸、熏烤等方法制作食物；高龄和咀嚼能力严重下降的老年人，饭菜应煮软烧烂，如制成软饭、稠粥、细软的面食等；对于有咀嚼、吞咽障碍老年人可选择软食、半流质或糊状食物，液体食物应适当增稠。针对老年人味觉和嗅觉功能退化，可以通过食物合理搭配、使用香味增强剂、特殊设备等增加食物的香味，改善老年人的食欲。

二、个体特征

遗传、年龄、性别、生理、心理、疾病、知识、信念、技能等个体特征均与老年人的饮食行为密切相关。

食欲缺乏（loss of appetite）是老龄化的常见特征之一，原因众多：①感觉器官功能退化：随着年龄的增长，老年人的味觉、嗅觉会逐渐退化，导致感知食物味道的功能减弱。②消化功能下降：老年人牙齿咀嚼能力下降，胃肠道蠕动减慢，消化液分泌不足，吸收功能下降，都可能引起食欲缺乏。③疾病影响：如脑血管疾病患者因大脑功能受损而食欲缺乏，抑郁症或老年认知障碍患者常表现为对外界事物失去兴趣。④药物影响：老年人常由于多种疾病共存而需要长期服用多种药物，很多药物（如抗风湿药、抗肿瘤药物、抗生素等）会损伤胃肠道黏膜，引起胃肠不适，导致食欲下降。⑤身体活动影响：老年人由于职业活动减少或疾病原因导致行动受限，身体活动量减少会影响食欲。⑥社交和情绪影响：老年人独居、社交活动减少、心情低落甚至抑郁状态也会导致食欲下降。

口腔健康与老年人饮食行为及膳食质量密切相关。随着年龄增长，老年人会出现口腔黏膜弹性丧失和口腔周围的触觉敏感性降低，颞下颌关节的弯曲关节表面随着年龄增长也会略微变平，而牙齿脱落是颌骨骨质疏松的表现之一。此外，颌部肌肉组织随着年龄的增长越来越呈曲线状，肌肉质量下降且肌肉力量减弱可能导致吞咽障碍。老年人常见的口腔问题包括牙齿缺失、龋齿和牙周病，后两者也会导致牙齿脱落和咀嚼功能受损。尤其牙齿缺失是限制老年人食物选择的主要因素之一。NHANES（2015—2018 年）调查显示，65 岁及以上老年人完全牙齿缺失率为 12.9%，尤其受教育水平较低的群体，并随年龄增长而增加，75 岁及以上人群达到 17.8%。老年人的食物摄入量与牙齿数量明显相关，当老年人由于牙齿缺失影响咀嚼功能时，会避免吃水果、蔬菜、肉类等硬食。有研究显示，与营养良好的人相比，营养缺乏的人平均减少 0.14 颗牙齿；后牙咬合功能缺失的人患营养缺乏的可能性是正常人的两倍；使用完整义齿一定程度上能避免营养不足。

除生理及疾病因素外，不同性别老年人的饮食行为也有差异。有研究表明，老年女性比男性更重视饮食健康，因此其蔬菜水果摄入量超过男性。2012 年我国老年人食物摄入状况显示，城市 60 ~ 74 岁老年女性水果摄入量最高。即使是独居状态，老年女性往往由于具有丰富的购物和烹饪经历，因此更愿意、更有能力烹饪；而独居的老年男性由于烹饪经验少，食物种类和数量、蔬菜水果摄入量更少，尤其老年期才开始独居的老年人更缺乏烹饪经验；而烹饪能力较好的男性则蔬菜摄入量更高，而能量摄入较低。由此可见，烹饪技能是决定饮食行为和膳食质量的关键因素。

三、营养素养

老年人的饮食行为不仅与个人烹饪技能有关，也与食物营养相关知识及获得食物、选择食物等的技能有关。

按照美国心理学家 Albert Bandura 的社会学习理论（social learning theory），饮食行为受食物环境和个人认知及其相互作用的影响。认知是个体对外界信号的信息加工处理过程，有赖于个体的听、说、读、写、算等能力——即素养水平。所以，素养是连接个体与环境的桥梁，并对行为有预测价值。20 世纪 70 年代，"素养"一词开始应用于健康领域，健康素养是在听、说、读、写、算基本能力基础上，再加上认知能力、社交、情感等的高级素养；健康素养决定了个人在一定的健康相关环境下，获取和理解基本健康信息和服务，并运用这些信息和服务作出正确决策，以维护和促进自身健康的能力。营养素养（nutrition literacy，NL）是一种特殊类型的健康素养，指的是个人获取、分析和理解基本营养信息和服务，并运用这些信息和服务作出正确营养决策，以维护和促进自身营养与健康的能力。

营养素养包括食物营养相关知识、理念与技能，是在一定的食物环境中做决定的能力，对于饮食行为具有预测价值，是连接个体、食物和环境的桥梁。提高个体营养素养水平，可促进健康饮食行为，进而改善膳食质量，最终影响营养与健康状况。多项研究表明营养素养水平能影响个人的饮食行为，并能预测营养相关慢性疾病的风险。营养素养水平更高的人倾向于选择地中海膳食模式（蔬菜、橄榄油、坚果），而营养素养水平更低的人倾向于西方膳食模式（油炸食品、含糖饮料、红肉、加工食品），后者更容易导致肥胖、心脑血管疾病等营养相关慢病。《中国老年人营养与健康报告（2015）》显示，中国老年人营养与健康知识水平较低，老年人对膳食指南、膳食宝塔的知晓率分别为 41.4%、23.4%，控盐、控油知晓率为 57.5%、54.1%，且仅有 11.5% 的老年人了解每日食盐摄入推荐量，0.92% 的老年人了解每日油摄入范围，只有 20% 的老年人知道水果蔬菜吃得太少、缺乏锻炼易患慢病。

日本适用于 75 岁以上老人的营养素养核心信息包括 10 个条目：①每天摄入 30 种食物；②盐摄入量 < 10 g/d；③食用植物油而非动物油；④每天吃四小碗谷物；⑤根据自己的身体活动水平和体重估算能量需要量；⑥每日摄入 200 ml 奶制品；⑦每日摄入 350 g 蔬菜；⑧每日摄入 200 g 水果；⑨每天饮用 1.5 L 水；⑩每餐至少吃 30 分钟。

北京大学公共卫生学院基于文献分析、专家咨询等方法学，构建了适合中国老年人的营养素养核心信息，如表 6-1 所示。

四、人际因素

老年人由于单身、配偶离异 / 离世、子女成年独立等原因，常见独居（free-living）状态，且由于社交活动减少，日常以独自进餐（eating alone）为主。系统综述结果显示，除受教育水平和经济状况等个体特征外，家庭结构和生活状况（如孤独、

表 6-1　中国老年人营养素养核心信息

一级指标	二级指标	三级指标	核心信息
基本知识与理念	基本知识	食物分类	1. 了解食物分类及其营养价值
		营养与疾病	2. 积极进食，摄入充足的食物，预防营养缺乏
			3. 积极预防肌肉衰减和骨质疏松，减少慢病发生
	基本理念	合理营养	4. 合理营养是延缓衰老和保证老年人健康的基石
		健康体重	5. 时常监测体重变化，维持适宜体重
		就餐环境	6. 积极主动参与烹饪过程，主动与家人或朋友一起进餐
健康生活方式与饮食行为	饮食行为	平衡膳食	7. 食物多样，平均每天摄入 12 种以上的食物
		饮食行为	8. 食物细软，细嚼慢咽，少量多餐，规律进餐，吃好早餐
		平衡膳食	9. 谷类为主，增加全谷物和杂豆类食物的摄入
			10. 摄入足够的优质蛋白质，鱼禽蛋肉要足量
			11. 餐餐有蔬菜，天天吃水果
			12. 合理选择高钙食物，保证奶、豆类摄入
			13. 少盐、少油、少糖，每天食盐不超过 5 g
			14. 主动足量饮水，首选温热白开水
	健康生活方式	运动健康	15. 积极参与户外活动，运动要量力而行，适量抗阻运动
基本技能	认知技能	获得信息能力	16. 关注营养健康信息，甄别和应用正确的信息
	操作技能	营养操作能力	17. 学会估算食物分量，合理搭配食物
			18. 学会阅读食品标签，合理选择食品
			19. 在营养师和医生的指导下，合理利用营养强化食品或营养素补充剂
		食品安全能力	20. 注意饮食卫生，学会合理利用剩余饭菜

婚姻状况）是影响社区老年人食物选择和饮食行为的最重要决定因素；与家人一起进餐可以明显改善老年人的就餐满意度。研究表明，独自进餐可使能量摄入减少 212 kcal，而和他人一起进餐（eating socially，social meal）可使老年人食物摄入量增加 40%，以及实验条件下加餐食物摄入量增加 60%。家庭和社会促进（social facilitation）是促进老年人摄取食物最有效的方式。

进餐人数和食物摄入量存在明显正相关（被称为社会相关性，social correlation），并且不受其他生理和心理因素的影响，不受餐次（早、中、晚餐）、正餐或加餐、进食地点（家庭或餐厅）以及是否饮酒等的影响。其机制并不十分明确，可能与共餐者的进食量有关（一起就餐的人吃得越多，老年人的进食量就会比较多，反之亦然），或者共餐可以改善人的情绪或心情，对饥饿信号的感知更敏感，触发并增强老年人的进食显性反应，解除限制性进食，延长就餐时间等。

正因为其机制比较复杂，因此老年人摄食的社会相关性也较复杂，和本人／共餐者（companion）的生理特征、体重状况、身份关系，以及就餐时的情绪、交谈等因素有关。由于男性的进食量一般大于女性，因此男性和女性共餐时，女性的进食量会增加，而男性的进食量会下降；也有研究显示与令人愉悦的男性共餐时女性的摄食量会减少。非肥胖者和他人共餐时摄食量会增加，而肥胖者则会减少；也有研究揭示相反结论，即认为非肥胖者摄食量与共餐者体重状况无关，而肥胖者与他人共餐时进食量则会明显增加。此外，共餐时的气氛或情绪越好，交谈越多，进食时间越长，进食量就越大。尽管不同的研究其结论并不完全一致，但普遍的共识是，与关系密切的家人或朋友一起就餐，进食量明显多于与其他人（室友、工作伙伴等）一起就餐。

五、食物环境

食物环境（food environment）是指在食物供应链各环节中，决定食物的可提供性、可获得性的物理环境、经济环境、政策环境和社会文化环境。"物理环境"是指在家庭、食品店（超市、餐厅

等）、社区等提供食物的环境。"经济环境"是指与食物成本相关的环境。食品的价格受到食品生产、加工、销售的影响，而这些又都受到市场的支配。"政策环境"是指与食物有关的法律、法规，正式或非正式的政策，家庭食物规则等。"社会文化环境"是指家庭、社区或社会对食物相关的态度、认知和价值观，如自我体型的感知等。根据与个体关系的密切程度，食物环境又分为微观环境（家庭、社区等）和宏观环境（政府管理部门、社会、国家等）。理论上来讲，人际因素也属于微观食物环境。一项定性研究通过群体决策法了解与老年人健康饮食相关的建成环境和社会文化环境因素，最终达成共识的主要促进因素包括制定高质量食品安全标准、社区健康教育、家庭社会支持、食品店距离还且提供健康食品、食品营养标签信息准确等；主要阻碍因素则包括缺乏家庭支持、购买食品支付能力不足、餐厅提供不健康食品、公共交通不便利、食物营养信息误导等。

家庭是与老年人饮食行为关系最密切的食物环境，包括家庭提供食物、家庭经济状况、家庭成员数量、家庭饮食行为、家庭共餐、家庭食物规则等。家庭提供蔬菜水果、与家人共餐、在家就餐、进餐时讨论食物相关信息等，均有利于老年人增加摄入健康食物。

社区、医疗卫生机构、社会文化环境（政策、行为规范等）、服务、活动等均是促进健康饮食行为的有力措施，如老年人家庭周边 500 m 范围内食品商店／餐厅的类型及数量，超市内食物的种类、价格、品质、促销手段等，卫生机构提供的营养咨询与指导、体重秤，社区内配置的健身设备、运动场所、便民早餐、养老食堂，举办营养教育等。

大众传播媒介，包括传统媒体、新媒体和自媒体对老年人的饮食相关知识、信念、态度和行为有着重要的影响，如营养健康相关视频、文章、食品广告等。其中有一些是在传播错误信息，甚至鼓励不健康的饮食行为。

相关政策法规也会间接影响老年人的饮食行为。如对不健康食物征税，而对健康食物进行补贴，可以减少不健康食物的消费，同时增加健康食物的摄入。制订膳食指南、食品营养标签、食物营养素度量标准，确立营养公共宣传日等，均有利于

促进老年人健康饮食行为和健康食物选择。

综上，老年人饮食行为主要受食物因素、个体特征及与两者密切相关的环境因素的共同影响，而环境因素自内向外包括人际、组织、社区、社会等层面，如图6-2所示。

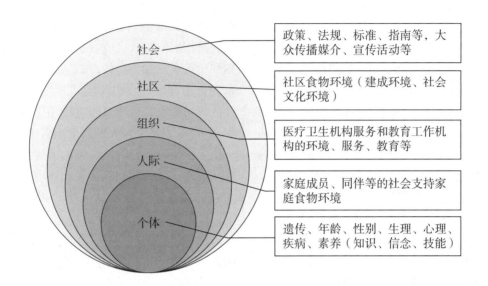

图6-2　影响老年人饮食行为的社会生态模型

第四节　老年饮食行为干预

饮食行为相关的因素复杂，与个体、家庭、社区、社会等社会生态系统均密切相关，而且在不同层面上均存在促进因素和阻碍因素。因此，老年人的饮食行为干预往往需要采取综合性的干预策略，包括制定政策、创建支持性环境、社区参与、个体赋能、提供健康服务等方面。

由于同一个体可能存在食物摄入不足与过剩并存的问题，因此干预时需谨慎，以防矫枉过正。如蔬菜、水果摄入不足与慢性非传染性疾病高风险有关，但是在促进老年人增加摄入蔬菜、水果的同时，应增加其他能量来源的食物，毕竟蔬菜、水果是低能量密度食物，一味地强调低能量密度食物的摄入可能会导致能量缺乏。

（一）基于全生命历程

如前所述，饮食行为的发展始于胎儿期，并在生命不同阶段呈现不同的特点。但这并不意味着不同阶段饮食行为是相互独立并隔离的。儿童时期形成的食物喜好在一定程度上会延续到成年期。饮食行为问题往往源于缺乏对食物分量的清晰感受，而这种对食物分量的感知习惯在幼年时期就形成并根深蒂固。研究发现，2～5岁是饮食行为问题出现的高发阶段，如果未被及时识别和有效纠正，很可能使得不健康的饮食行为一直持续到学龄期、青春期、成年期乃至老年期，而且过早暴露的行为危险因素也使得其结局变量（如慢性非传染性疾病）出现较早。当然，老年期之前的其他生命阶段对于饮食行为的形成与发展也非常重要，如胎儿通过吞咽羊水开始识别味道和气味；乳母食物多样化有利于母乳喂养儿味觉、嗅觉发育；学龄期开始进入到了系统学习阶段，通过营养教育等手段，可以纠正之前的不健康饮食行为，因此也是饮食行为干预的第二个窗口期；尽管成年期饮食行为的可塑性较低，但营养教育和健康促进等对改善成年人饮食行为亦有一定的影响。

由此可见，老年期饮食行为干预要基于全生命历程，从生命早期开始，关注母亲孕期/哺乳期的合理营养，婴幼儿期母乳喂养和合理辅食添加，父母引导学龄前儿童认识食物，家庭和学校通过营养教育使学龄儿童和青少年建立与食物的积极关系并开始学习烹饪，青中年时期继续强化为自己的行

6

为和健康负责的信念，并积极参与食物营养相关活动。

（二）提高营养素养

知信行理论将行为的改变分为获取知识、产生信念和形成行为三个连续过程，知识是行为改变的基础，信念和态度是行为改变的动力。《中国老年人营养与健康报告（2015）》显示，中国老年人营养与健康知识水平较低，老年人对膳食指南、膳食宝塔的知晓率分别为 41.4%、23.4%，控盐、控油知晓率分别为 57.5%、54.1%，且仅有 11.5% 的老年人了解每日食盐摄入推荐量，0.92% 的老年人了解每日油摄入范围，只有 20% 的老年人知道水果蔬菜吃得太少、缺乏锻炼易患慢病。因此，该报告建议改变老年人营养健康行为必须从提高老年人认知水平入手，要加强营养教育和信息的提供。

前面已述及，个体的营养素养是与饮食行为关系最密切的因素，在饮食行为干预中，通过教育提高营养素养是非常重要的途径。《国民营养计划（2017—2030 年）》将"居民营养健康素养得到明显提高，居民营养健康知识知晓率在现有基础上提高 20%"作为主要目标。《健康中国行动（2019—2030 年）》的指标亦包括"2030 年居民营养健康知识知晓率比 2019 年提高 20%、老年健康核心信息知晓率不断提高"。

作为由训练或实践而获得的能力，素养除和年龄、性别等社会人口学特征密切相关外，教育和咨询是提高营养素养的最重要途径。通过制定促进饮食行为养成、维持或改变的指南/共识/核心信息，通过多形式（咨询、讲座、发放材料、传统媒体、新媒体、自媒体等）、多渠道（社区、医疗卫生机构等）开展宣传教育，为老年人提供促进饮食行为改变或维持的知识和技能，促使或强化改变或维持饮食行为的态度、意识、价值观等，从而促进健康饮食行为的养成和维持，或促进不健康饮食行为的改变。

知信行理论一直以来是健康教育与健康促进的工作依据，但该理论只局限于个体，并未考虑环境因素对行为的影响。需注意的是，理解营养素养应该充分考虑物理环境和社会文化环境等诸多维度，而不仅仅是知识和行为本身。家庭、朋友、社区、医疗卫生机构、地区、国家甚至全球层面的环境因素均会直接或间接影响个体的营养素养。研究表明，家庭成员的营养素养具有密切相关性。除家庭外，营养素养亦会受到同伴的影响，包括朋友、社交网络等。尤其新媒体、自媒体时代人们的社交网络越来越广泛，通过网络等接触到的更广泛的社交关系同样影响着人们的营养素养。大众传播媒介，特别是新媒体和自媒体对人们的饮食相关知识、信念、态度和行为有着重要的影响。种族、宗教、信仰和风俗习惯等不同，人们对于食物的认知亦有很大的差异。

总之，提高营养素养需要针对个体的营养教育和服务，以及针对人际、组织、社区、政策等多层次环境因素的综合干预路径。

（三）构建健康食物环境

依据 Albert Bandura 的社会学习理论，行为受个体与环境及其相互作用的影响。人们的行为与所处环境关系密切，应将环境的改造、建设与行为的建立、维持或改变联系起来。食物环境既会影响食物供应链（供方）各环节中食物的可提供性、可获得性及感官性状，同时也会影响个体（需方）的营养素养、进食情绪等，从而影响饮食行为和食物选择。因此，构建健康的食物环境，包括家庭、人际社交、社区、医疗卫生机构、社会团体/管理部门等不同层次的物理环境和社会文化环境。

健康家庭食物环境是影响老年人饮食行为的重要因素，尤其是家庭成员一起轻松愉悦地进餐，对于改善老年人食欲、增加食物摄入量具有重要作用。《中国居民膳食指南》建议老年人应积极主动参与家庭和社会活动、主动参与烹饪，常与家人一起进餐；独居老年人，可去集体用餐点或多与亲朋一起用餐和活动，以便摄入更多的食物。对于生活自理有困难的老年人，家人应多陪伴，采用辅助用餐、送餐上门等方法，保障食物摄入和营养状况。

积极的社会交往能提高老年人的幸福感，有利于预防抑郁症等精神疾病；同时与他人一起进餐也可以减轻与衰老有关的食欲缺乏对食物摄入的影响。

社区是一个整体，以社区为干预单位，充分发动社区力量，利用倡导活动、支持性环境以及舆论的影响，可有效促使社区成员养成和维持健康的饮食行为，或改变不健康饮食行为。社区准备模型

（community readiness model，CRM）是以社区为基础的行为干预理论。该理论认为"社区"是政策、策略实施的执行单位，社区的准备度是决定干预策略能否有效实施的重要因素。通过九个步骤、六个维度的干预，社区准备度可由"毫无意识"转变到"专业化"。因此应在社区开展饮食行为的迅速评估和社区诊断，确认主要问题、重点人群和领域、社区意见领袖等；开展社区动员；根据社区特点，制定和实施针对主要问题的具体行动措施和解决办法；加强社区卫生服务人员等相关人群的能力建设，建立社区支持性环境；及时评估干预效果，适时调整干预措施等。研究表明，社区内自由市场、超市等的数量与社区居民蔬菜水果的摄入量呈明显正相关。

营养是影响慢病发病和进展的可变因素，对生活质量起着重要作用。医疗卫生机构专业人员提供营养相关咨询、教育和服务，促成健康饮食行为的形成或维持，以确保老年人的能量和营养需求得到满足。

食物环境不仅包括物理环境，也包括社会文化环境。政府、机构或社区可通过制定或加强有关促进健康饮食行为的公共政策、法规、规章制度等支持和促进健康饮食行为的形成和维持，或者对原有的不健康饮食行为施加影响，使之向健康饮食行为转化。如可通过管理饮酒环境，减少饮酒和醉酒，向消费者提供酒精危害的信息，并在包装上标注有关危害信息等措施；制定老年人膳食指南，设立公众营养日，对老年人合理营养进行相关宣传，营造健康社会文化氛围，纠正对体重及慢性疾病防治的认识，避免老年人因关注慢病而导致的过度限制进食。

（四）开展饮食行为及其影响因素的监测和评估

开展老年饮食行为及其影响因素监测和评估，发现主要问题及其影响因素，据此制订饮食行为干预方案。全面评估影响食物选择的因素将使干预措施更有效。此外，应全面评估膳食整体质量，而不是仅侧重于特定的食物摄入。总之，监测和评估可以全面了解饮食行为及其变化趋势，从而确定政策、干预措施和规划的效果，为成功实施提供依据。如2015—2017年中国居民营养与健康状况监测中对老年人饮食行为现状（规律就餐、在外就餐、饮酒、早餐、营养素补充等）进行了调查和分析，对不同年龄、不同地区居民的饮食行为现状及变化趋势进行了全面的描述；这些调查为国家制定相关政策提供了科学依据。

综上，衰老过程中的生理、心理、社会环境变化使得老年人的饮食行为具有不同于其他年龄段的特点，关注老年饮食行为，及时识别并纠正老年期饮食行为问题，对于改善老年人健康状况及生活质量具有重要意义。将饮食行为与随年龄增长而产生的生理、心理和社会变化结合起来进行研究，补充前瞻性科学证据，以制定有针对性的营养干预措施。

参考文献

[1] Yannakoulia M，Mamalaki E，Anastasiou CA，et al. Eating habits and behaviors of older people：where are we now and where should we go？ Maturitas，2018，114：14-21.

[2] Drewnowski A，Shultz JM. Impact of aging on eating behaviors，food choices，nutrition，and health status. J Nutr Health Aging，2001，5（2）：75-79.

[3] 杨月欣，葛可佑. 中国营养科学全书. 北京：人民卫生出版社，2019.

[4] 国家卫生健康委疾病预防控制局. 中国居民营养与慢病状况报告（2020年）. 北京：人民卫生出版社，2022.

[5] 赵丽云，丁钢强，赵文华. 年中国居民营养与健康状况监测报告（2015—2017）. 北京：人民卫生出版社，2022.

[6] 李淑娟，蔡姝雅，成雪，等. 中国75岁及以上老人食物摄入状况. 中国食物与营养，2021，27（10）：10-14.

[7] 于冬梅，赵丽云，琚腊红，等. 2015—2017年中国居民能量和主要营养素的摄入状况. 中国食物与营养，2021，27（4）：5-10.

[8] 刘爱玲，丁钢强. 中国居民营养与健康状况监测报告之八：2010—2013年行为和生活方式. 北京：人民卫生出版社，2019.

[9] 张坚，赵丽云. 中国居民营养与健康状况监测报告之十二：2010—2013年中国老年人营养与健康状况. 北

京：人民卫生出版社，2019.

[10] 中国发展研究基金会. 中国老年人营养与健康报告. 北京：中国发展出版社，2015.

[11] Fleming E, Afful J, Griffin SO. Prevalence of tooth loss among older adults：United States，2015—2018. NCHS Data Brief, no 368. Hyattsville, MD：National Center for Health Statistics，2020.

[12] Krok-Schoen JL, Jonnalagadda SS, Luo M, et al. Nutrient intakes from meals and snacks differ with age in middle-aged and older Americans. Nutrients，2019，11（6）：1301.

[13] Ahluwalia N, Herrick KA, Terry AL, et al. Contribution of whole grains to total grains intake among adults aged 20 and over：United States，2013-2016. NCHS Data Brief, no 341. Hyattsville, MD：National Center for Health Statistics，2019.

[14] Fryar CD, Hughes JP, Herrick KA, et al. Fast food consumption among adults in the United States，2013—2016. NCHS Data Brief, no 322. Hyattsville, MD：National Center for Health Statistics，2018.

[15] Terry AL, Herrick KA, Afful J, et al. Seafood consumption in the United States，2013—2016. NCHS Data Brief, no 321. Hyattsville, MD：National Center for Health Statistics，2018.

[16] Rosinger A, Herrick K, Gahche J, et al. Sugar-sweetened beverage consumption among U.S. adults，2011-2014. NCHS Data Brief, no 270. Hyattsville, MD：National Center for Health Statistics，2017.

[17] Nielsen SJ, Kit BK, Fakhouri T. Calories consumed from alcoholic beverages by U.S. adults，2007-2010. NCHS Data Brief, no 110. Hyattsville, MD：National Center for Health Statistics，2012.

[18] Dong W, Man Q, Zhang J, et al. Geographic disparities of dietary inflammatory index and its association with hypertension in middle-aged and elders in China：results from a nationwide cross-sectional study. Front Nutr，2024，11：1355091.

[19] Chen Y, Zhang L, Wen X. The mediating role of psychological balance on the effects of dietary behavior on cognitive impairment in chinese elderly. Nutrients，2024，16（6）：908.

[20] 蒋安丽，阮晔，郭雁飞，等. 上海市50岁及以上人群膳食模式与衰弱关联的研究. 中华流行病学杂志，2024，45（2）：257-264.

[21] Poggiogalle E, Kiesswetter E, Romano M, et al. Psychosocial and cultural determinants of dietary intake in community-dwelling older adults：A Determinants of Diet and Physical Activity systematic literature review. Nutrition，2020，85：111131.

[22] Lee KH, Mo J. The factors influencing meal satisfaction in older adults：a systematic review and meta-analysis. Asian Nurs Res（Korean Soc Nurs Sci），2019，13（3）：169-176.

[23] Hughes G, Bennett KM, Hetherington MM. Old and alone：barriers to healthy eating in older men living on their own. Appetite，2004，43（3）：269-276.

[24] de Castro JM. Family and friends produce greater social facilitation of food intake than other companions. Physiol Behav，1994，56（3）：445-445.

[25] McAlpine SJ, Harper J, McMurdo ME, et al. Nutritional supplementation in older adults：pleasantness, preference and selection of sip-feeds. Br J Health Psychol，2003，8（Pt 1）：57-66.

[26] WHO. Global status report on alcohol and health 2018. Geneva：World Health Organization，2018. Licence：CC BY-NC-SA 3.0 IGO.

[27] 张继萍，秘玉清，殷延玲，等. 老年人生命质量的影响因素. 中国老年学杂志，2019，39（19）：4854-4856.

[28] 李佳，金丽欧，陈实. 口腔健康对老年人营养状况的影响. 中国老年学杂志，2020，40（17）：3790-3792.

[29] Vettori V, Lorini C, Milani C. Towards the implementation of a conceptual framework of food and nutrition literacy：providing healthy eating for the population. Int J Environ Res Public Health，2019，16（24）：5041.

[30] 马冠生，朱文丽. 中国居民营养素养核心信息及评价. 北京：人民卫生出版社，2023.

[31] Taylor MK, Sullivan DK, Ellerbeck EF, et al. Nutrition literacy predicts adherence to healthy/unhealthy diet patterns in adults with a nutrition-related chronic condition. Public Health Nutr，2019，22（12）：2157-

2169.

[32] Aihara Y, Minai J. Barriers and catalysts of nutrition literacy among elderly Japanese people. Health Promot Int, 2011, 26 (4): 421-431.

[33] Yuen EYN, Thomson M, Gardiner H. Measuring Nutrition and Food Literacy in Adults: A Systematic Review and Appraisal of Existing Measurement Tools. Health Lit Res Pract, 2018, 2 (3): e134-e160.

[34] Bukman AJ, Ronteltap A, Lebrun M. Interpersonal determinants of eating behaviours in Dutch older adults living independently: a qualitative study. BMC Nutr, 2020, 6 (1): 55.

[35] Patnode CD, Evans CV, Senger CA, et al. Behavioral Counseling to Promote a Healthful Diet and Physical Activity for Cardiovascular Disease Prevention in Adults Without Known Cardiovascular Disease Risk Factors: Updated Systematic Review for the U.S. Preventive Services Task Force [Internet]. Rockville (MD): Agency for Healthcare Research and Quality (US), 2017, Report No.: 15-05222-EF-1.

[36] Cerin E, Nathan A, Choi WK, et al. Built and social environmental factors influencing healthy behaviours in older Chinese immigrants to Australia: a qualitative study. Int J Behav Nutr Phys Act, 2019, 16 (1): 116.

[37] Zou P. Facilitators and Barriers to Healthy Eating in Aged Chinese Canadians with Hypertension: A Qualitative Exploration. Nutrients, 2019, 11 (1): 111.

[38] Locher JL, Bales CW, Ellis AC, et al. A theoretically based Behavioral Nutrition Intervention for Community Elders at high risk: the B-NICE randomized controlled clinical trial. J Nutr Gerontol Geriatr, 2011, 30 (4): 384-402.

第七章 老年食品的研发与应用

老龄化是当今社会发展的一大趋势，也是人类发展史上前所未有的挑战。第二次世界大战以后，西方发达国家的老年人口无论是绝对数还是占总人口的比例都在逐年增加，早在 20 世纪就已进入了老龄化社会。进入 21 世纪后，我国的老年人口也呈快速增加的趋势，迈进了老龄化国家的行列。

老年人由于衰老，身体功能逐渐变差，出现一系列的饮食上的改变。如由于消化系统功能降低以及部分慢病的影响，老年人的咀嚼吞咽功能降低，对食物质构有特殊的要求。另一方面，由于大多数退行性疾病如骨质疏松、老年痴呆等，以及糖尿病、高血压、高血脂等影响老年人的营养健康，老年人需要相应的营养健康食品来改善健康状况。

本章从老年食品的现状、开发基础、相关政策法规，以及老年食品的原料、功能成分、工艺等方面进行介绍。

第一节 老年食品现状

根据老年人群的不同生理特征、营养需求、医学需求和社会需求，目前全球市场上的老年食品主要包括老年营养餐、易食食品、健康食品、保健食品、特殊医学用途配方食品等几大类。

一、老年营养餐

1. 国外现状 日本是世界上老龄化最为严重的国家，经过长期发展，日本的养老体系已经较为成熟，是全球范围内老年食品市场产业链较为成熟的国家，已形成完善的质构标准定级和保险辅助政策。合理的餐饮设计一直是日本的养老机构非常重视的一个方面，日本市场上提供的老年营养餐食在世界范围内也居于领先地位。

日本有一类老年健康管理食品，针对家庭长期签约定期购买或针对养老、医疗机构进行配送，设计不同种类的老年营养餐食，有普通的营养均衡餐、适合吞咽咀嚼困难人群食用的软食，以及根据老年人群的不同生理需求进行蛋白质控制、热量控制、盐分控制或糖分控制的营养餐。此外，还有专门针对老年疾病患者的高端医疗营养餐，如为慢性肾病患者、糖尿病患者、高血压患者、心脏病患者等提供的特殊医疗餐。

2. 国内现状 随着我国老龄化的日益加剧，老年食品的巨大市场潜力慢慢显现，近两年，我国老年餐市场开始发展。目前国内市场中主要的老年餐类型是面向社会老年人群供应的老年普通餐，常见于社区指定的老年餐销售网点、具有一定规模的快餐配送机构等。根据老年人普遍的生理特征和饮食需要设计不同的食谱，通常具有少油限盐、荤素搭配、干稀搭配、少用或不用过于辛辣的调味品等特点。

在国家卫生和计划生育委员会 2017 年发布的卫生行业标准《老年人膳食指导》中，分别对 65 岁和 80 岁以上老人每日摄入的能量、宏量营养素、微量营养素和膳食纤维摄入量进行了推荐。餐饮业及老年食品研发机构可根据老年人的生理状况和营养健康状况，参照膳食营养素参考摄入量（dietary reference intakes，DRIs），确定老年人的营养素目标量，进行不同类型的老年营养餐开发。老年营养餐要求选用食物种类多样，营养搭配合理，应有两种以上主食，有薯类、全谷物及杂粮制品，同时保证蔬菜的足量摄入。各类食品量需要满足老年人每日所需的营养需求，尤其保证优质蛋白质、矿物质和维生素的供给，增加蛋、奶及大豆制品，提供富含膳食纤维的食物。当食物摄入无法满足营养需要时，需合理进行营养素补充。烹制的食物要适合老人咀嚼、吞咽和消化，向不同需求的老年人群提供软食、半流食或流食餐食。

老年人群的疾病控制餐则对营养配比、质构特性和特殊功效都具有较高的要求。如痛风患者的膳食应注重选择低嘌呤食物，通过焯水尽量去掉食材中的嘌呤和草酸，不能使用高汤；便秘老年人的膳食应提高富含膳食纤维的食物比例，如增加蔬菜、水果和粗杂粮等品种的用量；又如吞咽或咀嚼功能受限的老年人的食物需根据其生理需求对食品质构进行专业设计。目前，国内的老年疾病控制餐还处于研发起步阶段，工艺及产品有待进一步成熟。

二、易食食品

易食食品是通过改善食物的物理性状以满足咀嚼和（或）吞咽功能下降老年人群膳食需求的一类特殊膳食食品。

随着年龄增长，老年人的吞咽功能和咀嚼功能下降，食物的物理性状影响到咀嚼吞咽功能下降的老年人对的食物选择。如牙齿数量较少的老年人无法进食较硬的食物，只能吃流质或较软食物，膳食摄入严重不均衡；吞咽功能下降的老年人喝水可能引起呛咳。食物的安全性非常重要，必须保证老年人可以顺利无障碍地把食品安全地从口腔转移到胃中。对于咀嚼吞咽功能下降的老年人，食物性状需要改变，如降低固体食物硬度，从而降低咀嚼难度；增加液态食物的黏稠度，便于吞咽，减少呛咳。

老年食品行业共识根据食物的物理性状，将食物从固态到液态分为六大类，包括软质型、细碎型、细泥型、高稠型、中稠型和低稠型，涵盖了适合不同程度咀嚼吞咽功能下降老年人的食物，并参考各国食物分类制定出检验方法。

1. 国外现状 在国外，易食食品也被称为介护食品（universal design food）。日本步入老龄化社会的时间早，关于老年食品的法规政策也相对更完善，在老年介护食品开发方面有着丰富的经验。在日本市售的介护食品中，为使消费者易于分辨其形状大小、软硬度和黏稠度，一般会分为四类，对其特征进行较为明显的说明，适宜不同咀嚼和吞咽障碍的人群。

第一类为"容易咀嚼"的食品，此类食品适宜于咀嚼功能尚正常的老年人。其咀嚼标准定义为对硬的、大的食品，能够进行一定的咀嚼，但有时会觉得有点困难；吞咽标准为可正常进行吞咽。

第二类为"可用牙床咀嚼"的食品，此类食品适宜于大部分牙齿已经脱落，但可以使用牙床来咀嚼研磨食物的老人。其咀嚼标准定义为对硬的、大的食物，无法进行正常咀嚼；吞咽标准为根据食物类型不同，有可能无法吞咽。

第三类为"可用舌头咀嚼"的食品，此类食品适宜于能够用舌头对食品进行一定研磨处理的老人。其咀嚼标准定义为对细小的食物、软的食物尚可咀嚼；吞咽标准定义为水和茶类有可能无法吞咽，容易呛咳。此类老年人食用的食品不能过稀，有可能需要添加增稠剂。

第四类为"无需咀嚼"的食品，此类食品适宜于完全没有咀嚼能力的老人。其咀嚼标准定义为对固体食物，即使是小块也无法进行咀嚼；吞咽标准定义为水和茶类也完全无法进行吞咽。此类产品基本上是调整好黏稠度的糊状类产品，既不需要进行咀嚼，也能防止老年人呛咳。

2. 国内现状 在我国，2021年中国营养学会发布了《易食食品》（T/CNSS 007—2021）团体标准，为老年食品的发展指明了方向。

三、健康食品

人体的衰老、疾病的发生都与营养代谢密切相关，众多老年人的退行性疾病如白内障、骨质疏松症、老年痴呆和肌肉衰减症都与营养不平衡有关。老年人常见的糖尿病、高血压、高脂血症也都存在糖脂代谢紊乱。肌肉萎缩、体脂肪量增加、骨量丢失、关节及神经系统退行性病变等问题，也会使得老年人身体活动能力减弱，对能量和营养素的需求发生改变。

老年人多病共存，长期服用多种药物，这很容易造成老年人食欲不振，影响营养素吸收，加重营养失衡的状况。老年人普遍存在膳食不均衡，膳食营养素摄入不足，优质蛋白摄入偏低的情况，常见缺乏的营养素有维生素 B_1、维生素 B_{12}、叶酸、钙、铁、锌和钾等，严重影响着老年人群的营养健康状况。摄入合理的营养能减缓老年人机体的营养不平衡，维持机体应有的功能，从而延缓衰老的进程。为改善老年人这一特殊群体营养失衡的情况，提高老年人的健康水平，在普通食品中有针对性地补充营养物质，可以从饮食结构上降低老年人患营养不良疾病的风险，满足老年人膳食营养需求，在一定程度上改善老年人营养失衡的情况，有助于调节生理功能，达到预防或控制慢性老年病的效果。

在日本，为营养缺乏人群提供的营养补充食品非常常见，这些产品属于一般食品进行管理，被称为健康食品，产品包装上通常会有"营养辅助食品""健康辅助食品""营养调整食品"标识，但不能标示功能性。此类产品通常专门添加蛋白质、能量或不同类型的人体必需元素，作为专业营养补充，外包装上通常会特别标注单位能量数值供消费者参考。绝大部分是以具有一定功能的动植物提取物为原料而制成的特殊剂型食品，其产品形态有片剂、胶囊、颗粒剂、粉末、口服液、饮料等。

日本自然健康食品协会已经设定 65 种（如蛋白质类、糖类、维生素类、矿物质类、藻类、蘑菇类等）健康辅助食品的规格标准，并要求在标签中标明食用方法和食用量。目前，该协会经协会认定符合规格标准的健康辅助食品可以使用"JHFA"标识。

在欧美国家，老年食品的市场及产品均不如日本市场成熟，普通消费者对老年食品的认知也比较薄弱。但随着全世界范围内老龄化现象日益严重，欧美各国也逐渐开始加大在老年食品领域的研发和市场布局。

欧美消费者因为饮食结构问题，最为关心的食品成分是脂肪含量、胆固醇含量、热量和盐量，因此无糖、低脂、低热量食品都广受欢迎。此外，消费者也更加喜欢强化膳食纤维含量的食品，高膳食纤维食品原料通常有燕麦或燕麦麸、全麦粉、小麦胚、大麦、黑麦、豆类和玉米等。其中燕麦为欧美消费者首选的食物纤维产品，同时，与降血压、改善动脉硬化、降低胆固醇等与调节循环系统有关的天然营养成分强化也是欧美营养补充食品开发的热点。

我国国内市售老年健康食品产品线相对单一，主要为麦片、芝麻糊、奶粉、豆奶粉和饼干等产品，亟待更多类型的新产品出现，填补市场空白。

四、保健食品

保健食品是具有特定保健功能的食品，可以调节机体功能，但不以治疗为目的。2016 年 7 月 1 日，我国《保健食品注册与备案管理办法》正式实施，严格定义保健食品是指具有特定保健功能或者以补充维生素、矿物质为目的的食品，即适宜于特定人群食用，具有调节机体功能，不以治疗疾病为目的，并且对人体不产生任何急性、亚急性或者慢性危害的食品。国内外对保健食品的定义和产品类型存在差异。

在欧美市场上，保健食品被称为膳食补充剂，被作为食品对待。欧美消费者对膳食补充剂的消费观念和国内有很大不同，他们更易于接受使用各种不同类型的膳食补充剂对身体营养的不足加以补充，因此，欧美的膳食补充剂产品种类繁多，市场也相对成熟。欧美市场上常见的适宜于老年人食用的膳食补充剂有如下几类：保护心脑血管的鱼油、辅酶 Q10，保护肠道的益生菌，关节保护剂和各种维生素。

我国市场上的保健食品主要分为传统保健食品和现代保健食品。传统保健食品是以传统中医理论为基础，以中医配方为组方，选用药食同源目录下的中草药、动植物提取物作为主要原料，如深受老年人群喜爱的阿胶、蜂胶，以及含有灵芝、人参、燕窝等名贵动植物原料的保健食品。现代保健食品依据现代营养学和预防医学为依据，以维生素、矿物质及动植物提取物为主要原料，通过口服补充人体必需的营养素和生物活性物质，如常见的强化维生素、矿物质、蛋白质的保健食品均属于这个范畴。常见的适用于老年人的保健食品，其功能为辅助降血脂、增强免疫力、补充钙、补充维生素、缓解疲劳、延缓衰老、改善睡眠、增加骨密度和缓解视疲劳等。剂型常为胶囊、片剂和粉剂。

五、特殊医学用途配方食品

特殊医学用途配方食品（foods for special medical purpose）也被称为特医食品。这类食品是为了满足进食受限、消化吸收障碍、代谢紊乱或特定疾病状态人群对营养素或膳食的特殊需要，专门加工配制而成的配方食品。该类产品必须在医生或临床营养师指导下，单独食用或与其他食品配合食用。

特医食品适用于 1 岁以上有特殊医学状况、对营养素有特别需求的人群。其中，全营养特殊医学用途配方食品适用于需要全面营养补充和（或）营养支持的人群，如体弱、长期营养不良、长期卧床等患者；特定全营养特殊医学用途配方食品适用于特定疾病或医学状况下需对营养素进行全面补充的人群；非全营养特殊医学用途配方食品适用于需要补充单一或部分营养素的人群，按照患者个体的医学状况或特殊需求而使用。

全球特医食品产业已经进入稳步发展期，近年来以 6% 的增速增长，2018 年全球特医食品市场规模约 747.2 亿美元。国外特医食品市场已进入成熟阶段，特别是在欧美等发达国家，服用特医食品已经成为一种普遍的医疗行为，国外特医食品零售市场占比份额较大。

在适用于老年常见疾病，适合老年人生理状况，调节老年人营养均衡的特医食品中，主要是营养补充类特医食品，另外还有糖尿病患者适用的特医食品及针对胃肠功能障碍、吞咽障碍的特医食品。超过 60% 的特医食品为液体，将近 30% 的特医食品为粉剂，其余为固体及半固体产品。大多数特医食品可以以口服的方式被人体吸收，有近 30% 的特医食品可以以管饲的方式被吸收。

我国已将特殊医学用途配方食品纳入食品监管体系，主管部门是国家市场监督管理总局。2016 年 7 月 1 日，我国开始实施《特殊医学用途配方食品注册管理办法》，对生产、研发单位设定了严苛的准入门槛，以保障特医食品配方的科学性、安全性和临床有效性，并要求按照产品分类，严格在医生和临床营养师的指导下使用。截至 2023 年 12 月 12 日，国内通过注册审批的"特医食品"仅有 160 种。

特医食品产品的应用在我国起步较晚，发展也比较缓慢，即使算上医院营养科、病房等消耗的特医食品，使用总量也相对较少。据统计，2022 年我国特医食品市场规模为 119.3 亿元。据统计，我国住院患者平均营养不良约为 12%，营养风险约为 36%。肿瘤患者中重度营养不良发生率更是高达 57%，其中约有 70% 没有得到必要的营养支持。随着中国人民整体收入水平的提升，对健康问题重视程度的加深，以及预防疾病、增强锻炼、补充全面营养理念的兴起，国民对特医食品的需求会越来越大，相信中国的特医食品行业发展前途不可限量。

第二节　老年食品开发基础

本节主要介绍老年食品开发时产品配方设计及食品质构方面的内容。

一、老年食品配方设计原则

老年食品包括老年营养餐和预包装的老年食品。本节按照老年营养餐和老年食品分别介绍老年食品配方设计原则。

（一）老年营养餐设计原则

老年营养餐主要从食物种类、食物量和营养成分三个方面进行设计，满足老年人对食物和营养成分的需求。

1. 食物种类　《中国居民膳食指南》建议食物要多样，每天膳食应包括谷薯类、蔬菜水果类、畜禽鱼蛋奶类、大豆坚果类等。食物多样用种类量化，建议为平均每天不重复的食物种类数达到 12 种以上，每周达到 25 种以上，烹调油和调味品不计算在内。按照一日三餐食物品种数的分配，早餐至少摄入 4～5 个食物品种，午餐摄入 5～6 个食物品种，晚餐 4～5 个食物品种，加上零食 1～2

个品种。

2．食物量 《老年人膳食指导》（WS/T 556—2017）中规定了老年人建议摄入的食物量，在进行老年营养餐设计时，不同类别食物量应满足《老年人膳食指导》（WS/T 556—2017）的要求。

3．营养成分 《中国居民膳食营养素参考摄入量（2023 版）》中提供了不同年龄、性别人群的能量、宏量营养素、维生素和矿物质等的膳食营养素参考摄入量。在进行老年营养餐设计时，应重点关注与老年人营养健康密切相关的营养成分，如能量、蛋白质、脂肪、维生素 A、维生素 C、钾、钙、镁、铁等，保证满足老年人的营养需要。

（二）老年食品配方设计原则

老年食品是指经改善食物物理性状和（或）调整膳食（营养）成分的种类及含量，以适应咀嚼和（或）吞咽功能下降、营养不良老年人的生理特点，满足其饮食需要或营养需求的一类特殊食品。适宜人群为咀嚼吞咽功能下降或营养不良、膳食营养素摄入不足的老年人。

1．老年全营养配方食品的配方设计 老年全营养配方食品是以乳类、乳蛋白制品、大豆蛋白制品、粮谷类及其制品为主要原料，加入适量的维生素、矿物质和（或）其他成分生产加工制成的特殊膳食用食品，适用于营养不良和（或）有营养需求的老年人群，其营养成分能满足老年人的全部营养需求。

特殊医学用途配方食品中针对 10 岁以上人群或专门针对老年人的全营养配方食品以及部分特定全营养配方食品，也可作为老年全营养配方食品使用。

老年全营养配方食品营养全面均衡，包含老年人所需的所有宏量营养素和微量营养素，能满足老年人的膳食营养需求。可作为唯一营养来源单独食用，也可作为日常膳食的营养补充。

（1）能量：《中国居民膳食营养素推荐摄入量（2023 版）》给出了不同年龄人群的能量需要量。50 岁以上轻体力活动的能量需要量：男性 1950 kcal/d，女性 1600 kcal/d；65 岁以上轻体力活动的能量需要量：男性 1900 kcal/d，女性 1550 kcal/d；75 岁以上轻体力活动的能量需要量：男性 1800 kcal/d，女性 1500 kcal/d。

临床上一般按照 25 ~ 30 kcal/kg 计算每天的能量需要量，而且临床上普遍能达到的能量摄入是 1500 kcal，故老年全营养配方食品每天能量的设计量可按 1500 kcal 设计。

（2）三大产能营养素：老年全营养配方食品中蛋白质的含量应不低于 0.8 g/100 kJ（3.3 g/100 kcal），其中优质蛋白所占比例不少于 50%。蛋白质的检测方法参考《食品安全国家标准 食品中蛋白质的测定国家标准（GB 5009.5—2016）》。

老年全营养配方食品中亚油酸供能比应不低于 2.0%；α- 亚麻酸供能比应不低于 0.5%；饱和脂肪酸供能比应不大于 10%。脂肪酸的检测方法参考《食品安全国家标准 食品中脂肪酸的测定（GB 5009.168—2016）》。

老年全营养配方食品中碳水化合物的含量根据蛋白质和脂肪的供能比，采用减法计算。

（3）维生素和矿物质：老年人因基础代谢率下降，对能量的需要量有所下降，但对维生素和矿物质的需要量不仅没有下降，反而升高，因此老年人需要营养密度高的产品。

老年全营养配方食品中必需添加的维生素和矿物质的含量应符合国家标准《GB 29922—2013 特殊医学用途配方食品通则》中 10 岁以上人群的要求，在此基础上，应限制钠的添加量，增加维生素 A、维生素 D、维生素 E、维生素 C、钾的添加量。

（4）可选择成分：老年全营养配方食品除必需成分外，如果在产品中选择性添加或标签标示一种或多种成分可选择成分。可选择成分包括铬、钼、氟、胆碱、肌醇、牛磺酸、左旋肉碱、核苷酸、膳食纤维。

2．老年营养补充食品的配方设计 老年营养补充食品是指针对老年人容易缺乏的宏量和微量营养成分而设计的，适宜老年人群营养补充需要、改善老年人群营养状况的食品。

老年营养补充食品补充老年人膳食中容易摄入不足的营养素，预防老年常见营养缺乏性疾病。适宜人群是膳食摄入不均衡的老年人。

老年营养补充食品配方设计要求如下：

（1）老年营养补充食品每日推荐分量不超过 50 g。

（2）老年营养补充食品中蛋白质应尽量选择

容易消化吸收的优质蛋白质，如乳清蛋白、大豆蛋白等。

（3）老年营养补充食品中应包括老年人常见摄入不足的微量营养素如钙、铁、锌、硒、维生素 B_1、维生素 B_2、维生素 D、维生素 C、叶酸和维生素 B_{12}，其含量可根据老年人微量营养素参考摄入量和膳食调查的数据确定。

（4）老年营养补充食品可选择性添加目前公认的对老年人营养健康有益的成分，如生物素、胆碱、膳食纤维、核苷酸、植物甾醇、叶黄素等。

3. 针对老年人常见营养健康问题的营养补充食品设计

（1）老年肌少症配方设计：肌少症是与年龄增加相关的骨骼肌减少合并肌肉力量和（或）肌肉功能减退的综合征。延缓肌肉衰减对维持老年人的活动能力和健康状况极为重要，营养治疗是防治肌少症的有效手段。

1）保证足量、优质的蛋白质摄入：食物中的蛋白质能促进肌肉蛋白质的合成，蛋白质的摄入量与肌肉的质量和力量呈正相关。许多老年人由于蛋白质摄入不足，导致肌肉质量和力量明显下降。老年人蛋白质的推荐摄入量应维持在 1.0 ～ 1.5 g/（kg·d），优质蛋白质的比例最好能达到 50% 以上，并均衡分配到一日三餐中。

动物蛋白如牛肉和乳清蛋白增加机体肌肉合成，且其瘦体重的作用比酪蛋白或优质植物蛋白更强。此外，体内蛋白质消化利用率会影响肌肉蛋白质的合成。乳清蛋白富含亮氨酸和谷氨酰胺，且消化利用率高；亮氨酸促进骨骼肌蛋白合成最强，谷氨酰胺可增加肌肉细胞体积，抑制蛋白分解。摄入亮氨酸比例较高的蛋白质，协同其他营养物质可逆转老年人肌肉质量和功能的下降。为预防肌肉衰减综合征，建议给老年人提供充足的、优质、易于消化吸收的蛋白质。

2）补充长链多不饱和脂肪酸：长链多不饱和脂肪酸通过增加抗阻运动及与其他营养物质联合使用可延缓肌肉衰减综合征的发生。对于肌肉量丢失和肌肉功能减弱的老年人，在控制总脂肪摄入量的前提下，应增加深海鱼油、海产品等富含 n-3 多不饱和脂肪酸的食物摄入。推荐 EPA+DHA 的摄入量为 0.25 ～ 2.00 g/d。

3）增加维生素 D 的摄入：老年人由于对维生素 D 的合成、肠道吸收和肾活化的能力减弱，对维生素的需要量增加。而很少有食物富含维生素 D，导致老年人不能从食物中摄取充足的维生素 D。

随机对照试验显示，补充维生素 D 400 ～ 800 IU/d 可有效改善老年人的四肢肌力、起立步行速度和肌肉力量，减少跌倒。一项 Meta 分析显示，维生素 D 补充剂量达到 700 ～ 1000 IU/d 可使老年人跌倒风险降低 19%，补充剂量低于 700 IU/d 或血清 25（OH）维生素 D 浓度低于 60 ng/ml 可能无法降低老年人摔倒风险。

增加维生素 D 摄入的方式：增加户外活动；适当增加海鱼、动物肝脏和蛋黄等维生素 D 含量较高食物的摄入，补充含维生素 D 的营养素补充剂。维生素 D 的建议补充剂量为 600 IU/d。

4）抗氧化营养素：鼓励增加深色蔬菜、水果及豆类等富含抗氧化营养素食物的摄入，以减少肌肉的氧化应激损伤。适当补充含多种抗氧化营养素（维生素 C、维生素 E、类胡萝卜素、硒）的膳食补充剂。

（2）老年人便秘配方设计：国内老年人便秘的发生率为 25% ～ 30%，住院老年病人便秘发生率高达 50% 以上。无论是观察性研究还是干预性研究都证实，摄入膳食纤维可预防和缓解便秘症状和功能紊乱。研究证明补充膳食纤维可以改善老年人便秘和肠道功能，膳食纤维补充量在 9.5 ～ 20 g 不等。

老年人便秘配方主要以补充膳食纤维为主，采用多种膳食纤维复配，设计原则如下：

1）膳食纤维种类：根据产品类型和原料特性，选择膳食纤维的种类。例如产品类型为饮料，考虑到溶解性的问题，选择可溶性膳食纤维进行复配，不添加或添加少量不溶性膳食纤维。

2）剂量设计依据：不同来源的膳食纤维，因化学组成的差异很大，缓解便秘功能的有效剂量差异也很大。可采用多种膳食纤维复配，避免肠道作用单一化、通便作用弱、肠道易不适、便秘耐受等单一膳食纤维的作用劣势。

常见膳食纤维的有效剂量如表 7-1。

3）膳食纤维补充的剂量：2015 年中国成年人慢病与营养状况监测结果显示，我国 60 岁及以上

表 7-1　常见膳食纤维有效剂量

名称	原料性质	有效用量	推荐摄入量	法规要求用量	原料使用范围
菊粉	新食品原料	15～20 g/d	有研究报道菊粉推荐日最大摄入量 15～20 g	≤ 15 g/d	各类食品，但不包括婴幼儿食品
聚葡萄糖	普通食品原料	8～12 g/d	保健食品膳食纤维类配料用量为 5～15 g/d；作为益生元的推荐剂量为 4～12 g/d；	—	各类食品
低聚果糖	普通食品原料	3～20 g/d	每天可耐受剂量：< 1 岁儿童为 4.2 g/d；> 1 岁儿童和成人为 20 g/d；	—	各类食品
低聚半乳糖	新食品原料	1.7～9 g/d	—	≤ 15 g/d	婴幼儿食品、乳制品、饮料、焙烤食品、糖果
低聚木糖	新食品原料	3～6 g/d	保健食品中，使用剂量为 1.2～1.3 g/d	≤ 3.0 g/d	各类食品，但不包括婴幼儿食品
水苏糖	普通食品原料	0.5～3 g/d	未见权威报道，有文献建议不超过 3 g/d	—	各类食品

老年人平均膳食纤维摄入量为 11.65 g/d，而膳食纤维的适宜摄入量为 25～30 g/d，因此，可补充膳食纤维至推荐摄入量。

（3）老年人骨质疏松配方设计

1）保证优质蛋白质的摄入：蛋白质是骨合成胶原蛋白的主要营养物质。充足的蛋白质摄入有助于维持骨骼和肌肉功能，降低骨质疏松性骨折后并发症的风险。近年对横断面研究、纵向研究及随机临床对照研究的系统综述及 Meta 分析表明，较高的蛋白质摄入量可能对保护腰椎骨密度有益，并且与较低的髋部骨折风险存在相关性。

建议骨质疏松症患者及高危人群每日摄入蛋白质 0.8～1.0 g/kg，将每天的蛋白质总量均衡分配到一日三餐中，这更加有利于蛋白质合成。

2）充足的钙和维生素 D：充足的维生素 D 和钙对于骨质疏松的防治至关重要。鼓励通过均衡饮食来实现，必要时补充含钙的营养素补充剂。牛奶是最好的钙质来源，每天至少 300 ml，可选择高钙奶；同时增加豆类、带壳食物（如虾、蟹）、海藻类食物的摄入。

对于 50 岁以上维生素 D 缺乏中等风险的成年人，维生素 D 推荐摄入量为 800～1000 IU/d。考虑到老年人因缺乏日照，以及摄入和吸收障碍的原因，常有维生素 D 缺乏的特点，结合《2023 版

中国居民膳食营养素参考摄入量（2023 版）》建议及国内外指南推荐意见，老年人群及骨质疏松患者建议钙摄入量为 1000～1200 mg/d，维生素 D 摄入量为 800～1000 IU/d。

3）增加维生素 C 和镁的摄入量：维生素 C 有利于钙的吸收和钙向骨骼中的沉积，每天推荐量为 200 mg/d。镁可增加维生素 D 的活性，而低镁可影响维生素 D 的活性。若每天增加 100 mg 镁的摄入，全身骨密度增加约 2%，每天镁的推荐摄入量为 350 mg，但并不是越多越好，不应超过 700 mg/d。

二、老年食品质构

随着人体的不断老化或疾病的出现，部分人群的饮食能力亦随之受到影响，咀嚼和吞咽障碍发生率增高，严重影响老年人的食物摄入情况，造成能量和蛋白质摄入不足，出现营养不良。同时增加了误咽、肺部感染、窒息等并发症的危险，严重影响老年人的生命安全和生活质量。因而，吞咽功能障碍患者，食品质构的调整非常重要。

质构（texture）一词最早来源于拉丁语，意指材料的编织或构造。食品的质构特性是与食品的组织结构和状态有关的物理量，用于描述人们对食品

材料从触觉、咀嚼到吞咽等过程与美味相关的组织专题、口感等物理感觉。食品的质构特性与食品的组成、加工工艺参数等密切相关，是多因素决定的符合性质，它属于机械和流变学的物理性质，与气味和风味等化学反应无关。

（一）食品质构标准

1. 国外食品质构标准　美国、英国、日本、澳大利亚等多个国家均制定了吞咽障碍的膳食指南，且多个国家如美国、英国、日本、澳大利亚、瑞典、爱尔兰等，均根据其本国的食品质构标准分类划分了固体和液体的等级，以方便吞咽功能障碍患者选择合适的食品。但是各国食品分类标准不统一，给民众带来诸多不便。2013年，来自全球各地的食品专家、医护人员以及食品企业家等创立了国际吞咽功能障碍患者膳食标准化委员会，2015年制定了0～7级的国际吞咽障碍者膳食标准，并于2019年进行修订。为老年吞咽障碍者提供合理膳食提供参考依据。

国际吞咽功能障碍患者膳食标准化委员会制定了0～7级的国际吞咽障碍者膳食标准，液体食品分为0～4级共5级，分别为稀薄、轻微稠、稍微稠、中度稠、高度稠。固体食品为3～7级，其中3、4级与液体食品是交叉的，在固体食品中代表的是液态型、细泥型食物。5级往上依次是细馅型、轻质型及一口量、常规型。除此之外，还有过渡性食物，例如冰块、雪糕、威化饼等。

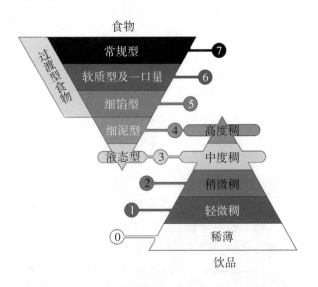

图 7-1　IDDSI 框架图 2.0
引自 Complete IDDSI Framework Detailed definitions 2.0 | 2019

2. 国内食品质构标准　国内尚无老年食品质构相关的统一的国家标准或详细的指南、共识文件。《中国居民膳食指南（2022）》《中国吞咽障碍康复评估与治疗专家共识（2017版）》《老年吞咽障碍患者家庭营养管理中国专家共识（2018版）》《中国社区吞咽功能障碍康复护理与照护专家共识（2019版）》《中国卒中吞咽障碍与营养管理手册》《吞咽障碍膳食营养管理中国专家共识（2019版）》中均规定了食物的质构等级，但各文件中的分类方法多不一致。

《吞咽障碍膳食营养管理中国专家共识（2019版）》结合中国人的膳食习惯，根据食物性状和形状，将食物分为液体和固体两大类，共6级。其中液体食物分为1级低稠、2级中稠和3级高稠型三个级别，固体食物根据物理性状和适用人群也分为4级细泥型、5级细馅型、6级软质型共3个级别，另外设置一种增加摄食训练的专用食品。

（二）食品质构调整方法

改变固体食品的质构或液体食品的黏度是帮助吞咽功能障碍患者的主要措施之一。正常人的食品质构范畴很大，从液态的水到固态的坚果类食品，均可被安全摄入；但由于生理组织的衰老或破坏，吞咽功能障碍患者不能安全地摄入所有的食物，这就需要通过降低固体食品的硬度、增加液体食品的黏稠度，调整到适合其安全吞咽的质构范围，以保证吞咽功能障碍患者可以充分地摄取营养。

对于吞咽功能障碍患者，食品质构的调整应充分把握以下原则：①硬的变软；②稀的增稠；③避免异相夹杂；④减少过大颗粒；⑤少食用纤维状食物。

1. 液体食品质构调整方法　液体食品，特别是稀薄的液体食品如水、部分稀薄饮料等，需要进行质构调整，以避免液体食品流入器官引起呛咳或吸入性肺炎。

液体食品的质构调整方法，主要是根据食用者的吞咽功能等级，添加适量的可食用增稠剂，将食物的黏稠度调整到适宜的液体食品质构等级，降低食物在咽喉和食管中流动的速度，避免出现误吸。

2. 固体食品质构调整方法　固体食物的质构，可根据评估来选择食物质地，如软食、切碎的食物、爽滑的浓流质、稀流质。可参照国际吞咽障

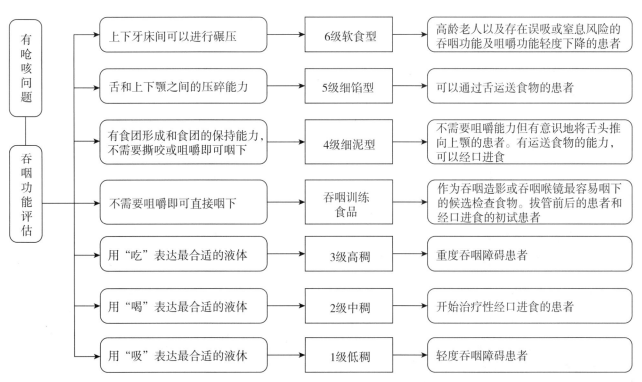

图 7-2 吞咽功能与不同分级食物的选择

引自：中国吞咽障碍膳食营养管理专家共识组．吞咽障碍膳食营养管理中国专家共识（2019 版）．中华物理医学与康复杂志，2019，041（012）：881-888.

者膳食标准行动委员会建议的质构等级，依据质构特性把固体食物分为 3 ~ 7 级的 6 个等级。除了食物原状外，可以将食物制作成不同颗粒大小的软质、细碎的食物。

除此之外，还可以将食物打碎，添加可食用的增稠剂，再塑造成食物形状。即食物软硬度符合吞咽障碍人群的需要，但仍具有一定的食物形状，可利用模具造型，或进行切配。

第三节　老年食品相关政策法规

国家出台的一系列政策为老年食品的发展指引方向，而相关的法规、标准等可以指导老年食品研发、生产、销售，促进整个老年食品行业的发展。

一、相关国家政策支持老年食品发展

（一）完善营养法规政策标准体系，支持老年食品的发展

《"健康中国 2030"规划纲要》《国民营养计划 2017—2030》均提出要完善食品安全标准体系及营养法规标准。营养法规政策标准体系的完善，为老年食品的发展提供了法规标准支持，例如老年人群营养食品通则、餐饮食品营养标识等标准的制定修

订，将为老年食品的研发、生产提供标准指导，促进老年食品的发展。

（二）引导合理膳食，需要相应健康食品支撑

《"健康中国 2030"规划纲要》和《健康中国行动（2019—2030）》均提出要引导合理膳食，并针对目前存在的营养问题提出膳食及加工食品改进要求，这也为营养餐及营养健康食品的发展提供了指导方向。而老年人群作为重点人群，应针对老年营养素缺乏问题、"三减（减盐、减油、减糖）"的需求、老年餐厅等研究老年营养健康食品及老年营养餐，既可以引导消费者合理选择健康食品，又可以促进老年食品行业的发展。

7

（三）发展健康服务新产业，食品融合是关键

《"健康中国 2030"规划纲要》第六篇"发展健康产业"要求：健康产业规模显著扩大，建立起体系完整、结构优化的健康产业体系，形成一批具有较强创新能力和国际竞争力的大型企业，成为国民经济支柱性产业。特别提出"发展健康服务新产业"。要求"积极促进健康与养老、旅游、互联网、健身休闲、食品融合，催生健康新产业、新业态、新模式"。其中食品作为一个重要方面，在健康服务新产业方面将起到重要作用，研究开发养老健康与食品融合的新业态也是未来的发展方向。

（四）发展食物营养健康产业，指引老年食品发展方向

《国民营养计划 2017—2030》中的一个实施策略是"发展食物营养健康产业"，要求规范指导满足不同需求的食物营养健康产业发展。针对不同人群的健康需求，着力发展保健食品、营养强化食品、双蛋白食物等新型营养健康食品。加强产业指导，规范市场秩序，科学引导消费，促进生产、消费、营养、健康协调发展。该实施策略，为老年食品的发展指明方向，可根据老年人的健康需求，研究开发适合老年人的食品。

（五）大力发展传统食养服务，需要开发适合老年人的传统食养产品

《国民营养计划 2017—2030》中的一个实施策略是"大力发展传统食养服务"，要求推进传统食养产品的研发以及产业升级换代。将现代食品加工工业与传统食养产品、配方等相结合，推动产品、配方标准化，推进产业规模化，形成一批社会价值和经济价值较大的食养产品。可以将传统食养服务与老年人健康需求相结合，开发适合老年人的传统食养产品。

（六）老年人群营养改善行动，需要相应老年健康食品

《健康中国行动（2019—2030）》、《国民营养计划 2017—2030》中均提出了老年营养改善行动，要求为老年人提供膳食指导和咨询，食品企业根据老年人的需求开发营养健康食品，以及易于消化的细软食品等，为老年人提供更多的选择。同时《健康中国行动（2019—2030）》提出了"心脑血管疾病防治行动""癌症防治行动""慢性呼吸系统疾病防治行动""糖尿病防治行动"等慢病防治行动。老年人慢病高发，可针对不同慢病的营养需求，开发适合的营养食品、特殊医学用途配方食品。

二、老年食品相关法规标准

老年食品的研发、生产等应符合相关的法规标准，包括食品安全法、食品相关标准、食品标签相关标准等。

（一）食品安全法

《食品安全法》包括总则、食品安全风险监测和评估、食品安全标准、食品生产经营、食品检验、食品进出口、食品安全事故处置、监督管理、法律责任、附则共十个章节的内容。

《食品安全法》第二条要求"在中华人民共和国境内从事下列活动，应当遵守本法：（一）食品生产和加工（以下称食品生产），食品销售和餐饮服务（以下称食品经营）；（二）食品添加剂的生产经营；（三）用于食品的包装材料、容器、洗涤剂、消毒剂和用于食品生产经营的工具、设备（以下称食品相关产品）的生产经营；（四）食品生产经营者使用食品添加剂、食品相关产品；（五）食品的贮存和运输；（六）对食品、食品添加剂、食品相关产品的安全管理。供食用的源于农业的初级产品（以下称食用农产品）的质量安全管理，遵守《中华人民共和国农产品质量安全法》的规定。但是，食用农产品的市场销售、有关质量安全标准的制定、有关安全信息的公布和本法对农业投入品做出规定的，应当遵守本法的规定"。

（二）食品相关标准

1. 食品标准　老年食品应根据其食品分类符合相应的食品标准，根据相关食品标准的要求进行老年食品的开发。其中适合老年人的特殊医学用途配方食品应符合《GB 29922 食品安全国家标准特殊医学用途配方食品通则》的要求，而保健食品应符合《GB 16740 食品安全国家标准保健食品》的要求。除此外，中国老年医学学会还发布了《T/CGSS 004 适老营养配方食品通则》团体标准，规定了适用于老年人群的营养配方食品的相关要求

2. 食品营养强化剂和添加剂标准　老年食品

进行营养强化时，该类食品中允许强化的营养强化剂的种类、化合物来源、添加量等均应符合《GB 14880 食品安全国家标准食品营养强化剂使用标准》中的相关规定。而食品中所使用的食品添加剂的种类、添加量也应符合《GB2760 食品安全国家标准 食品添加剂使用标准》中对该类食品的规定。

除此之外，部分功能性成分或原料在新食品原料名单中的，其使用应符合新食品原料的相关规定。

（三）食品标签相关标准

普通食品标签标准与特殊食品标签标准不同，普通食品的标签参照《GB 7718》和《GB 28050》的规定。特殊膳食用食品其食品标签除应符合《GB 7718》的规定以外，还应符合《GB 13432》的规定。而保健食品的标签应符合《保健食品注册与备案管理办法》和《保健食品标注警示用语指南》中对标签的规定。

第四节　老年食品的原料和功能成分

本节按照蛋白质、肽、氨基酸类，碳水化合物类，维生素矿物质类及其他类共四类，介绍老年食品相关的原料和功能成分，包括原料和功能成分的名称、生理功能、原料标准情况等内容。

一、蛋白质、肽、氨基酸

蛋白质是生命的物质基础，正常人体中蛋白质的含量为 16% ~ 19%，约占人体总重量的 20%，人体干物质重量的一半。蛋白质由氨基酸组成，一定数量的氨基酸以肽键相连构成多肽，一个或几个多肽链经过折叠而形成具有一定立体结构的复杂的大分子物质，就是蛋白质。一般认为分子量大于 1 万（约含 100 个氨基酸）的叫做蛋白质；分子量低于 1 万的，能透过半透膜，不被三氯乙酸及硫酸铵所沉淀的则称为多肽。

（一）常用蛋白质原料

随着年龄增长，许多老年人由于蛋白质摄入不足，导致肌肉质量和力量明显下降，四肢肌肉组织甚至内脏组织消耗使机体多系统功能衰退。蛋白质的补充和摄入，特别是优质蛋白的补充，对于维持老年人的身体素质及肌肉的质量和力量息息相关。

根据《肌肉衰减综合征营养与运动干预中国专家共识》推荐：①食物蛋白质能促进肌肉蛋白质的合成，有助于预防肌肉衰减综合征（A 级）；②老年人蛋白质的推荐摄入量应维持在 1.0 ~ 1.5 g/(kg·d)，优质蛋白质比例最好能达到 50%，并均衡分配到一日三餐中（B 级）；③富含亮氨酸等支链氨基酸的优质蛋白质，如乳清蛋白及其他动物蛋白，更有益于预防肌少症。

老年食品中，常用的蛋白来源主要有乳清蛋白、酪蛋白、大豆分离蛋白。三种蛋白质均为优质蛋白。针对肌肉衰减的问题，乳清蛋白增加机体肌肉蛋白质合成以及瘦体重的作用比酪蛋白或大豆分离蛋白更强。

此外，常用的还有一些水解蛋白质，如水解乳清蛋白、大豆肽、胶原蛋白肽、小麦低聚肽等。

（二）氨基酸原料

氨基酸是组成蛋白质的基本单位，人体蛋白质由 20 种氨基酸组成。其中，维持老年人机体健康的特殊氨基酸有亮氨酸、谷氨酰胺等。

1. 亮氨酸　亮氨酸是骨骼肌蛋白质合成的重要调控因子，能刺激骨骼肌的合成代谢，有助于克服增龄相关的蛋白质合成抵抗。研究显示，亮氨酸强化的氨基酸混合物可以提升老年人蛋白质净合成水平。研究表明，成年人亮氨酸推荐最小剂量为 55 mg/(kg·d)，但此剂量来源于年轻人的数据，老年人亮氨酸的适宜推荐摄入量仍未确定。

2. 谷氨酰胺　谷氨酰胺是机体中含量最丰富的氨基酸，约占总游离氨基酸的 50%，是合成氨基酸、蛋白质、核酸和许多其他生物分子的前体物质。饥饿、创伤、创伤以及过量运动等应激状态下，补充外源性谷氨酰胺可通过增加血浆和肌肉中谷氨酰胺浓度，促进蛋白质合成，改善机体免疫抑制状态，减轻氧化应激损害，调控细胞因子、炎性介质的产生和释放，防止肠黏膜萎缩，减少肠道细菌及内毒素移位，从而改善患者的临床结局。

7

二、碳水化合物类

碳水化合物中的纤维状碳水化合物（纤维素等）、基料碳水化合物（果胶类物质等）和低聚糖（葡聚糖等）、难消化性淀粉都对肠道环境有一定的改善作用。

这一类碳水化合物，根据其水溶解性而具有不同改善肠道环境的机制，一般与肠道益生菌协同作用。由于老年人特殊的生理特性，在老年食品中，这类碳水化合物通常以益生元的形式添加，或作为改善肠道健康的功能性成分添加，如低聚果糖、抗性糊精等。

（一）低聚果糖

低聚果糖又称寡果糖或蔗果低聚糖，是聚合度为 2～9 低聚糖的混合物。低聚果糖能明显改善肠道内微生物环境，是促进双歧杆菌等有益菌活化的增殖因子，可减少和抑制肠内腐败物质的产生，抑制有害细菌生长，调节肠道内平衡，同时具有润肠通便的作用。低聚果糖在肠中经微生物利用，生成乙酸、丙酸、丁酸等短缩脂肪酸（SCFA），能促进微量元素钙、镁、铁、锌等微量元素的吸收与利用，同时为肠黏膜细胞提供良好的营养来源，维持肠黏膜健康。因此广泛应用于食品、保健食品、特殊膳食食品中，是老年食品中良好的原料和营养强化剂。

（二）抗性糊精

抗性糊精是一种新型的低热量葡聚糖，是抗性淀粉水解的多糖混合物。

根据抗性糊精生产的工艺和其分子量大小，又分为不消化性糊精和难消化性糊精。有研究表明，难消化性抗性糊精的血糖指数仅为葡萄糖的 25%，可以持续稳定地为机体提供血糖，是糖尿病患者良好的碳水来源。难消化性抗性糊精对肠道的益生菌增殖效果对肠道的改善作用优于以葡聚糖为代表的水溶性膳食纤维，分子量越小的抗性糊精，改善作用越明显。抗性糊精具有低渗的特点，不会引起腹泻，是老年人良好的碳水来源。

在中国，抗性糊精可作为糊精类物质，作为食品配料使用。标签按膳食纤维计算。研究发现，每天摄入 10～20 g 的抗性糊精即可促进肠道健康。

三、维生素和矿物质类

（一）常用维生素原料

维生素是维持机体生命活动过程所必需的一类低分子量有机化合物，维生素种类很多，化学结构各不相同，在机体物质和能量代谢过程中起着重要作用。

食品中使用的维生素原料化合物来源应符合《GB 14880 食品安全国家标准 食品营养强化剂使用标准》的规定。如维生素 C 的原料化合物来源包括 L- 抗坏血酸、L- 抗坏血酸钠、L- 抗坏血酸钙、L- 抗坏血酸钾、抗坏血酸 -6- 棕榈酸盐（抗坏血酸棕榈酸酯）。

（二）常用矿物质原料

人体组织中含有自然界的各种元素，其中多种元素被认为是构成人体组织、参与机体代谢、维持生理功能所必需的。

食品中使用的矿物质原料化合物来源应符合《GB 14880 食品安全国家标准 食品营养强化剂使用标准》的规定。如钙的原料化合物来源包括碳酸钙、葡萄糖酸钙、柠檬酸钙、L- 乳酸钙、磷酸氢钙、氯化钙、磷酸三钙（磷酸钙）、甘油磷酸钙、氧化钙、硫酸钙。

四、其他类

除了五大营养素外，食物中还有其他微量但对人体有益的物质。这类物质不是维持机体生长发育所必需的营养物质，但对维护人体健康、调节生理功能和预防疾病发挥着重要的作用。

天然色素类如胡萝卜素、叶黄素、花青素、虾青素等，既是普通食品中可以广泛使用的天然食品色素，应用于食品的着色，也是保健食品或食品中的营养强化剂原料。其他，丹宁类、皂苷类等很多化合物可以以食品添加剂用于饮料、酒等调节风味，也是常见的保健食品原料。大多数已广泛应用于保健食品及药品的开发。

（一）HMB

β- 羟基 β- 甲基丁酸钙（calcium β-hydroxy-β-methyl butyrate，CaHMB），习惯性简称为 HMB。HMB 是一种具有蛋白质周转作用的亮氨酸代谢物，其既能促进肌肉蛋白合成，又能抑制肌肉蛋白降解，以此来调节蛋白质的周转和维护细胞膜的完整性。HMB 的每天推荐食用量为不超过 3 g。

大量研究表明 HMB 具有预防肌肉衰减、增加肌肉量的作用，在运动领域已经得到广泛应用。许多疾病，如严重创伤、肿瘤、艾滋病、老年人肌肉萎缩等都会导致肌肉流失，所以近年来 HMB 也被应用于临床上对肌肉消耗的治疗。大部分文献表明 HMB 可以增加患者瘦体重，预防肌肉减少，并减少不良预后的风险。

（二）氨基葡萄糖

氨基葡萄糖又称葡萄糖胺或葡糖胺，是葡糖胺多糖的前体，而葡糖胺多糖是关节软骨的主要成分，因此具有公认的促进软骨代谢和再生的功效。众多研究证明氨基葡萄糖有缓解骨关节炎症状、减缓膝关节炎的关节退变的作用，因此多被作为预防骨关节炎的保健食品或者药品原料使用。

氨基葡萄糖或与软骨素的化合物对骨关节保护作用的每日推荐剂量为 1500 mg。持续摄入 4 ~ 8 周，可维持骨关节灵活。持续 2 ~ 3 个月或以上，可维持大骨关节和结缔组织的健康。

（三）DHA

DHA，即二十二碳六烯酸，又称鱼油酸，为 n-3 多不饱和脂肪酸。已知 DHA 是人脑的重要组成部分，而在视网膜中 50% 以上的脂肪酸也是 DHA。因为 DHA 可通过血脑屏障，因此是 n-3 脂肪酸中对神经系统唯一有药理性作用的脂肪酸。DHA 可以延长萎缩的大脑神经，再生破坏的神经网络，可以预防大脑功能的衰退和老年痴呆。在预防癌症、降血脂调节、抗过敏、抗炎症、保护视力方面也有重要的作用。

WHO/FAO 推荐总 n-3 脂肪酸能量占比应为总能量的 0.5% ~ 2%，其中 EPA 和 DHA 的最低接受范围为 0.25 ~ 2 g/d。在中国，DHA 被批准为新资源食品，推荐富含 DHA 的鱼油摄入量为不高于 3 g/d，海藻来源的油以纯 DHA 计不高于 300 mg/d。

（四）番茄红素

番茄红素，即类胡萝卜素，也是一种红色素。番茄红素不具有 β- 芷香酮环，因此无法像 β- 胡萝卜素那样转化为维生素 A。番茄红素可通过长链多不饱和烯烃分子结构来捕捉自由基和单线态氧，因此具有较强的抗氧化能力。番茄红素的抗氧化作用可降低血脂、增强免疫力。人群、动物实验均证明口服一定量的番茄红素或番茄汁可抑制乳腺癌、肺癌、前列腺癌、胃癌、肝及子宫内膜癌等癌细胞的生长，并具有改善皮肤过敏症状、抗辐射、降压、抗衰老作用等。

合成的番茄红素被用于食品色素和食品添加剂，可用于饮料、糖果和半固体复合调味料，可用于保健食品，可做抗氧化、增强免疫力的声明。美国癌症协会证明前列腺癌症患者每天 15 mg，持续 3 周的番茄红素投给量可以抑制前列腺癌症的发展进程。

（五）人参皂苷

人参皂苷是一类固醇类化合物，又称三萜皂苷，是人参中的主要有效成分。其中 Rb1 和 Rg1 是人参皂苷最主要的活性成分。很对研究表明人参皂苷对改善认知力有益，可增加神经的可塑性、抑制神经细胞的凋亡、降低各种精神性疾病对脑部的损伤，提高体内抗氧化酶活性，从而减少脑细胞的氧化损伤。人参皂苷对血液及造血系统均有保护作用、抑制心肌肥厚、血管内皮细胞凋亡及舒张血管的作用，对高血压、心肌缺血等均有积极的治疗作用。人参皂苷还可以产生类激素的作用，从而达到增强体力、抗疲劳、抗衰老等效果。

人参皂苷可作为食品添加剂应用于食品，或是配制成抗疲劳、抗衰老及健脑的保健食品。90% 纯度以上人参皂苷短期的安全摄入量为低于 21.5 g/kg。有资料显示长期每天摄入 15 g 以上人参，会产生高血压、肠道功能紊乱、失眠等副作用。

第五节 老年食品工艺

一、老年奶粉生产工艺

老年配方乳粉通常以营养丰富的牛乳或乳粉作为主要原料来源，同时调整蛋白质、脂肪和碳水化合物的比例，并强化维生素和矿物质等营养成分，是一种极其适合老年人食用的营养食品。老年配方乳粉的生产工艺与婴幼儿配方乳粉的相似，常用的生产工艺主要有干法工艺和湿法工艺。

（一）干法工艺

干法工艺是指采用混合机械设备将所有原辅料（如脱脂或全脂乳粉、蛋白质、维生素、矿物质等）在干燥状态下进行混合得到老年配方乳粉。干法工艺主要流程包括：原辅料验收→备料→外包装清洁→紫外隧道杀菌→配料（预混）→混合→金属检测→包装，其中常用的混合设备有三维混合机、气力混合机、双轴桨叶混合机等。

干法生产工艺的优势在于其工艺流程简单，生产设备投入少，生产安排等方面较为灵活，同时基本无需考虑热敏感性营养成分的加工损失。然而，干法工艺生产过程中，由于微量营养成分的添加量较少，容易出现混合不均匀的情况，另外，由于该工艺中没有热杀菌过程，对车间卫生条件、混合设备及人员卫生管理等有着严格的要求。

（二）湿法工艺

湿法工艺即以生鲜牛乳作为主要原料，同时加入其他原辅料，最终经喷雾干燥制成老年配方乳粉，其主要工艺流程包括：原料乳的验收→净乳→巴氏杀菌→冷藏→配料→均质→杀菌→浓缩→喷雾干燥→流化床二次干燥→包装。

湿法工艺的优势在于其原料新鲜，而且有热杀菌的处理过可以有效地控制老年配方乳粉的微生物含量，避免二次污染。此外，终产品中各种营养成分分布均一。然而，湿法工艺流程复杂，生产设备投入较高，并且高温过程极易导致热敏性营养素的损失。

二、特殊医学用途全营养乳液生产工艺

特殊医学用途配方食品（food for special medical purpose，FSMP），是为了满足进食受限、消化吸收障碍、代谢紊乱或特定疾病状态人群对营养素或膳食的特殊需要，专门加工配制而成的配方食品。全营养乳液属于特殊医学用途配方食品中的全营养配方食品的液体形式。因其食用方便、无需配比，受到老年人和虚弱病人的欢迎。

（一）工艺流程

见图 7-3。

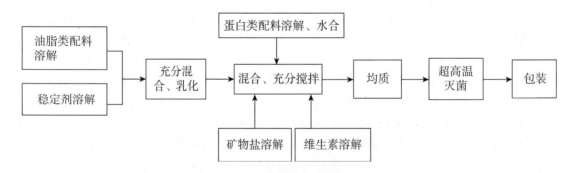

图 7-3 特殊医学用途全营养乳液生产工艺流程图

引自：韩丽丽，孙丰义，陈朝青，等. 基于 - 粒子特性研究特殊医学用途配方食品全营养乳液的稳定性. 食品工业科技，2020，09；1-17.

(二) 制作方法

1. 全营养乳液的原料 全营养乳液由三大营养素（脂肪、蛋白质、碳水化合物），12 种矿物质，13 种维生素组成。特医法规 GB29922—2013 和 GB25596—2010 对 FSMP 全营养乳液的能量密度及这些营养素的含量有具体的要求。生产时全营养乳液的配料种类较多，一般分为蛋白质类、油脂类、矿物盐类、维生素类以及稳定剂类。实际生产时，需要按不同种类进行配料。

2. 油脂类原料溶解 全营养乳液中的油脂会采用不同来源的植物油进行复配。实际生产配料时，会采用一个配料罐将不同的植物油混合，在一定温度下以一定的剪切速率与油溶性稳定剂溶解。

3. 蛋白类原料溶解 蛋白质类原料的溶解是个重要而又复杂的过程。蛋白质的水合关系到全营养乳液产品的风味和稳定性。蛋白质类原料一般在 45 ~ 50℃溶解，静置水合 30 分钟。蛋白质分子水合效果最佳。

4. 矿物盐和维生素溶解 全营养乳液中一般含有 13 种矿物质，12 种维生素。有些维生素具有一定的氧化性，因此矿物质盐类和维生素类配料需要单独溶解。待蛋白质水溶液、油脂及胶体混合后，再分别加入盐类混合溶液和维生素类混合溶液。

5. 均质 均质是通过均质机的强力机械作用将全营养乳液中的脂肪球破碎，使其粒径变小的过程。均质可以有效地防止脂肪上浮并改善全营养乳液的风味，促进脂肪和蛋白的消化吸收。使用较多的是高压式均质机，常用均质机参数为温度 60 ~ 70 ℃，压力 20 ~ 60 MPa。均质机的温度和压力关系到全营养乳液均质的效果，需注意控制。通常均质在灭菌前进行，也可以灭菌后进行，此时要使用无菌均质机。

6. 灭菌 全营养乳液灭菌可以分为两种：高温保持式灭菌和超高温瞬时灭菌。①高温保持式灭菌通常将配制好的全营养乳液灌装、封罐，移入高压釜，通入蒸汽，在 110 ~ 120℃以下加热 30 分钟。高压釜有固定式和旋状式，以旋状式为佳。但由于高温长时间加热，产品易褐变并产生焦糖味。②超高温瞬时灭菌的灭菌条件通常为 130 ~ 150 ℃，0.5 ~ 30 s。采用此法处理的全营养乳液不但可以杀灭全部微生物，而且还可以使全营养乳液中的物理化学变化降到最低限度，同时风味口感比较好。

第六节 老年食品的展望与应用前景

老年人由于生理功能减弱，逐渐不能进行正常的饮食，甚至发生饮食障碍，从而导致营养缺乏、体能下降和体质降低，严重者会因营养缺乏而伴生各种疾病。老年人的饮食障碍具体表现在咀嚼能力和吞咽能力的弱化两个方面，不当的饮食会引起经常性的呛食，甚至引发吸入性肺炎，严重的还会出现生命危险。从心理健康的角度讲，许多老年人因无法正常饮食，造成巨大的心理忧郁与孤独。因此饮食障碍对老年人的身心健康有着直接和明显的影响。大多数退行性疾病，如白内障、骨质疏松症、老年痴呆、肌肉衰退等，以及糖尿病、高血压、高血脂这些老年人常见病也大都由于营养不平衡和体内的代谢紊乱而导致。老年人由于营养不良和各种常见疾病，面临着较高的医疗费用负担。研究显示 65 岁及以上老年人年人均治疗费用是 3642.28 元，是 0 ~ 14 岁人群人均治疗费用的 4.57 倍，是 15 ~ 64 岁人群人均治疗费用的 2.97 倍。研究发现 29.93% 的老年人存在营养不良问题，营养不良会导致老年人月人均门诊费用上升 16.85 元、年人均住院费用将上升 486 元。仅老年人营养不良一项问题就导致我国 2015 年治疗费用增加 458.4 亿元。

对老年人的膳食进行合理调节，能够提升老年人群的营养水平，良好地预防各种疾病发生或配合巩固慢性疾病的治疗效果，并大幅减少由于营养不良带来的医疗卫生费用。因此，如何给老年人提供既营养可口又安全可靠的食品，已不仅是许多家庭要面临的现实问题，而是国家的食品工业所面临的重大挑战和民生问题，也是业界需要急迫解决的重大课题，同时蕴含着巨大的商业机会。

目前，面对如此庞大的老年群体和老年食品市场，无论是欧美发达国家还是我国的食品工业，老年食品的研究和设计开发能力均相对薄弱，除了日本国内老年食品品类相对较为丰富以外，欧美和中国市场上的老年食品从数量和品种上都非常缺乏，品种数量少，同质化严重，远不能满足市场需求。国际上尚未发现有专门的关于老年食品的标准，各国对于饮食障碍者的食品分类标准也不尽统一。我国的食品行业从 2010 年后才逐渐开始广泛关注老年膳食营养和老年食品的研发生产，目前我国具有中老年食品宣称的产品几乎全部集中在奶粉、豆奶粉等乳制品和芝麻糊、米粉等早餐谷物类食品，几乎没有其他品类的产品，老年食品产品在市场中存在较大的空白。

在老年食品的研发中，不仅需要照顾老年人的生理特点，做到质构合理、原料丰富、搭配合理，更为重要的是要将一些具有明显功效的营养素成分和功能性成分，比如膳食纤维、钙、抗氧化剂等添加到普通的老年食品中，为老年人提供必要的营养强化补充。通过食品科学、营养学以及医学界的科研人员不断钻研，在老年营养膳食及老年疾病预防方面取得了很多显著的成果，发现了很多具有明显效果的功能性成分，这些研究成果目前多用于特医食品和保健食品的开发。但由于特医食品在国内销售通路的特殊性，普通消费者难以获得，而保健食品往往相对价格较高，很难作为普通食品供应消费者食用，因此，普通消费者难以在市场上获取真正对于身体健康有帮助的营养补充食品。食品生产企业和食品研发人员都应注意到消费者对于老年食品营养补充功能的巨大需求，对普通的老年食品进行营养强化和功能强化，增加产品的多样性、有效性，关注产品的价格，以开发适合当前市场需求的老年食品。

老龄产业市场的发展趋势一定是"健康老龄化"市场，未来老年食品发展趋势是发展有特色的健康老年食品，不仅为老年人提供种类多样、营养丰富、美味可口的一日三餐，同时也通过不同食物的摄入补充老年人群必需的蛋白质、微量元素、膳食纤维和各种功能性成分，从而预防各种慢性疾病，延缓衰老，让健康老人保持健康和更有活力，让患病老人恢复健康活力。

参考文献

[1] 中华人民共和国卫生行业标准. WS/T 556-2017 老年人膳食指导，2017.

[2] 王如蜜，陈建设，郝建萍，等. 国际吞咽障碍食品标准. 北京：北京科学技术出版社，2018.

[3] 日本介护食品协议会官方网站，https：//www.udf.jp.

[4] 王柳森，张兵，王惠君，等. 1991-2015 年我国九省（自治区）老年人膳食微量营养素摄入的变化趋势. 环境与职业医学，2019，36（5）：418-424.

[5] 日本自然健康食品协会官方网站，http：//www.jhnfa.org/english-info.html#1.

[6] 国家食品药品监督管理总局. 保健食品注册与备案管理办法，2016.

[7] 河北省食品检验研究院. 特殊医学用途配方食品发展与质量安全. 北京：北京质检出版社，2017.

[8] ESPEN guideline：Clinical nutrition in surgery. Clinical Nutrition，2017，36：631.

[9] 蔡威. 临床营养基础. 上海：上海交通大学出版社，2013.

[10] 孙建琴，张坚，常翠青，等. 肌肉衰减综合征营养与运动干预中国专家共识（节录）. 营养学报，2015，4：320-324.

[11] 李春蕾，朱惠莲. 维生素防治老年性肌肉衰减综合征. 营养学报，2015，37（6）：525-530

[12] 向雪莲，侯晓华.《2013 年中国慢性便秘诊治指南》重点解读. 中国实用外科杂志，2013，33（11）：940-942.

[13] 安彬彬，叶素笑，孙成慢. 社区老年人慢性功能性便秘的发生现状及相关因素分析. 中华现代护理杂志，2016，22（27）：3932-3934.

[14] 中华医学会消化病学分会胃肠动力学组. 中国慢性便秘诊治指南（2013，武汉）. 中华消化杂志，2013，33（5）：605-612.

[15] 栾伟，乐叶. 老年住院病人便秘发生情况及其影响因素调查分析. 护理学报，2010，17（6）：11-13.

[16] 吕丽敏，赵若华. 老年性便秘的护理研究进展. 全科护理，2011，9（6）：543-545.

[17] 祝利，魏苏艳，龚旭晨. 膳食纤维与便秘的关系研究进展. 结直肠肛门外科，2010，16（3）：193-195.

[18] 曾霞娟，刘家鹏，严梅娣，等. 膳食纤维对胃肠道作用的研究进展. 微量元素与健康研究，2011，28（1）：52-55.

[19] 中国营养学会骨营养与健康分会 中华医学会骨质疏松和骨矿盐疾病分会. 原发性骨质疏松症患者的营养和运动管理专家共识. 中华内分泌代谢杂志，2020，36（8）：643-653.

[20] 《中国老年骨质疏松症诊疗指南（2018）》工作组，中国老年学和老年医学学会骨质疏松分会，马远征，等. 中国老年骨质疏松症诊疗指南（2018）. 中华健康管理学杂志，2018，12（6）：484-509.

[21] 宋洪波，杨晓清，栾广忠. 食品物性学. 北京：中国农业大学出版社，2016：78-79.

[22] 中国营养学会. 中国居民膳食指南2022. 北京：人民卫生出版社，2022.

[23] 中国吞咽障碍康复评估与治疗专家共识组. 中国吞咽障碍康复评估与治疗专家共识（2017年版）. 中华物理医学与康复杂志，2018，40（1）：1-10.

[24] 中国老年医学学会营养与食品安全分会，中国循证医学中心，《中国循证医学杂志》编辑委员会，《Journal of Evidence-Based Medicine》编辑委员会. 老年吞咽障碍患者家庭营养管理中国专家共识（2018版）. 中国循证医学杂志，2018，18（6）：547-559.

[25] 中国社区吞咽功能障碍康复护理与照护专家共识. 中国老年保健医学，2019，17（4）：7-15.

[26] 王拥军，王少石，赵性泉，等. 中国卒中吞咽障碍与营养管理手册. 中国卒中杂志，2019，14（11）：1153-1169.

[27] 吞咽障碍膳食营养管理中国专家共识（2019版）. 中华物理医学与康复杂志，2019，12：881-888.

[28] 陈栋梁. 多肽营养学（2版）. 武汉：湖北科学技术出版社，2012.

[29] 韩君花. 特殊医学用途配方食品系列标准实施指南. 北京：中国标准出版社. 2015.

[30] Borack MS, Volpi E. Efficacy and Safety of Leucine Supplementation in the Elderly. J Nutr, 2016, 146（12）.

[31] 中华医学会肠外肠内营养学分会. 成人围手术期营养支持指南. 中华外科杂志，2016，54（9）：641-657.

[32] 周坚，肖安红. 功能性膳食纤维食品. 北京：化学工业出版社. 2005.

[33] 杨月欣，李宁. 营养功能成分应用指南. 北京：北京大学医学出版社. 2010.

[34] 杨月欣，葛可佑. 中国营养科学全书. 2版. 北京：人民卫生出版社，2019.

[35] 中国营养学会. 中国居民膳食营养素参考摄入量（DRIs）（2023版）. 北京：人民卫生出版社，2023.

[36] 谭蒙，张勋力，张迎庆. β-羟基-β-甲基丁酸在食品工业中的应用. 食品工业，2020，41（1）：277-280.

[37] 曾静，石汉平. β-羟基-β-甲基丁酸盐的临床作用及机制. 肿瘤代谢与营养电子杂志，2015，2（2）：57-62.

[38] 中华人民共和国国家卫生和计划生育委员会. 特殊医学用途配方食品通则：GB 29922-2013. 北京：中国标准出版社，2013：1-12.

[39] 张和平，张列兵，现代乳品工业手册. 2版. 北京：中国轻工业出版社，2012.

[40] 赵晋府. 食品工艺学. 北京：中国轻工业出版社，2015.

[41] 柴培培，张毓辉，万泉，等. 基于"卫生费用核算体系2011"的中国治疗费用核算结果. 中国卫生经济，2015，34（3）：17-19.

[42] 张毓辉，樊琳琳，柴培培，等. 我国老年营养不良对治疗服务利用和费用的影响分析. 中国卫生经济，2017，36（12）：91-94.

7

第八章 老年营养管理流程

老年人的健康问题日益受到国家和社会重视，其中营养状态是决定老年人健康和生活质量的重要因素。老年人常多病共存，器官和消化功能减退，慢病和营养状况相互影响，又因进食量减少、代谢紊乱、长期服药、反复入院以及社会和精神问题等多种因素，导致老年人群营养不良率高于其他人群。中华医学会肠外肠内营养学分会（CSPEN）老年营养支持学组 2012 年组织全国 14 个城市 30 家大医院，调查了 10 184 例 ≥ 65 岁住院患者的营养状态，结果显示营养不足发生率（BMI < 18.5）10.16%，营养风险发生率（NRS2002）46.42%。2012 年由中国营养学会老年营养分会组织的全国五城市营养风险筛查的结果具有代表意义，该研究共调查 6058 名老年人，研究结果显示，我国养老机构营养风险发生率最高为 60%，社区为 37%。2015 年《中国老年人群营养与健康报告》指出，我国老年人存在营养缺乏和营养过剩双重负担，老年人群营养风险整体较高，48.4% 老年人群营养状况不佳。现有研究证实，存在营养风险或营养不良的老年患者在感染发生率，病死率及医疗费用方面均较营养正常的患者高，给社会保障和家庭带来沉重的负担。

合理的饮食营养，可以为人体提供必需的、充足的营养素，从而减慢衰老的进程；相反，不合理的饮食营养，不但使人体所需的营养素供给不足，影响身体健康，还能破坏机体的生物学过程，使免疫力减弱，加速衰老。然而目前老年人生活上得不到很好的照顾，营养素养不高，饮食不够合理，饮食习惯不良，缺乏锻炼，缺乏营养知识，长期睡眠休息不够，长年患有慢病等均容易导致营养不良。老年人对膳食指南的知晓率为 41.4%，膳食宝塔的知晓率为 23.4%，控盐知晓率为 57.5%，控油知晓率为 54.1%，且仅有 11.5% 的老年人了解每日食盐摄入指标，0.92% 的老年人了解每日摄油量指标。只有 20% 的老年人知道，水果蔬菜吃得太少、缺乏锻炼易患慢病。因此为了保障老年人的健康，减少老年人营养相关疾病的发生，非常有必要研究一套合适的老年营养管理流程和模式，将有助于推动老年健康事业的发展。

第一节 老年人营养风险筛查

老年人群的营养风险可能发生在衰老和疾病的不同阶段，个人的营养摄入量受很多因素影响，如年龄、性别、经济状况、进食习惯、情绪、文化背景、疾病健康状况以及获得和吸收营养素的能力。营养素的需要量也受很多因素如遗传，身体应激如感染、急性或慢性疾病、发热和创伤，合成分解代谢状态，心理应激等影响。要使老年健康得以提升，实现健康老龄化，应定期对老年人营养状况进行精准评估，及时发现老年人群营养问题。

适当的筛查和评估技术在老年营养不良发展的早期阶段即可检测到，并在更严重的营养情况发生之前，通过合理的营养干预手段可以使膳食摄入得到改善。在理想情况下，每个人在一生中都应该接受定期的营养筛查，正如我们每年一次健康体检一样，应由受过专业培训的营养专业人员开展定期的营养评估。建议对社区居住的老年人群可每 3 ~ 6 个月筛查一次，如一般情况、饮食能力或饮食行为发生变化，甚至出现严重健康问题时，需更密切地监督营养状况。在当今的卫生保健环境中，为了提供符合成本-效益的营养服务，重要的是先筛查出处于营养风险的个体。营养风险筛查应先于由营养师提供的营养管理流程。营养风险筛查的目的就是要快速筛查出哪些老年人存在营养不良或具有营养风险，再决定是否需要进行更深入的营养评估及营养管理。营养风险筛查一旦完成，存在营养风险的老年人应该由营养师来进行更深入的营养评估。

营养风险筛查（nutritional risk screening，NRS）是快速、简便判断老年人群是否需要进一步全面营养评估和营养干预的方法。营养风险筛查在保证准确性的前提下应该是快速、管理轻松且符合成本效益的。常用的营养风险筛查工具有主观全面评定（SGA）、营养风险筛查 2002（NRS-2002）、营养不良通用筛查工具（MUST）。这些工具评价的可靠性和预后准确性不同，且使用便利性和患者的可接受程度、适用性不同，大多数都是针对不同人群开发的。由于老年人群的特殊性，理想的评估工具应该不同，有针对性地进行详尽的营养评估，能提高应用有效的营养干预措施来解决已经明确的营养问题的可能性。以下简介专门为老年人开发和验证的诊断工具（表 8-1）。

1. DETERMINE 检查表　营养筛查计划（NSI，2005 年）创建并验证了这套简单、自我管理的 10 个问题，以确定社区环境中存在"营养风险"的老年人。NSI 中包括 1 级和 2 级深入评估部分，以评估营养不良。

2. 微型营养评估（mini nutritional assessment，MNA）　是 ESPEN 推荐用于老年人营养评定工具，20 世纪 90 年代初，由 Vellas、Garry、Guigoz 等创立和发展的一种人体营养状况评定方法，是评估

65 岁及以上自由生活、住院或养老机构居民营养不良的工具之一。该方法包括 18 个问题：人体测量（身高、体重及体重丧失等），整体评定（生活类型、医疗及疾病状况等），膳食问卷（食欲、食物数量、餐次、营养素摄入量及有否摄食障碍等）和主观评定（对健康及营养状况的自我检测等）。MNA 可以在 15 分钟内完成，然后打分。根据上述各项评分标准计分并相加，可进行营养不良和营养风险的评估。评分标准：MNA ≥ 24，为营养状态良好；17 ≤ MNA ≤ 23.5，为存在营养危险；MNA < 17，为营养不良。

3. MNA 简易版（MNA-SF）　检测营养不良的敏感度达 96%，包含 6 个方面问题：①过去 3 个月内食物摄入与食欲是否减少？②过去 3 个月内体重下降情况。③活动能力。④过去 3 个月内是否有急性疾病或重大压力？⑤精神心理问题（痴呆或抑郁）。⑥体重指数（BMI，kg/m^2），无法测得 BMI 时，可用小腿围替代。MNA-SF 根据总评分情况，可量化诊断正常营养状态（12 ~ 14 分）、发生营养不良的风险可能性（8 ~ 11 分）及营养不良（0 ~ 7 分）。MNA-SF 的简易性和可快速操作性，一般只需要 10 min 即可完成，增加了老年实践中的适用性，故在社区营养筛查中更实用。目前 ESPEN 及 CSPEN 均建议在养老机构、社区和家庭中使用 MNA-SF 作为首选营养筛查工具。

4. 老年营养风险指数（geriatric nutrition risk index，GNRI）　它的判断依据是血清白蛋白和当前与过去的体重差值。GNRI=1.489× 白蛋白（g/L）+ 41.7×（体重 / 理想体重），根据得分分为 4 级：高风险（GNRI < 82）、中等风险（GNRI=82 ~ ≤ 92）、低风险（GNRI=92 ~ ≤ 98）、无风险（GNRI >

表 8-1　营养筛选和评估工具

工具名称	格式	适用范围	包括
DETERMINE 检查表	自填 10 道题	老年人：社区环境	检查表只是一个筛选工具。一级和二级评估工具作为该工具包的一部分提供。
微型营养评估（MNA）	18 个问题由专业人员管理	老年人：社区、医院、养老机构	评估和筛选
MNA 简版（MNA-SF）	专业或自我管理的 6 个问题	老年人：社区、医院、养老机构	评估和筛选
老年营养风险指数（GNRI）	由专业人员管理的 6 个问题	住院老人：医院	评估

98）。该方法根据营养相关风险指数对住院老年患者进行分类，已被证实为该人群发病率和死亡率的预测指标。

2017 年，国家卫生健康委员会颁发了老年人营养不良风险评估标准（WS/T 552—2017），该标准适用于对 65 岁及以上老年人进行营养不良风险评估。

第二节　老年营养管理流程

解决老年人群的营养问题需要较强的专业知识和较长的管理周期，同时在目前医疗资源有限、临床追求床位周转率的现实情况下，要在住院期间完全改善老年人群的营养问题极不现实。病情较平稳的老年人可回家或在社区康复中心接受延续性营养管理。如今我国已形成以居家为基础、社区为依托、机构为支撑的"9064"养老模式，2016 年国务院发布的《"健康中国 2030"规划纲要》中明确提出：开展从医院到社区及家庭的延续性医疗卫生服务，这说明未来我国对老年营养管理有极大的需求。家庭营养管理不仅可改善患者生理功能、满足其心理需求，还可促进医疗资源的优化配置，因此应加强和规范我国老年人群营养管理工作，建立一套规范的适合老年人的营养诊断和管理的流程，将有助于指导老年相关专业人员为居家或社区老年人群提供科学、合理、规范的营养管理服务。

一、定义

老年营养管理流程（nutrition management process for the elderly，NDP）是针对老年人生理特点和健康情况，确定老年人营养需求，提供特殊的营养治疗来满足这些需求的一系列有组织的活动。对一个健康人来说，仅忽略某一组特定的食物，或者选择高能量、低营养的食物，并不会导致一瞬间营养状况的骤降。但如果长期摄入失衡，或者发生严重的急性摄入不足，将会导致营养的不良结局。现有研究结果证明，老年人群接受多学科营养管理能显著降低再入院次数、缩短住院时间、缩短 ICU 时间、降低肺炎 / 呼吸衰竭 / 泌尿系统感染及贫血发生率，且能使平均住院费用显著降低。因此老年营养管理的类型应依据营养评估结果的不同而各有差异。

二、老年营养管理团队组成及职责

国外家庭营养管理始于 20 世纪 70 年代，在 80、90 年代迅速发展和普及，并已形成比较完善的专业团队和实施体系。我国老年营养管理起步晚，2003 年黎介寿院士最早提出要重视家庭营养管理团队建设。近年国内有学者报道了家庭营养管理服务相关的研究，但大多数是护理或营养师单独对患者进行延续性护理和营养服务，管理内容单一，缺乏多学科支持和专业性。仅个别研究采用多学科家庭营养支持小组的形式进行系统管理，对营养支持护士进行培训与考核。总体来说，我国老年营养管理团队的研究还很零散。

老年营养管理团队应由营养师、医生、护士、执业药师、照护者及康复治疗师组成的多学科专家组成，在家、社区及养老机构为老年人群提供全周期的营养管理服务。根据老年营养需要和我国实际国情，中国老年医学学会营养与食品安全分会参照国外家庭营养管理经验，制定了我国老年人群家庭营养管理的团队人员分工（表 8-2）。

三、老年营养管理流程

老年营养管理流程是围绕老年人开展的，并通过营养师专业细致的判断，以及有效的多学科结合方案来为老年人服务。整个流程分为 4 个步骤（ADIME）：①营养评估（nutrition assessment）；②营养诊断（nutrition diagnose）；③营养干预（nutrition intervention）；④营养监测和评估（nutrition monitoring and evaluation）。

（一）营养评估

营养评估（nutrition assessment）是由营养专业人员通过膳食调查、人体测量、实验室检查、体格检查、疾病史、营养和用药史、社会史等信息，对老年人的营养代谢和身体功能等进行检查和专业评

表 8-2　老年人群家庭营养管理团队组成及职责

筛查、评价

- **营养风险筛查**：临床营养师、护士
- **营养状况评估**：临床营养师、执业医师
- **吞咽能力评估（针对吞咽困难患者）**：康复治疗师
- **临床综合评估**：临床营养师、执业医师
- **社会心理评估**：护士、执业医师

计划

- **确定营养需求目标**：临床营养师、执业医师
- **确定营养方案（途径、地点、时间等）**：临床营养师、护士（管饲）、执业医师、陪护人员

实施

- **说明营养干预方案**：临床营养师、陪护人员
- **说明营养实施操作规范及注意事项**：临床营养师、护士（管饲）、康复治疗师、陪护人员
- **建立营养摄入途径**：护士（管饲）
- **确定食物软硬程度、流质食物浓度**：康复治疗师
- **吞咽训练**：康复治疗师
- **执行营养实施方案**：临床营养师（营养教育）、护士（营养教育）、陪护人员（肠内营养）
- **营养方案执行情况**：临床营养师（营养教育）、护士（营养教育）

监测

- **营养状况再评估**：临床营养师
- **评估家庭肠内营养管理的有效性**：临床营养师（营养教育）、护士（管饲、营养教育）、执业医师
- **耐受性和依从性评估**：临床营养师、护士（管饲）
- **并发症处理**：临床营养师、护士（管饲）、陪护人员
- **吞咽功能评估**：康复治疗师
- **是否继续家庭营养管理及改变方案**：临床营养师、执业医师、康复治疗师、陪护人员

8

估，根据评估结果对老年人制订营养支持计划，并监测营养支持疗效。营养评估是营养管理流程的第1步。一旦完成了营养评估，即可做出营养诊断，制订营养干预计划。

随着年龄的增长，影响营养状况的因素越来越多，包括医学、社会或心理的因素，其中大多数因素都是可以干预的。个体营养状况的评估效率得益于近年来营养学、多组学科学和测量方法的迅速进展。对人类基因组的鉴定、对环境对基因表达的表观遗传影响的了解、生物电阻抗分析法、功能性实验室检测的应用以及对可能引起疾病的个体健康史和遗传背景的更广泛的了解，使得营养评估更加便利。

1. 疾病史评估　疾病史通常包括如下信息：主诉、现在和过去的疾病史、现在的健康状况、过敏史、手术史、家族史、心理状况以及对自身健康的看法，从这些病史中通常可以了解到营养相关的问题。饮酒和药物、代谢需要增高、营养丢失增加、慢病、近期接受大手术、近期明显体重下降等都会促使老年人营养不良的发生。对于老年人，更要关注是否存在认知障碍、吞咽困难、便秘或大小便失禁、视力或听力障碍、反应迟缓、主要器官的疾病、用药情况以及身体的失能等。上述所有疾病都与老年人营养不良率较高有关。许多老年人没有自己的牙，根据一项调查，59% 的 65 ～ 74 岁的老人使用义齿，义齿不适可能会限制他们的食物种类和数量。咀嚼问题与健康不良和生活质量下降的可能性更大。

抑郁症在老年人中很常见，在社区中有 2% ～ 10% 的人患有抑郁症，最常见的表现之一就是食欲减退和体重减轻。据文献记载，在门诊病人和入住养老机构的人群中，有 30% ～ 36% 的体重减轻是

由于抑郁症。研究表明，老年痴呆患者的能量摄入与认知能力呈负相关。体重减轻和行为改变与晚期疾病有关，50% 的阿尔茨海默病患者在确诊 8 年后无法进食。阿尔茨海默病患者的嗅觉也会发生变化，这可能会影响食物的摄入量。

2．社会因素评估　社会因素也会影响老年人的营养摄入量，社会经济状况、独立购买食物的能力、是否独居、身体残疾或认知障碍、吸烟、药物或酒精成瘾、环境变化导致的不安、不适的居住条件、缺乏进餐时的社交、心理问题等均可加重营养摄入不足的风险。

3．饮食评估　膳食摄入数据可通过采集回忆的饮食资料来评估，如 24 小时膳食回顾法和食物频率问卷法，或者根据老人或照护者保留的几天饮食记录。资料采集最好由营养师来完成。每种评估方法都有其特殊目的、强度和缺点。任何由患者自我叙述得到的数据都具有挑战性，因为人们对记得吃了什么，吃了多少或分量的准确描述都有困难。

（1）每日的饮食记录：需要记录每日食物的摄入量。饮食日记通常由个人自己来完成。如果进餐时记录进食的食物及其数量，那么饮食日记是最准确可靠的，能将因为回忆进食内容而导致的误差减到最小。有了饮食日记即可计算老人的营养素摄入量，如果是 3 ～ 7 天的记录，可在结束时计算该期间的平均摄入量，并与《中国居民膳食指南（2022）》进行对比。

（2）食物频率问卷法：是一种回顾性的分析食物摄入频率（即每天、每周或每个月消费的食物）的方法。为便于评估，将营养素含量相似的食物制成食物频率图。食物频率问卷的集中点是分析所消费的食物类别的频率，而不是特定的某种营养素摄入量，由此获得的信息是笼统的。食物频率问卷法多用于调查一段时间内的饮食摄入量，这更适合于评价群体而不是个人。

（3）24 小时膳食回顾法：该方法的信息采集要求老年人能记住过去 24 小时内所进食的确切食物及数量，然后由采集信息者或专业人员对此进行分析。它主要基于一次访谈，在访谈中，老年人回忆之前 24 小时内所吃的所有食物。该方法的主要缺点是它只代表 1 天的食物摄入量，可能不代表老年人的典型摄入量。如果老年人有认知障碍，数据

也会受到影响。可以使用 7 天内所有食物和饮料的饮食记录，并有助于消除日常差异。

4．以营养学为重点的体格检查　大量临床症状表明，营养不良一般的症状是消瘦，皮肤干燥、鳞状，伤口愈合不良，头发细薄，指甲勺状伴脱色，病人抱怨骨和关节疼痛、水肿。特定的营养缺乏可能与特定的临床症状相关（表 8-3）。

5．人体测量评估　体重指数（BMI）可以预测体重不足者和肥胖者的疾病风险。中国营养学会将体重不足分为 BMI ＜ 18.5 kg/m²、正常 18.5 ～ 23.9 kg/m²、超重 24 ～ 27.9 kg/m²、肥胖 28 ～ 31.9 kg/m²、极度肥胖 ＞ 32 kg/m²。越是超出正常参考范围，与发病率和死亡率的关联就越大。研究表明，老年人体重过低会增加营养不良和死亡的风险，因此建议老年人的 BMI 最好不低于 20，最高不超过 26.9。应注意的是，用 BMI 来判断老年人的营养状况有局限性：①体液量改变可明显影响体重，如脱水、水肿、腹水等导致体重"改变"；②椎体塌陷导致的身高下降、姿势改变和肌肉张力丧失；③体重改变本身不能反映身体成分的变化情况。在这种情况下，身高应该从某些身体部分获得，如腿、手臂和手臂的跨度，同时测定人体组成以确定体重改变的成分。

三头肌皮褶厚度和臂围：可以用来计算手臂的肌肉周长，这表示瘦体重。上臂中围是老年人营养不良的有用指标（男性正常 ＞ 23 cm，女性 ＞ 22 cm），已被证明是养老机构中老年人死亡率的独立预测因子。但这些指标在老年人营养评定中有很大的局限性：①测量值的重复性差；②缺乏老年人的正常参考值；③受机体有无水肿等因素的影响。

人体组成测量：多频生物阻抗分析是一种简单、无创、廉价的方法，可以测定老年人总含水量、细胞外水分、脂肪含量和体细胞质量。一些研究表明，低体细胞质量对营养不良患者有预后价值。老年人的人体组成及生理机能与中青年相比有较大差异，如 70 ～ 80 岁健康男性的瘦体组织（lean body mass，LBM）较 20 岁时减少 20% 或更多，其中骨骼肌减少近 50%，是构成 LBM 丧失的主要原因。另一方面，与中青年相比，老年人体脂（total body fat，TBF）含量可增加约 30% 或更多。其中，腹部及臀部脂肪的增加较为显著，而面部、

表8-3　临床症状和营养不良

部位	症状	营养素缺乏
皮肤	干燥、鳞状皮肤	锌、必需脂肪酸
	角化过度	维生素 A、C
	淤点	维生素 C、K
	光敏感	烟酸
	皮炎	
	伤口愈合不良	锌、维生素 C
	阴囊皮炎	维生素 B_2
头发	薄/脱色	蛋白质
	容易脱落	蛋白质、锌
指甲	横纹	白蛋白
	脱色	
	勺状	铁
眼	夜盲症	维生素 A，锌
	结膜炎	维生素 B_2
	软化角化	维生素 A
口腔	牙龈出血	维生素 C、维生素 B_2
	舌炎	烟酸、维生素 B_2、B_6
	舌乳头萎缩	铁
	功能减退	锌、维生素 A
颈部	甲状腺肿大	碘
	腮腺肿大	蛋白质
腹部	腹泻	烟酸、叶酸、维生素 B_{12}
	肝大	蛋白质
四肢	骨压痛	维生素 D
	关节痛	维生素 C
	肌肉压痛	维生素 B_1
	肌肉萎缩	蛋白质、硒、维生素 D
	水肿	蛋白质
神经	共济失调	维生素 B_{12}
	手足抽搐	钙、镁
	幻觉	维生素 B_1、B_{12}
	共济失调	维生素 B_{12}
	痴呆	维生素 B_{12}、烟酸
	反射减退	维生素 B_1

前臂及小腿的脂肪减少。各指标变化参见表8-4。

表8-4　老年人的人体组成及生理改变

人体组成及生理功能	变化情况
总体水（TBW）	减少
细胞内水分	减少
瘦体组织（LBM）	减少
总体钾	减少
体脂（TBF）	增加
骨组织	减少
内脏血流量	减少
血清白蛋白	减少
血清前白蛋白	减少

6. 实验室生化指标评估　生化指标的主要价值在于详细的评估和监测。肝合成的血清蛋白包括白蛋白、转铁蛋白、维生素 A 结合蛋白和甲状腺素结合前白蛋白是重要的营养评估指标。血清白蛋白是最常用的标志物，它甚至可以预测老年人的死亡率。然而，白蛋白不仅受到营养状况的影响，还受其他因素的影响，包括炎症和感染。这限制了它们的作用，特别是在严重不适的病人中。转铁蛋白是早期蛋白质能量营养不良的一个更为敏感的标志物，但它受妊娠、缺铁、缺氧、慢性感染和肝病等多种疾病的影响。营养不良损害免疫系统，减少淋巴细胞增殖。低血清总胆固醇与营养不良的风险增加有关。维生素和微量元素的评估也很重要，因为缺乏维生素会导致多种症状及疾病。到目前为止，还没有一种单一的生化指标可作为营养不良的筛选指标。

7. 炎症评估　如果没能注意到炎症对健康状况的影响，营养评估就是不全面的。炎症是免疫系统对感染、急性病、创伤、毒素、许多慢病和生理应激等的保护作用。衰老本身就是一种炎症衰老，慢性炎症始于一个短期但并不会消失的过程。炎症发生时，机体持续合成炎症介质、改变生理过程并影响先天免疫，机体失去屏障功能，对通常为良性的刺激产生反应，大量炎症细胞浸润，过度产生氧自由基、细胞因子、炎症趋化因子、花生四烯酸及基质金属蛋白酶，都促使疾病启动和进展，加速衰老。慢性炎症过程会促使代谢综合征、过敏、哮喘、自身免疫疾病、癌症、各种退行性疾病的发生。

炎性状况激发免疫反应，释放类花生酸类物质和细胞因子，动用合成正性急性期蛋白和白细胞所需的营养素。促炎细胞因子［如白细胞介素1β（interleukin 1β，IL-1β）、肿瘤坏死因子-α（tumor necrosis factor alpha，TNF-α）、白细胞介素6（interleukin 6，IL-6）和类花生酸类如前列腺素E2（prostaglandin E2，PGE2）］影响整体代谢、体成分和营养状况。细胞因子促进肝合成血浆蛋白，增加肌肉蛋白质的分解以满足炎症反应中蛋白质和能量需求。白蛋白重新分布到细胞间隙导致水肿。负性急性期蛋白、血清白蛋白、前白蛋白、转铁蛋白浓度的降低能够反映整个炎症过程和组织损伤的严重程度，但这些实验室指标并不能反映当前的膳食摄入量或蛋白质状态。表8-5中列出了与炎症过程有关的急性期反应物。

表8-5　急性期反应物

正性急性期反应物	负性急性期反应物
C-反应蛋白	白蛋白
α1-抗胰凝乳蛋白酶	转铁蛋白
α1-抗胰蛋白酶	前白蛋白
触珠蛋白类	维生素A结合蛋白
血浆铜蓝蛋白	
血清淀粉样蛋白A	
纤维蛋白原	
铁蛋白	
补体C3和C4	
血清类黏蛋白	

8. 功能性营养学评估或老年综合评估（CGA）近年来，功能评估被认为是营养评估的一个组成部分，受营养不良可能影响的5个重要功能领域包括：认知能力、疾病反应、生殖能力、体力活动和工作表现、社会/行为表现。事实上，营养不良的真正意义是它损害了上述生理和社会功能。功能性营养学评估（functional nutrition assessment，FNA）是营养学家在传统评估过程的基础上增加了细胞、

分子和基因组学等方面的数据，这种对营养状况的扩大测定可以量化组织中的营养素储存量、细胞功能和由饮食、环境和生活方式影响的表观遗传修饰。

功能性营养学评估技术通过把传统的饮食实践与营养基因组学、胃肠功能、平衡慢性炎症以及解释细胞和分子障碍的营养标志物等多方面结合起来，特别适合鉴定慢病和衰老的根本病因。功能营养评估者将每个个体鉴定出来的在食物摄入、消化和利用（ingestion，digestion and utilization，IDU）方面导致其根本病因的数据组织起来。在FNA检查中，与慢病风险和衰老有关的因素见表8-6。

（1）胃肠功能：评价消化、吸收和转运能力以及激素状态可以提供老年人为什么会发生营养不良的重要基础信息。吸收不良综合征对多种营养素，如蛋白质、铁、维生素 B_{12} 等的吸收都异常。老年人经常便秘、腹泻或胃肠胀气等，也值得高度分析。而腹泻和食欲减退问题提示胃肠道黏膜有改变。粪便样品检查显示脂肪过量，提示有吸收不良。胃酸对维持消化和吸收的最佳环境很重要，可以通过人工胃内滴定法来评估胃内胃酸分泌情况。

老年厌食症的评估

随着年龄的增长，食欲下降，食物消耗减少。健康的老年人比年轻人更不容易饥饿，饭前更饱，吃得更少，吃得更慢，两餐之间的零食更少。与20岁的年轻人相比，80岁的老年人平均每天的食物摄入量减少了30%。然而，在许多老年人中，能量摄入的减少大于能量消耗的减少，因此体重减轻。这种与年龄有关的食欲和能量摄入的生理性下降被称为"衰老性厌食症"。

味觉和嗅觉使食物令人愉快，味觉和嗅觉随着年龄的增长而恶化。在一项研究中，超过60%65～80岁的受试者和超过80%年龄＞80岁的受试者的嗅觉和味觉都有所下降，而50岁的受试者中只有不到10%。嗅觉下降会使人改变对食物的兴趣，减少老年人的食物摄取量，并会影响所吃食物的种类。此外，味觉减退的老年人往往饮食种类较少，出现微量营养素缺乏症。味觉的丧失没有被完全揭示原因，但可能是由味蕾数量减少引起的。嗅觉上皮、受体和神经通路的改变可能会影响嗅觉。帕金森病药物和抗抑郁药会影响味觉。研究表明，

表 8-6　功能性营养学评估中与慢病风险和衰老有关的因素

摄入

- 食物、膳食纤维、水、营养补充剂、药物
- 受情绪或无规律的进食影响的摄入模式
- 经由食物、皮肤、吸入、水、环境（包括杀虫剂和化学药品）等进入体内的毒素

消化

- 微生物菌群
- 过敏反应和食物不耐受
- 遗传性酶缺乏（如乳糖酶缺乏）
- 水合作用
- 感染
- 生活方式：睡眠、锻炼、情绪

利用——细胞和分子功能的关系

- 抗氧化剂：水溶性维生素 C、植物营养素
- 甲基化和乙酰化作用：依赖足够的 B 族维生素和矿物质
- 油和脂肪酸：前列腺素平衡、细胞膜功能、维生素 E 功能
- 蛋白质代谢：结缔组织、酶、免疫功能等
- 维生素 D：与维生素 A、维生素 K_2 协同作用

改善食物的风味可以改善养老机构老年人的营养摄入量和体重。

考虑到与老年厌食症相关的负面健康结果，评估营养状况和确定营养不良的危险因素应始终作为对老年人评估的一部分。到目前为止，已有有效的筛查工具可用于识别老年人厌食症或有厌食症的风险。其中，简化营养评估问卷（the simplified nutritional assessment questionnaire，SNAQ）是一种自我评估的营养筛选工具，可用于识别有营养不良风险或营养不良的老年人（表 8-7）。

（2）肌肉功能测定：近年来，骨骼肌功能作为营养评定指标受到注意。握力（handgrip strength，HGS）评估是通过测量握力和耐力来提供肌肉功能的营养评估方法，这个方法是假定手的握力可以反映全身的力量，握力减少是衰弱的重要征象，特别是老年人。HGS 测量是上肢力量的相关指标，是功能状态的相关标志，也是许多患者完整营养评估的适当组成部分。HGS 测量很简单，可以在个人身上进行，无论他们是活动自如的还是卧床的，但不能作为下肢肌肉功能的替代品。HGS 与肌肉功能的测量有很好的相关性，如膝关节伸展和最大用力呼气量。国外学者对老年人用最大呼气口腔内压和最大吸气口腔内压求出呼吸肌肌力和最大容积换气量，也有用电刺激特定骨骼肌（如拇展肌）来观察刺激频率和肌收缩强度曲线以及肌肉松弛率者，结果在营养不良患者中发现呼吸肌肌力和最大容积

表 8-7　简化营养评估问卷（SNAQ）

	A	B	C	D	E
我的胃口	非常差	差	一般	好	非常好
当我吃的时候	我只吃了几口就觉得饱了	我吃了大约 1/3 的饭后就觉得饱了	我吃了过半顿饭就觉得饱了	我吃了大半顿饭就觉得饱了	我几乎从不觉得饱
食物味道	非常差	差	一般	好	非常好
通常我吃的频率	一天不到一顿饭	一天一顿	一天两顿	一天三顿	一天超过三顿

该工具基于以下评分系统：A=1；B=2；C=3；D=4；E=5。SNAQ 得分 ≤ 14 表示在 6 个月内体重至少减轻 5% 的显著风险

下降，肌肉疲劳度增加，肌肉松弛率减慢。应注意的是，握力和呼吸肌肌力改变以及肌肉电刺激试验与老年患者的主观能动性、局部病痛和全身情况有很大关系，且目前研究报告有限，老年患者握力等指标的正常值也尚未确定，故肌肉功能测定尚未实际应用于临床。

（3）水合状态：了解老年人液体储存情况是非常重要的，液体的分布与其他失衡情况如电解质失衡密切相关。

1）脱水：注意呕吐、腹泻、滥用泻药、瘘管、胃肠抽吸、多尿、发热、出汗过多或水肿引起的过多水分和电解质丢失，以及由厌食、恶心、抑郁引起的摄入减少，或无法获得液体等都会导致体液失衡。脱水的特点为在短时间内出现体重减轻、皮肤和舌头充盈度减少、体位性低血压、脉搏快而弱、外周静脉充盈慢、体温下降、尿排泄量减少、四肢末梢冰冷；长期脱水还会增加多种慢病如认知功能下降等的风险。

2）体内水分过多：注意是否有肾衰竭、充血性心力衰竭、肝硬化、库欣综合征、静脉输入过多、过多摄入含钠的食物等病史。液体容积过多的特征为短期内体重增加、外周性水肿、颈静脉扩张、外周静脉排空减慢、肺啰音、多尿、腹水、胸腔积液等，严重者还可能出现肺水肿。

（4）身体活动评估：因为饮食和身体活动都是在衰老、慢病防治中起重要作用的生活方式和行为因素，身体活动评估应作为完整的老年营养评估中的一部分。很多测量身体活动的仪器难以使用，而且结果也不准确，专业营养师通过问一些简单的问题就能了解老年人的身体活动水平。工具性日常生活活动能力量表（IADL）是评估独立生活技能的合适工具，包括以下测试：30秒椅子支架，楼梯爬升试验，4×10米快节奏步行，定时启动测试，6分钟步行测试。

（5）主观全面评估：个体主观全面评估法（subjective global assessment，SGA）是已经得到认可的营养评估工具，是根据病史、膳食摄入情况、胃肠系统症状、身体功能、疾病对营养需求量的影响、身体外观这些因素综合评估营养情况的一种测评工具。利用SGA数据不仅使其他人可以验证同一个问题，而且可以提供基线数据和比较个体不同时间的变化。

在实际情况中，老年人群营养风险筛查和营养状况评估可由容易实施的工作人员进行：①如在社区卫生服务中心，可由护士行早期营养筛查；由具备基础营养技能与知识的社区医务人员或全科医生进行营养风险筛查和营养状况评估；②如在养老机构，可由机构的护士、医师分别实施；③定期门诊随访患者可由门诊医师/临床营养师负责；④居住地较远的老年人群则可通过电话筛查。所有从事社区/家庭营养风险筛查和营养状况评价的医务人员都应接受系统规范的培训，熟悉并掌握营养风险筛查与营养状况评价的操作步骤及注意事项。

（二）营养诊断

营养诊断（nutrition diagnose）是营养干预的基础，是利用疾病史、饮食史、用药史、体格检查、人体测量学方法、实验室数据等信息诊断营养问题的全面方法。营养诊断不是由某一项指标或量表决定的，需要营养师了解老年人的临床病史、饮食状况、人体测量数据、实验室检查数据、社会活动信息，估计营养需求，个性化制订营养干预方案（表8-8）。

在对所有数据进行评估后，就可对老年人进行明确的营养诊断。营养诊断应该简短、清晰地陈述问题、病因、症状及体征。确定一个正确的营养诊断，是由营养评估的每一个组成部分的关键性评估，以及关键的判断和决策技巧决定的。营养诊断的重点在于任何与营养有关的病因，而不是医学诊断。需要营养诊断的老年人发生营养相关并发症的危险性比其他老年人高，例如并发症发生率增高、住院时间延长以及患感染性并发症的概率增高。营养相关的并发症可使与住院相关的花费显著增加，对于早期的营养诊断必须及时进行营养干预。

（三）营养干预

营养干预（nutrition intervention）的实施旨在解决营养问题，必须由营养师来执行。营养干预包括两个步骤：计划与实施。在营养干预的计划阶段，主要是确定以人为中心的干预目标或计划，营养师、老年人以及其他需要共同实施目标的成员将是营养干预的关键。计划设立完成后，实施阶段便开始了。干预包括食物和营养治疗、营养教育、营养咨询或者与照护者协作，如提供资金或食物资

表8-8　中国老年人群综合营养状况评价内容

- **临床病史**：年龄、性别、基础疾病、可能影响营养状况的用药史及手术、代谢需求、肌肉脂肪丢失、是否有水肿或腹水、头发皮肤是否完整、是否有外伤等

- **饮食状况**：近期进食量的改变情况、消化系统情况、个体营养需要

- **人体测量数据**：身高、体重、体重指数、体重变化情况、腹围、臀围、小腿围、皮褶厚度、握力、体成分分析

- **实验室检查**：血常规检查、肝功检查、肾功检查、激素水平及炎症指标、代谢因子及产物

- **社会活动**：社会心理因素、社会经济因素、家庭环境、教育水平或学习能力

源。由于营养管理过程是持续进行的，当患者的身体状况发生改变，新的需求被确定或者营养干预不成功时，最初的计划也应有相应变动。

干预措施应该符合老年人的生理特点和个性化的特殊性，它们是整个干预计划中的"事件、地点、时间、方法"。例如，对于一个经口摄入食物或饮水不足的老人，他的目标即是增加一天中食物的分量，这可以通过由最初增加5%的食物分量到逐渐增加到25%的食物分量来实现。这份计划的制订需要与营养管理团队以及老人本人进行沟通，以确保他们对这份计划的理解及其合理性。通过与营养师的沟通，能够提高老年人对计划的依从性。

1. 干预食物和营养的摄入　营养师应基于营养诊断来开具营养处方，营养处方应根据不同老年人的病程以及营养管理目标，制定膳食计划，并标明食物或营养素的品种、数量以及补充频率。营养处方不仅对能量的摄入量进行详细的说明，还要对饮食的各种组分如碳水化合物、蛋白质、脂肪、膳食纤维、维生素、矿物质、水分、植物化学物等进行调整。

老年膳食是通过改进普通膳食得到的，可以满足不同老年人的需求，改善老年人消化和吸收能力，延缓衰老和疾病进程及减轻社会心理因素对老年饮食的影响。总的来说，老年膳食应尽可能贴近老年人的正常膳食。此外，还应考虑到老年人的生理特点、饮食习惯、食物偏好、社会经济条件、宗教信仰和其他影响进食的环境因素，例如准备膳食的厨师和吃饭的地点等。有很多方法可以用来设计

一份营养适量的膳食，设计一份这样的膳食的基础是《中国居民膳食指南（2022）》，即DRIs。DRIs和特殊营养素推荐摄入量是为健康人设立的，但同样也可以作为评价老年人膳食是否合理的标准。在制定膳食计划时，营养要求应该根据老年人疾病情况的不同而有所不同。

2. 普通膳食的调整方法　食物在营养管理流程中十分重要，在老年人患病以及恢复期都要尊重老年人的饮食习惯。对老年人来说，良好的口味和诱人的外观往往是最为重要的，在可能的情况下，让老年人自己选择食物，这使得老年人可享受对有限食物的选择权，更容易促进老人进食。很多老年膳食是以调整普通膳食为基础的。无论膳食类型如何，膳食的目的就是为人体提供其所需的并可以吸收的营养。老年膳食的调整主要有以下几种方法：

（1）改变食物的黏稠度、质地和构成（流食、糊状食物、低纤维饮食、高纤维饮食）。

（2）增加或减少膳食中的能量（减肥膳食、高能量膳食）。

（3）改变食物类型或食物中的营养素（限钠饮食、限乳糖饮食、强化膳食纤维饮食）。

（4）除去特殊物质的食物（针对过敏源的饮食、无麸质饮食）。

（5）调整蛋白质、脂肪、碳水化合物的含量、比例（糖尿病饮食、生酮饮食、肾病饮食、低脂饮食）。

（6）改变摄取营养素的方式（肠内或肠外营养）。

有咀嚼或吞咽困难的老年人需要对食物的黏稠度进行调整，打碎、打浆、制泥、碾磨食物能够改善食物的质地。

3. 营养教育与营养咨询　受年龄、文化程度和地域等因素影响，我国老年人群营养素养普遍不高。我国社区老年人群对《中国居民膳食指南（2022）》知晓率极低，且半数老年人认为自己不需要接受相关的营养教育或改变饮食习惯。相比于老年女性，老年男性对营养知识的知晓率和合理饮食/良好营养行为比例更低。2017年国务院发布的《国民营养行动计划》中特意提出"将居民营养健康知识知晓率在现有基础上提高10%"作为主要目标之一，因此应加强对我国老年人群尤其是男性老年人群的营养教育。

8

营养教育与营养咨询对老年人来说也是营养管理流程中重要的环节。营养教育的目标是使老年人学会改变膳食模式的知识和技巧，包括通过改变行为以促进持续改变。营养师可以为老年人提供简短的教育，这种教育包括限制食物类型、告诉他们正确的用餐时间以及恰当的食物分量。营养教育和饮食改变可以带来很多的益处，包括对疾病和症状的控制、提升健康状况、提高生活质量、减少医疗费用。

（四）营养监测和评价

老年营养管理流程的第 4 个步骤为营养干预效果的监测和评价（nutrition monitoring and evaluation），这个步骤强调了营养师在老年保健、营养教育、营养咨询、饮食服务、营养调查中的作用。在这个步骤中，营养师首先要为老年人确定监测指标，这些指标需要与营养评估过程中所鉴定的症状和体征相符合。例如，在营养评估过程中明确了某位老人油脂摄入过多，那么就要在指定的时间内对其油脂摄入情况进行随访。

老年营养管理的目标是满足老年人的营养需求，因此要对干预措施进行监测，经常评价营养管理目标是否达成。这可以确保营养管理团队对未达到的目标及时评估、及时处理和改进照护方法。在临床营养治疗中，营养监测和营养评价很常见。无论在怎样的治疗环境中，无论治疗重点是什么，对监测指标进行评价都可以提供用于评价营养干预效果的客观数据。当评价显示未达成目标或者有新的需求时，就要进行再评估，确定新的营养诊断，制定新的营养管理流程。

第三节　老年营养咨询与问诊技巧

营养一小步，健康一大步！证据表明，相对较小的饮食变化可以显著改善健康，但临床医生很少与患者讨论营养问题。营养摄入不足和营养相关的健康问题如心血管疾病、糖尿病、肥胖症、高血压、癌症非常普遍，然而在美国只有 12% 的患者进行营养咨询，这种情况在国内更糟一些。即使在患有心血管疾病、糖尿病或高脂血症的高危患者中，也只有 1/5 的人接受营养咨询。大多数医生和其他专业保健人员在医学院校或研究生培训中接受的营养教育有限，很少有医学院能做到 30 课时营养教育，这导致医生营养知识储备不足，能够为病人提供的饮食咨询资料少。此外，时间压力限制了临床医生向患者提供营养方面的咨询或解决患者急性投诉以外的预防问题的机会，缺乏时间经常被认为是营养咨询的最大障碍。

此外，目前的食物环境也往往让健康行为改变难以有显著效果，因为营养不良的食品往往比健康食品更便宜、分量更大、更容易获得，占据更大的市场份额，这使得患者对营养建议的坚持具有挑战性。许多国人都是从网络等其他来源获得营养信息，来自流行书籍、互联网和其他媒体的相互矛盾和令人困惑的营养信息使老年人的决策更加复杂。总的来说，老年人的营养素养并不高。尽管有这些不利因素的困扰，营养咨询领域仍取得了长足的进展。支持营养干预和营养咨询效果的证据越来越多。在老龄化需求和大健康产业的双重推动下，对营养教育和营养咨询有了更大的重视。

一、营养咨询的目标

行为决定结果，改变老年人的营养行为是老年营养教育和营养咨询的最终目标。改变营养行为的关键因素是人们意识到这种改变的必要性和产生改变的动机。营养教育和营养咨询为行为改变提供信息和动机，但两者的作用不同。营养教育可以是一对一的，也可以是群体性的，所起到的作用更多是预防，而非治疗，通常以知识传播为主。营养咨询则往往在一对一的营养诊治过程中进行，通过一对一的交流，帮助患者更有效地处理社会需求和个人需求，帮助患者进行有意义的膳食行为改变。仅仅给老年患者提供一本小册子或者一张食物清单往往不能改变其饮食行为，因为影响一个人饮食行为的因素实在太多了。行为改变需要广泛关注在社区和家庭环境中能够影响人们行为和选择方式的因素。行为调整通过一些方法改变患者对环境因素的变化，消除不适行为，教育和咨询都能够帮助患者达到短期或长期健康目标。

在营养咨询过程中，认知行为治疗（cognitive behavioral therapy，CBT）可以帮助老年人掌握一些养成健康饮食习惯的方法，引导他们如何去改变想法、饮食行为，而不是决定改变什么。改变生活方式是费时的，也是需要技巧的，可以利用网络和认知理论的新方法去改变错误观念。通过增强和鼓励老年人的自我关照来促进健康。营养师可以帮助老年人发现困难，加强处理能力，并且更关注健康。

二、营养咨询内容

（一）营养咨询关注点

评估的目的是要确定患者处于哪个行为转变的阶段，并且提供合适的帮助。可能的话，首次见面就要完成评估。营养评估要收集与健康相关的人体测量、生化、临床、饮食、经济状况等方面的数据。营养诊断应关注食物或营养摄入相关的任何问题。

评定当前饮食习惯有助于决定未来如何转变。进行饮食行为回顾，发现有需要进行改变之处，帮助老年人选择对健康状况最有好处的目标是很重要的。例如，如果老年人营养诊断包括脂肪摄入过多、食物脂肪摄入不合理、能量摄入过多、钾摄入不足、食品与营养相关知识匮乏及烹饪能力不足时，营养师要首先着重处理最后一点。如果发现老年人不存在烹饪能力不足，营养师就要考虑在脂肪摄入过多、食物脂肪不合理摄入与能量摄入过多中，老年人比较倾向于先处理哪个问题。

（二）评估转变的意愿

一旦要进行营养干预，就必须评估改变的意愿。让老年人选择他希望转变的程度是一种让老年人参加讨论的方法。营养师问："在 1 ～ 10 的范围中，你选择一个数字来表示你现在想改变的程度（1= 不准备改变；10= 非常想改变）。"营养师可在每一项营养诊断中都采用这个方法，帮助老年人决定首先处理哪个问题。这可能会出现 3 个结果：不准备改变；不确定是不是要改变；准备改变。3 种结果可以概括为 6 个不同的改变阶段。在这个过程中，改变意愿也会有所动摇。营养师要准备好来回

用不同的策略来应对老年人反复的情况。如果老年人很困惑，满不在乎，或者有抵触情绪，营养师应该回过头去咨询老年人是否还想要饮食改变。如果不那么期望了，应减小干预的力度，并非每次咨询都要使得老年人同意改变，即便只是同意去考虑改变也是好的结果。

营养师的主要任务是帮助准备改变饮食行为者确立目标以及行动计划。确定总体目标之后，制订一个包含每一个目标的行动计划，帮助老年人逐个实现。建立一个互助工作网络以帮助改变饮食行为是十分重要的，并了解其他人能给予什么帮助。

及早发现改变饮食行动的障碍也是很重要的。一旦发现了障碍是什么，在制订行动计划时，我们就可以设计相应的策略来克服这些障碍。许多老年人不能及时发现计划是何时开始产生效果的，营养师可以要求老年人总结行动计划，找出成功的关键点，然后记录这些计划以备下次咨询时讨论，老年人也要记录自己的行动计划，在这个阶段结束之际，老年人应当对自己的计划设计及执行情况做出总结。

在这一阶段的关键点是避免为老年人计划应该做什么。医师习惯给予建议，然后最重要的是老年人自己明确做什么才是最好的："你有许多方法可以选择，但是哪一种对你是最有效的呢？"下一次咨询可以是面对面的，也可以通过互联网或者电话咨询。营养师应当对他提供的服务做出评估，提供服务不代表一定能帮助老年人改变饮食行为。这个过程一定要遵循保密、权威及个性化的原则。

三、影响营养咨询成功的因素

很多营养师总是希望在咨询过程中让老年人决定改变饮食行为，或者至少让老年人决定试图去改变自己的饮食行为。然而，现实往往是事与愿违的，这种急于求成的愿望不仅会让营养师有挫败感，而且也会给老年人带来负面情绪。如果老年人目前不想改变自己的饮食行为，营养师应当尊重他的决定。营养师应当让老年人明白，在他有时间考虑饮食的时候，还可以再次就这一问题进行咨询，表现出对老年人将会改变饮食习惯的希望和信心，当时机成熟时，将有利于其做出改变。

很多因素都会影响老年人的行为改变力，如营养师传授新信息的能力、咨询师否定和支持变化的能力。另外老年人没有经济能力接受营养咨询、不稳定的生活环境、缺乏家庭或社会支持、食品价格过高、食物的可及性差、文化水平低下，都可成为老年人获得和维持健康饮食的障碍。在文化差异较大的人群中，文化信仰差异可能影响饮食行为改变。

身体和感情因素也会增加行为改变的困难，尤其对于老年人。对于需要营养教育和营养咨询的老年人，需考虑到他们的生理特点，包括视力听力和嗅觉味觉退化、行动能力下降、灵敏度下降、记忆力和认知能力减退等。

在所有的营养管理中，信任和尊重是最基本的要求，医患关系对教育和咨询结果会产生积极或消极的影响。如果治疗计划过于复杂，或者老年人无法理解，会降低老年人的依从性，特别是老年人很多习惯都难以改变。当无法确定计划的复杂性时，可以通过简单咨询几个问题的方式，明确患者在知识、理解力和动机方面的情况。

四、营养咨询技巧

营养师应当富有同情心、真诚、有礼貌。开始交流前最好先确定老年人喜欢的交流方式。认真地倾听、共享、互相认同，真诚关心、尊重文化、及时反馈、诚恳自然是提高老年人满意度和依从性的关键。这些技巧可以帮助咨询更加有效，并使当事人双方都更加满意。

（一）尊重文化多元性，不要贴标签

在和老年人讨论病情、提供咨询建议的时候，应该尊重文化多元性，尊重和理解他们的人生态度、价值观、信仰和文化意愿等。提供营养管理服务时一定要记住，不要给老年人贴上标签。对文化多元性的了解是建立和成为一名合格营养咨询师的第一步。评估个人的信仰和态度，适应不同的种族、宗教信仰和饮食习惯是非常重要的。识别个人偏见，提供敏感度，有助于咨询师更有效地确定老年人是否需要进一步改变。

（二）营养师自查

在开始给老年人提供咨询前，或者结束一次咨询后，营养师应当进行自查，了解有何因素影响他

的思考，并且如何可能影响患者。营养师应当考虑伦理问题，例如，当一个老年人决定不想管理自己的血糖，也不想学习如何估算食物升糖水平。当老年人决定的行为对他们无益时，营养师的职责不是强迫他们接受，而是鼓励患者慎重思考。

（三）认真倾听的魅力

认真地倾听是高效率营养咨询的基础。有效倾听包括两个方面：语言范畴和非语言范畴。非语言的倾听技巧包括各式各样的目光交流、肢体语言、尊重且秘密的空间、安静的环境和鼓励。在咨询过程中，手势、表情、姿势等动作经常会引起混淆和误解。几乎在所有咨询中，得体的姿势表达了对老年人的尊重。目光交流是直接而且多样的。缺乏目光交流表明营养师太忙，没有充足时间和患者进行足够的交流。当营养师身体稍微前倾保持放松的姿势，而不是表现出坐立不安或者使用过多的手势时，老年人将会感到更轻松。安静的环境有利于老年人充分思考，也有利于营养师更好地考虑老年人所表达的意思。点头示意是深入交谈的积极提示。身体向老年人方向微微前倾的姿势是希望进行更多有利交流的提示。

语言范畴的倾听包括集中注意力于患者，向老年人传达愿意倾听的意愿。通常情况下，营养师认为自己需要为患者解决问题或给予建议，这两种意愿会使倾听时间减少，重点问题需要详细描述，这些问题经常以"什么""怎样""为什么"和"能否"等开始。

在老年人感到迷惘或描述自己的想法和感受的时候，营养师对老年人的感受表现出理解，往往可以导致其行为改变。很多老年人平时没有人可以讨论自己生活中遇到的问题，有人倾听并理解自己的感情对于最终改变饮食是至关重要的。相信老年人自己的改变能力，老年人有责任选择和进行个人改变，不过，营养师可以通过陪伴，让老年人尝试这种行为的方式，支持其自我能动性。

（四）积极的信息组织方式

信息的组织方式会影响营养咨询的有效性。用积极的方式组织信息强调的是做出某些改变后所得到的益处，而用消极的方式组织信息强调的是不做某种改变将会遭受的损失。通过观察老年人所在的群体，营养师可以调整自己的表达方式，通过考察

老年人居住地附近的杂货店、餐馆以及社区活动中心可以更好地帮助营养师了解老年人的具体情况。

（五）通俗、简洁的语言

在老年人中，缺乏营养健康认知的情况很常见，这会使一些老年综合征和慢病不能得到很好的控制，同时也会导致老年人的依从性差。营养师应注意不要使用专业术语，而使用老年人能够理解的语言与例子。根据老年人的教育程度不同，营养师可以提供相应的指导，但需要让老年人用自己的语言复述一下，这样有助于营养师评估老年人的理解水平。

（六）聚焦小目标

改变终身营养行为的效果是非常显著的，但是对于老年人，不应该让其改变太多的习惯，因为即使是极微小的变化也会产生影响。例如，每天只需1次的果蔬摄入量增加，可能降低8%的心血管死亡率风险，相当于全球每年减少160万人死亡。其他例子包括减少含糖甜味饮料、快餐、加工肉类和糖果的摄入量，同时增加蔬菜、豆类、坚果和全麦作物的摄入量。向患者强调，每种食物选择都是一个机会，可以获得好处，甚至小的食物改变也会增加健康效应。

在营养咨询中有两点很重要：释意和总结。释意即使用简洁、鲜明的词语对老年人描述的重点做一个简要的重复，释意并非机械地重复和词语替换。释意有一定难度，需要营养师认真地倾听。总结要比释意长，因为总结时要使用更多的信息，并且要用更长的篇幅。总而言之，在正式的营养咨询之前与老年人建立良好的交流互动关系十分重要。

综上，营养是老年患者的基础性问题，涉及临床多个学科。存在营养风险或营养不足的老年患者，临床预后较差，及时、合理、适量给予营养干预，是促进老年患者康复的重要手段，而营养筛查和评价，是确定营养支持计划的首要步骤。对老年住院患者入院后应首先推荐进行营养风险筛查，筛查可选用 NRS 2002 或 MNA-SF，并结合临床，以明确是否应制订营养支持计划。在制订营养支持个体化处方时，对部分有需要的老年患者可进行营养评定，以调整营养处方。老年患者的营养评定内容广泛，包括病史和体格检查、疾病状况、功能评定、实验室检查、液体平衡、人体组成测定等，但目前尚无对老年患者进行营养评定的"金标准"。

参考文献

[1] 中国发展研究基金会. 中国老年人群营养与健康报告. 北京：中国发展出版社，2016.

[2] 柴培培，张毓辉，万泉，等. 我国老年营养不良的疾病经济负担研究. 中国卫生经济，2016，35（3）：13-16.

[3] Klek S，Hermanowicz A，Dziwiszek G，et al. Home enteral nutrition reduces complications，length of stay，and health care costs：results from a multicenter study. Am J Clin Nutr，2014，100（2）：609-615.

[4] Klek S，Szybinski P，Sierzega M，et al. Commercial enteral formulas and nutrition support teams improve the outcome of home enteral tube feeding. JPEN J Parenter Enteral Nutr，2011，35（3）：380-385.

[5] Guigoz Y. The mini nutritional assessment（MNA）review of the literature-What does it tell us？ J Nutr Health Aging，2006，10（6）：466-485.

[6] Skipper A，Ferguson M，Thompson K，et al. Nutrition screening tools. JPEN J Parenter Enteral Nutr，2012，36（3）：292-298.

[7] 老年人营养不良风险评估. 中华人民共和国国家卫生和计划生育委员会. 2017

[8] Volkert D，Chourdakis M，Faxen-Irving G，et al. ESPEN guidelines on nutrition in dementia. Clin Nutr，2015，34（6）：1052-1073.

[9] Klek S，Hermanowicz A，Dziwiszek G，et al. Home enteral nutrition reduces complications，length of stay，and health care costs：results from a multicenter study. Am J Clin Nutr，2014，100（2）：609-615.

[10] 中国老年患者家庭营养管理专家共识. 中国老年医学会营养与食品安全分会. 2017

[11] American Dietetic Association（ADA）：International nutrition and diagnostic terminology，ed3，Chicago，2010，American Dietetic Association.

[12] Teitelbaum D，Guenter P，Howell WH，et al. Definition of terms，style，and conventions used in A.S.P.E.N. guidelines and standards. Nutr Clin Pract，2005，20（2）：281-285.

8

[13] Chapman IM. Nutritional disorders in the elderly. Med Clin North Am, 2006, 90: 887-907.

[14] Bitar Kn, Patel SB. Aging and the gastrointestinal smooth muscle. Mech Ageing Dev, 2004, 125: 907-910.

[15] Elphick H, Elphick D, Sanders D. Small bowel overgrowth. An unrecognised cause of malnutrition in older adults. Geriatrics, 2006, 61: 21-25.

[16] Morely JE. Anorexia of aging: physiological and pathological. Am J Clin Nutr, 1997, 66: 760-773.

[17] 蒋朱明, 陈伟, 朱赛楠, 等. 我国东、中、西部大城市三甲医院营养不良（不足）、营养风险发生率及营养支持应用状况调查. 中国临床营养杂志, 2008, 16 (6): 335-338.

[18] American society for Parenteral and Enteral Nutrition (ASPEN) board of directors and clinical practice committee. Definition of terms, style, and conventions used in ASPEN board of directors approved documents. 2010

[19] Junmin Wei, Wei Chen, Mingwei Zhu, et al. Guidelines for parenteral and enteral nutrition support in geriatric patients in China. Asia Pac J Clin Nutr, 2015, 24 (2): 336-346.

[20] American Dietetic Association-Identifying patients at risk: ADA's definitions for nutrition screening and nutrition assessment. J Am Diet Assoc, 1994, 94 (8): 838-839.

[21] ASPEN. Board of directors. Definition of terms used in ASPEN. Guidelines and Standards.Nutr Clin Pratt, 1995, 10 (1): 1-3.

[22] Barone L, Milosavljevic M, Gazibarieh B. Assessing theolder person: is the MNA a more appropriate nutritional sessment tool than the SGA. J NutrHealth Aging, 2003, 7 (1): 13-17.

[23] Guigoz Y, Lauque S, Vellas BJ. Identifying the elderly at risk for malnutrition: the mini nutritional assessment. Clin Geriatr Med, 2002, 18 (4): 737-757.

[24] O'Shea E1, Trawley S, Manning E, et al. Malnutrition in hospitalised older adults: A multicentre observational study of prevalence, associations and outcomes. J Nutr Health Aging, 2017, 21 (7): 830-836.

[25] Soini H, Suominen MH, Muurinen S, et al. Malnutritionaccording to the mini nutritional assessment in older adults in different sett-ings. J Am Geriatr Soc, 2011, 59 (4): 765-766.

[26] Sharma Y, Miller M, Kaambwa B, et al. Malnutrition and its association with readmission and death within 7 days and 8-180 days postdischarge in older patients: a prospective observational study. BMJ Open, 2017, 7 (11): e018443.

[27] Curtis LJ, Bernier P, Jeejeebhoy K et al. Costs of hospital malnutrition. Clin Nutr, 2017, 36 (5): 1391e6.

[28] Sanz-París A, Gomez-Candela C, Martín-Palmero A, et al. Application of the new ESPEN definition of malnutrition in geriatric diabetic patients during hospitalization: a multicentric study. Clin Nutr, 2016, 35 (6): 1564e7.

[29] Wakabayashi H, Sakuma K. Rehabilitation nutrition for sarcopenia with disability: a combination of both rehabilitation and nutrition care management. J Cachexia Sarcopenia Muscle, 2014, 5 (4): 269e77.

[30] Felder S, Braun N, Stanga Z, et al. Unraveling the link between malnutrition and adverse clinical outcomes: association of acute and chronic malnutrition measures with blood biomarkers from different pathophysiological states. Ann Nutr Metab, 2016, 68: 164-172.

[31] Cederholm T, Jensen GL. To create a consensus on malnutrition diagnostic criteria. JPEN J Parenter Enteral Nutr, 2017, 41 (3): 311-314.

[32] Cederholm T, Bosaeus I, Barazzoni R, et al. Diagnostic criteria for malnutrition-An ESPEN Consensus Statement. Clin Nutr, 2015, 34 (3): 335-340.

[33] Sánchez-Rodríguez D, Marco E, Ronquillo-Moreno N, et al. ASPEN-AND-ESPEN: A postacute-care comparison of the basic definition of malnutrition from the American Society of Parenteral and Enteral Nutrition and Academy of Nutrition and Dietetics with the European Society for Clinical Nutrition and Metabolism definition. Clin Nutr, 2018, S0261-5614 (18) 30018-

30019.

[34] Lee MR，Berthelot ER．Community covariates of malnutrition based mortality among older adults．Ann Epidemiol，2010，20（5）：371-379.

[35] Tsutsumi R，Tsutsumi YM，Yousuke T．Decline in anthropometric evaluation predicts a poor prognosis in geriatric patients．Asia Pac J Clin Nutr，2012，21（1）：44-51.

[36] Ülger Z，Halil M，Kalan I，et al．Comprehensive assessment of malnutrition risk and related factors in a large group of community-dwelling older adults．Clin nutr，2010，29（4）：507-511.

[37] Kaiser M J，Bauer J M，Rämsch C，et al．Frequency of malnutrition in older adults：a multinational perspective using the mini nutritional assessment．J Am Geriatr Soc，2010，58（9）：1734-1738.

[38] Guerra RS，Fonseca I，Sousa AS，et al．ESPEN diagnostic criteria for malnutrition-A validation study in hospitalized patients．Clin Nutr，2017，36（5）：1326-1332.

[39] 许静涌，杨剑，康维明，等．营养风险及营养风险筛查工具营养风险筛查2002临床应用专家共识（2018

版）．中华临床营养杂志，2018，26（3）：131-135.

[40] 张献娜，蒋朱明，吴河水，等．NRS2002营养风险筛查暨GLIM第二步诊断营养不良（目前不用肌肉量理由）．中华临床营养杂志，2020，28（1）：1-6.

[41] Zhang Z，Pereira SL，Luo M，et al．Evaluation of blood biomarkers associated with risk of malnutrition in older adults：A systematic review and meta-analysis．Nutrients，2017，9：829.

[42] Sánchez-Rodríguez D，Marco E，Ronquillo-Moreno N，et al．Prevalence of malnutrition and sarcopenia in a post-acute care geriatric unit：Applying the new ESPEN definition and EWGSOP criteria.Clin Nutr,2017,36(5)：1339-1344.

[43] Palmela C，Velho S，Agostinho L，et al．Body composition as a prognostic factor of neoadjuvant chemotherapy toxicity and outcome in patients with locally advanced gastric cancer．J Gastric Cancer，2017，17（1）：74-87.

[44] Beberashvili I，Azar A，Sinuani I，et al．Geriatric nutritional risk index，muscle function，quality of life and clinical outcome in hemodialysis patients．Clin Nutr，2016，35（6）：1522-1529.

8

第九章　老年贫血的营养管理

随着经济发展及人们生活水平不断改善，老龄化问题日趋严峻，相应的，老年群体的健康状况越来越受到关注。贫血是人体血液红细胞不能满足生理功能需求而产生的一类疾病。在各种老年疾病中，老年贫血因起病缓慢、症状隐匿及易受原发疾病掩盖等原因，常受忽视。然而，大量流行病学研究证实，贫血在老年人中并不少见。但目前关于老

年贫血的诊断及治疗，全球范围内仍缺乏有明确证据支持的规范化标准，从而使老年贫血的临床诊治工作难以有效开展。贫血会影响疾病治疗的预后，增加老年人的死亡率及患病率，影响老年人的认知功能，造成身体机能下降并影响高风险地区的经济增长，导致贫困。

第一节　概　述

一、老年人血液系统的特点

人类在衰老的过程中，血液系统也和其他生理系统一样有一系列改变，由于老年人个体的差异，如个人的基本健康状况、生活条件、社会环境及所从事的职业不同，使有关研究在这方面尚未达成完全共识。但对于以下一些衰老过程中血液系统的变化，多数学者的认识是一致的：①随着年龄的增长，造血的红骨髓容量减少。青壮年在应激状态下（如外伤、手术等大量出血），平时不造血的黄骨髓可转变为造血的红骨髓，使机体造血功能增强，恢复人体正常所需的血细胞，而老年人这种应激能力明显减低。②老年人胸腺、脾和扁桃体的重量下降，淋巴细胞减少，此外，全身淋巴结中淋巴滤泡也减少；T、B 淋巴细胞发生功能变化，抗原刺激下免疫球蛋白产生明显减少，可能导致老年人免疫功能减低，易发生各种感染或肿瘤。③血液循环中丙种球蛋白增加可使红细胞沉降率加快。④血小板黏附性和集聚性增加，老年人多有动脉硬化，易激活血小板，这可能是老年人易发生血栓和栓塞的部分原因。

二、老年贫血的定义及特点

贫血（anemia）是指循环单位容积内血红蛋白（Hb）的浓度，红细胞（RBC）计数及红细胞压积（HCT）低于相同年龄、性别和地区的正常值。联合国世界卫生组织（WHO）在 1968 年提出男性血红蛋白（Hb）< 130 g/L、女性< 120 g/L（未孕女性）即诊断为贫血。但由于该结论的得出源于青壮年人群，且受试者偏少，故是否同样适用于老年人仍备受争议。目前我国尚无 60 岁以上老年人血红蛋白、红细胞计数及红细胞压积的正常值统一标准。一般认为老年男性血红蛋白低于 120 g/L，红细胞压积小于 40%，女性血红蛋白低于 110 g/L，红细胞压积小于 37% 即可诊断为贫血，但还须注意到在海拔高的地区居民的血红蛋白、红细胞计数和红细胞压积较平原地区的血红蛋白、红细胞计数和红细胞压积要高。此外在一些生理病理情况下，血浆容积和容量有改变如血液被稀释或浓缩时，上述指标也会发生改变，因此在判断贫血时必须考虑各方面因素。

在老年贫血中，多数是轻度贫血，且多数是正细胞性贫血。同时由于起病隐匿、进程缓慢，很多

患者仅相应调整有关日常活动以适应机体变化，故因贫血产生的主诉常被忽略。然而即使 Hb 水平仅轻度下降，却可能带来住院时间延长、心血管功能下降或相关疾病加重，甚至死亡风险增加等严重不良后果。目前老年贫血已被视为死亡率升高的独立危险因素之一。此外，它也严重影响了老年人的生活质量，易倦、认知功能减退、情绪障碍、肌力下降、易跌倒等一系列症状的发生率大幅升高。

第二节　病因及机制

一、老年人易贫血的原因

1. 骨髓造血功能随年龄的增长而衰减。老年人睾丸激素分泌不足，红细胞生成素（EPO）的分泌减少，影响红系祖细胞的分化与成熟，因而红细胞及血红蛋白的降低在男性老年人显得更为常见。老年人骨髓对 EPO 的反应是随年龄的增长而降低的。

2. 老年人胃壁细胞萎缩，胃酸和内因子分泌不足，食欲降低，进食少，加之部分老年人有偏食、限制饮食等习惯，易造成维生素 B_{12}、叶酸及铁的摄入不足，导致巨幼细胞贫血和缺铁性贫血。

3. 老年人的免疫器官及其活性都趋向衰退。此外，自身免疫活性细胞对机体正常组织失去自我识别能力，故老年人较易发生自身免疫性溶血性贫血。

二、老年贫血的类别及机制

根据病因来分，老年贫血主要归为 4 大类：营养性贫血（34%）（其中主要为铁、维生素 B_{12} 及叶酸缺乏）、肾性贫血（12%）、慢病性贫血（20%）及原因不明性贫血（34%）。

值得注意的是，因老年人常合并多种潜在病理状态，且可能服用多种药物，故很大一部分（30% ~ 50%）老年贫血通常是多因素综合作用的结果。另外，考虑到行有创检查（如内镜探查或骨穿活检）对高龄患者有一定风险，因此，老年贫血病因的确诊通常存在困难。但贫血本质上为继发于其他疾病的临床表现之一，故大多数患者仍应尽可能地全面检查，从而明确病因，进而指导相应治疗。

（一）营养性贫血

1. 缺铁性贫血（iron deficiency anemia, IDA）

IDA 最常见的营养性贫血，各种原因导致的慢性失血或铁吸收障碍为常见潜在病因。老年人缺铁的主要原因是摄入不足或失血。

（1）老年人咀嚼困难，进固体食物少；或因老年性便秘，长期使用缓泻剂；胃黏膜萎缩，胃酸减少或缺乏等原因造成铁摄入不足。

（2）一旦发生贫血，又因消化道缺氧，使胃肠道黏膜进一步萎缩，形成恶性循环。

（3）溃疡、消化道肿瘤、痔、憩室及食管裂孔疝等急性或慢性出血，是老年人常见的失血原因。

（4）老年人胃肠道黏膜细胞衰老而不断脱落，也可使游离铁丢失。

典型缺铁性贫血一般呈小细胞改变；但在老年人群中，处于贫血早期阶段或伴有其他营养素缺乏将很可能使该特点丧失。且目前用于诊断 IDA 的常用铁代谢指标，如血清铁蛋白（SF）、总铁结合力、转铁蛋白饱和度（TSAT）、血清铁及运铁蛋白受体（TfR）等，对老年人来说均不甚敏感。如若患者同时合并急、慢性炎症或恶性肿瘤等疾病，其体内 SF 将相应升高，而该情况在老年人群中又相对普遍。此时，判断青壮年缺铁的 SF < 15 g/L 应至少提高至 30 ~ 60 g/L，且须同时结合 TSAT < 20% 进行诊断。TfR 因不受炎症及年龄干扰，被认为具有相对较高的灵敏度，但因缺乏标准化的检测方法及正常参考值，故未能广泛用于临床。故目前在老年贫血中，IDA 的诊断仍有一定困难。一旦确诊 IDA，其潜在病因即应进一步确认。

2. 维生素 B_{12} 缺乏　维生素 B_{12} 缺乏的原因通常为维生素 B_{12} 吸收不良，其特点为不能从食物或转运蛋白中释放维生素 B_{12}，尤其在伴有胃酸缺乏时。在老年人中，萎缩性胃炎、胃癌、胃大部切除术后，弥漫性肠病或某些肠道手术后均可导致维生素 B_{12} 吸收障碍或内因子缺乏；某些药物如对氨硫酸钠、新霉素和苯妥英钠等也影响小肠内维生素

9

B_{12} 的吸收；老年人长期不吃动物蛋白，也可出现维生素 B_{12} 不足；超过 40% 的 80 岁以上患者均存有大肠杆菌感染相关或非相关性萎缩性胃炎。

维生素 B_{12} 缺乏所致的贫血发展缓慢，因为正常造血维生素 B_{12} 每月所需量为 1~5 μg，体内贮存量可供 3~6 年之用。典型维生素 B_{12} 缺乏造成的贫血为大细胞性贫血，但若合并缺铁，上述改变将不再典型。此时，血清维生素 B_{12} 减少，伴多聚运钴胺素蛋白、异丁二酸及同型半胱氨酸升高为常规诊断指标。

3. 叶酸缺乏　叶酸的缺乏通常为摄入不足所致，这些患者通常有营养不良，近期体重下降或虚弱易倦等病史。叶酸主要在近端空肠吸收，吸收后的叶酸以 N_5- 甲基四氢叶酸的形式存在于血中，然后借助于维生素 B_{12} 进入细胞内。叶酸性质不稳定，蔬菜烹调不当、饮酒过度、各类小肠疾病，应用抗叶酸药物如甲氨蝶呤等，均可导致继发性叶酸缺乏。正常成人每日需叶酸 50~200 μg，主要储存在肝，正常人体内储存 5~10 mg，可供 2~4个月之用。巨幼细胞性贫血中以叶酸缺乏为常见，老年人血清中叶酸和维生素 B_{12} 水平有随年龄增长而下降的趋势。红细胞内叶酸水平的测定对于评估体内叶酸储量相较于血清叶酸水平更为敏感。

（二）慢病性及肾性贫血

慢病性贫血（anemia of chronic disease，ACD）的病因包括各种急慢性感染、恶性肿瘤及慢性炎性疾病（如风湿免疫病）。它是一种功能性缺铁，而非绝对铁缺乏。其发病过程为免疫介导，相关炎性因子如白介素（IL-1、IL-6、IL-10）、干扰素及 TNF-α 不同程度升高，继而引起 Hepcidin 升高，通过多种途径，共同导致贫血。

典型 ACD 为正色素正细胞性贫血，但若合并 IDA 或地中海贫血，则将出现诊断困难。目前，经典的 ACD 诊断指标为 Cartwright 提出的血清铁减少、骨髓铁幼粒细胞减少及网状内皮系统铁增多。但很多流行病学调查将老年贫血中的 ACD 定义为任何血清铁 < 10 μmol/L、铁蛋白正常或升高，同时排除其他可能原因的贫血。但对于老年人，随着年龄增长，即使无临床确诊的炎性疾病，体内炎性指标亦将升高，故仅根据血清铁下降进行诊断可能会高估 ACD 的患病率。若同时结合运铁蛋白饱和度下降、TfR 进行诊断，准确性将大大提高。

肾性贫血是由于肾功能受损，尤其是患者肾小球滤过率低于 30 ml/min 或血清肌酐浓度高于 300 μmol/L 且血红蛋白降低时导致的正色素正细胞性、增生低下性贫血。本病是慢性肾疾病的常见并发症，也是慢性肾疾病患者合并心血管并发症的独立危险因素。

（三）原因不明性贫血

老年原因不明性贫血可能与老年人干细胞的生理改变有关。部分老年人随年龄增长出现低氧 / EPO 反馈机制异常，可能发生 EPO 缺乏，需要产生更多的 EPO 来维持正常的血红蛋白水平，是什么导致这一改变尚不清楚。随着年龄增长，骨髓涂片中的骨髓细胞成分也会减少。还是由于造血干细胞克隆减少，但具体是干细胞数量减少还是干细胞功能改变引起尚不明确。衰老相关的前炎症状态被视为原因不明性贫血的病理生理基础。同时，因雄、雌激素均为 NF-κB 的抑制因子，且睾酮可保护端粒的完整性，而雌激素可刺激睾酮的活性，故雌、雄激素减少也是原因不明性贫血的发病因素之一。因此，炎性因子测定或可作为 UEA 的诊断指标之一，但具体界值还有待研究证实。

三、老年贫血的危害

血红蛋白数量减少，人体内红细胞携带氧的能力就会降低，长期下来就会导致体内各个脏器在缺氧的状态下工作，很容易引起各种相关疾病。同时，贫血对神经系统也有影响，患者很容易出现头晕、失眠、烦躁的症状。此外，贫血还会使心脏自身的供血能力下降，长时间的贫血很容易增加心绞痛、心律失常的发病率。老年人心、脑、肾等脏器常因动脉硬化等原因导致供血不足，如合并贫血则造成的危害更大，需要积极治疗。

9

第三节 营养治疗的循证医学证据

营养性贫血是指由于营养不良，导致参与血红蛋白和血红细胞形成的营养素包括铁、叶酸、维生素 B_{12}、维生素 B_6、维生素 A、维生素 C、蛋白质及铜等不足而产生的贫血，其中又以铁缺乏引起的缺铁性贫血最为常见。铁缺乏造成体内贮存铁耗竭，血红蛋白合成减少，进而影响红细胞生成，导致贫血。贫血在老年人中很常见，联合国在可持续发展目标中提出了在 2030 年实现全球充足营养的目标；2017 年国务院颁布《国民营养计划》，明确要使老年人群贫血率下降至 10% 以下；中国营养学会《缺铁性贫血营养防治专家共识》工作组发布了缺铁性贫血营养防治专家共识。这些都说时国家乃至世界范围对老年贫血的重视。

一、铁与贫血

食物中的铁有血红素铁和非血红素铁，其中血红素铁来源于红肉等动物性食物，其吸收率可达 15% ～ 35%。植物性食物中的铁为非血红素铁，其吸收率低，通常在 10% 以下，而以植物性膳食为主的膳食的铁吸收率通常低于 5%。柑橘、绿叶蔬菜等富含维生素 C 的食物可以促进非血红素铁的吸收。

膳食铁的吸收易受到植酸、草酸、茶多酚、单宁等具有络合和螯合能力的铁吸收抑制剂的影响。因此，对于一般人群应通过改善膳食结构、改进食物加工方法等，增加膳食铁的摄入量，同时去除抑制膳食铁吸收的成分，从而改善铁的吸收率。

二、铁与老年贫血

老年人群是贫血高发人群。老年人器官功能出现不同程度衰退以及慢病、共病和多重用药的影响，加上生活或活动能力降低，容易出现早饱和食物摄入不足，从而发生营养不良、贫血等问题。然而，由于血清（浆）铁蛋白等诊断指标随着高龄化呈现较大变化，影响老年人群 IDA 的筛查和诊断。同时，老年人群通常伴随有慢性疾病，补充铁剂需综合考虑其他因素。目前尚无充分的科学证据给出针对老年人群缺铁性贫血（IDA）的一般性铁补充指导。

研究显示，蛋白质 - 能量营养不良会降低老年人的抵抗力，增加贫血的风险，进而引起严重的后果，包括住院、残疾、死亡。血红蛋白下降也增加老年人未来的致病和致死风险。老年人由于味觉、咀嚼、吞咽及消化等功能衰退，造成食物摄入量及摄入种类减少，需要保障其食物多样性和摄入量，保证能量、蛋白质、铁、维生素 B_{12}、叶酸和维生素 C 的摄入。《中国老年人膳食指南》就老年人在食物的种类、形式等多方面提出了指导意见以保证老年人摄入充足的营养。

三、食用铁强化食品

食用铁强化食品被认为是低成本的长期预防 IDA 的有效措施。在发达国家，强化食品已得到普及。早在 1941 年，美国公布的食物强化法中就规定必须在面粉中强化铁、维生素和烟酸，有接近 2/3 的州实行了强制性政策，美国居民总铁摄入量的 20% ～ 25% 来自强化的面粉。加拿大从 1976 年就制定了铁强化面粉等政策。在发展中国家，印度 2000 年启动铁强化政策，3 ～ 5 岁儿童铁缺乏（ID）、IDA 在干预半年后贫血发生率显著降低。委内瑞拉 1993 年对玉米面粉和小麦面粉进行铁强化，并率先在儿童中启动，使儿童 ID 率从 35% 下降到 15%，IDA 率从 19% 降到 10%。2003 年，中国在全球营养联盟的支持下，开展了铁强化酱油项目，对铁强化酱油效果的 Meta 分析显示，铁强化酱油在增加血红蛋白、降低贫血率方面有积极的效果。对多种微量营养素强化的 Meta 分析也显示，这些措施可明显降低贫血率。

四、营养补充食品

辅食营养补充品包括辅食营养补充食品、辅食营养素补充片和辅食营养素撒剂，其中辅食营养补充食品俗称"营养包"。自 2003 年开始，我国在甘肃、青海、山西、陕西的部分农村地区和四川地震灾区开展了多个辅食营养补充品的干预项目，均取得了良好的效果。

对于我国营养包干预效果的 Meta 分析结果显示，营养干预可显著增加人群的血红蛋白水平，降低贫血发生率。辅食营养补充品简化了营养素强化补充方式，能提高婴幼儿的辅食质量，有效改善我国儿童的营养状况。但是目前老年营养包在国内还很少见，希望以后能够大力发展营养补充食品，防治老年贫血。

第四节　营养管理及医学营养治疗

老年贫血最主要的治疗原则是找到病因后进行对因治疗，病因无法去除时可以对症治疗，改善贫血症状，提高生活质量。但由于老年人各脏器功能有不同程度衰退，同时伴有其他器官疾病，造血组织应激能力差，对迅速发生的贫血耐受能力低；对缓慢发生的贫血，则可能由于其他疾病掩盖贫血症状；多种原因所致的贫血在老年人中常见，故在治疗上单一用药很难产生效果。因此，积极的支持治疗，包括脏器功能的保护、改善贫血、防止出血及控制感染等十分重要。具体营养管理措施如下。

1．调整膳食结构　通过食物多样性和平衡膳食，达到《中国居民膳食营养素参考摄入量 2023 版》中建议的各种营养素的摄入量。应增加摄入富含铁、维生素 C 等微量营养素的食物。减少摄入植酸、多酚含量较高的食物。同时应增加富含叶酸、维生素 A、维生素 B_6、维生素 B_{12} 等的食物。

（1）摄入充足的食物，保证大豆制品、乳制品的摄入。

（2）适量增加瘦肉、禽、鱼、动物肝、血的摄入。

（3）增加蔬菜和水果的摄入。

（4）饭前、饭后 1 小时内不宜饮用浓茶、咖啡。

2．口服补铁及静脉补铁　若患者疑似 IDA 或已确诊，不论是否出现临床症状，补铁治疗即应开始。目前，口服铁的一线用药为琥珀酸亚铁、硫酸亚铁或葡萄糖酸亚铁。通常 Hb 每 2 周上升 10 ~ 20 g/L，在贫血纠正后需继续服用 3 个月以恢复机体铁储量，且该过程在老年患者中应维持更久，总疗程约 6 个月。这将导致患者的依从性下降，尤其是伴有多种合并症、每天需口服多种药片的老年人；同时，很多患者因吸收功能不良，对口服铁剂的反应较差，这和衰老相关的前炎症状态导致的 Hepcidin 效应有关。此时，改用静脉补铁很有必要，目前常用蔗糖铁，每天 200 mg，隔天用，轻中度贫血的补充总剂量约 1000 mg。然而，静脉补铁也会带来机体过氧化、炎性因子增多及某些感染的风险增加等不良反应，不建议长期应用。另外，口服铁剂同时口服维生素 C，可有效促进铁吸收，提升治疗效果。

3．补充维生素 B_{12} 和叶酸等营养元素　维生素 B_{12} 通常通过肌注羟钴胺素或氰钴维生素补充。而针对凝血功能异常如血友病患者应选用静脉注射。素食者则可选择口服。一般无明显不良反应，但肠外给药出现过过敏性休克、血管性水肿或暂时性高血压的案例，故高敏患者应提前小剂量试验以确保用药安全。叶酸一般口服补充，肠外途径主要用于肠吸收不良的患者，且一般无不良反应。

4．鼓励膳食摄入不足或者存在营养不良的老年人使用含铁、叶酸、维生素 B_{12} 的营养素补充剂和强化食物。

5．如有条件，可寻求营养师的配餐指导，以实现合理膳食。

6．积极治疗原发病。很多贫血的老人，除了膳食营养素摄入不足以外，还有多病共存，因此需要积极治疗原发病。

7．营养宣传教育　改善贫血的任何干预方式均应结合营养宣教，通过传统教育讲座以及大众传媒进行知识普及。针对贫血高发的老年人群，社区医院应制订长期、有效的贫血防治健康教育工作计划，对健康教育人员进行专门培训，同时借助现代科技成果，提高健康促进的效果。

综上，贫血在老年人群中十分普遍，其患病率随年龄增长而相应增加。虽血红蛋白仅轻度下降，却大大增加了患者发生生理、功能及认知障碍的风险，且被视为死亡率升高的独立危险因素之一。老年贫血的病因由于患者存在多种病理生理状态且服用多种药物而难以准确判断，尽管已尽可能完善检查，但不明原因性贫血仍占1/3。实际上，相当一部分老年贫血为多因素综合作用的结果，因此基于病因诊断对营养支持和后续治疗十分重要。

参考文献

[1] Stevens GA, Finucane MM, De-Regil LM, et al. Nutrition impact model study group (anaemia). global, regional, and national trends in haemoglobin concentration and prevalence of total and severe anaemia in children and pregnant and non-pregnant women for 1995-2011：a systematic analysis of population-representative data. Lancet Glob Health, 2013, 1：e16-25.

[2] Kassebaum NJ, Jasrasaria R, Naghavi M, et al. A systematic analysis of global anemia burden from 1990 to 2010. Blood, 2014, 123 (5)：615-624.

[3] Balarajan Y, Ramakrishnan U, Ozaltin E, et al. Anaemia in low-income and middle-income countries. Lancet, 2011, 378：2123-2135.

[4] Centre for Evidence Based Medicine-Levels of Evidence. Oxford Centre for Evidence-based Medicine (CEBM). 2009.

[5] 中华人民共和国国家卫生和计划生育委员会. 中华人民共和国卫生行业标准：人群贫血筛查方法（WS/T 441-2013）. 北京：中国标准出版社，2013.

[6] WHO. Iron deficiency anaemia：assessment, prevention and control, a guide for programme managers. Geneva, World Health Organization，2001.

[7] WHO, CDC. Assessing the iron status of populations：including literature reviews：report of a joint World Health Organization/ Centers for Disease Control and Prevention technical consultation on the assessment of iron status at the population level. Geneva, Switzerland, World Health Organization, 2007.

[8] 中国营养学会. 中国居民膳食营养素参考摄入量（2023版）. 北京：人民卫生出版社，2023.

[9] 中国营养学会. 中国居民膳食指南（2022）. 北京：人民卫生出版社，2022.

[10] Halawi R, Moukhadder H, Taher A. Anemia in the elderly：a consequence of aging. Expert Rev Hematol, 2017, 10 (4)：327-335.

[11] Orimo H, Ito H, Suzuki T, et al. Reviewing the definition of "elderly". Geriatr Gerontol Int, 2006, 6 (3)：149-158.

[12] Pang WW, Schrier SL. Anemia in the elderly. Curr Opin Hematol, 2012, 19 (3)：133-140.

[13] Price EA, Mehra R, Holmes TH, et al. Anemia in older persons：etiology and evaluation. Blood Cells Mol Dis, 2011, 46 (2)：159-165.

[14] Merchant AA, Roy CN. Not so benign haematology：anaemia of the elderly. Br J Haematol, 2012, 156 (2)：173-185.

[15] World Health Organization. Scientific Group on Nutritional Anaemias. Nutritional anaemias：report of a WHO Scientific Group. World Health Organization, 1968.

[16] Beutler E, Waalen J. The definition of anemia：what is the lower limit of normal of the blood hemoglobin concentration？. Blood, 2006, 107 (5)：1747-1750.

[17] Busti F, Campostrini N, Martinelli N, et al. Iron deficiency in the elderly population, revisited in the hepcidin era. Front Pharmacol, 2014, 5：83.

[18] Andrès E, Serraj K, Federici L, et al. Anemia in elderly patients：new insight into an old disorder. Geriatr Gerontol Int, 2013, 13 (3)：519-527.

[19] Artz AS, Thirman MJ. Unexplained anemia predominates despite an intensive evaluation in a racially diverse cohort of older adults from a referral anemia clinic. J Gerontol A Biol Sci Med Sci, 2011, 66 (8)：925-932.

[20] Babaei M, Shafiei S, Bijani A, et al. Ability of serum ferritin to diagnose iron deficiency anemia in an elderly cohort. Rev Bras Hematol Hemoter, 2017, 39 (3)：223-228.

[21] Gómez Ramírez S, Remacha Sevilla Á F, Muñoz Gómez M. Anaemia in the elderly. Med Clin (Barc), 2017, 149 (11)：496-503.

9

[22] Wickramasinghe SN. Diagnosis of megaloblastic anaemias. Blood Rev, 2006, 20（6）：299-318.

[23] Tettamanti M, Lucca U, Gandini F, et al. Prevalence, incidence and types of mild anemia in the elderly：the "Health and Anemia" population-based study. Haematologica, 2010, 95（11）：1849-1856.

[24] Makipour S, Kanapuru B, Ershler WB. Unexplained anemia in the elderly. Semin Hematol, 2008, 45（4）：250-254.

[25] Gowanlock Z, Sriram S, Martin A, et al. Erythropoietin levels in elderly patients with anemia of unknown etiology. PloS One, 2016, 11（6）：e0157279.

[26] Young N S. Telomere biology and telomere diseases：implications for practice and research. ASH Education Program Book, 2010（1）：30-35.

[27] Auerbach M, Goodnough LT, Shander A. Iron：the new advances in therapy. Best Pract Res Clin Anaesthesiol, 2013, 27（1）：131-140.

[28] Goodnough LT, Schrier SL. Evaluation and management of anemia in the elderly. Am J Hematol, 2014, 89（1）：88-96.

[29] Swedberg K, Young J B, Anand I S, et al. Treatment of anemia with darbepoetin alfa in systolic heart failure. New England Journal of Medicine, 2013, 368（13）：1210-1219.

[30] 孙建琴，张坚，黄承钰，等.《中国老年人膳食指南（2016）》解读与实践应用.老年医学与保健, 2017, 23：69-72

[31] 中华医学会.维生素矿物质补充剂在营养性贫血防治中的临床应用：专家共识.中华临床营养杂志, 2013, 21：316-319.

9

第十章　衰弱的营养管理

近年来，我国人口呈现快速老龄化和快速高龄化的趋势，预计到 2050 年，我国 60 岁及以上的老年人的总人口数将达 4 亿，其中高龄人口将达 9448 万，占老年人口总数的 21.78%。然而长寿不等同于健康，我国老年人的整体健康状况不容乐观，随着年龄的增长，常会出现多种老年综合征，如衰弱、营养不良、跌倒、失眠、痴呆、抑郁、慢性疼痛等。75% 的老年人至少患有一种慢病，失能、部分失能老年人约 4400 万，给自身、家庭和社会带来了严重的负担，我国老年人健康已成为全社会关注的公共卫生问题。

第一节　概　述

世界卫生组织指出，衡量老年人健康状况最好的指标是功能。与病理改变相比，躯体功能状况更能衡量老年人对健康照护的需求。近年来，老年医学也开始注重老年人功能状态的变化而非器质性病变。因此，聚焦老年人功能变化的衰弱概念受到广泛关注。为提高对老年衰弱的识别、评估、预防和治疗水平，中华医学会老年医学分会组织国内专家，结合现有研究证据制定了《老年患者衰弱评估与干预中国专家共识》，规范了老年衰弱的临床诊治方法。

一、衰弱的定义

衰弱（frailty）一词最早出现在 1968 年，由 O'Brien 等提出，指老年人对负性事件做出的过度或者不恰当的反应。

2001 年，美国学者 Linda Fried 将衰弱定义为一种以机体生理储备减少、保持机体内环境稳定能力下降为特征的临床综合征；加拿大学者 Kenneth Rockwood 将衰弱定义为老年人由于健康缺陷的逐渐累积从而导致的一种非健康状态。2004 年，美国老年学会将衰弱定义为，老年人由于生理储备能力下降而导致机体处于抗应激能力减退的非特异性状态，涉及神经肌肉、内分泌、代谢、免疫等多个系统病理生理状况的改变，从而增加老年人发生认知功能减退、失能、跌倒和死亡等不良健康事件的风险。

2017 年发布的《老年患者衰弱评估与干预中国专家共识》提到衰弱的定义为：老年人生理储备下降导致机体易损性增加、抗应激能力减退的非特异性状态。衰弱老人经历外界较小刺激即可导致一系列临床负性事件的发生，如失能、功能下降、住院和死亡的风险增加，还可导致老年人对长期照护的需求和医疗费用增加。衰弱的特征是生理储备功能的耗竭，涉及多系统病理生理改变，包括代谢、神经肌肉和免疫系统。

关于衰弱的定义仍有较多的争议，还未形成一个统一的结论。目前国内外关于衰弱定义的研究主要有三个维度：一是聚焦生理层面开展研究，将衰弱定义为身体虚弱表型；二是聚焦功能层面开展研究，提出缺陷累积模型，通过构建衰弱指数对衰弱状态及严重程度进行评价；三是聚焦整体健康观研究，提出生物 - 心理 - 社会模型，从生理、心理、社会等多个方面评价衰弱及其严重程度。

二、衰弱的流行情况

因衰弱的诊断标准不同和人群的异质性，各个研究中衰弱的患病率差异较大。但总的趋势是患病率随增龄而增加，且女性高于男性。在全球社区队列样本的多项研究中，65 岁及以上老年人衰弱患病率从 2% 到 60% 不等，这取决于所研究人口的年龄和所使用的衰弱评估工具等因素。一半研究患病率高于 11%，在 85 岁以上老年人中，患病率增加到 25% 以上。在初级保健和门诊环境中，衰弱更为常见（≥ 30%）。根据对欧洲社区老年人的 Meta 分析，目前估计 65 岁及以上老年人衰弱患病率约为 15%。亚太地区社区老年人衰弱的患病率为 3.5% ~ 27%，与整个欧洲和美洲的患病率相当。社会经济上处于不利地位和土著社区的衰弱患病率可能超过 50%。值得注意的是，由于在老年人的人口健康调查中有大量的无反应，在一些研究中可能低估了衰弱的普遍性。

国内研究数据相对较少，我国一项纳入 7 个城市 5844 名社区老年人的研究显示，衰弱患病率为 9.9%，其中女性患病率（12.1%）明显高于男性（7.7%）。《柳叶刀 - 公共卫生》（*The Lancet Public Health*）发表了北京大学公共卫生学院李立明和吕筠教授团队关于中老年人群中衰弱指数与全因死亡和死因别死亡风险的研究，该研究利用中国慢病前瞻性队列丰富的问卷调查信息和体格检查指标，构建了基于 28 种疾病或缺陷（14 种疾病、10 种症状或体征和 4 种身体测量指标）的衰弱指数，得出中国 50 岁以下、50 ~ 64 岁和 65 岁及以上人群的衰弱率分别为 0.8%、3.5% 和 8.9%，女性的衰弱指数均值和衰弱率均高于男性。

老年人衰弱发生率高，成为不良健康结局的直接诱发因素。研究表明，持续衰弱会导致跌倒、行走障碍、生活不能自理，甚至出现谵妄等精神症状，致残、致死风险显著增加。研究表明：衰弱指数每增加 0.1 个单位，全因死亡风险增加 68%（HR=1.68；95% CI 1.66 ~ 1.71）。此外，衰弱老年人会因较小的应激如感染、服用新药、跌倒、便秘或尿潴留等而导致健康状况急剧恶化，甚至死亡，严重影响了老年人的生命质量，同时给医疗卫生服务提出了更高的需求和挑战。如能早期识别衰弱并给予相应的处理，可减少失能、降低照护机构的入住率、长期照护的需求和医疗 / 社会的花费，衰弱前期可被逆转至健康状态，一些衰弱状态也可被逆转至衰弱前期。

三、衰弱的筛查、评估和分级

"衰弱"这一概念已被越来越多的临床医生接受，但由于缺乏定义衰弱的金标准，并且其病理生理学机制尚未明确，因此衰弱的早期识别和干预在临床应用中受到了一定限制。虽然衰弱的诊断尚无金标准，但目前已开发出多种衰弱评估工具，大多简单易行，可在临床实践中用于识别不同情况下预后较差的人群，作为复杂治疗决定的重要预后标准。

目前在临床评估和科学研究中，普遍采用的是美国学者 Fried 2001 年制定的衰弱诊断标准和 2010 年加拿大学者 Rockwood 制定的衰弱指数（frailty index，FI）。2013 年美国及欧洲老年医学专家团队发展了一些更为简易的筛查方法，包括 FRAIL 衰弱问卷、Tilburg 衰弱指数、临床衰弱量表和衰弱综合评估工具，这些简易、方便的筛查工具可快速识别衰弱或者衰弱前期患者，并对可疑的衰弱患者做进一步复杂的评估。我国开展衰弱研究相对较晚，2017 年杨丽峰等开发了中国老年人衰弱评估量表，但尚未得到广泛应用，量表性能也有待于更多的循证支持。

2019 年 9 月国际衰弱和肌少症研究会议（International Conference of Frailty and Sarcopenia Research，ICFSR）工作组发布的《2019 ICFSR 国际临床实践指南：身体衰弱的识别和管理》提出，应对所有老年人（≥ 65 岁）采用简单、有效的工具进行衰弱筛查，推荐的衰弱筛查工具有 Fried 衰弱表型、衰弱量表（FRAIL）、衰弱指数（FI）、埃德蒙顿衰弱量表（EFS）。

1. Fried 衰弱表型，满足以下 5 条中 3 条或以上：①不明原因体重下降；②疲乏；③握力下降；④行走速度下降；⑤躯体活动降低（体力活动下降）。具有 1 条或 2 条上述状态为衰弱前期（pre Frail），而无以上 5 条者为无衰弱的健壮老人（Robust）。

10

Fried 衰弱表型把衰弱作为临床事件的前驱状态，可独立预测 3 年内跌倒、行走能力下降、日常生活能力受损情况、住院率及死亡，便于采取措施预防不良事件。但该研究排除了帕金森病、卒中、认知功能异常及抑郁患者，且在临床使用时部分变量不易测量，在该标准中也未包含其他重要系统功能障碍的变量，但是本评估方法目前在临床和研究中应用最多，适用于医院和养老机构，在临床研究中也常应用。

2. 衰弱量表（fatigue，resistance，ambulation，illness and loss of weight，FRAIL） 是在 2008 年由国际营养、健康和老龄化协会（IANA）提出的自我报告式量表，其操作简单、耗时短，且不需要专业医疗人员操作，可用于临床环境下老年患者的衰弱筛查。FRAIL 是由以下 5 个条目的英文首字母组成的，包括：①疲乏（fatigue）：即过去 1 个月内经常（总是或者大部分时间）感到疲乏；②阻力感（resistance）：即上一层楼梯即感困难；③自由活动下降（ambulation）：即独自一人（不使用助行器）不可以持续行走一个街区（200 ~ 300 米）；④多种疾病共存（illness），即患有 ≥ 5 种慢性疾病；⑤体重下降（loss of weight），即最近 1 年内体重下降超过 5%，分别结合了生物模型（疲乏、和体重下降）、累积缺陷模型（疾病）和功能模型（阻抗和行走能力）中的条目。判断衰弱的方法与 Fried 衰弱表型相同。这种评估方法较为简易，更适合进行快速临床评估。该量表每个条目计 1 分，总分为 0 ~ 5 分，1 ~ 2 分判定为衰弱前期，≥ 3 分判定为衰弱。该量表在国外及中国社区老年人中的信效度检验表明，具有良好的信度和效度。

3. 衰弱指数（frailty index，FI） 是 Rockwood 等于 2002 年在加拿大健康与老龄化研究中基于累积缺陷模型开发的非标准化工具，也称缺陷累积的评估方法。FI 指个体在某一个时点潜在的不健康测量指标占所有测量指标的比例。其选取的变量包括躯体、功能、心理及社会等多维健康变量。选取变量时需遵守一定原则：后天获得、与年龄相关、具有生物学合理性、给健康带来不良后果、不会过早饱和。目前变量的数量无统一标准，实际应用中，通常为 30 ~ 70 个。如老年人综合评估（CGA）包含约 60 项潜在的健康缺陷。在此情况下，无任何健康缺陷老年人的衰弱指数评分为 0/60=0。同理，假设患者有 24 项健康缺陷，其衰弱指数评分则为 24/60=0.4。通常认为，FI ≥ 0.25 提示该老年人衰弱；FI < 0.12 为无衰弱老人；FI=0.12 ~ 0.25 为衰弱前期。

FI 把个体健康缺陷的累计数量作为重点，将多种复杂健康信息整合成单一指标，突破了单一变量描述功能状态的局限性，可更好地评测老年人的整体健康状况。FI 在反映健康功能状态及变化、健康服务需求、公共卫生管理和干预等方面具有重要应用价值。FI 能很好地评估老年人的衰弱程度，预测临床预后，在临床研究、社区中应用较为广泛，但评估项目多，需要专业人员进行操作。

4. 埃德蒙顿衰弱量表（EFS） 是 Rolfson 等于 2006 年在加拿大城市埃德蒙顿调查了 364 名 65 岁以上老年人后开发的简易筛查量表。包括 10 个维度 11 个条目：认知（画钟试验 2 分）、总体健康状况（去年住院次数 2 分，自评健康状况 2 分），功能依赖 [8 个工具性日常活动能力（ADL）2 分]，社会支持（是否能够顺利求助 2 分），用药（至少 5 种处方药物使用 1 分，忘记服药 1 分），营养（体重下降 1 分），情绪（抑郁 1 分），失禁（1 分），功能表现（起立行走试验 2 分）。总分 17 分，0 ~ 4 分健壮，5 ~ 6 分明显脆弱，7 ~ 8 分轻度衰弱，9 ~ 10 分中度衰弱，11 ~ 17 分严重衰弱，分数越高衰弱程度越高。该评估工具具有良好的信效度，适用于医院和社区。

第二节 危险因素及发病机制

衰弱的发生发展是一个渐进的过程，从早期症状如体重减轻、肌肉减少、运动耐力降低等，到后期频繁跌倒、行动障碍、大小便失禁等严重症状出现，通常需要 3 ~ 5 年时间，甚至更长。衰弱常为多种慢性疾病、某次急性事件或严重疾病的后果。目前，尚未发现最佳的生物学标记物能识别衰弱。遗传因素、增龄、经济条件差、教育程度低、不良的生活方式、老年综合征（跌倒、疼痛、营养

10

不良、肌少症、多病共存、活动能力下降、多重用药、睡眠障碍、焦虑和抑郁)、未婚及独居等均是衰弱的危险因素，可促进衰弱发展。

一、危险因素

(一)遗传因素

基因多态性可能影响衰弱的临床表现。非裔美国人衰弱比例是其他美国人的 4 倍；墨西哥裔美国人衰弱患病率比欧裔美国人高 4.3%。载脂蛋白 E (ApoE)基因、胰岛素受体样基因 -2 (DAF-2)、胰岛素受体样基因 -16 (DAF-16)、C 反应蛋白编码区 (CRP1846G > A)、肌肉细胞线粒体 DNA (mt204C)、白细胞介素 -6 (IL-6)、维生素 B_{12} 基因及血管紧张素转换酶 (ACE)基因多态性等均可能与衰弱相关。

(二)人口学特征和生活方式

健康相关行为、社会经济学状态和生活方式与衰弱相关。职业、社会地位及婚姻状况均可影响衰弱发生：未婚和独居者衰弱发生率增加。女性、健康自评差、受教育少和经济状况较差的人群中，衰弱患病率较高。

(三)老龄化

年轻者较易恢复至相对健康状态，这种能力随年龄增加而降低。流行病学调查结果显示，衰弱平均患病率随年龄增长而递增。

(四)疾病情况

疾病是衰弱的重要危险因素之一。慢病和某些亚临床问题与衰弱的患病率及发病率呈显著相关性。心脑血管疾病(冠心病、卒中)、其他血管疾病、髋部骨折、慢性阻塞性肺疾病、糖尿病、关节炎、恶性肿瘤、肾衰竭、人类免疫缺陷病毒 (HIV)感染及手术均可促进衰弱发生。

(五)营养不良和摄入营养素不足

营养不良是衰弱发生、发展的重要生物学机制。老年人 25- 羟维生素 D < 50 nmol/L 可增加衰弱的发生率。日常能量摄入不足、营养评分较低和摄入营养素缺乏的老人，衰弱发生率增加。

(六)精神心理因素

老年人的精神心理状态与衰弱密切相关，焦虑、抑郁可促进衰弱的发生。

(七)药物

在老年人群中，多重用药普遍存在，会促进老年人衰弱的发生。某些特定药物(如抗胆碱能药物、抗精神病药物)已经被证实与衰弱及衰弱相关因素有关。此外，不恰当的药物也可引起衰弱。如在老年人中过度使用质子泵抑制剂可能引起维生素 B_{12} 缺乏、减少钙吸收，从而增加骨折和死亡风险，并且和病死率增高有一定相关性。

二、发病机制

衰弱是一种全身性改变，为多系统的功能减退，各脏器生理储备功能及应激适应能力的下降，衰弱的发病机制目前并不十分明确。多系统调节及功能失调是衰弱发生的重要途径，主要表现在慢性炎症与免疫系统衰老、细胞衰老、下丘脑 - 垂体 - 肾上腺及神经内分泌失调、能量代谢受损和社会环境心理因素及躯体疾病等，其中慢性炎症引起的炎性衰老在衰弱中发挥重要作用。

(一)慢性炎症与炎性衰老

衰老进程中的一个主要特征是炎症反应慢性进行性升高，这一现象称为"炎性衰老"。炎性衰老是在衰老过程中形成的一种轻度的慢性系统性炎症状态，免疫系统的老化会导致炎性衰老，是固有免疫系统慢性生理刺激的长期结果。在这一病理过程中，促炎因子等分子介质通过氧化应激、细胞周期阻滞、细胞凋亡等途径诱导细胞衰老，进而引起局部组织及多个器官、系统的损伤，如中枢神经系统的炎性反应导致痴呆，炎症累及肌肉骨骼引起肌少症和骨质疏松，系统性炎症可以导致衰弱、动脉粥样硬化、心脑血管疾病和肿瘤的发生。研究发现，基于慢性炎症的干预有利于改善老年衰弱的功能状况。

1. 衰弱患者慢性炎症的分子标志。慢性低度炎症(促炎细胞因子的增加和抗炎细胞因子的减少)是衰老的标志。促炎细胞因子白介素 -6 (IL-6)、C 反应蛋白 (CRP)、肿瘤坏死因子 α (TNF-α)，白细胞和细胞趋化因子等均与衰弱独立相关。IL-6 慢性系统性升高导致衰老和肌肉萎缩。TNF-α 与肌肉减少、衰弱和失能有关，TNF-α 及其可溶性受体与老年人 5 年肌肉质量和力量下降的相关性最强。抗炎细胞因子 IL-10 与衰弱相关，敲除 IL-10 的小鼠 NF-κB 诱导的炎症介质的表达增加，肌肉损失加速。系统性炎症时血液中白细胞总数也增加，很多证据表明，白细胞总数增加与老年人心脑血管事件、肿瘤发生以及全因死亡率相关，在衰弱患者的血中也常出现白细胞总数或白细胞亚群（中性粒细胞和单核细胞）升高。衰弱患者外周血单核细胞受到体外刺激后，炎症相关基因如趋化性细胞因子（CXCL-10）和 IL-6 表达显著高于非衰弱者。同时，衰弱老年人获得性免疫系统也发生重塑，CD4$^+$/CD8$^+$ 比例下降。

2. 慢性炎症对衰弱的直接和间接作用。研究发现，循环中的促炎因子导致组织器官的结构破坏和功能下降，促进衰弱的发生，包括骨骼肌肉系统（肌少症、骨质疏松）、血液系统（贫血）、心血管系统（临床或亚临床心血管疾病）及内分泌系统如胰岛素样生长因子 -1（IGF-1）下降，脱氢表雄酮（DHEA-S）减少、胰岛素抵抗。炎症因子 IL-6 可以直接引起衰弱，导致肌力下降，运动迟缓。衰弱老年人循环中 IL-6 水平与血红蛋白浓度和 IGF-1 水平呈负相关，而血红蛋白和 IGF-1 水平下降与衰弱独立相关。微量元素和维生素（包括锌）的减少与衰弱的发生相关，而这些营养物质的缺乏除了与摄入不足有关外，慢性炎症引起营养代谢紊乱也是原因之一。因此，慢性炎症可以直接或间接影响器官衰弱的进程。

（二）下丘脑 - 垂体 - 肾上腺轴及神经内分泌失调

大脑通过下丘脑 - 垂体 - 肾上腺（HPA）轴与内分泌系统相联系。循环中激素水平会随老化和疾病而变化：生长激素、IGF-1、雌二醇、睾酮、DHEA 均减少，而皮质醇释放增多，这些变化在衰弱发病中起到重要作用。研究发现，皮质醇昼夜模式（早晨较低，晚上较高）与衰弱相关，体力活动降低与皮质醇水平增加和皮质醇 /DHEA-S 的比例有关。低 DHEA-S 水平与男性胆固醇增加、髋骨骨折增加、肌力降低和体力活动减少相关，并且能预测衰弱的发展。低 IGF-1 水平与力量减弱、活动量减少和衰弱相关。老年男性亚临床甲状腺功能亢进者易发生衰弱。以上应激反应系统被激活后可以通过炎症机制改变组织和器官，导致慢性疾病状态的恶化，引发衰弱和一系列不良健康结局，甚至死亡。

（三）细胞衰老

细胞衰老是一种防御机制，可防止因暴露于许多不同的应激源后基因组不稳定而引发的事件级联反应。衰老细胞通过退出细胞周期而持续阻止复制，使细胞对外源性生长因子信号无反应；另外对凋亡抵抗，还能产生大量"衰老相关分泌表型"（SASP）化合物，包括炎性细胞因子、趋化因子、生长因子和蛋白酶等。循环中的 SASP 蛋白是与衰老最相关的蛋白之一，可以通过诱导衰老，破坏组织的结构和损害其功能，从而加速这些细胞的衰老，同时还可以建立慢性炎症环境。一些 SASP 炎症分子也被认为是炎性衰老的生物标志物，与衰弱和共病有关。在组织和器官中局部产生的 SASP 蛋白可能会释放到循环系统中，随着年龄的增长而增加，炎症的严重程度与衰老细胞的积累成正比，并直接或间接导致衰弱及慢性疾病等不良结局。血液中高水平的衰老生物标志物将反映出衰老细胞的加速积累。因此，未来可以通过检测血液生物标志物来预测衰弱的发展。

（四）能量代谢受损

能量代谢受损是衰老的决定性特征，也是衰弱的核心特征。线粒体是自由基最重要的细胞来源，也是调节细胞周期、增殖和凋亡的信号分子的来源。线粒体 DNA（mtDNA）的氧化损伤随着衰老而增加。线粒体功能障碍与肌肉减少、衰弱和失能相关。骨骼肌增殖物激活受体 -γ 共激活因子 1α 是能量代谢和线粒体生物发生的主要调节因子，与肌少症和衰弱有关。mtDNA 遗传变异使衰弱的易感性增加，mt204 C 等位基因与衰弱和握力降低有关。在老年人中氧化损伤与年龄不相关，但与衰弱相关，一项系统综述发现衰弱和衰弱前期老年人具有高的氧化应激水平和低的抗氧化参数。

沉默信息调节因子 2 相关酶 1（SIRT1）调节细胞能量代谢，在动物组织中的葡萄糖内稳态以及脂质代谢中起重要作用，衰弱患者中 SIRT1 和 SIRT3 水平较正常低，具有低血清诱导的 SIRT1 表达的老年人较少发生衰弱。中国衰弱老年人 SIRT1 水平较非衰弱者明显升高，且与炎性因子和脂肪细胞因子相关。胰岛素抵抗可导致能量代谢异常，研

10

究发现胰岛素抵抗加速肌肉力量的损失，与疲劳和步速减慢相关，能够预测衰弱。

（五）社会环境心理因素及躯体疾病

流行病学研究显示，女性、经济条件较差、受教育程度较低、居住在农村、未婚或独居者等老年人更易发生衰弱。最近一项研究通过筛选 295 988 个基因相关分子，发现有 15 种单核苷酸多态性和 18 种基因与衰弱相关。在我国老年人中大样本研究发现，慢性躯体疾病、较差的神经心理如抑郁和认知障碍、差的行为方式如饮酒和活动减少和差的社会经济状态是衰弱的独立危险因素。吸烟增加老年人衰弱发生风险，口腔卫生差、营养不良和多重用药等均增加衰弱的发生风险。除遗传因素外，上述社会环境心理因素及躯体疾病的控制对于衰弱的预防和治疗具有重要意义。

第三节 营养治疗的循证医学证据

营养作为一种可改变的环境因素受到了越来越多人的重视，恰当的营养不仅能预防和治疗多种疾病，而且可以促进健康老龄化。

一、营养不良对衰弱的影响

衰弱和营养不良是两个不同的老年综合征，但其病理生理学机制有重叠，并均能影响老年人独立生活的能力、生活质量和医疗费用。营养不良是衰弱可改变的危险因素，营养不良的老年人发生衰弱的风险更高。将近一半的衰弱老年人营养不良的风险更高。在一项系统综述中，对社区居住的 5447 个老年人的数据进行汇总分析后发现，营养不良的老年人中有 68% 衰弱，而 8.4% 的衰弱老年人有不同程度的营养不良。

在临床上常用于评估营养的简易营养评估量表 MNA-SF 能用于老年人衰弱的筛查，当临界值为 11 分时，MNA-SF 诊断衰弱的受试者工作特征曲线下面积为 0.906（$P < 0.001$），MNA-SF 诊断衰弱的灵敏度为 71.2%，特异度为 92.8%。这在一定程度上说明了衰弱和营养不良的相关性，可能是因为与营养不良相关的不良结局如肌少症、认知障碍、跌倒等，能促进衰弱的发展。衰弱老年人出现食欲不振、进食和吞咽问题的可能性更大。衰弱与营养不良相互影响、相互促进，形成了对老年人健康有着更大威胁的恶性循环。老年人衰弱和营养不良均需引起重视，改善衰弱前期 / 衰弱老年人的营养状况可能会提高老年人的生活质量。

二、肌肉减少性肥胖对衰弱的影响

老年人营养状况的改变与衰弱显著相关，不仅在营养不良时须关注有无衰弱，而且也不能忽视营养过剩时老年人的状态。部分超重老年人对自身健康状况感到满意，认为超重代表无衰弱和营养不良风险，但实际上骨骼肌已被大量脂肪组织替代。肥胖会加快年龄相关的衰退，最终导致衰弱，但目前关于肌肉减少性肥胖和衰弱的关系研究较少，值得临床关注。骨骼肌减少有助于脂肪含量增加，已有研究证实，高脂肪含量与低骨骼肌肉量有关，并能预测骨骼肌肉量加速损失。肌少症是衰弱的主要组成部分，两者有着共同的病理生理学机制，如胰岛素抵抗、慢性炎症、氧化应激等。

美国国家健康和营养调查（National Health and Nutrition Survey，NHANES）的一项横断面研究 [n=4984，平均年龄为（71.1±0.2）岁] 显示，与健康老年人相比，衰弱老年人的脂肪含量更高 [（35.9±0.13）% *vs.*（40.0±0.46）%，P=0.03]、腰围更大 [（99.5±0.32）cm *vs.*（104.7±1.17）cm，$P < 0.001$]。另一项纳入 1666 名澳大利亚社区老年男性 [平均年龄（81.4±4.6）岁] 的纵向研究发现，随访 5 年后，患有肌肉减少性肥胖的老年男性发生衰弱的风险增加 2 倍（OR=2.00；95%CI，1.42 ~ 2.82，$P < 0.001$）。总而言之，在老年人因外界或自身因素引起营养状况发生改变时，须警惕衰弱的发生。

10

三、能量、蛋白质对衰弱的影响

目前关于衰弱与宏量营养素之间关系的研究中，最受关注的是蛋白质。充足的蛋白质和能量摄入能促进骨骼肌蛋白质合成，减少骨骼肌力量下降。在老龄化过程中，会出现合成代谢紊乱，即使有丰富的蛋白质摄入，合成代谢反应也会受损。一项日本国家长寿科学研究 - 老龄化纵向研究（NILS-LSA）发现，当每日能量摄入增加 362 kcal 时，老年人（年龄 65 ~ 86 岁）衰弱发生风险明显下降（OR=0.68；95%CI 0.49 ~ 0.94，P=0.019）；每日蛋白质摄入增加时，也能得出相似的结论（OR=0.72；95%CI 0.53 ~ 0.97，P=0.029）。一项纳入 722 名社区老年人（年龄 ≥ 85 岁）的欧洲前瞻性队列研究显示，较高的蛋白质摄入 [至少为 1.0 g/（kg·d）] 能降低残疾风险。然而另一项纳入 2154 名社区老年人的美国前瞻性队列研究（年龄 70 ~ 81 岁）发现，在为期 4 年的随访中，衰弱风险与能量摄入量、总蛋白质摄入量和动物蛋白摄入量无关，仅发现植物蛋白摄入量下降 10g，衰弱风险增加 20%。这种差异的产生可能与研究人群的种族、年龄等相关。

《中国老年患者肠外肠内营养应用指南（2020）》提出，能量和蛋白质摄入增加有利于改善衰弱老年人的营养状态，但不一定能够改善老年人的功能状态和死亡率。富含必需氨基酸的营养补充剂可能有利于改善腿部肌肉和活动能力。因此，充足的蛋白质和能量摄入可能减少衰弱发生风险，适当的营养补充能改善老年人的身体功能。

四、微量元素对衰弱的影响

维生素 D 在骨骼健康和钙磷代谢中有重要作用。维生素 D 不足在老年人中非常普遍，随着年龄的增长，老年人体内的维生素 D 水平因肾功能下降、光照减少、皮肤对紫外线照射的内在反应下降、进食减少而降低。维生素 D 通过抑制 T 细胞增殖、B 细胞向浆细胞分化，下调促炎因子表达，减少浆细胞分化，上调抗炎因子表达等途径降低慢性低度炎症，从而在衰弱的发生发展中发挥作用。来自柏林老龄化研究的数据（n=1102，年龄 60 ~ 82 岁）显示，维生素 D 不足 [25-OH 维生素 D ＜ 50 nmol/L] 与衰弱显著相关（OR=1.611，P ＜ 0.001）。荟萃分析发现，在前瞻性研究中，维生素 D 水平每上升 25 nmol/L，衰弱风险下降 11%；而在横断面研究中，衰弱风险下降 12%。

关于其他微量元素，一项纳入 1450 名老年人（年龄 ＞ 65 岁）的欧洲横断面研究发现，与健康老年人相比，衰弱老年人维生素 D_3（OR=2.83）、α- 生育酚（OR=1.54）、β- 胡萝卜素（OR=1.75）、番茄红素（OR=2.36）、叶黄素（OR=4.09）水平更低。另一项平均随访时间为 3.5 年的西班牙前瞻性研究（n=1643，年龄 ≥ 65 岁）结果显示，低摄入量的维生素 B_6（OR=2.80，P=0.004）、维生素 C（OR=1.65，P=0.007）、叶酸（OR=2.34，P=0.01）与衰弱风险升高有关。然而一项纳入 4 个欧洲老年人群的荟萃分析发现，低维生素 A 和低维生素 E 水平与衰弱患病率有关（OR=2.2），而与发病率无关。

上述研究提示这些特定的微量元素仅是衰弱的标志物，而不能作为衰弱的预测因子，其可能原因是潜在的衰弱导致饮食行为改变，而不是微量元素摄入不足引起衰弱。这意味着通过补充微量元素制剂来预防或逆转衰弱是无法实现的。希望今后有更多的关于衰弱和微量元素相关性的高质量前瞻性研究来证实其因果关系，为指导衰弱的临床干预奠定基础。

五、膳食模式对衰弱的影响

关于单一营养素与衰弱关系的研究忽略了营养素之间的相互作用，近年来，越来越多学者关注膳食模式与衰弱的关系。一项西班牙前瞻性研究发现，随访 2 年后，地中海饮食依从性高的老年人（平均年龄 81.7 岁）衰弱风险下降了 68%（P=0.006），同时肌肉力量下降也减少（OR=0.44，P=0.04）。一项荟萃分析也显示，高水平的蔬菜、水果、全谷物的健康膳食模式会减少衰弱风险（OR=0.69，P ＜ 0.001）。在为期 3.5 年的随访中摄入过度加工食品（如汉堡、面包、蛋糕、饼干等）与西班牙老年人衰弱风险增加有关（OR=3.67，P ＜ 0.001）。另一项前瞻性研究显示，与摄入

10

＜ 15 g/d 添加糖的老年人相比，摄入 ≥ 36 g/d 的老年人更易发生衰弱（OR=2.27,95%CI 1.34 ～ 3.90），*P*=0.003）。与地中海饮食坚持程度低（MDS 0 ～ 3 分）的老年人相比，坚持程度高（MDS 6 ～ 9 分；OR=0.44，95%CI 0.29 ～ 0.66，*P* ＜ 0.001）及坚持程度中等（MDS 4 ～ 5 分；OR=0.62，95% CI 0.47 ～ 0.82，*P*= 0. 001）的老年人发生衰弱的风险明显降低。近年来，膳食炎症指数（dietary inflammatory index，DII）常用来量化饮食对机体炎症的总体影响。一项纳入 1948 名老年人的前瞻性研究发现，随访 3 年后与低 DII 者相比，高 DII 者衰弱风险更高（OR=2.48，*P*=0.001）。炎症膳食模式可能可以预测衰弱，其从侧面证实了炎症在衰弱的发生发展中发挥了作用。

综上，营养不良、营养过剩、能量和蛋白质摄入不足、微量元素摄入不足均可能增加衰弱发生风险。合适的营养干预有可能降低衰弱发生风险，延缓甚至逆转衰弱。

第四节　营养管理及医学营养治疗

研究表明，衰弱是一个动态且可逆的过程，是老年健康干预的窗口期，这意味着可以通过及时、科学的干预来预防、推迟甚至逆转衰弱的发生。早期干预十分重要，中度衰弱的老年人对干预反应良好，而重度衰弱患者的干预效果不佳。由此可见，开展衰弱干预具有重要的实践意义：一是减缓衰弱进程，改善或逆转衰弱状态；二是对于无法逆转的衰弱老年人，可降低不良健康结局的发生；三是通过干预改善老年人的健康状况，提升老年人的生命质量，实现健康老龄化。

迄今进行的干预研究在评估方法、营养素使用方法、样本量和随访时间等方面有很大差异，这些差异会对试验结果产生影响。另外，我国关于老年衰弱研究尚处于起步阶段，国内现有研究主要聚焦于衰弱的定义、衰弱的测评工具和小样本人群横断面调查，对衰弱的干预研究很少。因此需根据衰弱病因和病理、生理变化，结合现有证据，提出治疗衰弱的方法，尽早干预，最大限度预防、减少和推迟衰弱对老年人的不利健康后果。目前有效治疗或延缓衰弱进展的非药物治疗方法有 4 种，包括热量和蛋白质的营养支持、维生素 D 摄入、体育锻炼（抗阻力训练和有氧运动）、减少多重用药。

一、营养干预

营养干预可以显著改变衰弱老人的身体功能状态，合适的营养干预还可有效降低衰弱发生风险，延缓甚至逆转衰弱，营养补充与抗阻力训练有协同作用。

1. 蛋白质及其他宏观营养素　补充蛋白质可以预防衰弱老年人躯体功能减退，增加体质量和肌容积，增强握力和膝关节强度，提高体能。因此蛋白质补充可作为预防和延缓老年人衰弱的干预措施。以轻体力活动者计，65 ～ 74 岁人群能量需要量男性为 1900 kcal/d，女性为 1550 kcal/d；75 岁及以上人群能量需要量男性为 1800 kcal/d，女性为 1500 kcal/d。针对 65 岁以上人群蛋白质摄入量建议如下：男性为 72 g/d，女性为 62 g/d。各种氨基酸的摄入在老年人骨骼肌健康中发挥了重要作用，补充氨基酸也可改善衰弱。

2. 维生素 D 及其他微量营养素　研究发现，低水平的维生素（如维生素 A、D、E、B₆、B₁₂ 等）和矿物质（如钙、锌、硒等）都是衰弱的独立危险因素。这些营养成分在炎症、清除自由基、神经肌肉功能、全身平衡和骨骼健康中发挥了重要作用。研究报道，每天补充 800 ～ 1000 IU 的维生素 D 对保持机体力量和平衡功能有积极影响。

3. 膳食结构及膳食性状改进　老年人容易出现嗅味觉减退和吞咽功能障碍，故易导致膳食结构欠合理，从而引发营养不良，促进衰弱。与地中海饮食坚持程度低（MDS 0 ～ 3 分）的老年人相比，坚持程度高（MDS 6 ～ 9 分；OR=0.44，95%CI 0.29 ～ 0.66，*P* ＜ 0.001）及坚持程度中等（MDS 4 ～ 5 分；OR=0.62，95%CI 0.47 ～ 0.82，*P*=0.001）的老年人发生衰弱的风险明显降低。另外，优化就餐环境、增加食物香味及改变食物性状质地均可增加老年人的体质量和营养摄入量。

二、运动锻炼

运动锻炼是提高老年人生活质量和功能的有效方法。阻抗运动与有氧耐力运动是预防及治疗衰弱状态的有效措施。值得注意的是，在老年衰弱人群中，即使最衰弱的老年人也可以从任何可耐受的体力活动中获益。衰弱老人运动量的细化、风险评估、运动限制和保护，以及主动运动和被动运动的选择可参考中华医学会老年医学分会的《高龄稳定性冠心病患者运动康复中国专家共识》提出的运动康复的原则，即老年人运动应保证安全性、科学性、有效性、个体化。其中，安全是基石，科学和有效是核心、个体化是关键。运动是在做好安全风险评估和对老年人的保护的前提下进行的，应根据老年人的个人兴趣、训练条件和目的选择合适的运动强度、频率、方式和运动时间。重度衰弱患者可选用被动运动的方式进行康复。

三、营养干预联合运动

营养不良和低体力活动是衰弱发展的最关键因素，营养干预联合运动可能成为衰弱的最有效干预方式，对社区衰弱女性的疗效尤为显著。研究表明，营养干预联合运动对衰弱的逆转率为35.6%～47.8%。

1. 补充蛋白质结合运动　研究显示，补充蛋白质联合抗阻力运动可使衰弱老年人的握力增加（2.0±6.0）kg、去脂体质量增加（0.6±1.3）kg、4 m 步速提高（0.20±0.13）m/s，与干预前相比，差异均具有统计学意义（$P < 0.05$）。Liao 等研究结果显示，补充蛋白质联合抗阻力运动或多元化运动锻炼能够显著改善患者的衰弱状态（OR=2.77，95%CI 1.34～5.74，P=0.006），预防跌倒发生（OR = 3.36，95%CI 1.21～9.34，P=0.02）。

2. 补充维生素 D_3 结合康复运动　研究表明，与单独运动相比，补充维生素 D_3 联合运动锻炼可使患者下肢肌力明显增强；与单独补充维生素 D_3 相比，联合运动锻炼可显著改善患者的 SPPB 得分、计时起立 - 行走试验（timed up and go test，TUGT）结果及股骨颈骨密度。

3. 补充多种营养素结合多种运动锻炼　研究发现，给予多种营养剂（如蛋白质、必需氨基酸、纤维、维生素 D、钙）并结合多种运动锻炼（如抗阻力、柔韧性和平衡训练），可使去脂体质量、简易微型营养量表（MNA）评分、ADL 评分及握力增加（均 $P < 0.001$）。另有研究也发现，营养补充剂（如蛋白质、肌酸、维生素 D、β- 羟基 -β- 甲基丁酸）与运动干预结合具有协同作用。

总之，营养干预联合运动比单纯运动或单纯营养干预更有效，制订个体化的营养运动计划是改善老年人衰弱状态及预防不良事件的有效措施。

四、共病和多重用药管理

老年人常存在的共病是衰弱的潜在因素，如抑郁、心力衰竭、肾衰竭、认知功能受损、糖尿病、视力及听力问题等，均可促进衰弱的发生与发展。衰弱的预防和治疗应包括积极管理老年人现患共病，尤其重视处理可逆转疾病。评估衰弱老人用药合理性并及时纠正不恰当用药，减少不合理用药可有效改善衰弱。

综上所述，随着人口老龄化程度加深，近年来我国衰弱患病率大幅增加。在干预过程中，衰弱老年人的积极参与是保证干预效果的前提。鼓励老年人及其家庭在衰弱管理中充分发挥作用，积极参与，对自身健康负责，而不是完全由医护人员制订医疗决策、提供医疗服务、解决健康问题。因此，设计科学、合理的干预方案，吸引、方便老年人参与，显得尤为重要。衰弱的营养干预方案应以老年人为中心，注重多学科团队参与，干预措施包括营养教育、营养咨询、膳食干预、锻炼、心理支持、社会和家庭支持等，并能实现可持续干预的整个过程。基于社区养老驿站和养老机构，开展适合中国特色的、科学可行、可持续的衰弱营养干预模式研究极为迫切。

参考文献

[1] Rockwood K，Fox RA，Stolee P，et al. Frailty in elderly people：an evolving concept. CMAJ, 1994, 150 (4)：489-495.

10

[2] Woodhouse KW, Wynne H, Baillie S, et al. Who are the frail elderly？Q J Med, 1988, 68（255）：505-506.

[3] Fried LP, Tangen CM, Walston J, et al. Frailty in older adults：evidence for a phenotype. J Gerontol A Biol Sci Med Sci, 2001, 56（3）：M146-156.

[4] Fried LP, Hadley EC, Walston JD, et al. From bedside to bench：research agenda for frailty. Sci Aging Knowledge Environ, 2005, 2005（31）：pe24.

[5] Lacas A, Rockwood K. Frailty in primary care：a review of its conceptualization and implications for practice. BMC Med, 2012, 104.

[6] 中华医学会老年医学分会. 老年患者衰弱评估与干预中国专家共识. 中华老年医学杂志, 2017, 36（3）：251-256.

[7] Collard RM, Boter H, Schoevers RA, et al. Prevalence of frailty in community-dwelling older persons：a systematic review. J Am Geriatr Soc, 2012, 60（8）：1487-1492.

[8] Theou O, Squires E, Mallery K, et al. What do we know about frailty in the acute care setting？A scoping review. BMC Geriatr, 2018, 18（1）：139.

[9] Dent E, Lien C, Lim WS, et al. The Asia-Pacific clinical practice guidelines for the management of frailty. J Am Med Dir Assoc, 2017, 18（7）：564-575.

[10] Biritwum RB, Minicuci N, Yawson AE, et al. Prevalence of and factors associated with frailty and disability in older adults from China, Ghana, India, Mexico, Russia and South Africa. Maturitas, 2016, 918-918.

[11] McCaul KA, Almeida OP, Norman PE, et al. How many older people are frail？Using multiple imputation to investigate frailty in the population. J Am Med Dir Assoc, 2015, 16（5）：439.e431-437.

[12] Rahi B, Colombet Z, Gonzalez-Colaço Harmand M, et al. Higher protein but not energy intake is associated with a lower prevalence of frailty among community-dwelling older adults in the French three-city cohort. J Am Med Dir Assoc, 2016, 17（7）：672.e677-672.e611.

[13] Kobayashi S, Suga H, Sasaki S. Diet with a combination of high protein and high total antioxidant capacity is strongly associated with low prevalence of frailty among old Japanese women：a multicenter cross-sectional study. Nutr J, 2017, 16（1）：29.

[14] Sandoval-Insausti H, Pérez-Tasigchana RF, López-García E, et al. Macronutrients intake and incident frailty in older adults：A prospective cohort study. J Gerontol A Biol Sci Med Sci, 2016, 71（10）：1329-1334.

[15] Bollwein J, Diekmann R, Kaiser MJ, et al. Distribution but not amount of protein intake is associated with frailty：a cross-sectional investigation in the region of Nürnberg. Nutr J, 2013, 12109.

[16] Matteini AM, Walston JD, Fallin MD, et al. Markers of B-vitamin deficiency and frailty in older women. J Nutr Health Aging, 2008, 12（5）：303-308.

[17] Semba RD, Bartali B, Zhou J, et al. Low serum micronutrient concentrations predict frailty among older women living in the community. J Gerontol A Biol Sci Med Sci, 2006, 61（6）：594-599.

[18] Bollwein J, Diekmann R, Kaiser MJ, et al. Dietary quality is related to frailty in community-dwelling older adults. J Gerontol A Biol Sci Med Sci, 2013, 68（4）：483-489.

[19] Chan R, Leung J, Woo J. Dietary patterns and risk of frailty in Chinese community-dwelling older people in Hong Kong：A Prospective Cohort Study. Nutrients, 2015, 7（8）：7070-7084.

[20] Rabassa M, Zamora-Ros R, Urpi-Sarda M, et al. Association of habitual dietary resveratrol exposure with the development of frailty in older age：the Invecchiare in Chianti study. Am J Clin Nutr, 2015, 102（6）：1534-1542.

[21] Peterson MJ, Giuliani C, Morey MC, et al. Physical activity as a preventative factor for frailty：the health, aging, and body composition study. J Gerontol A Biol Sci Med Sci, 2009, 64（1）：61-68.

[22] García-Esquinas E, Andrade E, Martínez-Gómez D, et al. Television viewing time as a risk factor for frailty and functional limitations in older adults：results from 2 European prospective cohorts. Int J Behav Nutr Phys Act, 2017, 14（1）：54.

10

[23] Wade KF, Lee DM, McBeth J, et al. Chronic widespread pain is associated with worsening frailty in European men. Age Ageing, 2016, 45 (2): 268-274.

[24] Liljas AEM, Carvalho LA, Papachristou E, et al. Self-reported hearing impairment and incident frailty in English community-dwelling older adults: A 4-year follow-up study. J Am Geriatr Soc, 2017, 65 (5): 958-965.

[25] Gnjidic D, Hilmer SN, Blyth FM, et al. High-risk prescribing and incidence of frailty among older community-dwelling men. Clin Pharmacol Ther, 2012, 91 (3): 521-528.

[26] Saum KU, Schöttker B, Meid AD, et al. Is polypharmacy associated with frailty in older people? Results from the ESTHER cohort study. J Am Geriatr Soc, 2017, 65 (2): e27-e32. Monin J, Doyle M, Levy B, et al. Spousal Associations Between Frailty and Depressive Symptoms: Longitudinal Findings from the Cardiovascular Health Study. J Am Geriatr Soc, 2016, 64 (4): 824-830.

[27] Woo J, Chan R, Leung J, et al. Relative contributions of geographic, socioeconomic, and lifestyle factors to quality of life, frailty, and mortality in elderly. PLoS One, 2010, 5 (1): e8775.

[28] García-Esquinas E, Graciani A, Guallar-Castillón P, et al. Diabetes and risk of frailty and its potential mechanisms: a prospective cohort study of older adults. J Am Med Dir Assoc, 2015, 16 (9): 748-754.

[29] Walker SR, Gill K, Macdonald K, et al. Association of frailty and physical function in patients with non-dialysis CKD: a systematic review. BMC Nephrol, 2013, 14228.

[30] García-Esquinas E, José García-García F, León-Muñoz LM, et al. Obesity, fat distribution, and risk of frailty in two population-based cohorts of older adults in Spain. Obesity (Silver Spring), 2015, 23 (4): 847-855.

[31] Afilalo J, Karunananthan S, Eisenberg MJ, et al. Role of frailty in patients with cardiovascular disease. Am J Cardiol, 2009, 103 (11): 1616-1621.

[32] Tang Z, Wang C, Song X, et al. Co-occurrence of cardiometabolic diseases and frailty in older Chinese adults in the Beijing Longitudinal Study of Ageing. Age Ageing, 2013, 42 (3): 346-351.

[33] Desquilbet L, Jacobson LP, Fried LP, et al. HIV-1 infection is associated with an earlier occurrence of a phenotype related to frailty. J Gerontol A Biol Sci Med Sci, 2007, 62 (11): 1279-1286.

[34] McPhail SM. Multimorbidity in chronic disease: impact on health care resources and costs. Risk Manag Healthc Policy, 2016, 9143-156.

[35] Abellan van Kan G, Rolland YM, Morley JE, et al. Frailty: toward a clinical definition. J Am Med Dir Assoc, 2008, 9 (2): 71-72.

[36] Abellan van Kan G, Rolland Y, Bergman H, et al. The I.A.N.A Task Force on frailty assessment of older people in clinical practice. J Nutr Health Aging, 2008, 12 (1): 29-37.

[37] Morley JE, Malmstrom TK, Miller DK. A simple frailty questionnaire (FRAIL) predicts outcomes in middle aged African Americans. J Nutr Health Aging, 2012, 16 (7): 601-608.

[38] Lopez D, Flicker L, Dobson A. Validation of the frail scale in a cohort of older Australian women. J Am Geriatr Soc, 2012, 60 (1): 171-173.

[39] Rockwood K, Mitnitski A. Frailty in relation to the accumulation of deficits. J Gerontol A Biol Sci Med Sci, 2007, 62 (7): 722-727.

[40] Clegg A, Young J, Iliffe S, et al. Frailty in elderly people. Lancet, 2013, 381 (9868): 752-762.

[41] Pilotto A, Rengo F, Marchionni N, et al. Comparing the prognostic accuracy for all-cause mortality of frailty instruments: a multicentre 1-year follow-up in hospitalized older patients. PLoS One, 2012, 7 (1): e29090.

[42] Gobbens RJ, van Assen MA, Luijkx KG, et al. Testing an integral conceptual model of frailty. J Adv Nurs, 2012, 68 (9): 2047-2060.

[43] Schuurmans H, Steverink N, Lindenberg S, et al. Old or frail: what tells us more? . J Gerontol A Biol Sci Med Sci, 2004, 59 (9): M962-965.

[44] Rolfson DB, Majumdar SR, Tsuyuki RT, et al. Validity and reliability of the Edmonton Frail Scale. Age

10

Ageing，2006，35（5）：526-529.

[45] Hilmer SN，Perera V，Mitchell S，et al．The assessment of frailty in older people in acute care. Australas J Ageing，2009，28（4）：182-188.

[46] Rockwood K．A global clinical measure of fitness and frailty in elderly people．Can Med Assoc J，2005，173（5）：489-95.

[47] Collins J，Porter J．The effect of interventions to prevent and treat malnutrition in patients admitted for rehabilitation：A systematic review with metaanalysis．J Human Nutri Dietetics 2015；28：1e15.

[48] Bounoure L，Gomes F，Stanga Z，et al．Detection and treatment of medical inpatients with or at-risk of malnutrition：Suggested procedures based on validated guidelines．Nutrition 2016；32：790e798.

[49] Fukagawa NK．Protein and amino acid supplementation in older humans Amino Acids 2013；44：1493e1509.

[50] Bauer JM，Verlaan S，Bautmans I，et al．Effects of a vitamin D and leucineenriched whey protein nutritional supplement on measures of sarcopenia in older adults，the PROVIDE study：A randomized，double-blind，placebocontrolled trial．J Am Med Dir Assoc 2015；16：740e747.

[51] Visser M，Deeg DJ，Lips P．Low vitamin D and high parathyroid hormone levels as determinants of loss of muscle strength and muscle mass（sarcopenia）：The Longitudinal Aging Study Amsterdam．J Clin Endocrinol Metab 2003；88：5766e5772.

10

第十一章　肌少症的营养管理

第一节　概　述

肌肉衰减综合征（简称肌少症，sarcopenia）源于希腊语，"sarco"指肌肉（sarx）；"penia"意指流失或减少，"sarcopenia"意为肌肉减少。肌少症名称的出现只有 30 年的历史，并不被广泛认知。相对于其他病症，其研究也少之又少。即使是医学界也是到 1989 年，才由 Irwin Rosenberg 提出了"肌少症"这样一个概念。2010 年，在欧洲老年人肌肉衰减综合征工作组（European Working Group on Sarcopenia in Older People，EWGSOP）的努力工作下，才有了一个"肌少症"的国际共识和定义。近十年来，肌少症的研究有了飞速的发展。肌少症已经被世界卫生组织认定为一种疾病，并被列入国际疾病分类（ICD-10-CM，代码 M62.84）。2018 年工作组再次召开会议（EWGSOP2）更新了最初的定义，将肌少症的定义更新为"与不良的结局，如跌倒、骨折、活动障碍或死亡等风险增加有关的进行性、全身性的骨骼肌肉疾病"，总结了过去十年来的临床实践和科研成果，为肌少症的防治工作指明了方向，并奠定了较好的基础。亚洲肌少症工作组（Asian Working Group for Sarcopenia，AWGS）发布了《2019 肌少症诊断及治疗专家共识》，仍然将肌少症定义为"与年龄相关的骨骼肌质量减少，同时伴随骨骼肌和（或）躯体功能的下降"。

一、流行病学

随着年龄的增长，肌肉会渐渐减少是一个广为人知的现象。肌肉重量减少的速度有不同的说法。长达 12 年的追踪研究认为，每 10 年肌肉重量减少 6%；因此，一个典型的 85 岁老人的肌肉重量将是 45 岁时的 3/4。目前肌少症的流行病学调查数据不少，可以判定肌少症是一个发病率很高的病症。据推测，全球目前约有 5 千万人罹患肌少症，预计到 2050 年，患肌少症的人数将高达5 亿。肌少症的患病率在不同的临床环境中差异很大，由于国内肌少症流行病学调查资料的缺乏和肌少症的诊断没有统一的标准，研究结果往往出现较大差异。根据 Cruz-Jentoft 等的综述，在社区生活的老年人中，EWGSOP 定义的肌少症患病率为 1% ～ 29%（女性最高达 30%），长期护理机构的老年人为 14% ～ 33%（男性最高达 68%），急性医院护理机构的老年人为 10%。亚洲人相对于西方人在体型、体成分组成、生活方式和体力活动方面存在差异，根据 AWGS 2014 版诊断标准，亚洲人肌少症的患病率为 5.5% ～ 25.7%，男性（5.1% ～21.0%）高于女性（4.1% ～ 16.3%）。不同诊断标准之间的差异较大，在日本对社区老年人口的调查中发现，采用双能 X 线吸收仪测量，男性的患病率为 2.5% ～ 28%，女性为 2.3% ～ 11.7%；而用生物电阻抗分析法进行测量，男性的患病率为7.1% ～ 98%，女性为 19.8% ～ 88%。近年来，中国人群肌少症的流行病学调查结果显示，60 岁及以上的老年人肌少症患病率为 5.7% ～ 23.9%，不同地区、不同性别老年人患病率存在明显差异，东部地区患病率显著高于西部地区，且随增龄患病率显著增加，社区人群患病率低于医院、养老院，农村显著高于城镇。

二、诊断与筛查

在不到 10 年的时间里，肌少症的临床实践和科学研究都有了长足进步。目前有大量检测肌少症的方法和工具，都需要根据患者的个人情况、医疗机构的临床资源或者检测目的来选择，肌少症一直缺乏一个统一的诊断标准。EWGSOP 2018 及 AWGS 2019 诊断标准综合了肌量、肌力以及肌肉功能三方面：①低肌力；②肌肉数量或质量下降；③机体活动功能下降。满足条件①为可能肌少症（possible sarcopenia），满足条件①和②可以诊断为肌少症，满足条件①②③为严重肌少症。建议首先根据症状及临床表现，如跌倒、触觉下降、步速减慢，从椅子站起困难或体重丢失 / 肌肉萎缩，筛查肌少症病例，推荐采用自评调查问卷 SARC-F 量表

作为临床筛查及评估肌少症的工具，社区及其他医疗机构均适用。该量表包括 5 项内容，中国人群使用被认为是有效的。SARC-F 在预测低肌力方面具有低到中等的敏感度、非常高的特异度，主要发现严重病例。SARC-F 是肌少症风险筛查的廉价、方便的方法。AWGS 2019 将 SARC-CalF 用于筛查，添加小腿围，提高了 SARC-F 的敏感性，小腿围男 ≤ 34 cm，女 ≤ 33 cm；或 SARC-F 总分 ≥ 4，或 SARC-CalF 评分 ≥ 11 为筛查阳性。EWGSOP 将对病例的诊断和确定严重性的处置流程归纳为"发现 - 评估 - 确定 - 严重性"（find-assess-confirm-severity，F-A-C-S）；AWGS 2019 则将其为基层医疗机构提供的操作方法和诊疗流程总结为"筛查 - 评估 - 干预（case-finding，assessment，and diagnostic protocols）"，二者的诊断标准如表 11-1 所示。

表 11-1 肌少症诊断界值

	EWGSOP 2018		AWGS 2019	
	男	女	男	女
低肌力				
握力	< 27 kg	< 16 kg	< 28 kg	< 18 kg
5 次起坐时间	> 15 s		≥ 12 s	
低骨骼肌含量				
四肢骨骼肌质量 ASM	< 20 kg	< 15 kg		
ASM/ 身高^2	< 7.0 kg/m^2	< 5.5 kg/m^2	DXA（< 7.0 kg/m^2） BIA（< 7.0 kg/m^2）	DXA（< 5.4 kg/m^2） BIA（< 5.7 kg/m^2）
低机体活动能力				
步速	≤ 0.8 m/s		< 1.0 m/s	
简易体能测量表得分	≤ 8		≤ 9	

DXA，双能 X 线吸收法；BIA，生物阻抗分析；ASM，四肢骨骼肌含量

第二节 危险因素及危害

肌少症是一种系统性疾病，目前所报道其危险因素非常广泛。年龄是最重要的危险因素，肥胖、体力活动、生活方式、疾病状态及营养不良等也是重要的危险因素，同时性别、种族和受教育程度也可能影响肌少症的发生发展。

一、危险因素

1. 年龄　年龄引起的肌少症又称为原发性肌少症。机体随着年龄增长，肌肉卫星细胞和运动神经元的数量减少，激素（生长激素、睾酮、胃促生长素等）分泌减少，炎症细胞因子的产生增多，线

粒体功能受损，自由基氧化损伤及骨骼肌的修复受损、细胞凋亡、钙稳态失衡。同时增龄会导致体重减轻、食欲下降、机体蛋白质合成和分解代谢失衡。并导致体成分的改变，如身高下降、肌肉量明显减少、脂肪量增加等，这些均可增加患肌少症的风险。

2. 肥胖　随着年龄增长，老年人体重呈下降趋势，当老年人体重先下降后又回升时，会导致机体瘦组织的净损失。一项涉及年龄 70 ～ 79 岁以上女性的 8 年随访研究表明，体脂的增加与肌肉量增加有关，但也会增加瘦组织的丢失。肥胖伴随低肌肉质量也被称为肌肉减少性肥胖。虽然高 BMI 与高握力相关，但腰围与握力呈负相关，这也说明腹型肥胖对老年人力量是有害的，而且，高腰围也会导致高龄女性身体功能变差。

3. 体力活动和生活方式　中到高强度的体力活动与肌肉质量和瘦组织百分比的关联具有剂量依赖效应，静坐时间长与肌少症的发病率和死亡率升高有关，与肌肉质量和瘦组织的百分比呈负相关。长期卧床和减肥同样会增加肌少症的发生风险。

吸烟和饮酒与肌少症的研究较少，且研究结论不一致。横断面研究显示，吸烟与四肢肌肉指数降低和肌力、机体活动能力降低有关。还需要更多的高质量研究证据支持。不健康的生活方式（如吸烟、肥胖、不良饮食习惯和低体力活动）与身体功能负相关，在校正了混杂因素后，有 3 ～ 4 项不良生活方式危险因素会使男性不良身体功能发生风险增加 4 倍，女性增加 5 倍；另一项随访研究显示，中年不良生活方式会降低 17 年后的步速。总之，越来越多的研究认为不健康行为，尤其是不良饮食习惯和缺乏运动的存在和持续时间，可能对肌少症，尤其是身体功能的风险有深远的影响。

4. 疾病状态　一些疾病状态，如器官功能衰竭、炎症性疾病、消耗性疾病、内分泌性疾病和骨骼肌肉疾病等均可能导致继发性肌少症。肌少症在 2 型糖尿病患者和代谢综合征中的发病率更高；消耗性肿瘤性疾病，即使是年轻人，肌肉质量下降的发生率依然很高（11% ～ 74%）；骨质疏松与肌少症通常伴随发生，髋部和脊椎骨折患者肌少症发生率更高。

5. 营养不良　随着年龄的增加，食物摄入量减少，可能伴随能量及某些营养素的摄入量减少。目前亦有流行病学研究表明膳食模式与肌肉结局相关，富含蔬菜、水果、全谷物和鱼类的膳食与社区老年人握力增加相关；地中海膳食模式与步速增加和虚弱风险相关。

调查显示，欧美发达国家，10% 居住在社区和 35% 接受机构护理的欧洲老年人蛋白质摄入达不到维持肌肉完整性的最低摄入量（每天为 0.7 g/kg 体重）。美国 50 岁及以上年龄组中，32% ～ 41% 的女性和 22% ～ 38% 的男性摄入的蛋白质低于最低蛋白质摄入量。2015—2017 年中国居民营养与健康状况监测报告显示，我国老年人蛋白质摄入量只有 52.9 g/d，未达到《中国居民膳食营养素参考摄入量（2023 版）》的参考营养素摄入量（RNI）水平。老年人蛋白质营养缺乏是肌少症的最主要的原因。

某些特定营养素的摄入减少会增加继发性肌少症的发病风险，包括缺乏蛋白质和支链氨基酸的摄入，以及缺乏含有大量抗氧化剂的食物，如 *n*-3 长链多不饱和脂肪酸、维生素和胡萝卜素等的摄入。

6. 疾病的发育起源学说　疾病的发育起源学说认为生命早期发育关键阶段的不良暴露可能对成年期各个系统产生持续影响。目前有研究报道低出生体重、宫内发育不良与成年后期肌少症的发生有关；出生时体重与成年后期肌力呈正相关。

二、肌少症的危害

肌少症的发病是一个漫长和无形的过程，其对个人和公共健康的危害常常被忽略。其危害包括体能和生活质量下降，跌倒、骨折和致残的风险加大和死亡率的增加。

1. 体能和生活质量下降　肌少症的最早表现是衰弱。肌少症所有特征以及相关的衰弱和无能，都会从根本上损害患者的生活质量。有一些关于骨质疏松症和老年学的生活质量问卷并不适合对特定肌少症患者生活质量的反映。目前为肌少症患者制定的生活质量调查问卷（SarQoL）是以 HRQoL（健康相关生活质量）为基础，于 2014 年开发的一种针对肌少症自我评估的量表。2018 年 2 月，SarQoL 调查问卷被翻译成中文，在国内使用。SarQoL 包含 55 个项目，被综合成 22 个问题，这些项目分为 7 个功能障碍领域：身心健康、运动、身体机能、功能、日常生活能力、休闲活动和恐惧。本问卷可以反映随着年龄增长导致的肌肉萎缩或减少、肌肉无力等症状。SarQoL 调查表能够发现你目前的肌肉状态对你的日常生活是否已经造成影响，易于独立在 10 ~ 15 min 内完成，最高总分为 100 分，它可以被推荐用于临床和研究。

2．跌倒、骨折和致残　跌倒和骨折是肌少症最常见，也是重要的危害。有 2 篇研究分别对 260 名和 5828 名居家的老年人进行了为期 2 年跌倒率的追踪调查，均发现肌少症与跌倒的发生率之间存在显著的关联。肌少症患者髋部骨折风险是肌肉量正常人的 1.8 倍。澳大利亚的肌少症和髋部骨折研究显示，71% 的髋部骨折患者患有肌少症。

3．增加死亡率　在 Beaudart 的综述中共有 12 项研究报告了死亡率结果。其中 10 篇发现，与非肌少症患者相比，肌少症患者对死亡率有更高的危险。另外肌少症还会增加老年人的住院率、住院时间及医疗花费，给家庭和社会造成严重的经济和医疗负担。2000 年，美国直接医疗费用可归因于肌少症的高达 18.5 亿美元。

第三节　营养治疗的循证医学证据

虽然营养治疗被认为是肌少症管理的主要部分，但营养对肌肉功能的影响的证据往往来自于特别选定的样品的短期研究，大型临床试验仍然缺乏。

一、蛋白质和 β- 羟基 -β- 甲基丁酸盐（hydroxymethylbutyrate，HMB）

保持足够的蛋白质摄入量可能有助于保持成人和老年人的肌肉质量和力量。随机对照试验显示富含亮氨酸的氨基酸补充剂低强度阻抗训练干预 8 周可以增加卒中后肌萎缩患者的肌肉质量、力量和身体功能。

AWGS 2019 检索了 2017—2018 年关于亚洲人群的干预研究，纳入 4 个 RCT 研究均采用 AWGS 2014 标准诊断肌少症。在医院内的抗阻力训练联合营养补充包括支链氨基酸、维生素 D、乳清蛋白和 HMB 强化牛奶，可显著提高躯体功能、肌肉质量和力量。对日本社区健康老年女性为期 24 周的研究，发现联合干预（抗阻力 + 补充乳清蛋白粉）在提高肌肉质量、握力和步速效果方面均优于单一干预组。亮氨酸及其代谢产物 HMB 可直接激活 mTOR 信号通路而促进蛋白质的翻译和合成，进而改善肌肉功能。另一研究将社区老年人随机分配到运动联合补充富含 HMB 的复合营养素组、运动组和对照组，各组间的步速无显著差异，但两个干预组在伸膝肌力和 5 次起坐方面均有改善，仅在运动联合营养组观察到腿部肌肉量和 ASM 增加。

在一项随机对照双盲平行组设计研究中，将 24 名简易体能状况量表（Short Physical Performance Battery，SPPB）评分 ≥ 9 的健康老年受试者随机分为两组，完全卧床休息 10 天后进行阻力训练康复 8 周。从卧床休息前 5 天开始实验组给予 HMB（1.5 g，每日 2 次，共 3 g/d）治疗，对照组受试者服用非活性安慰剂粉，直到康复期结束，双能 X 线吸收测定法（dual energy x-ray absorptiometry，DXA）测量人体成分。对照组干预后总受体重显著降低。与安慰剂组相比，HMB 治疗可防止卧床休息导致的总瘦体重下降（P=0.02）。因此，在健康的老年人中，补充 HMB 可以在 10 天的卧床休息期间保持肌肉质量。

关于膳食亮氨酸摄入量与肌肉质量的关系的研究很少，因为亮氨酸在所有蛋白质中随处可见，其摄入量几乎不可能与食物的总蛋白质摄入量分离。有研究表明，补充亮氨酸对那些已经有肌肉萎缩倾向的老年人的体重、体重指数和瘦体重有好处，但对肌肉力量没有影响。但是由于该系统性综述中包含的试验之间的异质性，需要对参与者特征、持续时间及每天使用的补充剂的种类和数量采用同质设计再作进一步分析。

二、维生素 D

维生素 D 与肌少症的关联在很多研究中被阐明，但目前研究结论并不一致。维生素 D 与肌肉纤维上的维生素 D 受体（VDR）结合，增加肌纤维大小，提高肌肉力量和身体性能。在 VDR 敲除小鼠中，肌肉纤维的大小明显低于野生型小鼠；肌肉质量的流失速度加快，这表明 VDR 受体对肌纤维的功能具有关键作用，维生素 D 对于肌纤维具有营养作用。在衰老过程中，肌肉组织上的 VDR 受体数量逐渐减少，对维生素 D 的功能反应降低，从而丧失肌肉质量和肌肉力量。系统综述和 Meta 分析显示补充维生素 D 与肌力呈正相关；而低维生素 D 水平与老年人身体功能变差有关，补充维生素 D 能够改善身体功能。

三、抗氧化剂

抗氧化剂如 β- 胡萝卜素和维生素 C 与骨骼肌质量呈正相关。尤其是 β- 胡萝卜素，可以防止步速的下降。白藜芦醇与运动相结合增加了 65 ~ 80 岁老年受试者的线粒体密度，增加了肌肉抗疲劳能力，白藜芦醇通过增加肌肉纤维的大小和力量，比

单独运动能更好地逆转肌少症。

四、*n*-3 多不饱和脂肪酸

n-3 多不饱和脂肪酸对骨骼肌的作用被认为归因于其能够抑制炎症细胞因子、改善胰岛素敏感性、通过 mTOR-p70S6k 信号通路刺激肌肉蛋白合成以及减少线粒体活性氧的形成。与玉米油安慰剂组相比，4 g/d *n*-3 多不饱和脂肪酸（1.86 g EPA，1.5 gDHA）补充 6 个月，社区老年人的握力增加了 2.3 kg，大腿肌肉体积增加了 3.6%。但另一项为期 3 个月的试验显示，给予 53 名低四肢瘦体重指数的老年人（年龄 ≥ 65 岁）每天补充 1.3 g *n*-3 多不饱和脂肪酸（0.66 g EPA，0.44 g DHA）对身体成分、牵引力、握力和步态速度没有显著影响。

总之，目前关于 *n*-3 多不饱和脂肪酸对肌肉功能影响的研究，EPA 和 DHA 的干预剂量较低，干预持续时间相对较短，并且研究人群缺乏肌少症和失去自主能力的老年人，还需进一步的研究。

第四节　营养管理及医学营养治疗

早期识别和干预是改善肌少症患者预后的关键。对 65 岁以上老年群体的肌少症的早期筛查应成为预防保健的常规部分。对可疑的肌少症老年人应进行更具体的肌力、身体活动能力、四肢骨骼肌质量的评估，确诊患者根据其严重程度给予生活方式干预、运动、康复、药物等治疗手段。

防治肌少症的有效方法是吃动结合，干预的效果取决于患者基础的营养状况、骨骼肌减少的严重程度，以及对营养和运动干预建议的坚持情况和依从性等。在肌少症患者中，抗阻训练可以有效地改善肌肉力量、骨骼肌数量及机体功能。对于一些卧床休息或运动不便的老年人来说，做好营养管理和治疗是另一个至关重要的方面，肌少症的营养治疗主要是充足的蛋白质摄入、维生素 D 的补充及合理的运动干预。

一、肌肉衰减综合征营养与运动干预中国专家共识

2015 年中国营养学会老年营养分会牵头制定了《肌肉衰减综合征营养与运动干预中国专家共识》。按照循证医学原则，选择当前最佳证据，经反复讨论修改，最终形成本共识。共识推荐意见分为三级：A 级，单个随机安慰剂对照试验或 Meta 分析；B 级，小型研究；C 级，专家意见。

（一）蛋白质

1. 食物蛋白质能促进肌肉蛋白质的合成，有助于预防肌肉衰减综合征。（A）

2. 老年人蛋白质的推荐摄入量应维持在 1.0 ~ 1.5 g/（kg·d），优质蛋白质比例最好能达到 50%，并均衡分配到一日三餐中。（B）

3. 富含亮氨酸等支链氨基酸的优质蛋白质，如乳清蛋白及其他动物蛋白，更有益于预防肌肉衰减综合征。（B）

（二）脂肪酸

1. 对于肌肉量丢失和肌肉功能减弱的老年人，在控制总脂肪摄入量的前提下，应增加深海鱼油、海产品等富含 *n*-3 多不饱和脂肪酸的食物摄入。（A）

2. 推荐 EPA+DHA 的 ADMR 为 0.25 ~ 2.00 g/d。（B）

（三）维生素 D

1. 有必要检测所有肌肉衰减综合征老年人体内维生素 D 的水平，当老年人血清 25（OH）D 低于正常值范围时，应予补充。（A）

2. 建议维生素 D 的补充剂量为 15 ~ 20 μg/d（600 ~ 800 IU/d）；维生素 D_2 与维生素 D_3 可以替换使用。（A）

3. 增加户外活动有助于提高老年人血清维生素 D 水平，预防肌肉衰减综合征。（A）

4. 适当增加海鱼、动物肝和蛋黄等维生素 D 含量较高食物的摄入。（B）

（四）抗氧化营养素

1. 鼓励增加深色蔬菜、水果及豆类等富含抗氧化营养素食物的摄入，以减少肌肉有关的氧化应激损伤。（A）

2. 适当补充含多种抗氧化营养素（维生素 C、维生素 E、类胡萝卜素、硒）的膳食补充剂。（B）

（五）口服营养补充

1. 口服营养补充（ONS）有助于预防虚弱老年人的肌肉衰减和改善肌少症患者的肌肉量、强度和身体组分。（A）

2. 每天在餐间/就餐时或锻炼后额外补充 2 次营养制剂，每次摄入 15 ~ 20 g 富含必需氨基酸或亮氨酸的蛋白质及 200 kcal（836.8 kJ）左右能量，有助于克服增龄相关的肌肉蛋白质合成抗性。（A）

（六）运动

1. 以抗阻运动为基础的运动（如坐位抬腿、静力靠墙蹲、举哑铃、拉弹力带等）能有效改善肌肉力量和身体功能；同时补充必需氨基酸或优质蛋白效果更好。（A）

2. 每天进行累计 40 ~ 60 min 的中-高强度运动（如快走、慢跑），其中抗阻运动 20 ~ 30 min，每周 ≥ 3 d，其中肌少症患者需要更多的运动量。（A）

3. 减少静坐/卧，增加日常身体活动量。（B）

二、营养管理及营养治疗

1. 补充蛋白质　蛋白质作为骨骼肌的重要组成成分，在骨骼肌的质量上起着关键的作用，而肌少症的患者往往是老年人，饮食减少、消化功能减退、机体合成蛋白质的能力下降，常常蛋白质缺乏，所以补充蛋白质尤其是必需氨基酸十分重要，其中，亮氨酸可发挥重要作用，此外，老年人消化功能下降，直接大剂量补充亮氨酸并不一定合理，可以考虑口服 HMB 来补充。高蛋白质，超过每日推荐的摄入量 [1.17 g/（kg·d）] 被认为可以预防与年龄相关的肌少症。

中国营养学会推荐肌少症患者蛋白质的推荐摄入量应维持在 1.0 ~ 1.5 g/（kg·d），优质蛋白质比例最好能达到 50%，并均衡分配到一日三餐中；使用富含亮氨酸等支链氨基酸的优质蛋白质可以预防老年性肌少症，摄入量 30 ~ 40 g/d，分 2 次服用，以口服营养补充（oral nutritional support，ONS）为主，口服营养补充有助于预防虚弱老年人的肌肉衰减和改善肌少症患者的肌肉量、强度和身体组分。同时也应注意蛋白质的吸收率、蛋白质摄入时间，增加进餐频率和每餐摄入足够均匀的蛋白质，但过多的蛋白质摄入不仅不会改善肌少症，反而会引起脂肪沉积。

2. 补充维生素 D　老年人群补充维生素 D 是缓解肌少症的适宜方法，然而，维生素 D 对肌肉功能影响的临床研究并不一致，这些研究在维生素 D 的补充方案、肌力、肌肉数量和质量、机体功能测量方法和研究人群（运动员、青少年、老年人）等方面均存在差异。因此，目前很难对肌肉的临床影响或对肌肉健康的最佳维生素 D 水平获得具体推荐值。有研究得出对 50 岁以上人群每天补充维生素 D 800 ~ 1000 IU 足以维持体内生理需要。中国营养学会推荐所有肌少症老年人需要检测体内维生素 D 的水平，当老年人血清 25（OH）D 低于正常值范围时，应予补充；建议维生素 D 的补充剂量为 600 IU/d；维生素 D_2 与维生素 D_3 可以替换使用；增加户外活动有助于提高老年人血清维生素 D 水平，预防肌少症；适当增加海鱼、动物肝和蛋黄等维生素 D 含量较高食物的摄入。

3．*n*-3 多不饱和脂肪酸 一项队列研究结果显示每周增加 1 份海鱼摄入会明显增加握力。对于肌肉量丢失和肌肉功能减弱的老年人，在控制总脂肪摄入量的前提下，应增加深海鱼油、海产品等富含 *n*-3 多不饱和脂肪酸的食物摄入；推荐 EPA+DHA 的 ADMR 为 0.25 ～ 2.00 g/d。

4．抗氧化营养素 鼓励老年人或肌少症患者增加深色蔬菜、水果及豆类等富含抗氧化营养素食物的摄入，以减少肌肉有关的氧化应激损伤。适当补充含多种抗氧化营养素（维生素 C、维生素 E、类胡萝卜素、硒）的膳食补充剂。

5．蛋白质、亮氨酸、维生素 D 和 *n*-3 多不饱和脂肪酸的联合补充 蛋白质、亮氨酸、维生素 D 和 *n*-3 多不饱和脂肪酸都对肌肉的质量和功能有支持作用，这些营养素的联合补充可能提供更多的益处。3 项随机双盲安慰剂对照研究测试了一种优质蛋白质和维生素 D 的联合补充剂，对瘦体重、肌力和机体功能进行了评估，其中两项在混合物中添加亮氨酸，一项添加了 *n*-3 多不饱和脂肪酸和肌酸，在没有运动干预的情况下，实验组都较对照组有明显的改善，所以蛋白质、亮氨酸、维生素 D 和 *n*-3 多不饱和脂肪酸的联合补充可能带来更好的效果。使用膳食补充剂和锻炼相结合的方法对于肌少症的管理有明显的效果，但不同人群的研究结果并不一致。

6．口服营养补充 见图 11-1。老年人肌少症口服营养补充（ONS）中国专家共识（2019）推荐，肌少症应选择高氨基酸 / 蛋白质含量、高维生素 D 含量、高多不饱和脂肪酸（主要是高 *n*-3 脂

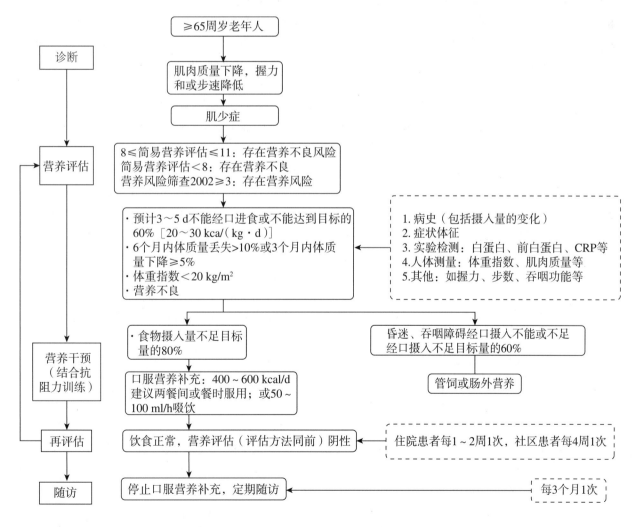

图 11-1 老年肌少症口服营养补充临床实施流程图

肪酸）、高抗氧化素含量的制剂，尤其应将必需氨基酸含量作为首要选择标准。鉴于目前临床上所使用的 ONS 制剂多为整蛋白型，推荐摄入以动物蛋白（如乳清蛋白、酪蛋白等）为其主要蛋白质来源的口服营养补充剂。当肌少症患者（包括肌少症前期人群）进食量不足目标量［推荐目标量 20～30 kcal/（kg·d）］的 80% 时，推荐 ONS。ONS 制剂摄入量 400～600 kcal/d，应在两餐间服用，或 50～100 ml/h 啜饮。当 ONS 不能满足患者维生素 D、n-3 脂肪酸等的需求时，可额外单独增加相关营养素的补充。有吞咽障碍（洼田饮水试验 3 级及以上）、消化道梗阻、腹泻、消化道大出血、严重应激状态、严重代谢紊乱等禁忌使用。

在肌少症营养治疗过程中，应定期监测肌肉质量、力量及功能的变化，评价脏器功能状态，及时处理并发症，科学调整营养支持方案。住院患者应每 1～2 周监测评估，而社区患者应每 4 周随访 1 次，干预结束后每 3 个月随访 1 次。

综上，老年人常同时存在肌少症及营养问题，实际工作中需要对老年人进行综合评估，了解老年人肌少症的情况，评估老年人的食欲、咀嚼功能、饮食习惯、食物摄入量及是否存在其他影响进食的疾病，以便及早发现营养问题，及早干预，避免不良预后。对于存在肌少症及营养风险高、营养不良的老年人，应予以针对性干预，如咀嚼功能异常的应佩戴义齿、生活能力差的应予以家庭支持等，从而保证老年人有足够的能量摄入；对于能量摄入不足的老年肌少症患者，应及时予以营养干预。

参考文献

[1] Cruz-Jentoft AJ, Bahat G, Baueret J, et al. Sarcopenia: revised European consensus on definition and diagnosis. Age Ageing, 2019, 48 (1): 16-31.

[2] Chen LK, Woo J, Assantachai P, et al. Asian working group for Sarcopenia: 2019 Consensus Update on Sarcopenia Diagnosis and Treatment. J Am Med Dir Assoc, 2020, 21 (3): 300-307.

[3] Shafiee G, Keshtkar A, Soltani A, et al. Prevalence of sarcopenia in the world: a systematic review and meta-analysis of general population studies. J Diabetes Metab Disord, 2017, 16: 21.

[4] Kim H, Hirano H, Edahiro A, et al. Sarcopenia: prevalence and associated factors based on different suggested definitions in community-dwelling older adults. Geriatr Gerontol Int, 2016, 16 Suppl 1: 110-122.

[5] 王慧，海珊，刘颖，等. 成都市社区老人肌少症患病率及相关因素研究，四川大学学报（医学版），2019，50（2）：224-228.

[6] Kalyani RR, Corriere M, Ferrucci L. Age-related and disease-related muscle loss: the effect of diabetes, obesity, and other diseases. Lancet Diabetes Endocrinol, 2014, 2 (10): 819-829.

[7] Shimokata H, Shimada H, Satake S, et al. Chapter 2 epidemiology of sarcopenia. Geriatr Gerontol Int, 2018, 18 (Suppl 1): 13-22.

[8] Koster A, Ding J, Stenholm S, et al. Does the amount of fat mass predict age-related loss of lean mass, muscle strength, and muscle quality in older adults? J Gerontol A Biol Sci Med Sci, 2011, 66 (8): 888-895.

[9] Shaw SC, Dennison EM, Cooper C. Epidemiology of sarcopenia: determinants throughout the lifecourse. Calcif Tissue Int, 2017, 101 (3): 229-247.

[10] Foong YC, Chherawala N, Aitken D, et al. Accelerometer-determined physical activity, muscle mass, and leg strength in community-dwelling older adults. J Cachexia Sarcopenia Muscle, 2016, 7 (3): 275-283.

[11] De Rezende LFM, Rey-Lopez JP, Matsudo VKR, et al. Sedentary behavior and health outcomes among older adults: a systematic review. BMC Public Health, 2014, 14: 333.

[12] Szulc P, Duboeuf F, Marchand F, Delmas PD (2004) Hormonal and lifestyle determinants of appendicular skeletal muscle mass in men: the MINOS study. Am J Clin Nutr 80: 496-503.

[13] North T-L, Palmer TM, Lewis SJ, et al. Effect of smoking on physical and cognitive capability in later life: a multicohort study using observational and genetic approaches. BMJ Open, 2015, 5 (12): e008393.

[14] Robinson SM, Jameson KA, Syddall HE, et al.

Clustering of lifestyle risk factors and poor physical function in older adults：the Hertfordshire cohort study. J Am Geriatr Soc，2013，61（10）：1684-1691.

[15] Sabia S，Elbaz A，Rouveau N，et al. Cumulative associations between midlife health behaviors and physical functioning in early old age：a 17-year prospective cohort study. J Am Geriatr Soc，2014，62（10）：1860-1868.

[16] Tournadre A，Vial G，Capel F，et al. Sarcopenia. Joint Bone Spine. 2019，86（3）：309-314.

[17] Robinson SM，Jameson KA，Batelaan SF，et al. Diet and its relationship with grip strength in community-dwelling older men and women：the Hertfordshire cohort study. J Am Geriatr Soc，2008，56（1）：84-90.

[18] Shahar DR，Houston DK，Hue TF，et al. Adherence to mediterranean diet and decline in walking speed over 8 years in community-dwelling older adults. J Am Geriatr Soc，2012，60（10）：1881-1888.

[19] Leon-Munoz LM，Guallar-Castillon P，Lopez-Garciia E，et al. Mediterranean diet and risk of frailty in community-dwelling older adults. J Am Med Dir Assoc，2014，15（12）：899-903.

[20] Walston JD. Sarcopenia in older adults. Curr Opin Rheumatol，2012；24（6）：623-627.

[21] Sayer AA，Syddall H，Martin H，et al. The developmental origins of sarcopenia. J Nutr Heal Aging，2008，12（7）：427-432.

[22] Dodds R，Denison HJ，Ntani G，et al. Birth weight and muscle strength：a systematic review and meta-analysis. J Nutr Health Aging，2012，16（7）：609-615.

[23] Tournadre A，Vial G，Capel F，et al. Sarcopenia. Joint Bone Spine，2019，86（3）：309-314.

[24] Janssen I，Shepard DS，Katzmarzyk PT，et al. The Healthcare Costs of Sarcopenia in the United States. J Am Geriatr Soc，2004，52（1）：80-85.

[25] Milne AC，Potter J，Vivanti A，et al. Protein and energy supplementation in elderly people at risk from malnutrition. Cochrane database Syst Rev，2009（2）：CD003288.

[26] Kim HK，Suzuki T，Saito K，et al. Effects of exercise and amino acid supplementation on body composition and physical function in community-dwelling elderly Japanese sarcopenic women：A randomized controlled trial. J Am Geriatr Soc，2012，60（1）：16-23.

[27] Deutz NE，Pereira SL，Hays NP，et al. Effect of beta-hydroxy-beta-methylbutyrate（HMB）on lean body mass during 10 days of bed rest in older adults. Clin Nutr，2013，32（5）：704-712.

[28] Komar B，Schwingshackl L，Hoffmann G. Effects of leucine-rich protein supplements on anthropometric parameter and muscle strength in the elderly：a systematic review and meta-analysis. J Nutr Health Aging，2015，19（4）：437-446.

[29] Remelli F，Vitali A，Zurlo A，et al. Vitamin D Deficiency and Sarcopenia in Older Persons. Nutrients，2019，11（12）：2861.

[30] Beaudart C，Buckinx F，Rabenda V，et al. The effects of vitamin D on skeletal muscle strength，muscle mass，and muscle power：a systematic review and meta-analysis of randomized controlled trials. J Clin Endocrinol Metab，2014，99（11）：4336-4345.

[31] Bischoff-Ferrari HA，Dietrich T，Orav EJ，et al. Higher 25-hydroxyvitamin D concentrations are associated with better lower-extremity function in both active and inactive persons aged ＞ or =60 y. Am J Clin Nutr，2004，80（3）：752-758.

[32] Muir SW，Montero-Odasso M. Effect of vitamin D supplementation on muscle strength，gait and balance in older adults：A systematic review and meta-analysis. J Am Geriatr Soc，2011，59（12）：2291-2300.

[33] Cesari M，Pahor M，Bartali B，et al. Antioxidants and physical performance in elderly persons：The Invecchiare in Chianti（InCHIANTI）study. Am J Clin Nutr，2004，79（2）：289-294.

[34] Alway SE，McCrory JL，Kearcher K，et al. Resveratrol Enhances Exercise-Induced Cellular and Functional Adaptations of Skeletal Muscle in Older Men and Women. J Gerontol A Biol Sci Med Sci，2017，72（12）：1595-1606.

[35] Smith GI，Julliand S，Reeds DN，et al. Fish oil-derived n-3 PUFA therapy increases muscle mass and function in

healthy older adults. Am J Clin Nutr, 2015, 102 (1)：115-122.

[36] Krzymińska-Siemaszko R,Czepulis N,Lewandowicz M, et al. The effect of a 12-week omega-3 supplementation on body composition, muscle strength and physical performance in elderly individuals with decreased muscle mass. Int J Environ Res Public Health, 2015, 12 (9)：10558-10574.

[37] Phillips SM,Chevalier S,Leidy HJ.Protein "requirements" beyond the RDA：implications for optimizing health. Appl Physiol Nutr Metab, 2016, 41 (5)：565-572.

[38] 中国营养学会老年营养分会，中国营养学会临床营养分会，中华医学会肠外肠内营养学分会老年营养支持学组. 肌肉衰减综合征营养与运动干预中国专家共识（节录）. 营养学报，2015, 37 (4)：320-324.

[39] Dawson-Hughes B. Vitamin D and muscle function. J Steroid Biochem Mol Biol, 2017, 173：313-316.

[40] Hirani V, Cumming RG, Naganathan V, et al. Longitudinal associations between vitamin D metabolites and sarcopenia in older australian men：the concord health and aging in men project. J Gerontol A Biol Sci Med Sci, 2017, 73 (1)：131-138.

[41] Robinson SM, Jameson KA, Batelaan SF, et al. Diet and its relationship with grip strength in community-dwelling older men and women：the Hertfordshire cohort study. J Am Geriatr Soc, 2008, 56 (1)：84-90.

[42] Chanet A, Verlaan S, Salles J, et al. Supplementing breakfast with a vitamin D and leucine-enriched whey protein medical nutrition drink enhances postprandial muscle protein synthesis and muscle mass in healthy older men. J Nutr, 2017, 147 (12)：2262-2271.

[43] Bauer JM, Verlaan S, Bautmans I, et al. Effects of a vitamin D and leucine-enriched whey protein nutritional supplement on measures of sarcopenia in older adults, the PROVIDE study：a randomized, double-blind, placebo-controlled trial. J Am Med Dir Assoc, 2015, 16 (9)：740-747.

[44] Bell KE, Snijders T, Zulyniak M, et al. A whey protein-based multi-ingredient nutritional supplement stimulates gains in lean body mass and strength in healthy older men：A randomized controlled trial. PLoS One, 2017, 12 (7)：e0181387.

[45] Cruz-Jentoft AJ, Sayer AA. Sarcopenia. Lancet. 2019, 393 (10191)：2636-2646.

第十二章　心血管系统疾病的营养管理

根据《中国心血管健康与疾病报告2022》，中国心血管病（cardiovascular diseases，CVD）患病率及死亡率仍处于上升阶段。推算心血管病现患病人数3.30亿，其中脑卒中1300万，冠心病1139万，肺源性心脏病500万，心力衰竭890万，风湿性心脏病250万，先天性心脏病200万，外周动脉疾病4530万，高血压病2.45亿。目前，心血管病死亡率位居城乡居民总死亡原因的首位，农村为48.00%，城市为45.86%。

心血管疾病发病率的快速增长给国家和居民带来了沉重的负担。1980年至2015年，我国心血管病患者出院人次和住院费用持续上升。2015年心脑血管病患者出院总数1 887.7万人次，占同期出院总人次数的12.87%。2015年中国心脑血管疾病住院费用中，急性心肌梗死153.40亿元，脑出血为231.99亿元，脑梗死为524.26亿元。扣除物价因素的影响，自2004年以来，年均增长速度分别为30.13%、18.06%和23.47%。

另外由于老年人用药情况复杂，加上多种合并症的存在，老年人的心血管药物通常比年轻人更复杂，并且更容易受到与治疗相关的不良后果的影响。

第一节　危险因素及危害

心血管疾病的危险因素主要包括：高血压、糖尿病、血脂异常、超重与肥胖、不合理膳食、吸烟、身体活动不足、空气污染等。

一、高血压

根据《中国老年人健康状况报告》（2021），2018年中国60岁以上城市老年人高血压患病率为59.2%，农村地区老年人高血压患病率为59.3%。高血压与心血管疾病之间具有联系紧密，其中血压水平与心血管风险呈连续、独立、直接的正相关关系。此外，脑卒中仍是目前我国高血压人群最主要的并发症，冠心病事件发生率也有明显上升，其他并发症包括心力衰竭、左心室肥厚、心房颤动、终末期肾病[2]。因此，必须及时、准确、全面地了解高血压病的流行现状和趋势，为心血管病防治和相关政策的制定提供科学依据。

血压水平与心脑血管病发病和死亡风险之间存在密切的因果关系。在对全球61个人群（约100万人，40～89岁）的前瞻性观察研究中，基线血压从115/75 mmHg到185/115 mmHg，平均随访12年，结果发现诊室收缩压（SBP）或舒张压（DBP）与脑卒中、冠心病事件、心血管病死亡的风险呈连续、独立、直接的正相关关系。SBP每升高20 mmHg或DBP每升高10 mmHg，心、脑血管发生的风险倍增。在包括中国13个人群在内的亚太队列研究（APCSC）中，诊室血压水平与脑卒中、冠心病事件密切相关，而且亚洲人群血压升高与脑卒中、冠心病事件的关系比澳大利亚与新西兰人群更强，SBP每升高10 mmHg，亚洲人群的脑卒中与致死性心肌梗死发生风险分别增加53%和31%，而澳大利亚与新西兰人群分别增加24%和21%。2014年一项横断面研究对全国21个城市136家医院心内科就诊的115 229位高血压病患者（58.0±13.7岁）进行问卷调查及血压、心率测量。调查对象包括单纯高血压、高血压伴冠心病和高血

12

压伴心力衰竭患者三类。在单纯高血压人群中，60岁以上年龄组 SBP 高于 60 岁以下者，而 DBP 则低于 60 岁以下者。

二、糖尿病

糖尿病是心血管疾病的主要危险因素。与非糖尿病人群比较，糖尿病患者冠心病的患病风险增加 2 ~ 4 倍。大量流行病学资料和临床观察证实胰岛素抵抗与心血管疾病之间具有相关性。1985年，Stout 根据流行病学调查资料提出高胰岛素血症是心血管病发病的独立危险因素。胰岛素可能通过对血管内皮和血管平滑肌的直接作用参与病变的发生。胰岛素受体存在于血管内皮细胞、动脉平滑肌细胞上。胰岛素通过与血管内皮受体结合，经过IRS/PB3K/Akt 通路磷酸化并激活内皮细胞 eNO 系统，被认为是血管活性激素。糖尿病患者往往伴随胰岛素抵抗，提示糖尿病与心血管疾病之间存在相关联系。

三、血脂异常

近 30 年来，我国人群的血脂水平逐步升高，血脂异常患病率明显增加。中国成人血脂异常总体患病率高达 40.40%，较 2002 年大幅度上升。根据2021 年中国老年人健康状况报告，2018 年中国老年人高胆固醇血症患病率为 12.7%，高甘油三酯血症患病率为 17.1%，低高密度脂蛋白胆固醇血症患病率为 16.4%，高低密度脂蛋白胆固醇血症患病率为 12.4%，总血脂异常患病率为 42.0%。一项研究通过分析中国九省市成年人血脂异常流行特点研究发现，60 岁以上老年人血脂异常患病率为 41.94%。我国血脂异常分布特点为经济发达地区人群、中老年人群血脂水平和血脂异常患病率较高。中国人血脂异常的主要形式为低 HDL-C 血症和高 TG 血症。

以低密度脂蛋白胆固醇（low-density lipoprotein cholesterol，LDL-C）或总胆固醇升高为特点的血脂异常是动脉粥样硬化性心血管疾病（atherosclerotic cardiovascular disease，ASCVD）重要的危险因素；降低 LDL-C 水平，可显著减少 ASCVD 的发病及死亡危险。其他类型的血脂异常，如 TG 增高或

HDL-C 降低与 ASCVD 发病危险的升高也存在一定的关联。

中国多中心心血管病流行病学合作研究队列研究显示，相比于低密度脂蛋白胆固醇水平正常的人，高低密度脂蛋白胆固醇血症患者的心血管疾病、冠心病和脑卒中的患病风险分别提升了 1.03、2.12 和 0.67 倍。一项在 2009 年包括了 15 省市 3万余人的在中国健康与营养调查 CHNS 项目基础上进行的模型预测研究显示，2016—2030 年，开展调脂治疗可以避免 970 万例急性心肌梗死事件和780 万例脑卒中事件的发生，避免 340 万心血管病死亡。

四、超重与肥胖

近年来，随着我国经济和物质水平的不断提升，居民超重与肥胖以及带来的健康问题成为威胁我国居民健康的重要的公共问题之一。2012 年我国男性老年人平均 BMI 为 23.5 kg/m²，女性老年人平均 BMI 为 24.2 kg/m²，城市老年人 BMI 平均值为24.5 kg/m²，略高于农村地区；75 岁以上老年人平均 BMI 值低于 60 ~ 74 岁老年人。超重和肥胖在老年人中非常普遍，全国老年人超重率为 31.8%，其中男性老年人超重率为 30.8%，女性为 32.8，女性略高于男性；城市为 36.3%，农村为 27.0%，城市显著高于农村地区；60 ~ 74 岁老年人超重率为 33.7%，75 岁及以上老年人超重率为 25.2%。我国老年肥胖率为 11.4%，其中男性老年人肥胖率为8.5%，女性为 14.3%，女性显著高于男性；城市为13.5%，农村为 9.3%，城市显著高于农村地区。

研究显示，肥胖是冠心病患病率和相关死亡率的一个重要的独立危险因素，BMI 的升高与冠心病的发病率呈正相关。据 2009 年《柳叶刀》杂志报道，肥胖者的死亡率明显高于体重正常者。BMI 每增加 5 kg/m²，总死亡率上升 30%，心血管疾病增加 40%，至少缩短预期平均寿命 20 年。一篇纳入97 项队列研究的荟萃分析，样本量为 1 798 068 人，结果发现 BMI 每增加 5 kg/m²，冠心病的发生风险增加 27%，超重人群的冠心病发生风险是体重正常组的 1.26 倍，而肥胖人群的发生风险是体重正常人群的 1.69 倍。另一篇纳入 14 项以中国人群为

研究对象的荟萃分析显示，中国人群超重和肥胖人群冠心病的发生风险是正常体重人群的 2.49 倍。

BMI 的增高往往伴随其他危险因素聚集，心血管病发病风险随个体危险因素聚集数的增加而成倍升高。这主要是因为肥胖因素与其他危险因素并存，因此肥胖的人具有很高的心血管病患病风险。针对肥胖人群进行有效干预，不仅可以控制体重，还可以减少其他危险因素的聚集，增加干预效率。

五、不合理膳食

平衡膳食模式是最大限度保障人体营养和健康的基础，食物多样是平衡膳食模式的基本原则。不同食物中的营养素及有益膳食成分的种类和含量不同。除供 6 月龄内婴儿的母乳外，没有任何一种食物可以满足人体所需的能量及全部营养素。因此，只有多种食物组成的膳食才能满足人体对能量和各种营养素的需要。平衡膳食模式能最大程度的满足人体正常生长发育及各种生理活动的需要，并且可降低包括高血压、心血管疾病等多种疾病的发病风险。

根据《2015—2017 年中国居民营养与健康状况监测报告》，2015 年我国老年居民能量摄入量为 1774.4 kcal/d。城市老年人为 1684.6 kcal/d，农村老年人为 1844.3 kcal/d，男性老年人为 1930.8 kcal/d，女性老年人为 1620.5 kcal/d。

我国老年人蛋白质摄入量为 52.9 g/d，低于我国居民平均每标准人日蛋白质摄入量（60.4 g）。城市老年居民蛋白质摄入量为 54.3 g/d，农村为 51.8 g/d，男性老年人为 57.3 g/d，女性老年人为 48.6 g/d，均未达到参考营养素摄入量（RNI）水平。

我国老年人脂肪摄入量为 67.2 g/d，低于我国居民平均每标准人日脂肪摄入量（79.1 g）。其中城市老年人摄入量为 66.9 g/d，农村老年人摄入量为 67.4 g/d，男性老年人为 73.9 g/d，女性老年为 60.6 g/d。

我国老年人碳水化合物摄入量 241.2 g/d，低于我国居民平均每标准人日碳水化合物摄入量（266.7 g）。其中城市老年人为 219.3 g/d，农村为 258.3 g/d，男性老年人为 257.6 g/d，女性老年人为 225.1 g/d。

水果和蔬菜富含维生素、矿物质和膳食纤维，食用水果蔬菜有助于预防心血管疾病，但我国老年人水果和蔬菜摄入量达到膳食指南标准情况仍不容乐观，其中城市 60 岁以上男性、女性蔬菜摄入达标率分别为 26%、25%；农村居民达标率分别为 17%、16%，城市居民达标率高于农村居民；城市 60 岁以上男性、女性水果摄入达标率分别为 4%、5%；农村地区标率仅为 1%。

六、活动不足

目前，我国大多数居民身体活动不足或者缺乏运动，能量摄入相对过多，间接导致超重和肥胖患病率升高。增加身体活动或者运动有助于保持健康体重，有助于调节机体代谢，增强体质，降低全因死亡率风险和冠心病、脑卒中等心血管疾病的发病风险。同时，适宜的身体活动还有助于调节心理平衡，有效消除压力，缓解抑郁和焦躁等不良精神状态。我国 60 岁及以上居民以步行、骑自行车、坐公交车、坐私家车的出行方式比例分别是 62.6%、12.3%、9.9%、9.5%，平均每天出行时间是 65 分钟，男性高于女性，城市高于农村，60～74 岁老年人高于 75 岁及以上老年人。

一项研究探讨了中老年人群中等强度休闲身体活动量对心血管病死亡的影响，研究利用上海男性健康研究和上海女性健康研究共 12 万余名基线年龄在 40～74 岁研究对象的随访资料，其中男性平均随访 9.2 年，女性平均随访 14.7 年。结果表明，与无休闲身体活动相比，进行中等强度休闲身体活动（如太极拳、跳舞、健身步行等）心血管病死亡风险下降 14%（HR=0.86，95%CI 0.80～0.93）。进一步分析发现即便在未达到最小推荐运动量（每周中等强度运动 150 分钟，约 7.5 MET）的研究对象，心血管病死亡风险也有明显下降。

七、吸烟

吸烟是心血管疾病的独立危险因素，国内外大量流行病学研究表明无论是主动吸烟或是被动吸入二手烟都会增加冠心病、脑卒中、心力衰竭等心血管病发病和死亡风险，并且不存在安全吸烟剂量，吸烟量越大、年限越长、开始吸烟年龄越小，心血管病风险越大。根据《中国老年人健康状况报告（2021年）》，2018年老年吸烟率，男性为45.5%，女性为3.7%，60～64岁、65～69岁、70～74岁、75～79岁、80岁及以上老年人吸烟率分别为28.4%、24.8%、23.3%、19.3%、17.9%，随年龄的增加呈下降趋势。地区分布特征，各年龄段均农村高于城市。

吸烟与心血管疾病之间存在紧密联系。与非吸烟者相比，吸烟能增加各类心血管疾病结局的发病风险，风险效应值HR值（95%CI）由大到小依次为急性冠心病事件1.54（1.43～1.66）、缺血性心脏病1.28(1.24～1.32)、脑梗死1.18(1.14～1.22)、脑出血1.07（1.00～1.15）。

第二节　营养治疗的循证医学证据

膳食营养是影响心血管疾病的主要环境因素之一。现有的循证医学证据显示，从膳食中摄入的能量、饱和脂肪和胆固醇过多以及蔬菜水果摄入不足等增加心血管病发生的风险，而合理科学膳食可降低心血管疾病风险。医学营养治疗和（或）生活方式治疗可减少高低密度脂蛋白胆固醇血症和其他心血管疾病的危险因素；作为心血管疾病二级预防的措施之一，能降低冠心病发病率和病死率，且经济、简单、有效，无副作用。

流行病学研究、实验研究和临床研究表明，心血管疾病与许多膳食因素和生活方式密切相关。

1. 鱼和鱼油［富含二十碳五烯酸（EPA）和二十二碳六烯酸（DHA）］、蔬菜和水果（包括浆果）、富含亚油酸和钾的食物、植物甾醇，以及规律的身体活动与减少心血管疾病密切相关。

2. 饱和脂肪酸（豆蔻酸和棕榈酸）、反式脂肪酸、高钠摄入、大量饮酒、超重和肥胖显著增加心血管疾病发生风险。

3. 维生素E补充剂与心血管疾病无关联。

4. α-亚麻酸、油酸、膳食纤维（非淀粉多糖）、全谷物、无盐坚果、叶酸可能减少心血管病风险。

5. 膳食胆固醇和未过滤的熟咖啡可能增加心血管疾病发生风险；硬脂酸与心血管疾病无关联。

6. 摄入类黄酮和大豆制品可能减少心血管病风险。

7. 富含月桂酸的脂肪、β-胡萝卜素补充剂和胎儿营养不良可能增加其风险。

以下简述膳食/运动与心血管疾病的关系。

（一）膳食脂肪与胆固醇

1. 饱和脂肪酸　关于膳食脂肪与心血管疾病的动物实验和人群研究均证明膳食脂肪酸和胆固醇与心血管疾病强相关。脂肪摄入量过高，尤其是饱和脂肪酸摄入增多可升高血清甘油三酯（TG）、总胆固醇（TC）和LDL-C水平。这些饱和脂肪酸主要存在于畜肉（特别是肥肉）、禽肉、棕榈油和奶制品中的豆蔻酸（C14:0）、棕榈酸（C16:0）和月桂酸（C12:0）中。硬脂酸（C18:0）对血脂没有显著影响，既不升高也不降低血TC水平。

2. 反式脂肪酸　常用植物油的脂肪酸均属于顺式脂肪酸，而植物油部分氢化过程中产生大量反式脂肪酸。研究证明，反式脂肪酸摄入过多不仅升高血LDL-C，而且降低HDL-C，易诱发动脉粥样硬化，增加冠心病风险。反式脂肪酸主要存在于氢化植物油（如起酥油、人造奶油）及其制品（如酥皮糕点、人造奶油蛋糕、植脂末）、各类油炸油煎食品、高温精炼的植物油和反复煎炸的植物油中。目前，我国居民反式脂肪酸摄入量很低，但还是推荐尽可能地减少氢化植物油及其制品的摄入，特别是心血管疾病患者及其高危人群。

一项Meta分析指出，如果在日常饮食中，将膳食中1%的能量来源由反式脂肪酸替换其他类型的脂肪，则体内TC/HDL-C的比例会有显著升高，从而增加心血管疾病的发病风险。例如，用反式脂肪酸代替饱和脂肪酸时，TC/HDL-C的比例上升0.02；用反式脂肪酸代替单不饱和脂肪酸时，TC/HDL-C的比例上升0.051；用反式脂肪酸代替多不饱和脂肪酸时，TC/HDL-C的比例上升0.057。

3. 不饱和脂肪酸　研究证明，用单不饱和脂肪酸和n-6多不饱和脂肪酸代替饱和脂肪酸可以降低血TC和LDL-C水平，其中多不饱和脂肪酸比单不饱和脂肪酸降脂效果更好。油酸是唯一的单不饱和脂肪酸，主要存在于茶油、橄榄油、菜子油和坚果。多不饱和脂肪酸包括 *n*-6 和 *n*-3 多不饱和脂肪酸。*n*-6 多不饱和脂肪酸主要是在亚油酸，葵花子油、玉米油和豆油中含量丰富。*n*-3 多不饱和脂肪酸来自植物油的 α- 亚麻酸以及鱼和鱼油中的 EPA、DHA。*n*-3 多不饱和脂肪酸具有广泛的生物学作用，对血脂、脂蛋白、血压、心脏功能、动脉顺应性、内分泌功能、血管反应性和心脏电生理均具有良好的作用，并有抗血小板聚集和抗炎作用。EPA 和 DHA 有较强的降血 TG、升高 HDL-C 效果，对预防冠心病有一定的作用。

4. 胆固醇　血液中的总胆固醇主要来自膳食胆固醇和内源性合成的胆固醇。目前胆固醇摄入量与心血管疾病关系的研究证据尚不完全一致，这与不同国家及地区的膳食习惯、研究对象的身体健康状况、研究分析中是否考虑总膳食胆固醇摄入及总脂肪摄入等有关。2019 年，美国 6 项队列研究原始数据的汇总分析显示，膳食胆固醇及鸡蛋摄入量增加，可显著增加心血管病发生风险和全因死亡风险。美国心脏协会 2019 年关于膳食胆固醇和心血管病风险的科学声明认为，总体而言，膳食胆固醇摄入能够轻度影响血中胆固醇水平，故提倡控制膳食胆固醇的摄入。美国 Keys 团队的代谢病房干预研究、中美心血管病及心肺疾病流行病学合作研究等，也发现膳食胆固醇摄入的增加与血液总胆固醇水平的升高相关。

（二）膳食纤维

许多研究显示，绝大多数膳食纤维可降低血 TC 和 LDL-C，高膳食纤维及富含全谷物的食物、豆类、蔬菜、水果的膳食可降低冠心病风险。

（三）维生素和矿物质

1. 维生素　前瞻性观察研究显示，膳食维生素 A 和维生素 E 与心血管病风险负相关。但心脏预后评估试验（HOPE）临床干预研究结果显示，单纯补充维生素 E 对男女心肌梗死、卒中或因心血管原因而引起的死亡无影响。对心脏保护的研究结果显示，高危人群补充维生素 E、维生素 C 和 β- 胡萝卜素未见明显益处。前瞻性队列研究显示，人体内较低浓度的 25- 羟基维生素 D 与心血管疾病、癌症高发及全因病死率相关。但目前缺少干预研究证据，应用维生素 D 防治心血管病时应慎重。

叶酸与心血管疾病的关系多数是通过其对同型半胱氨酸的影响得出的结论。同型半胱氨酸很可能是一个独立的冠心病危险因素和卒中危险因素。血浆叶酸的下降与血浆同型半胱氨酸水平的升高有很大关系，补充叶酸可以降低血浆同型半胱氨酸水平。美国护士健康调查显示，通过膳食和补充剂补充叶酸和维生素 B_{12}。可以预防冠心病。前瞻性研究 Meta 分析显示，通过饮食摄入较高的叶酸可以使患缺血性心脏病的风险下降 16%，卒中的风险下降 24%。RCT 研究 Meta 分析显示，补充叶酸对心血管疾病没有显著影响，对预防卒中可能有益。

基于欧美人群的多项 RCT 研究及荟萃分析显示，尚无确凿证据表明服用复合维生素 / 矿物质补充剂能够降低心血管病风险。建议一般人群通过膳食多样化来摄入维生素、矿物质，不建议单独服用膳食补充剂；孕妇等特殊人群服用膳食补充剂前请咨询医生。

2. 矿物质　钠摄入量与高血压直接相关。据估计，每天的钠摄入量减少 50 mmol/L 可以使需要降压治疗的人数减少 50%，减少卒中死亡 22%，减少冠心病死亡 16%。前瞻性研究显示，24 h 尿钠排泄量与急性冠心病呈正相关，尤其是超重男性。

对 32 项试验进行系统分析显示，每天减少 70 ～ 80 mmol 钠摄入量，高血压患者收缩压和舒张压分别降低 4.8 mmHg 和 1.9 mmHg，正常人血压分别降低 2.5 mmHg 和 1.1 mmHg。临床试验还证明从小限制钠的摄入，可使血压持续保持低水平到成年。包括中国在内的低钠膳食干预试验结果表明 24 h 尿钠为 70 mmol/L 左右的低钠膳食是安全有效的，干预组血压大幅度下降。

系统综述分析显示，提高钾摄入量可使正常人收缩压 / 舒张压分别下降 1.8/1.0 mmHg，使高血压患者血压下降 4.4/2.5 mmHg。大样本人群研究发现，钾摄入量与卒中呈负相关。虽然证明钾补充剂对血压和心血管疾病有保护作用，但没有迹象显示必须长期使用钾补充剂才能减少心血管疾病风险，建议多摄入蔬菜、水果，以保障足够钾的摄入。

（四）植物甾醇

植物甾醇广泛存在于植物油脂和植物性食物中，例如米糠油、玉米油、芝麻油、蔬菜、水果、豆类、坚果及谷物。临床试验证实，植物

12

甾醇通过抑制胆固醇的吸收可降低血清 TC，每日摄入 1.5 ~ 2.4 g 植物甾醇可减少膳食中胆固醇吸收 30% ~ 60%，平均降低血液 LDL-C 水平10% ~ 11%。

（五）食物

1. 谷薯类食物　谷类为主是平衡膳食的基础。增加全谷物、杂粮、杂豆和薯类的摄入，有助于降低心血管代谢疾病发病风险。谷薯类食物含有丰富的碳水化合物、矿物质、B 族维生素、膳食纤维等。近年来，我国居民谷薯类消费量减少、动物性食物摄入增多，同时过度加工导致谷类中的维生素、矿物质和膳食纤维丢失。基于队列研究和 RCT 的荟萃分析显示，增加全谷物的摄入有利于降低 2 型糖尿病及心血管病的发病、死亡风险。

谷类为主是中国人传统膳食结构的重要特征，也是平衡膳食的基础。建议一般成年人每天摄入谷薯类 200 ~ 300 g，其中包括全谷物和杂豆类50 ~ 150 g，薯类 50 ~ 100 g。建议每餐有谷类，烹调时"粗细搭配"，如大米与糙米、杂粮（小米、玉米和燕麦等）及杂豆（红小豆、绿豆和芸豆等）搭配食用。

2. 蔬菜水果　前瞻性队列研究提示摄入蔬菜、水果具有心血管保护作用。一项纳入 95 个队列研究的荟萃分析显示，每天摄入蔬菜和水果 200 g 可以降低心血管病（冠心病、脑卒中等）、癌症和全因死亡风险。我国队列研究结果表明，增加蔬菜和水果摄入，可降低成年人高血压、脑卒中及心血管病发病风险。

前瞻性研究显示，冠心病和卒中与蔬菜、水果摄入负相关。Meta 分析结果显示，每天多食用1 份蔬菜或水果（约 100 g）可减少 4% 的冠心病风险和 5% 的卒中风险。在控制高血压的膳食法（DASH）研究证明混合膳食有益于降压，但与对照组相比，蔬菜和水果膳食也能降压，收缩压 / 舒张压降低了 2.8/1.1 mmHg。

3. 鱼　鱼肉富含优质蛋白质，且饱和脂肪酸含量较低，不饱和脂肪酸较丰富。一项纳入日本、中国人群队列研究的荟萃分析表明，相对于较少或不摄入鱼类者，增加鱼类摄入能够降低心血管病发病、死亡及全因死亡风险。根据 36 个国家的研究数据显示，吃鱼可以降低各种死亡危险以及心血

管疾病病死率。每周至少吃鱼 1 次可减少冠心病风险 15%。一项系统综述表明，只有高危人群才能从增加鱼摄入量中获益。据估计，高危人群每天摄入 40 ~ 60 g 脂肪含量高的海鱼可以使冠心病病死率减少约 50%。第 1 次心肌梗死的生还者 1 周内至少吃 2 次脂肪含量高的鱼，2 年内病死率可降低29%。

4. 畜肉　畜禽肉类中，红肉（猪、牛、羊肉）的脂肪含量较高，且多为饱和脂肪酸。尽管干预性研究证据依然存在争议，但多项前瞻性队列研究的荟萃分析显示，红肉摄入与心血管代谢疾病、全因死亡风险增加存在关联。

5. 蛋　在目前发表的基于队列研究的荟萃分析及大规模队列研究中，鸡蛋摄入与心血管病、糖尿病发病风险关系的结论尚不一致。例如，中国慢病前瞻性研究（China Kadoorie Biobank，CKB）平均随访 8.9 年，认为与几乎不吃鸡蛋的人相比，每天摄入不超过 1 个鸡蛋（每周 5 个鸡蛋）可以降低心血管病风险；中国动脉粥样硬化性心血管病风险预测研究（prediction for atherosclerotic cardiovascular disease risk in China，China-PAR）通过我国 15 个省份 10 万余人的长期随访发现，适量食用鸡蛋者（3 ~ 6 个 / 周）的全因死亡和心血管病风险最低。但是，韩国一项平均随访 7.9 年的队列研究，发现 2 型糖尿病患者增加鸡蛋摄入量会升高心血管病风险，而在无糖尿病的人群中未发现鸡蛋摄入与心血管病风险的关联。

6. 坚果　大型流行病学研究证明，经常吃富含不饱和脂肪酸的坚果与冠心病低风险相关。Meta 分析显示，平均每天食用 67 g 坚果，可降低血清 TC 0.28 mmol/L（约降低 5.1%）和 LDL-C0.27 mmol/L（约降低 7.4%）；在高 TG 血症的人群中，坚果可以降低血清 TG 0.54 mmol/L（约10.2%）。但坚果的能量密度较高，需要注意膳食能量的平衡，以防摄入能量过高。Meta 分析显示，适量摄入坚果有助于降低心血管病（冠心病和脑卒中）发病风险及全因死亡风险。

7. 大豆　大豆含有丰富的优质蛋白质、不饱和脂肪酸、钙、B 族维生素及异黄酮、植物甾醇、大豆低聚糖等，是我国居民膳食中优质蛋白质的重要来源。38 个临床研究结果显示，在未患冠心病

的人群中，每天摄入 47 g 大豆蛋白可以使血 TC 下降 9%，LDL-C 下降 13%。动物实验结果显示，摄入大豆异黄酮可以预防冠心病。美国食品与药品监督管理局（FDA）在 1999 年发表声明"每日摄入 25 g 的大豆蛋白，并且保持低饱和脂肪酸和低胆固醇饮食，可以降低心脏病发生的危险"。两项基于队列研究的荟萃分析表明，食用豆制品有助于降低心血管病发病风险和全因死亡风险。

8．奶和乳制品　中国 China-PAR 研究显示，每天饮用牛奶可降低心血管病发病和死亡风险。与从不喝牛奶者相比，每天饮用牛奶 150 ~ 300 g 者心血管病发病和死亡风险分别降低 23% 和 19%；如果每天饮用牛奶超过 300 g，心血管病发病和死亡风险进一步降低，分别降低 41% 和 48%。欧美国家的队列研究也表明，增加奶类（包括酸奶）的摄入有助于降低高血压、糖尿病及缺血性脑卒中的发病风险。建议可以摄入不同种类的奶制品，约合每天 150 ~ 300 g 的液态奶。

9．酒精　有证据表明，适量饮酒可以降低冠心病风险。无论是啤酒、葡萄酒还是白酒，所有酒精饮品都只与冠心病低风险有关，并不适用于其他心血管疾病，也不提倡已经罹患心血管疾病的患者饮酒。

10．咖啡　未过滤的熟咖啡可升高血 TC 和 LDL-C，因为咖啡豆含有一种咖啡雌醇的类萜酯。咖啡里的咖啡雌醇量取决于冲咖啡的方法，经过滤纸过滤的咖啡其含量为零，而未过滤的咖啡含量高。在芬兰，由饮用未过滤的咖啡改为饮用过滤的咖啡可大幅度降低血 TC。一项前瞻性队列研究表明，饮用过滤的咖啡不会增加冠心病的风险。有关咖啡与心血管健康的队列研究和荟萃分析主要来自西方国家，多数认为适量饮用咖啡具有心血管保护作用。建议饮用咖啡与进餐时间最好相隔半小时以上，以免影响食物中的钙、铁、维生素 B_6 的吸收。

11．茶　流行病学调查研究和动物实验研究表明，茶中的茶多酚及其茶色素类物质可调节血脂、血压并预防动脉粥样硬化和保护心肌，从而降低心血管疾病发生的危险。一项人群调查发现，每天喝 1 ~ 2 杯红茶可使患动脉粥样硬化的危险性降低 46%，饮用 4 杯以上红茶则危险性可降低 69%。在日本、挪威等国家进行的人群干预试验也显示了茶及其有效成分对心血管疾病具有预防作用。

我国 China-PAR 研究表明，习惯饮茶的人（每周 ≥ 3 次，每个月茶叶消耗量 ≥ 50g）心血管病发病风险和死亡风险更低，尤其是多年长期保持饮茶习惯有助于预防心血管病。中国前瞻性慢病队列研究发现饮茶（主要是绿茶）能够降低缺血性心脏病、脑卒中的发病风险。

12．钠盐　限制钠盐摄入不仅可以预防高血压，也有助于降低心血管病发病和死亡风险。日常生活中应注意烹饪时少放盐或其他富含钠的调料（如酱油、味精、鱼露等），并控制餐桌上的用盐量，养成清淡饮食的习惯。2019 年 7 月国家卫生健康委员会发布的"健康中国行动（2019—2030）"中，提倡人均每天食盐摄入量不高于 5 g，与 WHO 的推荐标准一致。

第三节　营养管理及医学营养治疗

良好的营养状况是老年人维持心血管健康所必需的。医学营养治疗是心血管疾病综合防治的重要措施之一。营养治疗的目标是控制血脂、血压、血糖和体重，降低心血管疾病危险因素的同时，增加保护因素。鼓励内科医生自己开营养处方，或推荐患者去咨询临床营养师。营养治疗和咨询包括客观的营养评估、准确的营养诊断、科学的营养干预和全面的营养监测。

一、营养评估

老年人心血管健康水平与多种营养因素相关，通过营养评估，有助于了解老年人心血管健康相关因素的情况，也有助于提出相应的营养治疗方案与干预措施。

营养评估的主要目的是解释和扩展从营养筛查过程中得到的资料。一个全面的营养评估是通过人体测量、实验室检查、膳食评估等来完成的。

（一）人体测量

人体测量即通过测定老年人的体重和体成分，评估老年人营养不良或者营养过剩。

（二）实验室检查

除了人体测量，可利用生化检测来评估营养状况和营养干预的效果，并预测医疗结局。营养状况的生化检测用于确定近期营养素摄入水平，评估体液和组织液中的营养素储备，获得营养充足和缺乏的功能性资料和确定相关营养风险。在发生营养不良 / 营养过剩时，生化指标的出现往往发生在临床症状之前，因此生化评估可用于确诊和排除基于临床、体格检查、血液动力学评估的营养诊断。实验室常用的检测指标主要包括以下内容：蛋白质营养状况、白蛋白、血清转铁蛋白、前白蛋白、总淋巴细胞计数、胆固醇、铁状况、血红蛋白、叶酸水平、维生素 B_{12}。

老年人群相较于中青年人群，身体功能和代谢水平均有所改变，因此在解读实验室检查指标时，需要充分考虑老年人群的身体代谢特征和所处的环境特征，例如被检测者的医疗条件、医疗应激、药物干预、水合状态等。在解释实验室数据时，体格检查结果、膳食评估和报告症状的改变对于校正实验室数据的解释是必不可少的。

（三）膳食评估

膳食因素是影响心血管健康的重要因素之一，老年人膳食评估的目的是了解过去一段时间和现在的食物摄入行为对其健康状况的影响。由于各种原因，老年人群的膳食摄入情况很难评估。在确定老年人膳食评估的最佳方法时，要考虑到所调查对象的身体和精神状况。在膳食评估中获得的数据可能无法完全客观反映被调查对象日常的饮食行为，因此对于膳食评估的数据应当谨慎对待。当老年人没有足够能力提供准确的膳食信息时，应该从家庭成员或者看护者那里获得饮食相关信息。老年人群膳食评估的方法与成年人相同，主要包括 24 小时膳食回顾法和食物频率问卷（FFQ）。

二、营养诊断

营养诊断是要确认并标示出一个营养问题，这个问题是营养专业人员有责任要处理，并且是可以独立完成的，它包含营养问题（problem）、相关病因（etiology）、所产生的体征 / 症状（signs/symptoms）三个部分。当营养问题得到解决时，原本所产生的症状也应获得改善。

1. 营养问题 1：体重过轻。

- 相关病因：能量摄入不足。
- 所产生的体征 / 症状：BMI $< 18.5\ kg/m^2$。

2. 营养问题 2：蛋白质能量营养不良。

- 相关病因：蛋白质 - 能量营养不良是因食物供应不足或疾病因素引起的一种营养缺乏病，临床上表现为消瘦和恶性营养不良综合征。消瘦是由于长期在膳食中缺乏热量、蛋白质及其他营养素，或患者对食物的消化、吸收、利用有障碍所引起。此型以能量缺乏为主，兼有蛋白质缺乏，表现为进行性消瘦、皮下脂肪减少、水肿及各器官功能紊乱。恶性营养不良则表现为膳食中蛋白质缺乏更突出，而热能的供应还是够的，主要表现为营养不良性水肿。但大多数患者是介于两者之间的，轻型的慢性蛋白质 - 能量营养不良常被忽视。
- 所产生的体征 / 症状：恶性营养不良。其主要特点是血清白蛋白水平下降导致的外周性水肿。由于腹肌松弛、小肠肿胀和肝大，导致腹部膨隆，也可能出现腹水。皮肤变薄、干糙而多皱，不同部位的皮肤在病程的不同阶段可以有各种表现，开始可能表现为色素沉着和皲裂，随后变为色素减退、易破和萎缩。不同部位的皮肤在各个时期可能累及。毛发变细、颜色变成红色或灰白，头发容易脱落并逐渐稀疏，但是睫毛生长反而过度。由于营养不良和随后的营养治疗时间差的缘故，患者的头发会出现有特征性的条纹状改变。

3. 营养问题 3：超重肥胖。

- 相关病因：能量摄入过量。
- 所产生的体征 / 症状：BMI $> 24.0\ kg/m^2$ 或者男性腰围 $> 90\ cm$，女性腰围 $> 85\ cm$ 或者通过体成分检测，男性脂肪 $> 20\%$，女性脂肪含量 $> 30\%$。

4. 营养问题 4：血脂异常。

- 相关病因：继发性高脂血症是指由于其他疾病所引起的血脂异常。可引起血脂异常的疾病主要有：肥胖、糖尿病、肾病综合征、甲状腺功能减退症、肾衰竭、肝病、系统性红斑狼疮、糖原累积症、骨髓瘤、脂肪萎缩症、急性卟啉病、多囊卵巢综合征等。此外，某些药物如利尿剂、非心脏选择性 β-受体阻断剂、糖皮质激素等也可能引起继发性血脂异常。

大部分原发性高脂血症是由于单一基因或多个基因突变所致。由于基因突变所致的高脂血症多具有家族聚集性，有明显的遗传倾向，特别是单一基因突变者，故临床上通常称为家族性高脂血症。

- 所产生的体征 / 症状：血脂检测异常。主要包括 TC > 6.2 mmol/L；LDL-C > 6.2 mmol/L；HDL-C < 1.0 mmol/L；TG > 2.3 mmol/L。

5. 营养问题 5：糖尿病。

- 相关病因：2 型糖尿病的病因和发病机制目前亦不明确，其显著的病理生理学特征为胰岛素调控葡萄糖代谢能力的下降（胰岛素抵抗）伴随胰岛 β 细胞功能缺陷所导致的胰岛素分泌减少（或相对减少）。
- 所产生的体征 / 症状：典型糖尿病症状（烦渴多饮、多尿、多食、不明原因的体重下降）加上随机血糖 ≥ 11.1 mmol/L，或者空腹血糖 ≥ 7.0 mmol/L，或者葡萄糖负荷后 2 h 血糖 ≥ 11.1 mmol/L，无典型糖尿病症状者，需改日复查确认。

6. 营养问题 6：高血压。

- 相关病因：高血压危险因素包括遗传因素、年龄以及多种不良生活方式等多方面。人群中普遍存在危险因素的聚集，随着高血压危险因素聚集的数量和严重程度增加，血压水平呈现升高的趋势，高血压患病风险增大。
- 所产生的体征 / 症状：目前我国采用正常血压（SBP < 120 mmHg 和 DBP < 80 mmHg）、正常高值 [SBP：120 ~ 139 mmHg 和（或）DBP：80 ~ 89 mmHg] 和高血压 [SBP ≥ 140 mmHg 和（或）DBP ≥ 90 mmHg] 进行血压水平分类。以上分类适用于 18 岁以上任何年龄的成年人。

三、营养干预

营养干预包括计划与执行。针对营养问题中的病因，依照个案的情况提出改善计划，并设定目标及执行的方式，目的是能通过营养干预去除病因，解决营养问题，改善体征及症状。干预分为四个部分：食物和（或）营养素的给予、营养教育、营养咨询、营养照护的协商。

老年人心血管健康的营养干预应当在充分了解老年人身体健康状况的基础上，针对心血管疾病相关危险因子，制定和提供相应的营养干预策略。

（一）普通老年人群

总体而言，老年人心血管营养干预应包括以下几个方面。

1. 食物多样化，粗细搭配，平衡膳食。

2. 总能量摄入与身体活动要平衡 保持健康体重，BMI 在 18.5 ~ < 24.0 kg/m^2。

3. 低脂肪、低饱和脂肪膳食 膳食中脂肪提供的能量不超过总能量的 30%，其中饱和脂肪酸不超过总能量的 10%，尽量减少摄入肥肉、肉类食品和奶油，尽量不用椰子油和棕榈油。每日烹调油用量控制在 20 ~ 30 g。

4. 减少反式脂肪酸的摄入 控制其不超过总能量的 1%，少吃含有人造黄油的糕点、含有起酥油的饼干和油炸油煎食品。

摄入充足的多不饱和脂肪酸（总能量的 6% ~ 10%）n-6/n-3 多不饱和脂肪酸比例适宜（5% ~ 8%/1% ~ 2%），即 n-6/n-3 比例达到 4 ~ 5：1。适量使用植物油，每人每天 25 g，每周食用鱼类 > 2 次，每次 150 ~ 200 g，相当于 200 ~ 500 mg EPA 和 DHA。素食者可以通过摄入亚麻籽油和坚果获取 α-亚麻酸。提倡从自然食物中摄取 n-3 脂肪酸，不主张盲目补充鱼油制剂。

5. 适量的单不饱和脂肪酸。占总能量的 10% 左右。适量选择富含油酸的茶油、玉米油、橄榄油、米糠油等烹调用油。

6. 低胆固醇 膳食胆固醇摄入量不应超过 300 mg/d。限制富含胆固醇的动物性食物，如肥肉、动物内脏、鱼子、鱿鱼、墨鱼、蛋黄等。富含胆固醇的食物同时也多富含饱和脂肪，选择食物时应一并加以考虑。

7. 限盐 每天食盐摄入不超过 5 g，包括味精、防腐剂、酱菜、调味品中的食盐，提倡食用高钾低钠盐（肾功能不全者慎用）。

8. 适当增加钾 使钾／钠 =1。每天摄入大量蔬菜水果的获得钾盐。

9. 足量摄入膳食纤维 每天摄入 25 ~ 30 g，从蔬菜水果和全谷类食物中获取。

10. 足量摄入新鲜蔬菜（400 ~ 500 g/d）和水果（200 ~ 400 g/d） 包括绿叶菜、十字花科蔬菜、豆类、水果，可以减少患冠心病、卒中和高血压的风险。

11. 增加身体活动 身体活动中等强度每天30 min，每周 5 ~ 7 d。

（二）高血压老年人群

针对高血压人群，主要的营养干预目标如下：

1. 限制能量的平衡膳食，维持健康体重 适当降低能量摄入有利于收缩压、舒张压及 LDL-C 的降低。体重超重和肥胖者，根据健康体重，按20 ~ 25 kcal/kg（1 kcal=4.184 kJ）计算每天总能量，或通过膳食调查评估，在目前摄入量的基础上减少 500 ~ 1000 kcal/d。三大营养素供能比例为蛋白质 10% ~ 15%，脂肪 20% ~ 30%，碳水化合物55% ~ 60%。

2. 增加身体活动 每天 ≥ 30 min 中等强度有氧运动，每周 5 d。

3. 严格控制钠盐 推荐食盐用量控制 < 5 g/d，提倡低盐膳食，限制或不食用腌制品。

4. 适当增加钾摄入量 3.5 ~ 4.7 g/d，从自然食物中摄取。

5. 足量的钙和镁 推荐饮用牛奶，食用蔬菜和水果。

6. 限制饮酒 尽量少喝或不喝酒。

（三）高血脂、动脉粥样硬化和冠心病老年人群

针对目前主要的膳食问题进行干预，降低LDL-C，降低饱和脂肪和反式脂肪酸，降低总能量。鼓励 *n*-3 脂肪酸以鱼类或鱼油胶囊的形式摄入，适当选择植物甾醇补充剂。

严格控制饱和脂肪和肉类食品，适量控制精制碳水化合物食物（精白米面、糕点、糖果、含糖果汁等），保证蔬菜水果的摄入。

（四）急性心肌梗死老年人群

1. 制订营养治疗方案前 应了解患者用药情况，包括利尿药、降压药；血钠、血钾水平、肾功能、补液量及电解质种类、数量；了解患者饮食习惯等。根据病情和患者接受情况，征求主管医生意见，处方营养治疗方案，并通过随访适时修订。

2. 急性期第 1 ~ 3 天 一般每天低脂流质饮食。根据病情，控制液体量。可进食浓米汤、厚藕粉、枣泥汤、去油肉茸、鸡茸汤、薄面糊等食品。病情好转后可渐改为低脂半流质饮食，全天能量 1000 ~ 1500 kcal，可食用鱼类、鸡蛋清、瘦肉末、切碎的嫩蔬菜及水果、面条、面片、馄饨、面包、米粉、粥等。禁止进食可能导致患者肠胀气和带浓烈刺激性的食物（如辣椒、会胀气浓茶、咖啡等）。避免过冷或过热食物；少食多餐，5 ~ 6 餐／天，以减轻心脏负担。病情稳定后，可进食清淡、易消化的食品，营养素组成比例可参考冠心病饮食原则。

3. 限制脂类 遵循低脂肪、低胆固醇、高不饱和脂肪酸的饮食原则。病情稳定并逐渐恢复活动后，饮食可逐渐增加或进软食。脂肪限制在 40 g/d 以内，肥胖者应控制能量和碳水化合物。

4. 注意维持钾、钠平衡 对合并有高血压或心衰者仍应注意限制钠的摄入。应用利尿剂有大量电解质自尿中丢失时，则不宜限制过严。镁对缺血的心肌有良好的保护作用，膳食中应包含一定量的镁，建议成人镁的适宜摄入量为 300 ~ 450 mg/d，主要从富含镁的食物如有色蔬菜、小米、面粉、肉、水产品、豆制品等中获取。

对于治疗后需要服用华法林等抗凝药物的患者，应注意维生素 K 与抗凝药的拮抗作用，保持每天维生素 K 摄入量稳定。维生素 K 含量丰富的食物有绿色蔬菜、动物肝、鱼类、肉类、乳和乳制品、豆类、麦麸等。

（五）慢性心力衰竭老年人群

1. 适当的能量 既要控制体重增长，又要防止心脏疾病相关营养不良发生。心力衰竭患者的能量需求取决于目前的干重（无水肿情况下的体重）、活动受限程度以及心衰的程度，一般按 25 ~ 30 kcal/kg 理想体重给予。活动受限的超重和肥胖患者，必须减重至适当体重，以免增加心肌负荷，

因此，对于肥胖患者，低能量平衡饮食（1000～1200 kcal/d）可以减少心脏负荷，有利于体重减轻，并确保患者没有营养不良。严重的心衰患者，应按照临床实际情况进行相应的营养治疗。

2. 防止心脏疾病恶病质发生　心力衰竭患者增加能量消耗10%～20%，且面临疾病原因导致进食受限，约40%的患者面临营养不良的风险。根据营养风险评估评分，确定进行积极的肠内、肠外营养支持。

3. 注意水、电解质平衡　根据水钠潴留和血钠水平，适当限钠，给予不超过3 g/d盐的限钠膳食。若使用利尿剂，则适当放宽。由于摄入不足、丢失增加或利尿剂治疗等可出现低钾血症，应摄入含钾高的食物。同时应监测使用利尿剂者镁的缺乏问题，并给予治疗。如因肾功能减退，出现高钾、高镁血症，则应选择含钾、少镁的食物。另外，给予适量的钙补充在心衰的治疗中有积极意义。心衰时水潴留继发于钠潴留，在限钠的同时多数无须严格限制液体量。但考虑过多液体量会加重循环负担，故主张成人液体量为1000～1500 ml/d，包括饮食摄入量和输液量。产能营养物质的体积越小越好，肠内营养管饲的液体配方应达到1.5～2.0 kcal/ml的高能量密度。

4. 低脂膳食　给予 *n*-3 多不饱和脂肪酸：食用富含 *n*-3 脂肪酸的鱼类和鱼油可以降低高 TG 水平，预防房颤，甚至有可能降低心衰病死率。建议每天从海鱼或者鱼油补充剂中摄入 1 g *n*-3 脂肪酸。

5. 充足的优质蛋白质　应占总蛋白的2/3以上。适当补充 B 族维生素：由于饮食摄入受限、使用强效利尿剂以及年龄增长，心衰患者存在维生素 B 缺乏的风险。摄入较多的膳食叶酸和维生素 B。与心衰及卒中死亡风险降低有关，同时有可能降低高同型半胱氨酸血症。少食多餐，食物应以软、烂、细为主，易于消化。戒烟、戒酒。

四、营养监测与评价

营养监测与评值的目的是要了解先前对个案所提供的介入计划是否有效，其内容与营养评估的项目相似，但不包括个人史部分，即饮食/营养相关史、人体测量测量、体格检查、实验室检查。

综上所述，医学营养治疗是心血管疾病综合治疗的重要措施之一。鼓励内科医生推荐患者去咨询营养师，以达到控制血脂、血压、血糖、体重等目标。营养师作为多学科小组（包括医师、心理医师、护士和药剂师）的成员，通过提供医学营养治疗，包括营养评估、营养诊断以及干预（包括营养教育和咨询），对老年患者的预后有着积极的影响；对减少再入院和住院天数，提高生活质量等老年患者的治疗目标具有重要作用。

参考文献

[1] 国家心血管病中心. 中国心血管健康与疾病报告. 2022, 北京, 2023

[2] 中国心血管病预防指南（2017）写作组 中国心血管病预防指南（2017）. 中华心血管病杂志 2018, 46：10-25.

[3] Ma LY, Chen WW, Gao RL, et al. China cardiovascular diseases report 2018：An updated summary. J Geriatr Cardiol, 2020, 17：1-8.

[4] Yong J, Lin D, Tan XR. Primary prevention of cardiovascular disease in older adults in China. World J Clin Cases, 2017, 5：349.

[5] 中华预防医学会. 中国健康生活方式预防心血管代谢疾病指南. 中国循环杂志, 2020, 35：209-261.

[6] 赵丽云, 丁钢强, 赵文华. 中国居民营养与健康状况监测报告2015-2017. 人民卫生出版社, 北京：2022.

[7] Wang L, Gao P, Zhang M, et al. Prevalence and ethnic pattern of diabetes and prediabetes in China in 2013. JAMA, 2017, 317：2515-2523.

[8] Liu M, Yu H., Yuan S, et al. Association between fruit and vegetable intake and the risk of hypertension among Chinese adults：a longitudinal study. Eur J Nutr, 2018, 57：2639-2647.

[9] Liu Y, Wen W, Gao Y, et al. Level of moderate-intensity leisure-time physical activity and reduced mortality in middle-aged and elderly Chinese. J Epidemiol Community Health, 2018, 72：13-20.

[10] Mensink RP, Katan MB. Effect of dietary fatty acids on serum lipids and lipoproteins：A meta-analysis of 27

trials. Arterioscler Thromb, 1992, 12: 911-919.

[11] Restrepo BJ, Rieger M. Trans fat and cardiovascular disease mortality: Evidence from bans in restaurants in New York. J Health Econ, 2016, 45: 176-196.

[12] Zhong VW, Van Horn L, Cornelis MC, et al. Associations of dietary cholesterol or egg consumption with incident cardiovascular disease and mortality. JAMA, 2019, 321: 1081-1095.

[13] Weggemans RM, Zock PL, Katan MB. Dietary cholesterol from eggs increases the ratio of total cholesterol to high-density lipoprotein cholesterol in humans: A meta-analysis. Am J Clin Nutr, 2001, 73: 885-891.

[14] Chen GC, Tong X, Xu JY, et al. Whole-grain intake and total, cardiovascular, and cancer mortality: A systematic review and meta-analysis of prospective studies. Am J Clin Nutr, 2016, 104: 164-172.

[15] Aune D, Keum N, Giovannucci E, et al.. Whole grain consumption and risk of cardiovascular disease, cancer, and all cause and cause specific mortality: Systematic review and dose-response meta-analysis of prospective studies. BMJ, 2016, 353: 1-14.

[16] Aune D, Giovannucci E, Boffetta P, et al. Fruit and vegetable intake and the risk of cardiovascular disease, total cancer and all-cause mortality-A systematic review and dose-response meta-analysis of prospective studies. Int J Epidemiol, 2017, 46: 1029-1056.

[17] Du H, Li L, Bennett D, et al. Europe PMC funders group fresh fruit consumption and major cardiovascular disease in. N Engl J Med, 2016, 374: 1332-1343.

[18] Jayedi A, Zargar MS, Shab-Bidar S. Fish consumption and risk of myocardial infarction: a systematic review and dose-response meta-analysis suggests a regional difference. Nutr Res, 2019, 62: 1-12.

[19] Jayedi A, Shab-Bidar S, Eimeri S, et al. Fish consumption and risk of all-cause and cardiovascular mortality: A dose-response meta-analysis of prospective observational studies. Public Health Nutr, 2018, 21: 1297-1306.

[20] Wang X, Lin X, Ouyang YY, et al. Red and processed meat consumption and mortality: Dose-response meta-analysis of prospective cohort studies. Public Health Nutr, 2016, 19: 893-905.

[21] Schwingshackl L, Schwedhelm C, Hoffmann G, et al. Food groups and risk of hypertension: A systematic review and dose-response meta-analysis of prospective studies. Adv Nutr, 2017, 8: 793-803.

[22] Grosso G, Yang J, Marventano S, et al. Nut consumption on all-cause, cardiovascular, and cancer mortality risk: A systematic review and meta-analysis of epidemiologic studies. Am J Clin Nutr, 2015, 101: 783-793.

[23] Aune D, Keum NN, Giovannucci E, et al. Nut consumption and risk of cardiovascular disease, total cancer, all-cause and cause-specific mortality: A systematic review and dose-response meta-analysis of prospective studies. BMC Med, 2016, 14: 1-14.

[24] Marventano S, Izquierdo Pulido M, Sánchez-González C, et al. Legume consumption and CVD risk: A systematic review and meta-analysis. Public Health Nutr, 2017, 20: 245-254.

[25] Li H, Li J, Shen Y, et al. Legume consumption and all-cause and cardiovascular disease mortality. Biomed Res Int, 2017, 2017.

[26] Talaei M, Pan A, Yuan JM, et al. Dairy food intake is inversely associated with risk of hypertension: The Singapore Chinese health study. J Nutr, 2017, 147: 235-241.

[27] Wang XY, Liu FC, Yang XL, et al. Association of cardiovascular diseases with milk intake among general Chinese adults. Chin Med J (Engl), 2020, 133: 1144-1154.

[28] Grosso G, Micek A, Godos J, et al. Coffee consumption and risk of all-cause, cardiovascular, and cancer mortality in smokers and non-smokers: a dose-response meta-analysis. Eur J Epidemiol, 2016, 31: 1191-1205.

[29] Poole R, Kennedy OJ, Roderick P, et al. Coffee consumption and health: umbrella review of meta-analyses of multiple health outcomes. BMJ, 2017, 359: j5024.

[30] Apranta Deka, Joseph A. Vita Tea and Cardiovascular

Disease. Pharmacol Res，2011，2：136-145.

[31] 中国康复医学会心血管病专业委员会. 心血管疾病营养处方共识. 中华内科杂志，2014，53：151-158.

[32] 中国心血管病风险评估和管理指南编写联合委员会. 中国心血管病风险评估和管理指南. 中华预防医学杂志，2019，53：13-35.

12

第十三章 呼吸系统疾病的营养管理

第一节 概 述

呼吸是维持机体新陈代谢和其他功能活动所必需的基本生理过程之一。呼吸系统是人体的重要器官和系统，机体在进行新陈代谢过程中，通过呼吸系统不断地从外界吸入氧气，由循环系统将氧气运送至机体各脏器、组织和细胞，同时将组织和细胞代谢产生的二氧化碳再通过循环系统运送到呼吸系统排出体外。

一、呼吸系统的功能

呼吸系统的主要功能是呼吸，即肺通气和肺换气。肺通气是肺与外界环境之间的气体交换过程，肺换气是肺泡与肺毛细血管之间的气体交换过程。呼吸过程十分复杂，包括通气、换气、呼吸动力、血液运输和呼吸调节等，其完成需呼吸肌、呼吸中枢、心血管系统、神经系统、内分泌系统等共同参与完成。

呼吸系统还具有防御功能，主要包括物理机制（包括鼻部加温过滤、咳嗽、喷嚏、支气管收缩、黏液-纤毛运输系统）、化学机制（如溶菌酶、乳铁蛋白、蛋白酶抑制剂、抗氧自由基的谷胱甘肽和超氧化物歧化酶等）、细胞吞噬（如肺泡巨噬细胞、多形核粒细胞等）和免疫机制（B 细胞分泌抗体 IgA、IgM 等，T 细胞介导的迟发型变态反应，杀死微生物和细胞毒作用等）。吸入空气中的异物颗粒或微生物可以被其分泌的黏液黏附，并在纤毛的持续摆动下向上移动至咽部，当吞咽时进入消化道被消化液消化。肺泡上皮表面含有大量巨噬细胞，可以发挥作用吞噬无活性的物质和微生物。肺还具有合成表面活性物质作用，参与肺内活性物质、脂质、蛋白、结缔组织及活性氧等物质的代谢过程。此外，肺还具有神经内分泌功能，其组织内存在一种具有神经内分泌功能的细胞，该细胞的良性或恶性肿瘤临床上常表现出异常的神经内分泌功能。

呼吸系统是人体与外界接触最频繁的途径。成人在静息状态下，每天约有 10 000 L 的气流量进出呼吸道，而肺具有很大的呼吸面积，成人具有 3 亿~7.5 亿个肺泡（总呼吸面积约 100 m^2），呼吸过程中外部空气与肺直接接触，外界中的各种有害物质及气体均可进入呼吸道和肺，从而引起各种相关疾病，其中肺部原发性疾病和病毒感染最为常见。虽然呼吸系统具有一定的防御功能，但当各种原因导致防御功能下降（如会厌功能障碍引起的误吸，中枢神经系统疾病引起的咳嗽反射消失，长期吸烟导致的气道黏液-纤毛运输系统破坏，后天免疫功能低下引起的免疫功能障碍等）或外界的刺激过强（如各种微生物感染，吸入特殊变应原，生产性粉尘，高水溶性气体二氧化硫、氨、氯等及低水溶性气体如氮氧化物、光气、硫酸二甲酯及高温气体等）时，呼吸系统会出现损伤和病变。另外，肺是一个低压、低阻及高容的器官，左心功能低下可引起肺毛细血管压增高，继而发生肺水肿。肺与全身各器官血液及淋巴循环相通，因此血液中的致病因素如皮肤软组织疖痈的菌栓、癌肿的癌栓以及深静脉的血栓等都可以到达肺部引起肺脓肿、转移性肺癌和肺栓塞等严重疾病。

二、老年人呼吸系统特点

呼吸系统疾病是导致老年人死亡的主要病因

之一。老年人呼吸系统有明显的年龄特点，年龄越大，呼吸系统疾病发病率越高。老年人呼吸系统具有以下几个特点。

1. 生理结构变化　老年人呼吸道及肺的生理结构均发生了变化。随着年龄增长，老年人的鼻、喉黏膜发生萎缩，加温、湿化气体的能力降低，喉黏膜感觉衰减，喉头反射减弱，咽缩肌活动迟钝，容易发生异物误吸。另外，老年人呼吸肌萎缩，上呼吸道易在睡眠时塌陷，骨骼肌显著松弛，舌后缩、颚脱垂贴近咽后壁，导致呼吸道狭窄，最终出现通气降低、血氧下降等现象。同时，老年人支气管纤毛柱状上皮细胞萎缩，使得支气管纤毛倒伏、粘连、排列紊乱、脱失，纤毛运动明显减弱，使得气管清除异物能力变差，尘粒更容易进入肺部。随着年龄的增长，老年人各个器官逐渐退化，肺部发生退行性病变的情况更为严重，表现为肺组织纤维弹性变弱，肺泡、肺泡周围弹力纤维老化，肺泡、肺泡囊、肺泡管扩大，弹性显著减小，回缩力降低，使得有效呼吸面积缩小。

2. 功能变化　老年人呼吸系统的功能变化主要表现在肺容量、肺通气功能和肺换气功能三个方面。人在平静吸气末时用力吸气所能达到的最大气量为补吸气量，在平静呼气末用力呼气而增多的气量为补呼气量，而在一次深吸气后呼出的最大气量为肺活量。随着年龄的增大，呼吸肌力以及胸廓、肺顺应性均有所降低，因此老年人补吸气量、补呼气量及肺活量均相应下降，容易患肺气肿等疾病。临床上通常将肺活量作为评价静态肺通气功能的重要参考指标。据报道，肺活量受年龄因素的影响，70～76岁老年人的肺活量只有20～30岁时的30%。

由于老年人呼吸系统的生理结构变化导致呼吸道狭窄，老年人气道阻力明显高于年轻人，且年龄越大，与血液进行气体交换的有效通气量——肺泡通气量越小，这主要与老年人呼吸道黏膜萎缩、肺毛细血管数量减少、肺泡壁变薄等原因有关。另外，肺通气量和肺血流量的比值失调和气体在肺部不均匀扩大是导致老年人肺内氧气弥散功能减弱的主要原因。老年人心输出量下降，肺组织弹性减弱，毛细血管中血液流速减慢，胸膜腔内压增大，用力呼吸可能导致毛细血管断流，使得肺通气量和肺血流量的比值失调。老年人呼吸膜最大有效交换面积比年轻人小，这些均导致老年人肺换气功能的下降。

3. 其他　老年人免疫功能下降，对于季节性变化及对流感病毒等更加敏感，更容易患病并且不易被治愈。老年人有很多不良的吸烟习惯，吸烟是导致慢性支气管炎最重要的原因。老年人也多有各种基础疾病，常见的有糖尿病、高血压、肾功能不全、心力衰竭、呼吸衰竭、电解质紊乱等，这些均可导致呼吸道症状加重且病程延长，死亡率增加。

总之，呼吸系统疾病是老年人常见病之一，其种类繁多，大部分均属于临床常见病及多发病。但因呼吸器官本身有巨大的生理功能储备能力，临床表现常缺乏典型性，且发病初期症状并不明显，因此尚未得到重视，待发展至肺气肿、肺心病，甚至呼吸衰竭时，为时已晚。因此，充分重视老年人的呼吸系统疾病，做到早发现、早治疗具有重要的意义。

第二节　危险因素及危害

近年来，慢性呼吸系统疾病的发病率逐年上升，危害日益严重，已发展成为我国面临的重要公共卫生问题。慢性呼吸系统疾病通常包括慢性阻塞性肺疾病（chronic obstructive pulmonary disease，COPD）（包括慢性支气管炎、肺气肿、肺心病）、支气管哮喘、肺癌、肺部弥散性间质纤维化以及肺部感染等。提高对呼吸系统疾病的重视，了解其危险因素及危害，加强并做好呼吸系统疾病的防治工作刻不容缓。

一、呼吸系统疾病的危险因素

1. 大气污染　随着经济的飞速发展，工业排放、汽车尾气、燃料的燃烧等造成了大量的污染物排放，大气污染变得越来越严重，极端污染的天气情况在很多城市时常出现，人们对于大气污染的关注度也在逐渐提升。病因学研究证实，呼吸系统疾病的增加与空气污染密切相关。由于老年人的生理结构变化特点，大气颗粒污染物能够轻易地进入到老年人体内，对各个系统都会产生危害，最常见也是最早出现的是呼吸系统症状。大气污染物中的颗粒物经过呼吸道进入机体后，根据其颗粒直径的大小沉积在不同的部位，主要侵犯外呼吸道及支气管。直径更小的颗粒物还会进入血液循环，诱发一系列疾病。有资料证明，空气中烟尘或 SO_2 超过 $1000\ \mu g/m^3$ 时，慢性支气管炎急性发作显著增多，其他粉尘如二氧化碳、煤尘、棉尘等可刺激支气管黏膜，减损肺清除和自然防御功能，为空气中的微生物入侵创造条件。在我国 17 个城市中的研究表明，PM10 浓度每升高 $10\ \mu g/m^3$，呼吸系统疾病死亡率会增加 0.44%；SO_2 浓度每升高 $10\ \mu g/m^3$，呼吸系统疾病死亡率和心血管系统死亡率分别增加 1.25%、0.83%，且污染物对中老年人影响更加严重。

2. 吸烟　吸烟是小环境的主要污染源，是众所周知的健康杀手。吸烟与多种疾病有着很大关联。目前我国十大死亡原因中，占前四位的疾病分别为恶性肿瘤、脑血管病、呼吸系统疾病和心脏病，这些疾病均与吸烟有关，尤其是呼吸系统疾病。吸烟会导致人体呼吸系统结构和功能发生改变，吸烟者经常出现咳嗽、咳痰、气短等症状，在呼吸系统疾病中，与吸烟最为密切相关是 COPD 和肺癌。据统计，75% 的慢性支气管炎、肺气肿以及 82% 的慢性支气管炎、肺心病是由吸烟引起的。吸烟者患肺癌的发病率是不吸烟者的 20 倍。值得注意的是，被动吸烟同样也与呼吸系统疾病密切相关，被动吸烟的次数和被动吸烟的年数越长，肺相关疾病的发病率就会越高。正确认识吸烟的危害，减少吸烟，对降低呼吸系统疾病的发病率和病死率有着十分重要的意义。

3. 老龄化　老龄化现象的加剧以及老年人呼吸系统结构、功能的改变均使得社会人口老龄化成为呼吸系统疾病的危险因素之一。呼吸系统疾病如 COPD、肺癌等的患病率均随年龄的增加而随之上升；肺部感染居老年感染疾病之首位，主要原因是环境等因素容易使老年人患吸入性肺炎；老年人的机体免疫功能低下，且常伴有多种基础代谢性疾病，这些因素导致呼吸系统疾病常常成为引起老年人死亡的直接因素。

4. 营养不良　呼吸系统是机体生命活动必不可少的部分，其与机体营养代谢活性十分密切。呼吸系统疾病与营养不良互相促进、互为因果。首先，呼吸系统疾病患者常伴有营养不良，且其营养状况更易恶化。研究发现，COPD 患者的营养不良发生率为 27%～71%。在住院的肺囊性纤维化患者中，35% 以上出现了不同程度的营养不良。呼吸衰竭患者中营养不良发生率高达 60%，而需要机械通气的呼吸衰竭患者营养不良发生率更是高达 74%。一项对 134 例呼吸衰竭患者的前瞻性调查研究发现，入院时营养状态正常的患者住院后 75% 营养状况不断恶化。另一项研究发现机械通气达 1 周以上的患者中，88% 出现营养供给不足。营养不良的主要原因可归纳为：①摄入不足。呼吸系统疾病的患者多呼吸困难，因此会影响患者自身食欲及咀嚼功能。另外气管插管、气管切开等治疗方法严重妨碍患者正常进食，均导致食物及营养物质的摄入量下降。②胃肠道功能障碍。呼吸系统疾病的患者常并发胃肠道功能障碍，如消化道出血、胃肠道淤血、水肿等，这些可导致食物摄入、消化及吸收功能障碍。而贫血、血氧饱和度下降将影响营养物质在体内的运输和氧化代谢。③呼吸做功增加。肺过度充气及顺应性下降这些会导致呼吸阻力负荷增加，呼吸效率的下降使得呼吸次数增加，呼吸肌氧耗增加，因此对营养物质的消耗也会大量增加，尤其是蛋白质的消耗。④疾病引起的应激反应。呼吸系统疾病的患者多伴有氧化应激、炎症、低氧血症、躁动及与呼吸机抵抗等，使得患者处于高代谢状态，对于能量和营养物质的消耗进一步增加。

营养不良可进一步损害老年人的呼吸系统。事实上，机体从胚胎开始，营养物质的摄入就影响着肺的生长和发育。营养不良可影响胚胎肺容积、肺泡和肺表面积减少。动物实验研究发现，早期营养不良可导致肺细胞数量减小、肺容积减小。对于成年的呼吸系统疾病患者来说，营养不良对其影响主要在于：①营养不良可导致呼吸肌的萎缩。研究发现，营养不良患者的呼吸肌收缩力仅为正常人的 37%，原因可能为呼吸肌分解增加。营养不良可使肺泡腔增大，间隔变薄，肺弹性纤维变短、数量减少，肺重量下降。②营养不良对呼吸系统最大的影响在于通气驱动降低（包括呼吸肌和呼吸中枢驱动力）。正常人在饥饿状态下能量代谢水平会相应下降，对低氧和高碳酸血症的通气反应也会降低，而补充营养可迅速恢复正常通气反应。营养不良患者通气反应显著降低，如 COPD 伴营养不良患者其最大吸气压、最大呼气压、每分钟最大通气量和肺活量较无 COPD 的营养不良患者降低更明显。另外营养不良还可导致呼吸中枢对缺氧反应能力下降，增加呼吸衰竭的发生率。③营养不良可严重损害肺的防御和免疫功能。营养不良可损害呼吸道上皮细胞和减少肺泡再生，使肺泡表面活性物质减少，支气管纤毛运动减弱，这些均削弱了呼吸道对吸入性病原微生物清除能力和肺表面活性物质对病原微生物的抵抗能力，致使肺部感染增加。

二、呼吸系统疾病的危害

呼吸系统疾病具有发病率高、致残率高、病死率高、病程长、治疗成本高等特点，在我国居民死亡率中占第 3 位。2019 年全球疾病负担研究（Global Burden of Disease Study，GBD）结果显示，我国 COPD 导致的年龄标准化残疾调整生命年（disability adjusted life year，DALY）率估计在 2000/10 万人口以上，位居全球第二高阵营。2018 年中国肺健康研究（CPH）结果显示，我国 20 岁以上人群 COPD 总体发病率为 8.6%，全国患者人数已接近 1 亿；男性（11.9%）显著高于女性（5.4%）；发病率随年龄增长而上升。其中 40 岁以上人群 COPD 发病率高达 13.7%，远高于 2007 年报道的 8.2%。2019 年最新的 CPH 调查结果显示，我国人群哮喘总体发病率 4.2%，患者人数达 45 700 万。肺癌是我国总体发病率及死亡率最高的恶性肿瘤。《2015 年中国恶性肿瘤流行情况分析》显示我国男性肺癌发病率和死亡率分别为 73.90/10 万、61.52/10 万，均位于所有恶性肿瘤的首位；我国女性肺癌发病率为 39.78/10 万，排第 2 位，死亡率为 29.43/10 万，位居首位。2017 年最新的中国疾病负担报告显示，肺癌位居我国居民死亡原因的第 4 位。另外，虽近年来肺癌的诊断治疗水平有了很大进步，但我国肺癌患者总体 5 年生存率仍较低，仅为 19.7%，这与肺癌的早期诊断困难，大多数患者确诊时已处于晚期阶段有关。

总的来说，对于老年人呼吸系统疾病，我们应该认清危害，提高警惕，避免或减少危险因素的发生，加强慢性呼吸系统疾病的早期诊断与干预，做到早发现、早治疗。而营养治疗在呼吸系统疾病的综合治疗过程中有着重要作用，与其他疗法相辅相成，且不能相互替代。

第三节　营养治疗的循证医学证据

营养是呼吸功能正常进行的物质基础，也是机体维持正常新陈代谢的动力。氧气是营养物质正常代谢过程中的必需品。一般来说，机体通过肺将外界的氧气交换进入血管，通过血液系统将氧气运送至全身各个器官、组织和细胞，以满足各种营养素（碳水化合物、脂肪、蛋白质、矿物质、维生素和水）的代谢需求，同时营养素在维持呼吸系统结构和功能方面发挥着众多作用，如为肺和呼吸肌做功提供原料、维持新陈代谢、修复组织及改善呼吸肌疲劳等。营养在肺和免疫系统早期发育过程中发挥着重要作用，这也使得其成为急性和慢性呼吸系统疾病的病理生理学过程中的一个重要影响因素（图 13-1）。

研究证实，营养不良是呼吸系统疾病患者预后不良的重要因素，营养支持对其有着重要作用。一个包含 17 项研究的荟萃分析评估了营养支持对 COPD 患者体重增加、呼吸功能、肌肉力量、运动能力和生活质量的影响，结果显示营养补充可以显著增加 COPD 患者体重、去脂质量、脂肪质量及皮褶厚度，增长 6 分钟步行距离，营养不良的 COPD 患者呼吸肌力和整体生活质量也有显著改善。另一个包含 12 项随机对照试验的荟萃分析也发现，营养补充可以显著改善 COPD 患者的呼吸肌力量、握力、运动表现及生活质量，平均体重增加 ≥ 2 kg。还有一个包含 13 项关于营养补充、营养建议及管饲喂养的随机对照试验的荟萃分析发现，营养支持后 COPD 患者的平均总蛋白和能量摄入显著增加，体重及握力也有所改善。以上这些荟萃分析的结果表明，额外的营养补充及营养建议可以显著增加患者体重、肌肉力量并改善生活质

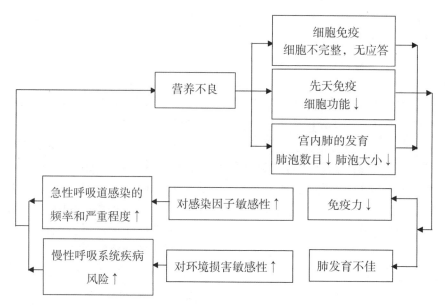

图 13-1 营养、早期肺的发育与呼吸系统疾病之间的相互作用

量，这些最终可能会降低患者死亡率。

1. 碳水化合物 碳水化合物是人体最主要的能量来源，通常人体所需能量的 55% ~ 65% 由碳水化合物提供。葡萄糖进行氧化，被彻底氧化成 CO_2 和 H_2O；在缺氧时，进行无氧糖酵解生成乳酸。一般认为碳水化合物是呼吸商最大的营养素，在体内代谢的过程中可产生较多 CO_2，加重患者呼吸困难，尤其是呼吸衰竭的患者，其体内 CO_2 的产出量高于 O_2 消耗量，碳水化合物摄入过多会产生过多的 CO_2，而要排出过多的 CO_2 要增加呼吸频率，进一步加重肺的负担，加速呼吸肌衰竭。COPD 诊治指南也提出，营养支持的方案应以促使患者达到正常体质量并且尽量避免摄入高碳水化合物和高热量饮食为标准，以免 COPD 患者由于疲倦、呼吸困难等原因而无力排出过多的 CO_2，导致 CO_2 潴留。因此，为有效缓解呼吸困难症状，多采用低碳水化合物方案。一般来说，低碳水化合物饮食要求碳水化合物占每日总热量的 45% 以下。尽管普遍认为高碳水化合物方案对 COPD 患者具有一定的影响，但部分研究者却认为 COPD 患者机体内 CO_2 的产生是随着总热量的增加而增加的，并不受碳水化合物含量高低的影响。研究者对 28 例 COPD 患者进行为期 8 周、每周 3 次的高碳水化合物饮食治疗（83% 碳水化合物口服营养补充

剂），结果发现，与对照组相比，患者体内 CO_2 的含量并无明显增加。但此研究样本量较少，干预时间较短，具体高碳水化合物对 COPD 患者的影响还有待进一步的研究。

2. 脂肪 随着病程延长，伴有营养不良的 COPD 患者比轻度 COPD 患者有更高的静息能量消耗，因此有更大的热量需求。此外，这些患者可能会出现日益加重的疲劳、呼吸困难和早期饱腹感，从而进一步影响患者进食和代谢能力。在这种情况下，提供高热量密度的饮食营养很重要，这也将有助于减少患者因为进食较多低热量食物引起的腹部膨胀及不适。通过高脂肪饮食增加 COPD 患者的热量摄入可能更有益，因为与碳水化合物相比，等量脂肪产生的热量多，消耗单位 O_2 产生的代谢 CO_2 少，呼吸商更低，这对于有高碳酸血症的 COPD 患者和呼吸短促的患者尤为重要。对患有中晚期肺部疾病的年轻囊性纤维化患者分别通过肠内喂养低、中、高糖饮食，结果表明，高脂肪配方（28% 碳水化合物，55% 脂肪）与另外两种高糖配方（53% 碳水化合物，30% 脂肪；81.5% 碳水化合物，0.70% 脂肪）相比，CO_2 产生量显著减少，呼吸商更低，且三种饮食的患者运动负荷、每秒用力呼气量、通气量反映出的运动能力无明显差异。当中重度 COPD 患者接受高脂肪营养补充剂（28%

碳水化合物，55% 脂肪，17% 蛋白质）时，与高糖饮食（60% ~ 70% 碳水化合物，20% ~ 30% 脂肪，15% 蛋白质）的患者相比，他们的动脉氧含量显著提高。在对临床状况稳定的可走动的 COPD 患者进行类似的营养补充比较中，高脂肪饮食比高糖饮食更有益。与高脂肪饮食相比，患者高糖饮食后 1.5 小时内，CO_2 产生量、氧气消耗、呼吸商和每分通气量都明显增高。在因严重慢性阻塞性气道疾病而进行人工通气的患者中，与标准喂食组相比，经肠内喂食高脂肪配方饮食的患者动脉血 CO_2 分压水平明显降低，呼吸机使用时间明显缩短。这些结果表明，通过肠内喂养给予的高脂肪低糖配方，可能对需要人工辅助呼吸的重度 COPD 患者有益。

然而，也有一些相反的研究。一项包含 152 名患者的 6 项小型研究的回顾性研究显示，高脂肪配方缺乏临床益处，建议它们不应常规使用，而仅可用于需要呼吸支持的严重营养不良的 COPD 患者。当两组中至重度 COPD 患者分别服用中脂和高脂肠内营养时，服用高脂膳食的患者胃排空明显延迟，在中脂餐后的 30 分钟和 90 分钟，CO_2 的产生和 O_2 的消耗显著增加，接受高脂饮食的患者与接受中脂饮食的患者相比，胃排空延迟，饱腹感增加，进一步加剧了他们的营养不良状态。还有研究发现，重度 COPD 患者由于疾病因素，运动量减少，胃肠蠕动减慢，当服用高脂饮食时，患者胃排空进一步延迟，饱腹感增加，营养不良状况进一步恶化。因此，高脂饮食对轻度 COPD 患者的疗效可能会优于重度患者。具体呼吸系统疾病患者饮食治疗方案中脂肪及碳水化合物含量的高低需结合患者的病情综合考虑，且需要更多的研究去进一步确定。

n-3 多不饱和脂肪酸是一种多功能的药理营养素，为人体必需脂肪酸的一种，*n*-3 可通过与 *n*-6 竞争来抑制促炎类花生酸的产生来发挥抗炎效应，调节机体免疫力，近年来已成为研究的热点。过度的炎症反应和免疫功能受损是导致老年重症肺炎疾病进展的重要因素，有效地控制炎症反应，及时进行免疫调节会对预后带来积极的影响。一项研究对 250 名临床稳定的 COPD 患者进行包括 122 个问题的膳食问卷调查，结果表明，患者饮食中抗炎 *n*-3 脂肪酸含量越高，其炎症因子 TNF-α 水平越低；

相反，患者饮食中促炎 *n*-6 脂肪酸、花生四烯酸越高，其血清中炎性因子 IL-6 和 C 反应蛋白的含量越高。这些结果提示 COPD 患者应该增加膳食中的 *n*-3 脂肪酸（如鲱鱼、沙丁鱼、鲭鱼、鲑鱼、大比目鱼、金枪鱼、剑鱼、青壳贻贝等），以提高饮食的抗炎功效；同时应减少富含 *n*-6 脂肪酸的食物（如玉米、棕榈油、葵花籽油等），以避免其体内 IL-6 水平升高，导致机体炎症反应加剧。研究证实，对严重感染合并急性呼吸窘迫综合征（acute respiratory distress syndrome，ARDS）重症患者应用 *n*-3 多不饱和脂肪酸与抗氧化营养素强化的肠内营养，生存率明显提高。另外 *n*-3 脂肪酸还可以更好地控制老年重症肺炎患者的炎症反应，缩短机械通气时间及重症监护住院时间。这些结果均表明，膳食添加 *n*-3 多不饱和脂肪酸有助于降低呼吸道疾病患者的炎症反应，提高患者的免疫力水平。

3. 蛋白质 蛋白质是组成人体的重要成分之一，也是人体氮的唯一来源。对于呼吸系统疾病的老年患者应给予高蛋白饮食，以促进受损支气管组织修复，增强呼吸系统抵抗力。蛋白质供给量为每日 1.0 ~ 1.5 g/kg，并以动物蛋白和大豆蛋白等优质蛋白为主。一般来说，慢性呼吸衰竭患者蛋白质需要量为 1.0 g/kg，急性呼吸衰竭人工通气者，蛋白质供给量增加 20% ~ 50%；COPD 患者蛋白质供给量为 1.0 ~ 1.5 g/kg，慢性支气管炎患者供给量为 1.2 ~ 1.5 g/kg。必需氨基酸和（或）支链氨基酸是构成蛋白质所必需的原料。肌肉蛋白的合成和分解失衡会导致骨骼肌细胞的消耗，因此肌少症是正常衰老进程（≥ 50 年）的一部分，具体表现为肌肉蛋白合成下降、肌肉质量和力量下降（肌肉纤维被脂肪取代）、纤维化增加、肌肉代谢改变、氧化应激加剧、神经肌肉连接处变性等。慢性阻塞性肺疾病患者去脂体重下降迅速，与支链氨基酸低浓度及肌肉能量代谢有直接关系。在中至重度 COPD 患者中，约 30% 的患者去脂体重下降和脂肪转变加速，这可能使 COPD 患者的运动能力下降，且呼吸肌与周围肌肉功能进一步减退。补充必需氨基酸和支链氨基酸为 COPD 患者肌肉细胞生长与强化起到重要作用，尤其是针对营养不良的 COPD 患者。一项研究发现 32 例重度 COPD 患者连续口服必需氨基酸 12 周，患者去脂体重增加

13

10%，且肌肉能量代谢、认知功能和及健康状况均有所改善。另一项研究也发现 88 例 COPD 患者补充必需氨基酸 12 周后生活质量和日常生活能力均显著改善，去脂体重及肌肉力量显著增加。一项双盲随机对照试验将 65 岁以上肺炎合并心衰的住院患者分成两个组，一组 328 名患者给予高蛋白饮食（每天额外提供蛋白质 40 g），另一组 324 名患者给予对照组饮食（每天未额外提供蛋白质），结果发现，高蛋白质饮食组患者 30 天时体重增加明显，90 天时营养状态更佳。

4. 维生素　维生素 A 是维持人体正常生命活动所必需的脂溶性维生素，具有多种生理功能，在人体视觉、免疫、细胞分化、胚胎发育、细胞分化增殖及抗氧化等活动中起着重要作用。首先，维生素 A 是一种免疫调节剂，而呼吸道上皮组织在机体免疫中是抵御病原体的第一道屏障，维生素 A 参与呼吸道上皮细胞的增殖过程并维持上皮细胞的完整性。维生素 A 缺乏可引起呼吸道上皮的鳞状上皮化生，纤毛化的上皮细胞减少，黏液生成减少，增加了病原体进入人体的风险。研究发现呼吸道感染患者血浆维生素 A 的水平下降导致感染易感性增加，这可能与急性感染期间对维生素 A 的需求增加及肾对维生素 A 的清除增加有关。一般认为维生素 A 的补充可减少呼吸道感染的发生。其次，维生素 A 是调节分化和成熟的主要因子，可影响肺泡发育和组织修复。动物实验发现大鼠喂养缺乏维生素 A 的饲料后，肺部末端细支气管空间增大，肺泡间隔明显减少。在慢性维生素 A 缺乏大鼠的实验模型中，发现 I 型和 IV 型胶原总量增加，肺泡基底膜增厚，且在基底膜中异位沉积胶原纤维，导致肺纤维化。再次，维生素 A 在抗氧化、细胞生长及分化方面有重要作用。一项荟萃分析发现膳食中维生素 A 摄入量增加，患者患肺癌的风险相应降低。饮食中维生素 A 摄入量低的人患上皮肿瘤的发病率会增加，尤其是以吸烟为危险因素的肺癌，动物实验以及体外实验的结果均表明吸烟可引起小鼠肺组织上皮厚度增加和黏膜细胞增生，肺癌细胞转染视黄酸受体 β 基因可减少细胞增殖率和接种到小鼠后致瘤性。综上可知，维生素 A 缺乏与呼吸系统疾病密切相关，预防和治疗维生素 A 缺乏症对于预防反复呼吸道感染和哮喘发作、减少支气管肺发育不良的发生均十分必要。

维生素 B_6 可在体内与 ATP 经酶作用转变成有生理活性的多种酶的辅酶，主要参与氨基酸和脂肪代谢，预防刺激性物质引起的恶心、呕吐等胃肠道反应，有研究显示，在呼吸道病原菌引起的肺炎患者治疗中添加维生素 B_6 有预防和减轻胃肠道反应的作用。维生素 C 与维生素 E 均有较强的抗脂质过氧化作用，而氧化应激在呼吸道疾病的发病和进展中起着关键的驱动作用。实验证明吸烟和生物质燃料诱导的氧化应激和醛 / 羰基应激与呼吸道疾病的进展及加重密切相关。氧化因子可引起气道炎症并导致促炎细胞因子的产生，还可通过增强组胺的作用聚集炎症细胞，如中性粒细胞、嗜酸性粒细胞、淋巴细胞和巨噬细胞，从而损伤肺组织并引起炎症。一项在马来西亚吉隆坡的两个医疗中心进行的平行单盲随机对照临床试验共纳入 79 名 COPD 患者，6 个月后口服维生素 C 组血浆谷胱甘肽显著增加（$P=0.005$），其营养和抗氧化状态显著提高。一项针对 55 岁中国老年人的研究显示，每天服用一定剂量的抗氧化维生素，能显著改善 COPD 患者的肺功能。另一项随机对照研究招募了 35 名稳定期 COPD 患者，患者被随机分配到安慰剂组、维生素 E 组（400 mg/d）、维生素 C 和维生素 E 组（200 mg/d 维生素 E 及 250 mg/d 维生素 C），为期 12 周，结果发现，补充维生素 E 和维生素 C 可提高全血白细胞 DNA 抗氧化损伤能力，未观察到维生素 E 和维生素 C 对 COPD 患者肺功能的有益作用。

维生素 D 是一种具有广泛生物活性的维生素，其与钙磷代谢、代谢综合征、心血管疾病、免疫系统疾病、肿瘤及肺部疾病等密切相关。动物实验研究发现维生素 D 缺乏小鼠肺组织的维生素 D 受体 mRNA 表达增加以提高维生素 D 生物利用率，从而对呼吸系统疾病发挥作用。一项荟萃分析显示补充维生素 D 可减少哮喘发作次数，并降低因急性哮喘发作而导致患者急诊和住院的风险。有研究表明，当 25- 羟维生素 D 水平从 4 ng/ml 增加到 16 ng/ml 时，运动速度和近端肌肉力量都有显著改善，并且当浓度超过 40 ng/ml 时，这种改善还在继续，而血清 25- 羟基维生素 D 低于 10 ng/ml 的 COPD 患者，服用维生素 D 后其 COPD 加重的风险显著降低。一项荟萃分析显示血清维生素 D 水平与 COPD 风险、严重程度和病情加重呈负相关，维生素 D 缺乏可增加重度 COPD 的风险。维生素 D 受体可作用于小气道平滑肌，参与调控细胞黏附因子的合成，还可调节气道平滑肌中的兴奋 - 收缩耦合，缓解处于收缩状态的气道平滑肌来疏通气流。体外实验发现维生素 D 可阻碍气道平滑肌细胞由 G1 期向 S 期发展，从而发挥抗增殖作用。另外维生素 D 及其受体可刺激腺苷酸环化酶、磷脂酶 C 等以提高肌醇三磷酸和丝裂原活化蛋白激酶信号的表达，而细胞内钙可通过内质网系统肌醇三磷酸释放而升高，丝裂原活化蛋白激酶信号影响成肌细胞的发育、有丝分裂和分化，因此维生素 D 缺乏会通过钙缺乏、肌纤维形成受损和减少对 ATP 和蛋白质合成必不可少的磷酸盐转运到肌细胞，使呼吸肌收缩力减低，进一步加重低氧血症，维生素 D 缺乏会增加呼吸道感染的易感性。另外，血清中 25- 羟基维生素 D 水平低也被证明与 FEV1 值低直接相关。多项研究显示，补充维生素 D 可改善哮喘、COPD、阻塞性睡眠呼吸暂停低通气综合征等多种肺部疾患，但其有效性及具体治疗剂量疗程仍有待更多的研究。

5. 矿物质 矿物质如钙、镁、磷、钾等的缺乏，可以在细胞水平影响呼吸肌的功能。低磷血症可减少红细胞运输氧的能力，还可影响骨骼肌功能而加重呼吸衰竭。低镁血症也可引起呼吸肌无力。低血钾及低血钙可使膈肌收缩力量进行性下降。血清中锌和铜比例及维生素 C 的减少会加重支气管炎。一系列研究发现肺结核患者普遍存在血钙异常。在瑞典的一项研究中发现 67 例肺结核患者中有 25% 存在高钙血症，在美国、希腊和马来西亚的研究中，肺结核患者患有高钙血症的概率分别为 28%、25% 和 27.5%。多项研究表明，活动性肺结核患者血清中锌含量明显下降，而经抗结核药治疗及营养治疗后锌含量明显上升，原因可能是缺锌会导致吞噬细胞吞噬作用下降和 T 细胞数量减少，进而影响机体的防御能力；另一个可能的原因是抗结核药影响机体对锌的吸收。缺锌会损害人和动物的视网膜结合蛋白的合成，补充锌在治疗肺结核的过程中起着重要作用，并可促进维生素 A 代谢。另外，锌的充足补充可能也限制炎症引起的自由基对细胞膜的损伤。为研究抗氧化剂和矿物质的作用，一项横断面人群研究对入组的 14 120 名呼吸道疾病患者进行了血清营养状态标志物与肺功能的独立关联的全面检查，结果显示，血清中抗氧化维生素（维生素 A、甜菜黄素、维生素 C 和维生素 E）、硒、钙、氯和铁的水平与 FEV1 值的升高独立相关，较高浓度的钾和钠与较低的 FEV1 相关。总的来说，呼吸道疾病患者营养治疗时应注意各种微量元素（如磷、钙、镁、钾等）的补充。

综上所述，多种营养素均参与到呼吸道疾病的病程中，在治疗中起着重要作用。营养治疗虽不能完全治愈呼吸道疾病，但可以提供机体恢复所必需的能量及营养素，这有利于肺组织的修复和正常呼吸功能的恢复。但目前有关营养素与呼吸道疾病的研究结果有些还存在争议，因此需要更多样本量更大、干预时间更长的研究来进一步证实。

第四节 营养管理及医学营养治疗

研究发现，住院的老龄患者中营养不良发生率高达 50% ~ 60%，尤其是合并各类基础疾病的患者营养不良的发生率更高，部分患者发展为恶病质，表现为厌食、极度消瘦、重度贫血、低蛋白血症等。这种情况不仅不利于疾病的临床治疗，而且严重影响患者的生活质量，影响预后。因此营养治疗在老年患者的整个治疗过程中占据着重要地位。

一、老年慢性非阻塞性肺疾病患者的营养支持

慢性阻塞性肺疾病（COPD）是终末细支气管远端部分（呼吸性细支气管、肺泡管、肺泡囊和肺泡）膨胀并伴有气腔壁的破坏。近几十年，由于大气污染、吸烟和肺部慢性感染等诱发因素，COPD 的发病率显著增高。COPD 患病人数多，死亡率较高，居全球死亡原因的第 4 位，且治疗费用昂贵，已成为影响人类健康的重要公共卫生问题。流行病学调查表明，我国 40 岁以上人群 COPD 患病

率高达 8.2%。而我国人口老龄化进程加快导致老年 COPD 患者总数进一步增多。老年 COPD 患者普遍存在营养不良，营养不良的患者机体免疫功能下降，呼吸系统防御机制减弱，甚至存在重要器官损伤，严重影响疾病的治疗效果及预后。据统计，COPD 患者营养不良发生率高达 20% ～ 74%。营养不良发生率的高低与疾病严重程度相关，其中急性加重导致的急性呼吸衰竭或机械辅助通气患者营养不良的发生率更高。

严重的 COPD 患者伴有低蛋白血症、体重进行性下降在临床上称为"肺恶病质综合征"，病死率更高。研究表明，营养状况与 COPD 的病情发展密切相关。COPD 患者营养不良的原因比较复杂，一方面 COPD 患者能量消耗增高，而摄入量及对营养物质的利用率降低；另外 COPD 疾病本身可导致人体炎症反应增加，药物治疗引起的副作用还包括食欲缺乏、厌食等胃肠道反应，这些均会加重患者的营养不良状况。而营养不良可进一步影响患者的呼吸功能，包括呼吸肌结构及功能损害、呼吸中枢通气及肺防御机制下降，肺部感染概率增加等，具体表现为呼吸力量降低，呼吸驱动力和对低氧的反应性都减弱，二氧化碳弥散力下降，心脏输出指数降低，免疫功能减退，肺部感染发生率和严重程度增高，死亡率增加。

1. 能量需要量的计算 先估算基础能量消耗（basal energy expenditure，BEE），再根据患者的疾病状态和活动计算附加值。目前临床上 BEE 一般用 Harris-Benedict 公式计算：

男性：BEE=66.47+（13.75×体重）+（5.0×身高）−（6.76×年龄）

女性：BEE=655.1+（9.56×体重）+（1.85×身高）−（4.68×年龄）

式中 BEE 的单位为 kcal/d，身高的单位为 cm，体重的单位为 kg。

COPD 患者静息能量消耗（resting energy expenditure，REE）应较正常者增加 15% ～ 20%，且随气道阻力增高，机体 REE 增加越多。研究发现，营养不良的 COPD 患者，其 REE 明显高于正常营养状态的 COPD 患者，因此对于病情稳定、正常营养状态的 COPD 患者，推荐能量需要量为 Harris-Benedict 公式计算值的 1.33 倍；处于应激状态、营养不良或（并）伴有呼吸衰竭的 COPD 患者，推荐能量需要量为 Harris-Benedict 公式计算值的 1.5 倍；对于肥胖的 COPD 患者（＞ 120% 理想体重），为控制体重需限制能量摄入，推荐能量需要量为 Harris-Benedict 公式计算值的 1.0 ～ 1.1 倍。另外还有专门为 COPD 患者提供的计算 REE 的公式——Moore-Angelillo 公式：

$$REE（男，kcal/d）=11.5×Wt+952$$

$$REE（女，kcal/d）=14.1×Wt+515$$

式中 Wt 为体重（kg）。

2. 确定碳水化合物、脂肪和蛋白质的供给比例 一般来说，老年 COPD 患者总的膳食原则为低碳水化合物、高脂肪、高蛋白。碳水化合物比例过大会氧化产生大量二氧化碳，引起或加重二氧化碳潴留，增加呼吸负荷，导致高碳酸血症、酸中毒及缺氧，甚至进一步抑制呼吸中枢，加重呼吸衰竭。而脂肪 RQ 最低，氧化产生二氧化碳少，对病人呼吸负荷小，因此脂肪可作为供能的主要来源。

目前，对于病情稳定的老年 COPD 患者，碳水化合物占总热量的比例为 35% ～ 50%，脂肪占总热量的 20% ～ 30%，老年患者可增加蛋白质供给量，每日为 1.2 ～ 1.5 g/kg；对于需机械通气的呼吸衰竭的 COPD 患者，碳水化合物占总热量的比例为 50% ～ 60%，脂肪占总热量的 20% ～ 30%，应激状态时脂肪供给可增加至总热量的 40% ～ 50%，每日蛋白质摄入量为 1.5 ～ 2.0 g/kg，热氮比为（150 ～ 180）：1。此外，每日适量补充各种维生素和微量元素，根据临床情况维持电解质平衡，应特别注意补充影响呼吸肌功能的钾、镁、磷等元素。

对于正常饮食无法满足机体能量和营养需求，且胃肠道功能基本正常的 COPD 患者，可通过管饲进行肠内喂养，选择标准整蛋白型或肺病专用型肠内营养制剂。对于胃肠道功能不全或肠内营养无法满足患者需求的 COPD 患者选择肠外营养。COPD 患者肠外营养时宜选用中心静脉导管或经外周静脉置入中心静脉的导管（PICC），可选择高浓度高渗透压营养制剂以减少输液量，糖脂比 1：1，热氮比（150～180）：1，同时添加脂溶性和水溶性维生素、矿物质等，定期监测患者体重和体液平衡。

二、老年急性呼吸窘迫综合征患者的营养支持

急性呼吸窘迫综合征（ARDS）是由于休克、严重感染或创伤等原因，直接或间接导致肺损伤，以低氧血症、呼吸困难或呼吸衰竭为主要特征的临床综合征。ARDS 是急性肺损伤的重度阶段，致死率高。老年人呼吸系统的结构和生理功能退化使身体和呼吸道抵抗力及呼吸功能均明显下降，且随着年龄增长，血氧分压降低，呼吸功能的储备能力也相应下降。ARDS 病情严重，而老年人的免疫系统减弱，因此老年 ARDS 患者的治疗更复杂，死亡率更高。随着全球人口老龄化程度加深，ARDS 患者中老年人的比重越来越大，且年龄是 ARDS 的独立危险因素，故 ARDS 严重威胁着老年人的健康和寿命。

营养支持是 ARDS 治疗的重要措施。改善 ARDS 患者的营养状况，可有效改善患者的呼吸功能，对呼吸衰竭患者的预后有重要作用。ARDS 患者营养支持的目的是防止患者营养不良的发生，纠正其营养不良状态，维持能量正平衡和氮平衡，以缩短 ARDS 病程、减少并发症，降低死亡率。一般 COPD 患者合并急性呼吸衰竭时高代谢状态不明显，能量需求不高，而 ARDS 患者伴有严重脓毒血症、全身炎症反应或创伤时，处于高代谢状态，需要充足的能量供给。ARDS 患者常伴有其他一系列疾病或症状，如休克、创伤、感染、脓毒血症、全身炎症反应综合征等，存在高代谢分解、胰岛素抵抗等代谢改变，因此应该兼顾患者各项指标的改变，进行合理的营养支持。

对老年 ARDS 患者进行营养支持，首先要了解患者所处的疾病阶段，并对患者进行营养评价，判断患者的营养状态，然后计算总热量，确定碳水化合物、脂肪和蛋白质的比例，同时补充维生素和矿物质以维持电解质平衡。高能量状态营养支持时应适当增加脂肪作为能量来源。营养支持的方法可选择肠内营养和肠外营养相结合，应用肠内营养支持时避免营养液误吸。美国肠外肠内营养学会（ASPEN）推荐出现以下情况时，ARDS 患者应考虑选择肠外营养支持方式：胃肠道功能障碍或无法接受肠内营养、重症胰腺炎及感染导致肠麻痹等。

ARDS 患者在疾病稳定状态时的每日能量需求可根据 Harris-Benedict 公式计算，处于应激状态时应乘以应激因素，其数值由患者代谢需要、体温、活动程度、感染、创伤等决定。大部分 ARDS 患者应激因素为 1.2，严重高代谢状态患者应激因素为 1.2～1.4。此外，ARDS 患者每日能量需求也可根据适用于危重症患者能量消耗计算的 Ireton-Jones 公式：

$$BEE（kcal/d）=629-11（A）+25（Wt）-609（O）$$
$$（自主呼吸患者）$$

$$BEE（kcal/d）=1784-11（A）+5（Wt）+224（S）$$
$$+239（T）+804（B）（机械通气患者）$$

式中 A 为年龄，Wt 为体重（kg），S 为性别（男 =1，女 =0），T 为有无创伤，B 为是否烧伤，O 为是否肥胖（以上是 =1，否 =0）。

目前对老年 ARDS 患者营养支持时的营养组分比例尚未达成共识，一般推荐肠内营养中，碳水化合物占总能量的 60%～70%，脂肪占比 20%～30%，蛋白质占比 20%。也有报道称对于高碳酸血症的 ARDS 患者给予肠外营养时碳水化合物占非蛋白质热量的 50%～60%，脂肪占 50% 左右。开始时碳水化合物给予 4～5 g/（kg·d），脂肪 1.0 g/（kg·d），蛋白质 1.5～2.0 g/（kg·d）。同时应适量补充维生素和微量元素，尤其对于呼吸衰竭的患者来说，磷制剂的补充十分重要，因为磷可促进膈肌的正常收缩，需加强患者体内磷含量的监测。

此外，近几年来的研究发现一些特殊的营养物质如谷氨酰胺、精氨酸及 *n*-3 脂肪酸，可有效提高高代谢状态下患者的免疫水平，在其营养补充过程中有着重要作用。谷氨酰胺是一种条件必需氨基酸，是 DNA 合成的调节剂、黏膜细胞 RNA 合成的重要能源物质，也是免疫系统中很多免疫细胞的重要能源。谷氨酰胺参与机体内的多个代谢过程，在治疗和预防某些疾病方面受到广泛关注。谷氨酰胺虽在体内含量丰富，但在高应激状态、严重

13

创伤、大手术、败血症、化疗和放疗中会被大量消耗，必须由外源补充。另外谷氨酰胺可维持肠道黏膜完整性及通透性，在肠外营养的过程中，可有效保护肠黏膜，改善肠道上皮渗透，具有重要的临床价值。精氨酸是一种α氨基酸，近年来研究发现其在降血压、抗凝血、抗炎症、促进胰岛素分泌、提高记忆力等方面均有一定的作用。临床发现精氨酸可增强外科创伤、感染、应激反应引起的免疫功能。n-3脂肪酸具有抗炎作用，其相关研究详见本章第三节。随着临床营养学的不断发展和相关研究的增多，这些特殊的营养物质的作用也会被进一步揭示，并应用于ARDS患者的临床治疗中，进一步改善患者的营养状态，提升患者的免疫功能。

机械通气的ARDS患者常伴有发热、感染等因素，大多处于高代谢负氮平衡状态，表现为葡萄糖利用率低、脂肪分解能力下降、蛋白质分解加剧。研究发现机械通气患者REE较BEE明显增加，每日所需能量为：

$$实际所需能量（kcal/d）=BEE+0.12×（T-37）+0.65×BEE+575$$

式中，T为患者的体温度数（℃）。

由于机械通气患者常合并严重肺部感染、休克、多器官衰竭等情况，其能量代谢波动较大，应在实际治疗过程中根据氮平衡的结果对能量进行相应调整。

一般来说，机械通气的ARDS患者营养支持方式首选肠内营养。肠内营养较肠外营养对患者的预后改善效果更好，但在实际操作过程中会遇到很多问题，如肠内营养途径建立困难、患者自身对肠内营养耐受性差、吸入性肺炎危险性高等。尽管如此，肠内营养依然是第一选择。临床上可以采取相应措施以降低患者吸入性肺炎的发生率：患者头高脚底卧位；肠内营养方式选择滴入或泵入，而不用注射器推入；少量多次，减少患者胃内容物潴留；临床用药尽量不选择中和胃酸的碱性药物。对于胃肠道功能未完全恢复正常的患者选用肠内营养与肠外营养相结合，而对于病情危重且胃肠道功能差，尤其是刚开始机械通气的患者可采用全肠外营养。营养支持能显著提高撤机成功率，对于需要撤机的患者应降低每日提供的碳水化合物量，减少患者体内二氧化碳生成量，以成功撤机。

三、老年肺移植患者的营养支持

对于终末期肺病药物治疗通常无效，肺移植是治疗终末期肺病的唯一方法。据国际心肺移植协会统计，全世界每年肺移植手术超过13 000例，截至2018年上半年，全球范围内共开展了69 200例成人肺移植手术，且数量在逐年增长。但由于各种原因，术后患者免疫力差，极易出现感染等情况，因此肺移植患者术后一系列的护理和治疗极为重要。据调查，接受肺移植的患者中营养不良和肥胖患者死亡率较高。接受肺移植前的患者由于前期病情影响，容易出现食物摄入减少、能量消耗增加、感染等情况，且老年患者对食物的消化吸收利用率变低，更容易出现营养不良，发生率为30% ～ 50%。因此，营养治疗是降低肺移植术后并发症及病死率的重要措施。

患者接受肺移植术后应尽早给予营养支持，这样有助于促进患者术后恢复，减少并发症的发生。一般情况下，应给予肺移植患者充足的能量，每日能量需求量为BEE的1.35 ～ 1.75倍[30 ～ 35 kcal/（kg·d）]，碳水化合物占总热量的50% ～ 60%，脂肪占20% ～ 30%，蛋白质每日1.3 ～ 1.5 g/（kg·d），如存在吸收差、感染等情况，蛋白质可增加至2.5 g/（kg·d）。但也有研究认为大量的能量和蛋白质摄入会增加人体和移植物的负担，推荐能量为BEE的1.14 ～ 1.4倍，蛋白质供给量为0.6 ～ 1.9 g/（kg·d），平均1.37 g/（kg·d）。另外需监测电解质水平，低钠时应限制入液量，适量补充维生素。

营养支持方式首选肠内营养。一般来说，肺移植术后患者24 ～ 48小时后给予流食，根据胃肠道恢复情况及有无腹痛、腹泻等迅速过渡到半流食、软食和普食。同时注意监测血糖、血钾、血压情况，随时调整饮食结构。不能经口进食的患者给予管饲或肠外营养。

综上所述，营养支持在老年呼吸道疾病中具有重要的作用，与药物治疗具有同等重要的地位，已经受到越来越多临床医师的关注。但目前营养素的补充推荐量大多处于一个较大的范围，且相关研究结果并不统一，但这些丝毫不影响营养支持在呼吸道疾病治疗过程中的重要作用。希望随着科技的不断进步，营养治疗可以更加规范，在临床治疗中发挥更大和更积极的作用。

参考文献

[1] 叶任高，陆再英. 内科学. 北京：人民卫生出版社，2004.

[2] Dai B. The old age health security in rural China：where to go？ Int J Equity Health. 2015, 14：119.

[3] Grassi M，Raffa S，Fontana M，et al. Chronic obstructive bronchopneumopathy. Epidemiologic aspects and balneotherapy potential. Clin Ter, 1994, 145（12）：493-501.

[4] Guan WJ, Zheng XY, Chung KF, et al. Impact of air pollution on the burden of chronic respiratory diseases in China：time for urgent action.Lancet,2016,388(10054)：1939-1951.

[5] Jayes L，Haslam PL，Gratziou CG，et al. SmokeHaz：systematic reviews and meta-analyses of the effects of smoking on respiratory health. Chest, 2016, 150（1）：164-179.

[6] Raad S，Smith C，Allen K. Nutrition status and chronic obstructive pulmonary disease：Can we move beyond the body mass index？ Nutr Clin Pract, 2019, 34（3）：330-339.

[7] 吴国豪. 实用临床营养学. 上海：复旦大学出版社，2006.

[8] Arigliani M，Spinelli AM，Liguoro I，et al. Nutrition and lung growth. Nutrients, 2018, 10（7）：919.

[9] Jones KD，Thitiri J，Ngari M，et al. Childhood malnutrition：toward an understanding of infections，inflammation，and antimicrobials. Food Nutr Bull，2014, 35：S64-70.

[10] Ferreira IM，Brooks D，White J，et al. Nutritional supplementation for stable chronic obstructive pulmonary disease. Cochrane Database Syst Rev, 2012, 12, CD000998.

[11] Collins PF，Elia M，Stratton RJ. Nutritional support and functional capacity in chronic obstructive pulmonary disease：a systematic review and meta-analysis. Respirology, 2013, 18：616-629.

[12] Collins PF，Stratton RJ，Elia M. Nutritional support in chronic obstructive pulmonary disease：a systematic review and metaanalysis. Am J Clin Nutr, 2012, 95：1385-1395.

[13] Wylie-Rosett J，Aebersold K，Conlon B，et al. Health effects of low-carbohydrate diets：where should new research go？ Curr Diab Rep, 2013, 13（2）：271-278.

[14] Malone AM. Specialized enteral formulas in acute and chronic pulmonary disease. Nutr Clin Pract, 2009, 24：666-674.

[15] DeBellis HF，Fetterman Jr JW. Enteral nutrition in the chronic obstructive pulmonary disease（COPD）patient. J Pharm Pract，2012, 25：583-585.

[16] de Batlle J，Sauleda J，Balcells E，et al. Association between omega3 and omega6 fatty acid intakes and serum inflammatory markers in COPD. J Nutr Biochem，2012, 23：817-821.

[17] Cawood AL，Elia M，Stratton RJ. Systematic review and meta-analysis of the effects of high protein oral nutritional supplements. Ageing Res Rev,2012,11（2）：278-296.

[18] Deutz NE，Matheson EM，Matarese LE，et al. Readmission and mortality in malnourished，older，hospitalized adults treated with a specialized oral nutritional supplement：A randomized clinical trial. Clin Nutr, 2016, 35（1）：18-26.

[19] Milne AC，Potter J，Vivanti A，et al. Protein and energy supplementation in elderly people at risk from malnutrition. Cochrane Database Syst Rev, 2009, 15（2）：CD003288.

[20] Stratton RJ，Hebuterne X，Elia M. A systematic review and meta-analysis of the impact of oral nutritional supplements on hospital readmissions. Ageing Res Rev, 2013, 12（4）：884-897.

[21] Beck AM，Holst M，Rasmussen HH. Oral nutritional support of older（65 years+）medical and surgical patients after discharge from hospital：systematic review

and meta-analysis of randomized controlled trials. Clin Rehabil, 2013, 27 (1)：19-27.

[22] Pirabbasi E, Shahar S, Manaf ZA, et al. Efficacy of ascorbic acid (Vitamin C) and/N-acetylcysteine (NAC) supplementation on nutritional and antioxidant status of male chronic obstructive pulmonary disease (COPD) patients. J Nutr Sci Vitaminol (Tokyo), 2016, 62 (1)：54-61.

[23] Wu TC, Huang YC, Hsu SY, et al. Vitamin E and vitamin C supplementation in patients with chronic obstructive pulmonary disease. Int J Vitam Nutr Res, 2007, 77 (4)：272-279.

[24] Martineau AR, Cates CJ, Urashima M, et al. Vitamin D for the management of asthma. Cochrane Database Syst Rev, 2016, 9 (9)：CD011511.

[25] Kant S, Gupta H, Ahluwalia S. Significance of nutrition in pulmonary tuberculosis. Crit Rev Food Sci Nutr, 2015, 55 (7)：955-963.

[26] McKeever TM, Lewis SA, Smit HA, et al. A multivariate analysis of serum nutrient levels and lung function. Respir Res, 2008, 9：67.

[27] 顾景范，杜寿玢，郭长江，现代临床营养学．北京：科学出版社，2019.

[28] Schols AM. Nutritional and metabolic modulation in chronic obstructive pulmonary disease management. Eur Respir J Suppl, 2003, 46：81s-86s.

[29] 吴国豪．实用临床营养学．上海：复旦大学出版社，2006.

[30] Umbrello M, Formenti P, Bolgiaghi L, et al. Current concepts of ARDS：A narrative review. Int J Mol Sci, 2016, 18 (1)：64.

[31] Khush KK, Cherikh WS, Chambers DC, et al. The international thoracic organ transplant registry of the international society for heart and lung transplantation：thirty-sixth adult heart transplantation report-2019；focus theme：donor and recipient size match. J Heart Lung Transplant, 2019, 38 (10)：1056-1066.

13

第十四章 内分泌疾病的营养管理

随着我国步入老龄化社会，老年人群的健康问题逐渐受到大家的关注。老年人内分泌方面的改变及疾病谱的变化有许多方面值得研究，如20世纪后期，内分泌学产生了一个新的分支——衰老内分泌学或老年内分泌学。老年内分泌代谢疾病是个特殊的领域，其特殊之处在于许多临床医学难题的回答都不确定，因为老年人群常常被排除在各种探讨药物有效性和安全性的临床试验之外，几乎所有治疗都参照非老年人群的经验。老年糖尿病降糖治疗增加心血管事件的不成功，甚至南辕北辙地增加了死亡，使医学界不得不思考我们是否"好心没得好报"，还是我们根本就不清楚老年人群的特殊需求。

补充男性激素改善代谢、让老年人"返老还童"、企图用药物使老年人的骨头变得像年轻人一样"坚硬"，或补充甲状腺激素使老年人促甲状腺激素达到年轻人的正常范围等到底有无必要？合理不合理？老年人的心脏、血管、神经系统和衰退了的肝和肾是否能经受得起这么多"善意的改善"？

在衰老的进程中，伴随机体激素水平的改变，一些内分泌系统疾病在老年人群中呈现逐年递增的发病趋势，例如甲状腺功能减退症、糖尿病、代谢综合征、高尿酸血症等等，了解这些疾病的病因、临床表现和营养干预等，不仅有助于预防疾病，促进疾病转归，更有助于实现健康老龄化。

第一节 概 述

随着机体的衰老，内分泌系统对机体的调节也可发生多层面的变化，包括内分泌细胞、器官、内分泌轴以及激素受体水平。通常大多数是功能的下降，包括病理性的减退和生理性的下降；有些可能很少发生改变或完全没有改变；少数可能有功能增强（表14-1）。

需要指出的是，老年内分泌系统的变化发生于大多数老年人，特别是没有合并严重的慢性疾病者，它不同于年龄相关疾病导致的内分泌变化。老年内分泌系统变化的特点有：①与生长、生殖功能有关的激素水平下降，比如生长激素/胰岛素样生长因子 I（GH/IGF- I）、下丘脑-垂体-性腺轴、性激素的前体物质脱氢表雄酮（肾上腺皮质合成）下降。脱氢表雄酮水平从30岁开始逐渐降低，皮质醇却保持相对稳定。②某些激素的分泌随着增龄而改变，如醛固酮，但具有不可预测性，缺乏年龄相关的参考范围。③某些激素对靶组织的敏感性下

降，如胰岛素。

老年人内分泌代谢系统的疾病谱发生了变化，如老年糖尿病、甲状腺功能减退症、痛风、胰岛素抵抗综合征等较常见，某些药物（如氯丙嗪）诱发的低钠血症几乎仅见于老年人，这些常见疾病的临床表现往往不典型，易漏诊。

一、下丘脑 - 垂体 - 性腺轴

内分泌器官中因衰老而症状表现最明显的是女性绝经期，老年内分泌改变要恢复到年轻时的状态并不容易。男性没有那么明显的"绝经期"，但睾酮在30岁后就开始下降，每10年约下降10%。老年时血中性激素结合球蛋白又增加，因而游离睾酮更少。在体内，约有5%的游离睾酮转化为双氢睾酮发挥生理作用，影响身体、心理、性功能及精神等各个方面。老年男性精子的数量及质量也下降，

表 14-1　人体衰老时的激素改变情况

减少	不变	增加
GH	催乳素（有时候）	LH（女性）
LH（男性）	TSH（略微上升）	FSH
IGF-Ⅰ	T3	皮质醇
睾酮	T4	催乳素（女性）
雌二醇	肾上腺素	去甲肾上腺素
脱氢表雄酮		胰岛素
孕烯醇酮		甲状旁腺素
25-羟维生素 D		胆囊收缩素
醛固酮		
血管活性肠肽（晚间高峰）		

GH，生长激素；LH，促黄体生成素；FSH，卵泡刺激素；IGF-Ⅰ，胰岛素样生长因子 -1；TSH，促甲状腺激素

不过与女性不同，此时仍可能生育。

二、下丘脑 - 垂体 - 肾上腺轴

此轴非常重要，调节应激反应，与维持身体内稳定有关，衰老时该轴变化相对较轻。主要是脱氢表雄酮（DHEA）及其硫酸盐（DHEAS）会有减少。有人曾给予老年人补充 DHEA，对其活动、肌力、睡眠及性欲等有一定帮助，但未被普遍认可。其实 DHEA 从二三十岁后就逐渐降低，每年降 2% ~ 3%。最近对低 DHEA 老年人用双盲法补充 DHEA，并未见对健康指标有何益处。但老年女性表现为低 DHEA（S）及高皮质醇，因而皮质醇 / DHEAS 比值较男性为高。一般老年人血皮质醇并不减少，反而稍增加，但其靶组织受体功能往往减弱。肾上腺素，尤其是去甲肾上腺素在衰老时增加，但受到应激时增加的幅度较年轻时为少。这种情况使老人对应激反应减弱，因此较易受到损害。

三、下丘脑 - 垂体 - 甲状腺轴

在老年人衰老的过程中，机体各项生理功能下降，下丘脑 - 垂体 - 甲状腺轴的功能也相应减低。老人甲状腺轴功能紊乱很常见，或者过强，或者过弱。甲亢时往往表现为淡漠型而非兴奋型。老人的

亚临床甲状腺疾病尤其常见，80 岁以上可达 10%，这主要与血中 TSH 升高有关。

老年人甲状腺的体积轻度增大，可能与发生甲状腺结节有关。TRH 水平没有变化，甲状腺激素的生成率和降解率均下降，甲状腺素结合球蛋白水平轻微下降，外周组织需求量减少，因而血清总四碘甲状腺原氨酸或游离的四碘甲状腺原氨酸（T）水平仍可维持正常水平，可能由于 T4 向 T3 转化减少，因而总 T3 或游离 T3 可下降 10% ~ 20%（多数位于健康老年群体的正常范围内），反 T3（r-T3）水平升高。血清甲状腺素水平正常的老年人其 TSH 的变化范围较年轻人大。百岁老人的 TSH 水平方有所下降。

甲状腺疾病与冠心病的关系日益引起人们的重视，有多项研究显示，甲状腺激素水平的异常直接影响心血管疾病的发病率，甲状腺激素水平减低，引起心脏顺应性下降，损害心肌收缩力，影响心脏收缩功能。甲状腺激素水平减低，可引起血浆 C 反应蛋白升高，C 反应蛋白既是炎症反应的标记物，同时又参与了动脉粥样硬化的进展。血浆游离 T3（FT3）可以增加 LDL-C 受体的表达，加快 LDL-C 的清除，延缓动脉硬化的进展。血浆 FT3 水平降低会延缓 LDL-C 的清除，引起 LDL-C 升高，加速动脉粥样硬化的进展，增加冠心病发病率，导致冠状动脉病变加重。目前，甲状腺功能及胰岛素抵抗

的关系已成为研究热点，但在高龄人群中相关研究较少。

四、生长激素

生长激素（GH）是一种合成激素，具有促进脂肪的利用、保持瘦体质量的作用。衰老本身可导致 GH 降低，机体的基础代谢率下降，体力和生命活力下降，认知功能下降，导致精力不足、情绪障碍、抑郁等，严重影响老年人的生理及心理健康。GH 及 IGF-Ⅰ在衰老时均明显减少，约为年轻时的一半不到。青少年时每天分泌 GH 可多达 700 μg，成人为 400 μg，中年后每 10 年减少 14%，到老年时可能仅 40 μg。老年时分泌的 GH 起何作用尚不清楚。有人试图用 GH 延缓衰老，但并不成功。研究显示，生长激素水平与营养状态呈正相关，GH 减少可能促进脂肪沉积和促进体质量增加，且脂肪堆积在腹部及内脏导致腹型肥胖。

五、胰腺

衰老的胰腺组织会呈现相应变化，如胰腺腺泡缩小、腺叶间质增加、腺体间有脂肪浸润、胰岛 β 细胞纤维化、胰岛细胞减少、胰腺重量减轻。衰老对胰岛 β 细胞的形态、功能均有显著影响。衰老的胰岛 β 细胞在形态上有明显改变，即细胞变大且形态不规则，细胞核变形并出现不正常分裂，细胞器衰变，这与其他体细胞衰老时的形态学表现一致。随着衰老的加剧，胰岛 β 细胞的增殖、复制能力，胰岛体积及胰岛素生成能力均呈下降趋势。

衰老的胰岛 β 细胞功能亦明显受损。衰老的胰岛 β 细胞分泌胰岛素能力降低，且储备功能降低，增加了机体发生 2 型糖尿病的风险。Chiu 等选取 1089 名无糖尿病病史、糖化血红蛋白 HbA1c < 6%、空腹血糖（FBG）< 5.56 mmol/L 的中老年人群，采用稳态模型来评估胰岛 β 细胞功能和胰岛素敏感性，结果显示，年龄和 HbA1c 及 FBG 水平呈正相关，与胰岛 β 细胞功能呈负相关，胰岛 β 细胞功能以每年 1% 的速度下降，这可以解释为何衰老会使 2 型糖尿病的发生率增加。

在没有糖尿病或糖耐量受损的老年人中，空腹血糖随着年龄的增加而轻微增加，口服葡萄糖后血糖恢复正常的时间减慢。高胰岛素正糖钳夹试验显示，在校正了肥胖程度和体力活动后，老年人的胰岛素敏感性随着增龄而下降。肌肉葡萄糖转运体 4 下降是胰岛素敏感性下降的原因之一。

老年人的胰岛素分泌功能亦有所改变，表现为老年人在空腹及人为的高血糖状态下，胰岛素快速脉冲分泌幅度减小，慢速脉冲分泌的频率下降。采用频繁取血的静脉葡萄糖耐量试验，显示在同样的胰岛素敏感性下，老年人的胰岛素分泌速率较年轻人慢。部分老年人前胰岛素原增加。当进展为 2 型糖尿病时（包括老年糖尿病患者）表现为高糖钳夹试验中，早期胰岛素分泌减少或缺失，晚期胰岛素分泌减少。老人血中维生素 D 减少以及肠促胰腺素敏感性减退，也与胰岛 β 细胞减少、易患糖尿病有关。

六、松果体——褪黑素

老年人褪黑素水平下降，可能与睡眠障碍有关。睡前给予小剂量的褪黑素（0.3 mg）可以改善睡眠。更高剂量（1 ～ 5 mg）能否抗氧化、延缓衰老尚不清楚。目前没有专门针对老年人的临床研究，现有的研究时间均较短。视交叉上核褪黑素受体激动剂雷美替胺（Ramelteon）已被美国食品和药品管理局批准用于入睡困难的失眠症。

七、脂肪组织

1. 瘦素　瘦素主要由脂肪组织分泌，随着年龄增加，女性瘦素水平下降。瘦素的作用主要是减少食欲、产生饱感，还和能量代谢及行为有关。老年人瘦素的作用只有年轻人的 1/5，其敏感性在细胞水平减退，可产生瘦素抵抗。老年男性因睾酮水平下降使瘦素增加，而老年女性的瘦素常减少，但老年人的进食量并非仅和瘦素有关，还有其他激素如缩胆囊素及神经内分泌激素参与调控。这些作用使老年人进食量减少，这与限制热卡的长寿疗法相一致。两者的激素改变也十分相似，因此衰老时的内分泌改变，使代谢降低，有利于寿命延长。

2. 脂联素　有研究发现女性脂联素水平与年

14

龄关系不大，70 岁以上男性的脂联素水平较年轻男性为高。

总之，衰老时内分泌各个轴及其下游活性产物都有明显改变，但对健康和疾病的关系还不是十分清楚。用通常的内分泌"阻断或替代"的处理对衰老的内分泌改变似乎是太简单了。我国对衰老内分泌学的研究十分缺乏，非常值得我们重视和努力，去解决实际存在的问题。

第二节　糖尿病的营养管理

随着人口老龄化和预期寿命的延长，糖尿病（diabetes mellitus，DM）在老年人群中的患病率也在逐步增加。糖尿病是常见病、多发病，是严重威胁人类健康的世界性公共卫生问题，老年糖尿病是指年龄 ≥ 60 岁的包括 60 岁以前诊断和 60 岁以后诊断的糖尿病患者。近年来，糖尿病患者数量在全球范围以惊人速度增长，医学营养治疗是糖尿病治疗的基础，是糖尿病预防和控制必需的措施。

一、中国 2 型糖尿病的流行病学

糖尿病是一组由多病因引起的以慢性高血糖为特征的代谢性疾病，是由胰岛素分泌和（或）利用缺陷所引起的。近 30 多年来，我国糖尿病患病率显著增加。2020 年中国居民营养与慢病状况报告显示，2018 年 18 岁及以上人群糖尿病患病率为 11.9%。2015—2017 年中华医学会内分泌学分会在全国 31 个省进行的甲状腺、碘营养状态和糖尿病的流行病学调查显示，我国 18 岁及以上人群糖尿病患病率为 11.2%。

二、老年人糖尿病临床特点

老年 2 型糖尿病具有发病率高、病程长、血糖控制难度高、并发症多的特点，特别是糖尿病肾病、心血管并发症、周围神经病变、糖尿病视网膜病变等并发症是老年糖尿病致残、致死的主要原因。相对于非老年糖尿病患者，老年糖尿病患者低血糖发作更为常见，尤其以夜间低血糖发生频率较高，反复发生的低血糖使患者的死亡风险增加，还与认知障碍、跌倒和骨折等相关。老年糖尿病患者多发生餐后高血糖，血糖波动幅度大，常有多种疾病共存，存在多重用药的情况；加上老年糖尿病病程长、肝肾功能不全、认知障碍、合并症多及联合用药等因素，使其更易发生低血糖。

三、医学营养治疗

《中国 2 型糖尿病防治指南（2020 版）》指出，每位糖尿病患者均应接受医学营养治疗（medical nutrition therapy，MNT），强调了 MNT 在整体治疗中的重要作用，同时 MNT 也是老年糖尿病患者最重要的基础治疗措施。MNT 是指在临床条件下对糖尿病或糖尿病前期患者的营养问题采取特殊干预措施，参与患者的全程管理，包括进行个体化营养评估、营养诊断、制订相应营养干预计划，并在一定时期内实施及监测。通过改变膳食模式与习惯、调整营养素结构、由专科营养（医）师给予个体化营养治疗，可以降低 2 型糖尿病患者的糖化血红蛋白（HbA1c）0.3% ~ 2.0%，并有助于维持理想体重及预防营养不良。

（一）MNT 的目标

对于老年糖尿病患者，MNT 主要是指通过调整老年人的膳食结构，以获得理想的代谢指标，从而延迟或防止糖尿病并发症的发生，有助于达到并维持合理体重并预防营养不良的发生，提高老年患者的生活质量。根据 2019 年美国《成年人糖尿病或糖尿病前期营养治疗共识报告》，对于三大宏量营养素的比例未进行具体推荐，而更强调食物的正确选择，认为宏量营养素没有最理想的比例，需要根据饮食行为习惯、饮食偏好及代谢目标个体化制订。

在进行营养评估时，对老年人进行身高测量时嘱其尽可能站直；若无法站立，可用两臂伸展距离来替代身高，从而使公式计算出的结果更为精确，但还需要结合老年患者的具体病情、代谢指标等来制订相应的营养干预方案。

14

（二）膳食营养因素

1. 能量

（1）糖尿病前期或糖尿病患者应当制订个体化能量平衡计划，目标是既要达到或维持理想体重，又要满足不同情况下的营养需求。

（2）《中国居民膳食指南（2022）》建议老年人的体重指数（BMI）最好不低于 20 kg/m^2，最高不超过 26.9 kg/m^2。老年糖尿病患者维持适宜的体质量很重要，较低的 BMI 对疾病的易感性增加、耐受力下降，并且有更高的死亡风险，但较高的 BMI 又会增加心血管疾病、癌症等慢性疾病的发病风险。对于所有超重或肥胖的糖尿病患者，应调整生活方式，控制总能量摄入，至少减轻体重的 5%。

（3）老年糖尿病患者不必过度限制能量摄入，但仍需根据 BMI、血糖控制情况及具体饮食习惯等进行评估，推荐总能量摄入 20～30 kcal/（kg·d）。再根据患者的身高、体重、性别、年龄、活动量、应激状况等进行系数调整。不推荐糖尿病患者长期接受极低能量（＜800 kcal/d）的营养治疗。

2. 蛋白质　随着年龄增加，衰老会引起人体成分的变化，主要表现为体脂增加和骨骼肌数量减少，加上老年人胃肠道消化、吸收功能下降，消化酶分泌减少，导致其对蛋白质的摄入和利用率均降低，易引起肌少症，表现为骨骼肌质量下降和功能减退。因此在老年糖尿病患者中保证蛋白质的摄入量，对预防肌少症显得尤为重要。

（1）肾功能正常的老年糖尿病患者蛋白摄入量为 1.0～1.3 g/（kg·d），推荐蛋白质的供能比为 15%～20%，以维持氮平衡，且以优质蛋白为主，如鱼、瘦肉、奶类、蛋类、大豆及豆制品；将全日的蛋白质摄入量平均分配至一日的几个餐次中，更有利于机体对蛋白质的吸收利用且减少对肝肾的负担；对于存在咀嚼困难的老年患者更易出现膳食蛋白质摄入不足的现象，可以通过改变烹调方式或口服营养制剂的方式来纠正。研究提示，高蛋白膳食模式可能带来一些对糖尿病有益的结果，如体质量降低、空腹血糖水平降低等，但是仍需要评估风险，尤其是老年人群，避免增加脏器负担。

（2）有显性蛋白尿或肾小球滤过率下降的老年糖尿病患者蛋白质摄入应控制在每日 0.8 g/kg 体重。

3. 脂肪

（1）目前认为，脂肪的选择比脂肪的总量更能决定结局，应尽可能地限制反式脂肪酸的摄入。不同类型的脂肪对血糖及心血管疾病的影响有较大差异，故难以精确推荐膳食中脂肪的供能。一般认为，膳食中脂肪提供的能量应占总能量的 20%～30%。如果是优质脂肪（如单不饱和脂肪酸和 n-3 多不饱和脂肪酸组成的脂肪），脂肪供能比可提高到 35%。

（2）《中国糖尿病医学营养治疗指南（2021）》建议，限制饱和脂肪酸与反式脂肪酸的摄入量，饱和脂肪酸的摄入量不应超过供能比的 10%。单不饱和脂肪酸和 n-3 多不饱和脂肪酸（如鱼油、部分坚果及种子）有助于改善血糖和血脂，可适当增加。

（3）参考《中国居民膳食指南 2022 版》，应控制膳食中胆固醇的过多摄入。

4. 碳水化合物

（1）对于老年糖尿病患者，每餐应摄入足量的碳水化合物，以减少脂肪和蛋白质的分解，预防酮症，但应避免碳水化合物摄入过量导致血糖升高。社区动脉粥样硬化危险（ARIC）研究结果显示，碳水化合物所提供的能量占总能量的 50%～55% 时全因死亡风险最低。考虑到我国糖尿病患者的膳食习惯，建议大多数糖尿病患者膳食中碳水化合物所提供的能量占总能量的 50%～65%。餐后血糖控制不佳的糖尿病患者，可适当降低碳水化合物的供能比。不建议长期采用极低碳水化合物膳食。

（2）选择碳水化合物食物时，老年糖尿病患者宜选择能量密度高且富含膳食纤维、高微量元素、少添加糖、低血糖指数（glycemic index，GI）的食物，可适当增加非淀粉类蔬菜、水果、全谷类食物，减少精加工谷类的摄入。FAO/WHO 专家建议以 GI 和血糖负荷（glycemic load，GL）为标准作为一种有益的工具，来帮助人们选择适宜的碳水化合物食物。GI 是反映食物引起血糖应答特性的生理学指标，GI 值分为 3 类：低 GI 食物（GI 值 ＜55）、中等 GI 食物（GI 值 55～75）和高 GI 食物（GI 值 ＞75）。低碳水化合物饮食被证实可以降低糖化血红蛋白（HbA1c），所以对于血糖控制不佳，或者优先考虑减少降糖药物的患者，低碳水化合物饮食或许是一个可行的选择。

14

（3）进餐应定时定量。注射胰岛素的患者应保持碳水化合物摄入量与胰岛素剂量和起效时间相匹配。

（4）严格控制蔗糖、果糖制品（如玉米糖浆）的摄入。

（5）喜好甜食的糖尿病患者可适当摄入糖醇和非营养性甜味剂。

5．膳食纤维　关于膳食纤维对普通大众不低于 25 ～ 30 g/d 或 14 g/1000 kcal 的推荐同样也适用于老年糖尿病患者，并且这些膳食纤维应该尽量来自全谷物、豆类、蔬菜及水果。全谷类中膳食纤维摄入量与全因死亡率、冠心病、T2DM 及结直肠癌风险呈负相关。对于血糖控制稳定的患者，可以有选择性地食用定量的水果，从而摄取更全面的膳食纤维及微量元素，膳食纤维可延长胃排空时间，延缓葡萄糖的消化吸收，从而有利于血糖的控制，但老年人勿摄入过多的高膳食纤维食物，以免影响营养物质的吸收及胃肠道功能。与膳食补充剂相比，蔬果和全谷物的摄入会带来更多的健康因素，如微量元素、植物营养素等。尽量减少摄入添加糖及精制谷物，最大限度选择新鲜完整的食物取代深度加工的食物。

6．微量营养素　老年人的生理功能减退，导致矿物质和维生素摄入不足及吸收下降，常出现钙、维生素 D、维生素 B 族、铁等营养素的缺乏，因此建议通过合理平衡的膳食来满足机体的需要。对于长期食物或营养素摄入不足的老年糖尿病病人，可在营养医师的指导下，选择适合自己的营养补充剂。同时，老年糖尿病人群应特别注意保证日常的饮水量，建议每日饮水量至少 1200 ml，于两餐之间饮水。

7．饮酒

（1）不推荐糖尿病患者饮酒。若饮酒，应计算酒精中所含的总能量。

（2）一天饮酒的酒精量不超过 15 g（15 g 酒精相当于 350 ml 啤酒、150 ml 葡萄酒或 45 ml 蒸馏酒）。每周饮酒不超过 2 次。

（3）应警惕酒精可能诱发的低血糖，尤其是服用磺脲类药物或注射胰岛素及胰岛素类似物的患者，应避免空腹饮酒并严格监测血糖。

8．盐

（1）食盐摄入量限制在每天 5 g 以内，合并高血压的患者可进一步限制摄入量。

（2）限制摄入含盐高的食物，如味精、酱油、盐浸等加工食品、调味酱等。

9．膳食模式　对糖尿病患者来说，并不推荐特定的膳食模式。地中海膳食、素食、低碳水化合物膳食、低脂肪低能量膳食均在短期有助于体重控制，但要求在专业人员的指导下完成，并结合患者的代谢目标和个人喜好（如风俗、文化、宗教、健康理念、经济状况等），同时监测血脂、肾功能以及内脏蛋白质的变化。

10．口服肠内营养（ONS）　当老年人无法进食普通膳食或无法用日常膳食满足其营养需求时，特殊医学用途配方食品可以作为一种营养补充途径。针对糖尿病患者的特殊医学用途配方食品作为肠内营养制剂的重要组成之一，能够起到营养支持的作用，并且有助于控制血糖、改善临床结局、提高生活质量等，但应在医生或临床营养师的指导下使用。在临床工作中，营养医师除对老年糖尿病人群进行饮食管理的相关指导外，还需要定期对老年糖尿病患者进行健康宣教，提高老年人群对自身健康管理的意识，并监测其饮食治疗的效果。老年糖尿病患者更应强调个体化的营养治疗原则，在考虑老年患者的年龄、体脂量、心理、情绪、文化因素、生活方式喜好、其他慢性疾病等因素的基础上满足其营养需求，以预防和治疗糖尿病并发症，让大多数老年患者像健康人一样生活。

（三）营养教育与管理

营养教育与管理有助于改善糖耐量，降低糖尿病前期发展为糖尿病的风险，并有助于减少糖尿病患者慢性并发症的发生。应对糖尿病患者制订营养教育与管理的个体化目标与计划，并与运动、戒烟一起作为糖尿病及其并发症防治的基础。

为了减轻体质量，改善血糖、血脂等代谢指标以及降低心血管疾病风险，以及提高生活质量，推荐超重或肥胖的糖尿病患者的 MNT 方案中，包括个体化饮食方案以及增加运动量；对于未使用胰岛素，文化程度低以及年龄大，或者有低血糖风险的患者，体质量控制的有效方法可以考虑食物的种类和分量及健康饮食方式。在 2 型糖尿病患者中，减少 5% 左右的体脂量能带来临床受益，而且有进行性效应，在安全可行的情况下，体脂量减少 15% 可以作为最终目标。除生活方式干预外，在充分评估老年患者肝、肾等脏器功能的前提下，对于重度肥胖者也可考虑药物辅助减重，以达到体脂量减轻 7% ～ 10% 的目的，但也需要考虑到药物副作用可能产生的影响，在此并不作推荐。减重有助于改善糖尿病患者的胰岛素敏感性，并可预防糖尿病前期发展为 2 型糖尿病，所以 MNT 在给予患者饮食指导时应注意降低能量以维持健康体质量。《中国糖尿病医学营养治疗指南（2021）》明确指出，对于所有糖尿病肥胖或超重个体，建议减重，而且当减到正常体质量时，应该再次评估，从而维持健康体质量，避免营养不良。老年人应注意监测体质量变化，若未进行减重，体重在 1 个月内下降 > 5%，或 6 个月内下降 > 10%，需警惕自身营养和健康状况的异常。

（四）随访

营养治疗应贯穿糖尿病患者疾病管理的始终，对于有效患者，建议其营养治疗以门诊复诊、持续随访方式进行。随访内容包括每日营养日记、体重变化、人体代谢成分变化、自我血糖监测结果等。其中自我血糖监测结果是评价营养治疗效果的重要指标。推荐严格自我血糖监测 7 次 / 天，分别测定空腹、三餐前后及睡前指血血糖并记录。考虑患者可耐受程度及操作难度，推荐持续血糖监测，可使患者在 HbA1c 改善、减少血糖波动及避免低血糖事件方面显著获益。

第三节　高尿酸血症的营养管理

随着现代社会生活水平的提高、饮食行为的改变以及人口老龄化的加剧，高尿酸血症和痛风的发病率在过去几十年中迅猛升高，严重危害人类健康。高尿酸血症和痛风会增加患者的住院时间和总医疗费用，给个人、家庭和国家带来了巨大的社会医疗和经济负担，已成为亟待解决的公共卫生问题。目前国人对高尿酸血症还不重视，对饮食咨询的重视程度低，其实饮食治疗不仅可以降低尿酸水平，而且可减轻代谢综合征的长期后果。

一、高尿酸血症的流行病学

体温 37 ℃时，男性和绝经后女性血尿酸 > 420 μmol/L（7 mg/dl）、绝经前女性 > 357 μmol/L（6 mg/dl）可诊断为高尿酸血症（hyperuricemia，HUA）。血尿酸水平的高低受种族、饮食习惯、区域、年龄以及体表面积等多重因素影响。一般而言，尿酸随年龄的增加而增高，尤其以女性绝经期后更为明显。

2020 年 *Global Health Research and Policy* 杂志发表的包括 108 项共包含 808 505 调查者的中国 2005—2019 年高尿酸血症患病率的荟萃分析显示，中国大陆高尿酸血症的总发病率为 17.4%（95% CI 15.8% ～ 19.1%），与全球的发病率一致，而且发病年龄逐渐低龄化。多项研究表明，痛风与许多影响寿命的疾病有关，如代谢综合征、心血管疾病、肾疾病和认知功能下降等，被认为是心血管疾病的独立危险因素。尿酸水平升高是痛风的生化基础，高尿酸血症被认为是痛风的前兆。18 项涵盖 55 607 名受试者的前瞻性队列研究显示，血清尿酸每增加 1 mg/dl，患高血压风险增加 13%，患肾病风险增加 7%，其危害同样不容小觑。

代谢综合征在高尿酸血症和痛风患者中的发病率非常高。相应的，代谢综合征的患病率随着血清尿酸水平的升高而显著增加，从血清尿酸水平低于 6 mg/dl 的 19% 增加到 10 mg/dl 或更高的 71%。在多危险因素干预试验（MRFIT）中，有痛风病史的受试者心肌梗死的独立风险增加了 26%，外周动脉疾病的风险增加了 33%，冠心病（CHD）死亡率增加了 35%。同样，健康职业人群随访研究（HPFS）队列显示非致命性心肌梗死风险增加 59%，致命性心肌梗死风险增加 55%。此外，在 HPFS 中，痛风患者死于各种原因的风险高 28%，死于 CVD 的风险高 38%，死于 CHD 的风险高 55%。最后，基于 MRFIT 数据的分析显示，痛风患者患 2 型糖尿病的风险增加了 41%。

14

二、病因与分类

尿酸是人体内嘌呤核苷酸的分解代谢产物，嘌呤核苷酸80%由人体细胞代谢产生，20%从食物中获得，嘌呤经肝氧化代谢变成尿酸，后者由肾脏和肠道排出。尿酸是人体内的主要抗氧化剂，具有促进人体氧化应激的作用，但在特殊作用下其抗氧化性可发生逆转，从而引起血管内皮细胞氧化损害和炎症反应，并且与胰岛素有密切关系。

高尿酸血症常由嘌呤代谢紊乱和（或）尿酸排泄减少所导致。根据病因主要分为原发、继发两大类。前者多见于先天性嘌呤代谢异常所致，常与肥胖、糖脂代谢紊乱、高血压、动脉硬化以及冠心病等同时发生，目前认为与胰岛素抵抗有关；后者则由某些系统性疾病或者药物引起。继发性高尿酸血症的原因包括以下几种。

1. 血液系统疾病　如急慢性白血病、红细胞增多症、多发性骨髓瘤、淋巴瘤及多种实体肿瘤化疗时，由于细胞内核酸大量分解而致尿酸产生过多。

2. 肾疾病　由于肾功能不全、肾小管疾病造成尿酸排泄减少而使血尿酸增高。

3. 服用某些药物　常见为利尿剂（如氢氯噻嗪、呋塞米等）、复方降压片、吡嗪酰胺等抗结核药、抗帕金森病药物、阿司匹林、维生素 B_{12}、烟酸、化疗药物、免疫抑制剂（他克莫司、环孢素A、硫唑嘌呤）等。

4. 有机酸产生过多，抑制尿酸排泄　如乳酸酸中毒，糖尿病酮症酸中毒，过度运动、饥饿、摄入酒精等。

三、营养管理

结合国内外高尿酸血症防治指南建议，高尿酸血症的治疗是以改善生活方式为核心，控制症状、减少并发症发生、提高生命质量为目标的综合管理。改善生活方式是治疗痛风及高尿酸血症的核心，应对所有高尿酸血症患者进行健康宣教，对于部分早期发现的患者，可尝试单纯的生活方式干预。

（一）生活方式和饮食指导的医学生理基础

尿酸盐结晶是痛风发病的罪魁祸首，其含量取决于饮食摄入、合成和排泄之间的平衡。高尿酸血症是由尿酸分泌过多（10%）、尿酸排泄不足（90%）或两者结合导致的。

1. 影响血清尿酸水平的第一道生活方式因素　如肉类、海鲜、酒精、富含果糖的食物会严重增加尿酸盐结晶和痛风发作的风险。

2. 影响胰岛素抵抗的后一种因素　如肥胖、咖啡、果糖和尿酸盐的肾排泄量，可长期影响尿酸水平和痛风风险。

传统的生活方式方法几乎完全集中在急性痛风的预防和一线危险因素。传统的低嘌呤饮食限制了已知可能引发急性痛风发作的饮料或食物，如大量肉类和烈性啤酒。然而，严格的嘌呤限制饮食被认为治疗价值很可疑，并很少能持续很长时间。此外，低嘌呤食物通常富含精制碳水化合物（包括果糖）和饱和脂肪，这会进一步降低胰岛素敏感性，导致血中胰岛素、葡萄糖、甘油三酯和低密度脂蛋白胆固醇水平升高，并降低高密度脂蛋白胆固醇水平，从而进一步增加代谢综合征及其并发症的风险。

然而，由于胰岛素抵抗综合征在痛风患者中是一种非常普遍的共病，并且具有严重的心血管-代谢后果，因此建议将改善胰岛素抵抗的因素放入在长期生活方式建议中，这是一种针对代谢综合征的饮食方法。其优点主要有：①以降低胰岛素抵抗为目标的饮食不仅可以改善尿酸水平，还可以提高胰岛素敏感性，降低血糖、胰岛素和甘油三酯水平，从而降低心血管疾病的发病率和死亡率。②事实上，以前禁忌的食物，如富含嘌呤的蔬菜、坚果、豆类和植物蛋白，尽管嘌呤含量很高，但与痛风风险的增加无关，这也支持了它们对痛风患者的总体有益效果，可能是通过降低胰岛素抵抗。与食用最少的人相比，食用大量植物蛋白的人患痛风的风险要低27%。③与不太适口的低嘌呤饮食相比，针对代谢综合征的饮食方法可以获得更高的长期依从性。

从长远来看，与传统的低嘌呤饮食相比，针对代谢综合征的饮食方法的总体风险收益比可能会产生更有利的结果。

（二）高尿酸血症营养管理

树立正确的饮食观念，不能单纯以嘌呤含量来界定食物的选择。美国的大规模研究——健康专业人员随访研究（HPFS）和第三次国家健康和营养检查调查（NHANES Ⅲ）澄清了生活方式和饮食因素、高尿酸血症和痛风之间的关系，这些研究证实了一些高尿酸血症和痛风的饮食危险因素——肉、海鲜、酒精应该如何使用（表14-2）。

1. 每日锻炼并减轻体重　肥胖与尿酸水平升高及未来痛风风险增加有关，而体重减轻则与尿酸水平降低和痛风风险降低有关。一项自我报告的痛风事件试验发现，体重指数（BMI）超过 27.5 kg/m² 的男性报告痛风发作的可能性是 BMI < 20 kg/m² 的男性的 16 倍。与 BMI 为 21 ~ 22.9 kg/m² 的男性相比，BMI 为 25 ~ 29.9 kg/m² 时痛风的相对风险为 1.95，BMI 为 30 ~ 34.9 kg/m² 的相对风险为 2.33，BMI ≥ 35 kg/m² 的相对风险为 2.97。

肥胖男性痛风患者开始在中等热量和碳水化合物限制饮食 16 周，平均体重减轻 5.4 kg，平均每个月痛风发作从 2.1 次下降到 0.7 次，血清尿酸降低 0.47 ~ 0.57 mg/dl。

在 MRFIT 试验中，与体重没有变化者相比，体重减轻 1 ~ 4.9 kg 者达到正常尿酸盐的优势比为 1.43 倍，减 5 ~ 9.9 kg 者为 2.17 倍，减大于 10 kg 者的优势比为 3.9 倍。而且血清尿酸水平分别减少 0.12 mg/dl、0.31 mg/dl 和 0.62 mg/dl。因此，肥胖与痛风发作及高尿酸血症有关，而体重减轻是痛风最重要的可调节危险因素之一。

对所有高尿酸血症的老年患者应进行体重评估，指导其科学合理控制体重，以达到理想体重；配合适当的运动，每周 > 5 d、每天 > 30 min、中等强度（快走、慢跑、跳舞、太极拳等）体育活动，循序渐进，量力而行。

2. 限制红肉摄入量　红肉与较高的尿酸水平及增加痛风的风险有关。此外，红肉是饱和脂肪的主要来源，饱和脂肪酸与胰岛素抵抗正相关，胰岛

表 14-2　高尿酸血症和痛风的生活方式危险因素

危险因素	高尿酸血症风险	痛风风险
肥胖		
体重指数高	↑	↑
腰臀比	↑	↑
体重增加	↑	↑
体重减少	↓	↓
富含嘌呤食物		
红肉	↑	↑
海产品	↑	↑
富含嘌呤蔬菜 / 坚果		—
酒精	↑	↑
果糖	↑	↑
含糖饮料	↑	↑
甜水果 / 果汁	↑	↑
咖啡 / 去咖啡因咖啡	↓	↓
奶制品		
低脂奶	↓	↓
高脂奶		—
维生素 C	↓	↓

素抵抗可减少尿酸盐的肾排泄。

在一项类似的前瞻性研究中，与摄入量最低者相比，肉类摄入量最高的男性患痛风的相对风险为1.41倍，而海鲜的相对风险为1.51倍。每天每多吃一份肉，患痛风的风险就增加21%。摄入豆类和青菜与痛风发作无关。

3. 为个人量身定做海鲜摄入量　海产品的摄入与较高的血尿酸水平及增加未来患痛风的风险有关，这可能是由于海产品嘌呤含量高。每周多吃一份海鲜，风险就会增加7%。然而，考虑到鱼制品，特别是富含n-3脂肪酸的油性鱼类对心血管有明显的好处，仅考虑痛风发作的风险，很难证明避免所有鱼类摄入的建议是合理的。

在实施其他生活方式时，对于患有心血管疾病的痛风患者，可以允许其食用油性鱼类。此外，在痛风或高尿酸血症患者合并心血管并发症时，可以考虑植物源性n-3脂肪酸或n-3脂肪酸补充剂来代替鱼类。

4. 每天饮用脱脂牛奶或食用其他低脂乳制品　低脂乳制品的摄入与血清尿酸水平成反比，也与未来痛风风险降低有关。低脂肪乳制品与冠心病、绝经前乳腺癌、结肠癌和2型糖尿病的发病率较低有关。

NHANES调查数据显示，与未饮用牛奶的人相比，每天至少饮用1份牛奶的人血清尿酸盐水平低0.25 mg/dl。与未饮用酸奶的人相比，每隔1天喝1份酸奶的人血清尿酸盐水平低0.26 mg/dl。摄入最高1/5奶制品的男性与摄入最低1/5奶制品的男性的相对风险为0.56。脱脂奶可使血清尿酸降低约10%。

5. 食用植物蛋白、坚果、豆类和富含嘌呤的蔬菜　它们不会增加痛风的风险，而且这些食物（尤其是坚果和豆类）是蛋白质、纤维、维生素和矿物质的极好来源。事实上，摄入植物蛋白最多的1/5的人患痛风的风险比最低1/5的人低27%。

坚果消费与一些重要的健康益处相关，包括降低冠心病、心脏性猝死、胆结石和2型糖尿病的发病率。豆类消费可降低冠心病、卒中、某些类型的癌症和2型糖尿病的发病率。

建议每天食用25～30 g的坚果和豆类，这似乎很容易适用于痛风或高尿酸血症患者。

6. 减少酒精饮料摄入　高尿酸血症和痛风的风险因饮酒量和类型而异。来自男性的NHANES调查数据显示，与不饮酒相比，每天饮一次啤酒可增加血清尿酸盐0.46 mg/dl，每天饮一次烈酒增加0.29 mg/dl。未发现饮用葡萄酒与尿酸盐升高有关。

另外，横断面数据显示女性也有类似的趋势：每周每喝一杯啤酒，血清尿酸盐就会增加0.03 mg/dl。一项随访超过12年的男性前瞻性队列研究显示，与不喝酒的人相比，10～14.9 g/d的痛风发生的相对风险为1.32倍，15～29.9 g/d为1.49倍，30～49.9 g/d为1.96倍，每天喝330 ml啤酒的相对风险为1.49倍，每天每喝1杯白酒的相对风险为1.15倍，与葡萄酒摄入量无关。

7. 限制高果糖玉米糖浆（HFCS）-甜软饮料　果糖是已知唯一能增加尿酸盐的碳水化合物。此外，果糖的摄入与胰岛素抵抗增加、能量正平衡、体重增加、肥胖、2型糖尿病、某些癌症的风险增加以及有症状的胆石症有关。因此，与适量饮用酒精饮料不同，痛风患者饮食中减少或消除含糖软饮料有望带来多重健康益处。

一个前瞻性的女性队列研究中报告了类似的发现，每天1份HFCS甜味软饮料的痛风相对风险为1.74倍，每天至少2份的相对风险为2.39倍，而无糖汽水与痛风风险无关。

8. 如果已经喝了咖啡，就允许喝咖啡　因为经常喝不含咖啡因的咖啡会降低尿酸水平和降低痛风风险。此外，喝咖啡可以降低患2型糖尿病、肾结石、有症状的胆石症和帕金森症的风险。然而，咖啡因往往会促进钙在尿液中的排泄，喝大量咖啡，如每天超过600 ml，可能会增加女性骨折的风险。间歇性饮用咖啡或急性饮用大量咖啡可能会引发痛风发作。

咖啡可能在许多方面影响血清尿酸盐，NHANES调查数据显示，血清尿酸盐似乎随着咖啡摄入量的增加而降低。与不喝咖啡相比，每天饮用4～5杯咖啡和>6杯咖啡可使尿酸盐分别降低0.26 mg/dl和0.43 mg/dl。每天饮用超过6杯咖啡的人患高尿酸血症的优势比为0.57。在一项前瞻性试验中，增加咖啡摄入量可以降低痛风的相对风险。每日咖啡量0、<1、1～3、4～5和>6杯咖啡的相对风险分别为 1、0.97、0.92、0.6 和 0.41。

9．考虑服用维生素 C 补充剂 因为在临床试验中发现它能降低血清尿酸水平，而且最近还与降低未来患痛风的风险有关。虽然这些数据表明，维生素 C 总摄入量为 500 mg/d 或更多与降低风险有关，但较低摄入量的潜在益处仍不清楚。

一项为期 2 个月的随机对照试验发现，补充 500 mg/d 的维生素 C 能平均降低尿酸盐 0.5 mg/dl。一项观察性研究证实了这一点，即维生素 C 剂量与血清尿酸盐浓度在 500 mg/d 时成反比关系。体外和动物研究表明，维生素 C 具有降尿酸的作用，降低尿酸盐的生成，并降低血清尿酸水平。

10．樱桃 / 樱桃提取物 小型人体和动物研究表明，樱桃提取物可以降低血清尿酸盐。最近的一项病例交叉观察研究表明，摄入樱桃的患者比不摄入樱桃产品的患者痛风发作的风险低 35%。虽然这些数据可能表明摄入樱桃的好处，但目前的证据还很少。

图 14-1 是对已识别因素对痛风风险影响的总结，并建议将其整合到针对公众的痛风饮食建议中（即健康饮食金字塔）。

另外，在痛风急性发作期间，建议每天至少增加 2000 ml 水的摄入量，并避免饮酒或吃肉。老年患者应建立科学的生活方式：避免高嘌呤食物、酒精、寒冷、劳累、应激、手术、腹泻等；根据是否合并高血压、血脂异常、糖尿病，进行相关饮食方面的宣教；避免使用引起尿酸升高的药物；定期监控血压、血糖、血脂等指标变化；定期监测血尿酸水平；定期随访。

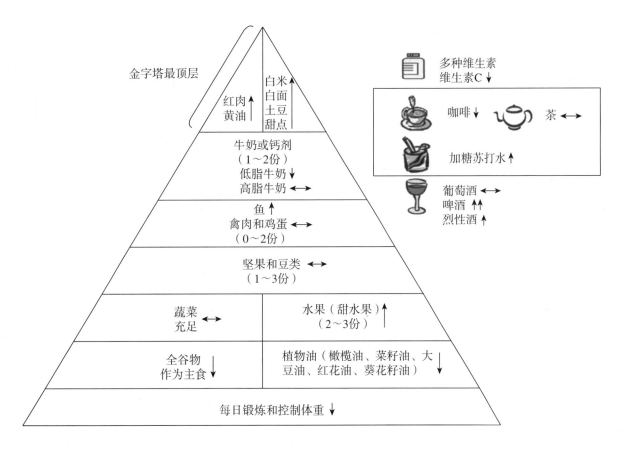

图 14-1 痛风风险和健康饮食金字塔

第四节　甲状腺功能减退症的营养管理

甲状腺功能随着年龄增长逐渐减退，导致甲状腺功能减退症（hypothyroidism）的患病率呈上升趋势，尤其是老年女性发病率明显高于男性。与健康人相比，甲状腺功能减退症患者的甲状腺激素水平相对偏低。甲状腺激素是甲状腺分泌的一种激素，属于氨基酸衍生物，具有促进机体新陈代谢和发育的作用，并能够提高神经系统的兴奋性。一旦甲状腺功能减退，导致甲状腺激素分泌下降，机体各器官的生长、发育、代谢均会受影响，使患者产生记忆力减退、认知功能障碍、反应迟钝等症状，进而影响患者的正常生活。

一、定义

甲状腺功能减退症简称甲减，是由于各种原因导致的低甲状腺激素血症或甲状腺激素抵抗而引起的全身性低代谢综合征。

二、病因与分类

（一）成人甲减的主要病因

1. 自身免疫性损伤　最常见的原因是自身免疫性甲状腺炎，包括桥本甲状腺炎、萎缩性甲状腺炎、产后甲状腺炎等。

2. 甲状腺破坏　包括甲状腺手术、[131]I 治疗等。

3. 碘过量　可引起具有潜在甲状腺疾病者发生甲减，也可诱发和加重自身免疫性甲状腺炎。如胺碘酮诱发甲减的发生率是 22%。

4. 抗甲状腺药物　如硫脲类、咪唑类等。

（二）分类

按病变发生部位分为原发性甲减、中枢性甲减和甲状腺激素抵抗综合征。根据病因分为药物性甲减、手术后甲减、[131]I 治疗后甲减、特发性加减等。根据甲状腺功能减低的程度分为临床甲减和亚临床甲减。

三、临床表现

本病发病隐匿，病程较长，部分患者缺乏特异性症状和体征。主要表现为代谢率减低和交感神经兴奋性下降为主，病情轻的早期患者可没有特异性症状，多在体检时发现。典型症状为畏寒、乏力、手足肿胀感、嗜睡、记忆力减退、少汗、关节疼痛、体重增加、便秘，女性患者月经紊乱或月经过多、不孕等，病重时可表现为黏液性水肿。

四、营养管理

营养治疗的目的是给予一定量的碘和忌用可能致甲状腺肿大的食品，保证蛋白质供给，改善和纠正甲状腺功能。

1. 补充适量碘，忌用可能致甲状腺肿大的食品。近年来国内外多项报道，碘摄入过量可引起甲状腺功能减退症的发病率升高，主要原因是自身免疫性甲状腺炎。碘摄入过多可抑制甲状腺过氧化物酶 mRNA 的表达，从而造成 T4 合成降低，组织内激素减低，导致甲状腺功能减退症。研究还发现，碘摄入量与甲状腺疾病呈 U 形关系，即碘摄入量过低或过高都会导致甲状腺疾病。

国内通常采用 1/5 000 ～ 1/10 000 的碘盐浓度，即每 2 ～ 10 kg 盐加 1 g 碘化钾，用以防治甲状腺肿大，适用于地方性甲状腺肿流行区。此外，对生育期妇女更应注意补充碘盐，防止因母体缺碘而致后代患克汀病。因缺碘导致的甲减，可摄入适量海带、紫菜，可使用碘盐、碘酱油和面包加碘。炒菜时应注意，碘盐不宜放入沸油中，以免碘挥发而丢失。避免选用卷心菜、白菜、油条、木薯、核桃等食品，以免致甲状腺肿大。

2. 供给足够蛋白质。每人每天供给优质蛋白质的量至少应 > 20 g，才能维持正常体内蛋白质平衡，氨基酸是组成蛋白质的基本成分，每天约 3% 蛋白质不断更新，甲减时因小肠黏膜更新速度减慢，消化液分泌受到影响，酶活力降低。一旦出现白蛋白降低，应补充必需氨基酸，供给足量蛋白质，改善病情。蛋白质补充可选用蛋类、乳类、肉类、鱼类等动物蛋白和各种大豆制品、黄豆等植物蛋白。植物性蛋白质与动物性蛋白质有互补作用。

3. 限制脂肪和富含胆固醇的膳食。甲减患者常有高脂血症，这在原发性甲减更明显，故应限制脂肪供给量，每天脂肪占总能量的 20% 左右即可，并限制高胆固醇食品的摄入。忌富含胆固醇的食品，如蛋黄、奶油、动物脑髓和内脏等，限用高脂肪类食品，如食油、花生米、核桃仁、杏仁、芝麻酱、火腿、五花肉等。

综上所述，任何生物的生存有赖于营养的补充，营养供给是新陈代谢的正常进行的物质基础，神经和内分泌两大系统除调整生长发育、繁殖衰老，对于新陈代谢和脏器活动等起着重要作用。饮食结构不合理易导致代谢性疾病的发生和进展，故应重视营养与内分泌 - 代谢病的相互关系及相互影响。营养治疗作为内分泌疾病治疗的一种手段，发挥着举足轻重的作用。

参考文献

[1] 蔡奇玲，李荣亨. 性激素对老年人生理机能影响的研究进展. 中国老年学杂志，2008（17）：1758-1761.

[2] Kristime Y，Yung LL，Joeseph Z，et al. Sex hormones and cognitive function in oldmen. J Am Geriatr Sol，2002，50（4）：707-712.

[3] 谢君文. 现代神经内分泌学. 北京：科学出版社，2000.

[4] 吴赛珠. 性激素与老年疾病. 北京：中国科技出版社，1998.

[5] Rolf c，Von Eckardstein S，Koken U，et al. Testosterone substitution of hypogonadal men prevents the age-dependent increases in body mass in-dex，body fat and leptin seen in healthy aging men：results of a cross-sectional study. Eur J Endocrinol，2002，146（4）：505-511.

[6] Gierach M，Gierach J，Junik R. Insulin resistance and thyroid disorders. Endokrynol Pol，2014，65（1）：70-76.

[7] Iwakura H，Akamizu T，Ariyasu H，et al. Effects of ghrelin administration on decreased growth hormone status in obese animals. Am J Physiol Endocrinol Metab，2007，293（3）：E819-E825.

[8] American Diabetes Association. Lifestyle management：standards of medical care in diabetes-2019. Diabetes Care，2019，42（Suppl 1）：S46-60.

[9] American Diabetes Association. Standards of medical care in diabetes-2011. Diabetes Care，2011，34（Suppl 1）：S11-61.

[10] 中国营养学会. 中国居民膳食指南（2016）. 北京：人民卫生出版社，2016：252.

[11] Cheung KK，Jiang G，Lee JS，et al. Modifying effect of body mass index on survival in elderly type 2 diabetic patients：Hong Kong Diabetes Registry. J Am Med Dir Assoc，2016，17（3）：276. e15-22.

[12] Dyson PA，Twenefour D，Breen C，et al. Diabetes UK evidence-based nutrition guidelines for the prevention and management of diabetes. Diabet Med，2018，35（5）：541-547.

[13] 中华医学会糖尿病学分会，中国医师协会营养医师专业委员会. 中国糖尿病医学营养治疗指南（2013）. 中华糖尿病杂志，2015，7（2）：73-88.

[14] 王卫庆，宁光，包玉倩，等. 糖尿病医学营养治疗专家共识. 中华内分泌代谢杂志，2013，29（5）：357-362.

[15] Luger M，Holstein B，Schindler K，et al. Feasibility and efficacy of an isocaloric high-protein vs. standard diet on insulin requirement，body weight and metabolic parameters in patients with type 2 diabetes on insulin therapy. Exp Clin Endocrinol Diabetes，2013，121（5）：286-294.

[16] Ericson U，Hellstrand S，Brunkwall L，et al. Food sources of fat may clarify the inconsistent role of dietary fat intake for incidence of type 2 diabetes. Am J Clin Nutr，2015，101（5）：1065-1080.

[17] Voon PT，Lee ST，Ng TKW，et al. Intake of palm olein and lipid status in healthy adults：a meta-analysis. Adv Nutr，2019，10（4）：647-659.

[18] 程改平，游倩. 2019 年美国《成年人糖尿病或糖尿病前期营养治疗共识报告》解读. 中国全科医学，2019，22（29）：3527-3532.

14

[19] Franz MJ，Boucher JL，Rutten-Ramos S，et al. Lifestyle weight-loss intervention outcomes in overweight and obese adults with type 2 diabetes：a systematic review and meta-analysis of randomized clinical trials. J Acad Nutr Diet，2015，115（9）：1447-1463.

[20] Gregg EW，Chen HY，Wagenknecht LE，et al. Association of an intensive lifestyle intervention with remission of type 2 diabetes. JAMA，2012，308（23）：2489-2496.

[21] 闫慧敏，张梅，张笑，等. 中国老年人代谢综合征流行特征及其影响因素研究. 中华流行病学杂志，2019，40（3）：284-289.

[22] 郭海健，念馨，梁友芳，等. 基于多中心横断面调查的中国人群代谢综合征的流行情况及危险因素. 中华疾病控制杂志，2019，23（7）：796-801.

[23] Lalia AZ，Dasari S，Johnson ML，et al. Predictors of whole-body insulin sensitivity across age and adiposity in adult humans. J Clin Endocr Metab，2016，101（2）：626-634.

[24] Wang Y，Tu R，Yuan H，et al. Association so fun healthy lift-styles with metabolic syndrome in Chinese rural aged females. Sci Rep，2020，10（1）：2718.

[25] 中华医学会糖尿病学分会代谢综合征研究协作组. 中华医学会糖尿病学分会关于代谢综合征的建议. 中华糖尿病杂志，2004（3）：5-10.

[26] Agarwal AK，Simha V，Oral EA，et al. Phenotypic and genetic heterogeneity in congenit al generalized lipodystrophy. J Clin Endocr Metab，2003，88：4840-4847.

[27] 中国医疗保健国际交流促进会营养与代谢管理分会. 中国超重/肥胖医学营养治疗指南（2021）. 中国医学前沿杂志（电子版），2021，13（11）：1-55.

[28] Sharma M. Behavioural interventions for preventing and treating obesity in adults. Obes Rev，2007，8（5）：441-449.

[29] Jonides L，Buschbacher V，Barlow SE. Management of child and adolescent obesity：psychological，emotional，and behavioral assessment. Pediatrics，2002，110（1 Pt 2）：215-221.

[30] Yamada Y，Kato K，Oguri M，et al. Identification of four genes as novel susceptibility loci for early-onset type 2 diabetes mellitus，metabolic syndrome，or hyperuricemi. Biomed Rep，2018；9（1）：21-36

[31] Gary SF，Ralph CB，Sherine EG，et al. Kelley & Firestein's textbook of rheumatology. 10th ed，Philadelphia，PA：Elsevier，2017.

[32] 痛风及高尿酸血症基层诊疗指南（实践版·2019）. 中华全科医师杂志，2020，19（6）：486-494.

[33] 甲状腺功能减退症临床营养策略. 中国社区医师，2012，28（35）：15.

14

第十五章 消化系统疾病的营养管理

在自然老化的过程中，消化道发生会一系列退行性改变，这些改变是老年人诸多消化道动力障碍性疾病发生、发展的基础。据报道，35% ~ 40% 的老年人至少有一种严重程度不等的消化系统疾病，主要为消化道动力障碍性疾病，而消化道动力的增龄变化可能是这类疾病在老年人中高发的重要因素。

第一节 概 述

一、消化系统的老化

长期以来，人们普遍认为胃肠道组织学的增龄性改变主要表现为胃肠腺体萎缩、胶原纤维或弹力纤维增加、平滑肌减少、胃肠道环境的变化，以及功能的改变（表15-1）。老年人胃肠道组织的退行性变导致了老年人的消化吸收功能减弱，而由于消化管壁肌层出现不同程度的薄弱，从而使内脏易出现下垂，小肠和结肠的一些薄弱处易发生憩室。消化系统这些组织结构及生理功能随年龄的变化，对老年人消化疾病防治和营养支持治疗提出了新的挑战。

1. 味觉、嗅觉功能减退 老年人的感知觉衰退难以避免，受基因、环境和生活方式等多方面的影响。年龄相关的味觉、嗅觉和触觉变化可使食欲下降、食物选择不当和营养摄入减少，容易造成老年人营养不良，对健康和生活质量有重要影响。有研究发现，老年人的酸味、咸味、苦味等感觉阈值高于年轻人，且男性高于女性，然而引起味觉、嗅觉下降的原因尚不清楚，可能与衰老致唾液分泌不足以及理化特性的变化有关。老年人最常见的口腔疾病是口腔感觉障碍，如口干、味觉障碍和灼口综合征（burning mouth syndrome）。缺锌是味觉障碍的另一个重要原因，尤其是合并营养不良的老年人。同时为改善口感，老年人容易摄入过多的调味品，如盐、酱油、味精、胡椒粉等，这对慢病的防治是十分不利的。

2. 食管老化 早在1964年就有人提出了"老年性食管"（presbyesophagus）的概念，经过半个世纪的发展，人们对食管的老化有了很多新的认

表 15-1 胃肠道环境的年龄变化

胃肠道特征	青少年（8 ~ 14 岁）	成年（18 ~ 65 岁）	老年（> 65 岁）
pH			
胃	1.6	1.5	1.1 ~ 1.6
十二指肠	6.5	6.4	6.5
粪便	6.4	6.5	6.5
肠道相关淋巴组织			
结肠（滤泡 /cm²）	8.0±2.3	4.0±1.6（16 ~ 40 岁） 3.5±1.6（41 ~ 60 岁）	3.1±1.6（61 ~ 88 岁）

识，认为食管自身的变化其实较小，更多是食管外机体老化导致的食管并发症。食管随年龄的变化表现为食管黏膜上皮逐渐萎缩、平滑肌层变薄萎缩、支配神经节细胞数目减少；黏膜固有层弹力纤维增加，食管腺腺体周围出现弹力纤维；老年人食管裂孔疝的发生率随年龄而增高，但多数无症状，部分老年人食管括约肌位置上移。食管运动功能的增龄变化更为显著，表现为食管推进性（蠕动性）收缩减少，非推进性（非蠕动性）收缩增加。一些研究证实，食管上括约肌静息压随年龄增长而下降，吞咽时咽收缩压升高、松弛延缓。应用放射照相技术对 65 岁以上无症状老年对象进行评估，发现咽部低张力和环咽肌开放不全者高达 22%。健康成年人食管体部收缩压由近及远逐渐升高，老年人往往失去这一规律，远端食管收缩压明显低于非老年人。食管压力测定表明，老年人饮水吞咽后，食管体正常传导性收缩率及食管远端收缩压均较非老年人明显降低。这些变化使得老年人食管对食物颗粒的清除能力减弱，食管蠕动明显改变，食管排空延迟。

在细胞水平上，食管老化的症状可能与内在性肠神经元的减少密切相关，在既往一些研究报道中，肠神经元比其他部位神经系统更容易遭受与年龄有关的变性和死亡，特别是胆碱能的肌层神经元比其他肠神经元更脆弱。

3. 胃老化 胃具有容纳和消化食物的功能，胃组织细胞会随年龄而发生变化，胃的功能也会有很大变化。在组织病理学上，50 岁以上的人，胃体、胃窦移行带上移，部分老年人胃幽门腺黏膜可占据整个胃小弯。动物研究发现老龄大鼠胃的黏膜肌层增厚，厚度明显高于非老龄大鼠，而黏膜层相对萎缩，镜下可见黏膜肌层向黏膜固有层呈分支状插入腺体之间。另有研究证实，老年人胃底腺主细胞内酶原颗粒明显减少，但是胃底腺和壁细胞在数量和形态上没有发生明显退化。表 15-1 可见老年人胃内 pH 是有所下降的，绝大多数老年人仍有良好的酸化胃内容物能力，但由于胃体萎缩性胃炎或重度幽门螺杆菌感染等因素，导致 10% 左右的老年人存在低胃酸症。

胃肠道防御系统是由几个部分组成的立体防御屏障：肠道相关淋巴组织（gut-associated lymphoid tissue，GALT）（免疫学）、胃肠道黏膜层（物理），肠道 pH 和酶分泌（生化）以及共生菌群（微生物）。随着年龄增长，GALT 产生的病原体的保护性免疫应答下降尤为重要，其可能与炎症和抗炎细胞因子之间的失衡有关。年龄相关的变化结果是老年人易患慢性胃炎、胃溃疡，加上黏膜萎缩，常常表现为慢性萎缩性胃炎。而多数老年人的慢性胃炎缺乏临床症状，因此准确的患病率难以确定，往往需要通过胃镜检查才能明确。无论是细胞学还是相关细胞因子均表明，老年人胃的防御 - 修复机制明显退化。

4. 小肠老化 衰老过程中，小肠结构与功能的变化是肠道功能衰退的重要组成部分，也是很多疾病发生发展的病理基础，包括消化吸收和屏障功能下降。功能性消化不良（functional dyspepsia，FD）是指一组源自上腹部、持续存在或反复发生的症候群，主要包括上腹部疼痛或烧灼感、上腹胀闷或早饱感或餐后饱胀、食欲缺乏、嗳气、恶心或呕吐等症状，但上消化道内镜、肝胆胰影像学和生化检查均未见明显异常。比利时一项多中心调查结果显示，消化不良症状发生率随增龄而升高，65 岁及以上老年人达 24.4%。我国广东地区消化不良症状流行病学调查结果显示，老年人消化不良症状的发生率为 24.5%。衰老导致肠黏膜萎缩，减少小肠的吸收面积，肠道平滑肌萎缩，收缩功能下降，肠道蠕动减慢，甚至不蠕动，是引起小肠消化吸收功能减退的主要原因。关于小肠老化的组织学研究近年来多集中在动物实验方面。对老龄鼠模型观察表明，小肠形态呈现出渐进性的增龄变化，表现为绒毛宽度增加，而绒毛高度随月龄的增加而下降。老龄鼠与非老龄鼠相比，绒毛大而少，且小肠隐窝数量减少。这些变化在远端小肠更为明显。对大鼠回肠的组织形态学镜下观察，可见绒毛渐进和明显的变化，包括绒毛缩短和分散，黏膜厚度变薄，绒毛高度 / 宽度下降及绒毛密度降低。

在增龄过程中，小肠机械屏障通透性增加，对小肠的保护作用减弱。有研究显示，增龄引起小肠黏膜通透性增加，可能与老年患者在增龄过程中机体处于慢性炎症状态有关，即使是低度的炎症反应也会引起肠黏膜屏障功能损害。

5. 结肠老化 结肠憩室是老年人结肠随年龄

老化的最常见形式，发病率随年龄增大显著上升，终生患病率可达 10% ~ 25%，在 80 岁后可达 70%。病理学显示，结肠憩室是由局部结肠肌层减弱膨胀，导致肠内压增高而膨出。但大部分结肠壁薄弱部位往往位于筋膜间结缔组织，结肠环肌层静脉穿行至黏膜下层处，此处阻力最小，易受腔内结肠内压力升高影响。结肠憩室的发病与饮食也有关，流行病学研究证实，憩室病与低膳食纤维和高精制碳水化合物饮食有关，膳食纤维摄入量低导致粪便量少和粪便中水分减少，延长了肠道通过时间，增加结肠内压，使结肠内容物的排出更加困难。与其相关的其他因素包括少动、便秘、肥胖、吸烟和使用非甾体抗炎药。憩室炎被认为是憩室病最常见的并发症，其严重程度可因个人有所不同，并伴有严重的并发症，如出血、穿孔、脓肿形成和（或）继发性细菌性腹膜炎。

直肠形态变化的另一特点是肠黏膜表面突向肠腔处生出肥大性赘生物。组织学检查发现其与正常大肠腺相近，外观如露滴状，称"微小息肉"，其实为肠腺的增生延长。衰老使肛门内括约肌的平滑肌组织萎缩，替代以胶原组织，因此老年人肛门肌肉弹性减弱、张力下降，容易出现大便失禁。

6. 胃肠道血管老化　胃肠道血管老化和肠系膜缺血在老年人中较为常见，多由腹腔轴动脉分支闭塞引起，并与晚期动脉粥样硬化继发血栓形成或血容量不足、低血压引起的血流灌注不足有关，以缺血性结肠炎最为常见。栓塞是急性肠系膜缺血（AMI）的更常见原因，但是最近的趋势表明，动脉粥样硬化更加普遍，这与老龄化社会的到来有关，加之内脏血流量随年龄的增长而减少，使老年人更容易受到这种血液动力下降的伤害。动脉硬化导致血流减少、血流量不足或相对不足，如暴饮暴食等肠系膜血流高负荷情况下易致结肠缺血。

血管增生是衰老相关的另一种血管病变，其特征是存在一团簇扩张、弯曲、薄壁的血管，包括小毛细血管、静脉和动脉均会发生。血管增生症的发生率随着年龄的增长而增加，是由于小肠壁细胞外基质的组成和结构发生了变化。

7. 肝、胆、胰老化　肝老化会发生结构、功能等改变，与 30 岁年轻人相比，100 岁的老年人肝的大小、血流和血流灌注减少 30% ~ 40%，但

转氨酶、胆红素、碱性磷酸酶等肝功能指标与衰老并没有明显相关。衰老导致老年人胆囊功能损伤和胆汁成分发生改变，使得老年人胆石症发生率升高，空腹和餐后胆囊容积增加，餐后胆囊排空不完全。

胰腺的衰老表现为胰液中脂肪酶的浓度降低，这可能会损害脂质的消化吸收。随着年龄增长，胰液中的脂肪酶、胰凝乳蛋白酶、碳酸氢根减少，胰液中的酶浓度和流速降低。

二、消化道动力异常

吞咽障碍导致食物咽部残留；食管运动功能异常可引起胃食管反流病（GERD）、食管 - 咽反流等；胃蠕动、排空减慢可引起厌食、早饱等消化不良症状；老年人小肠运动功能虽有减退，但整体代偿良好；结肠收缩力降低和传输时间延长引起的慢传输型便秘是老年人较常见的疾病；直肠肛管括约肌压力和顺应性的改变是老年人大便失禁的重要病理生理基础。

1. 吞咽障碍　吞咽障碍被定义为咀嚼食物或吞咽困难的感觉，是由于影响复杂的神经肌肉机制（舌咽和上食管括约肌）的变化而引起的。除与年龄相关，它也可能是疾病导致，如食管自身内部的机械阻塞（狭窄、肿瘤）或周围组织的压迫（血管压迫或纵隔肿块）引起，以及神经肌肉的病因，包括贲门失弛缓症、硬皮病或食管弥漫性痉挛。最后，炎症和感染性原因（如嗜酸性食管炎、念珠菌病）也可导致食管吞咽困难。

口咽是消化系统的第一道防线，吞咽为其重要功能之一。随着年龄的增长，舌、咽、食管等的肌肉及黏膜功能减退、腺体分泌减少，可导致肌肉收缩功能减弱，吞咽动作不协调，吞咽频率下降，常导致吞咽功能减退，出现咽部残留、咽部传导时间延长等。研究发现，老年人咽部吞咽的刺激阈值较青年人显著增高，青年人平均阈值为 0.5 ml，而老年人是青年人的 3 ~ 5 倍；青年人吞咽食团后的咽部残留（会厌谷和梨状窝为主要易发生残留部位）几乎可完全清除，而老年人则并非如此。68 岁以上老年人咽部残留发生率为 1% ~ 13%；增龄对口部残留无影响，但显著延长口部传导、咽部传导和咽部清除时间。

15

世界卫生组织在 2010 年国际疾病和相关健康问题统计学分类 (ICD-10) 中将吞咽障碍列为一种常见而严重的消化道动力障碍性疾病,文献报道,23% 生活自理的老年人和 51% 的住院老年人受到该病的影响。老年人出现吞咽障碍后往往会不自觉地对某些食物拒食,造成食物摄入结构的不合理,会导致营养的不平衡。粥、面条、鱼等摄入相对较多,这些食物含纤维少,较细、软、短,更容易吞咽和消化。

2. 胃食管反流 食管动力障碍是老年人发生胃食管反流病 (GERD)、食管-咽反流、吞咽困难、误吸等疾病的重要因素,老年人 GERD 发病率为 7% ~ 22%,且随年龄增长呈上升趋势,是养老机构中广泛最常见疾病之一,往往严重影响生活质量。老年人食管动力障碍,主要表现为上食管括约肌 (UES) 和下食管括约肌 (LES) 压力降低、食管壁顺应性降低及食管体部传导性蠕动收缩能力降低。食管括约肌在防止食管-咽反流中起重要作用,非吞咽相关一过性食管括约肌松弛是食管-咽酸反流的主要发生机制。关于老年人食管动力障碍发生机制的研究报道不多,推测可能与增龄引起的食管肌间神经丛神经细胞丢失有关。

3. 胃动力障碍 胃运动功能减退及胃电生理减弱、节律紊乱导致的胃排空延迟可能是老年人出现厌食和早饱症状、消化不良、胃轻瘫的主要原因,其中对高蛋白质类食物的排空延迟影响最大。消化科门诊中,20% ~ 40% 的老年人以"消化不良"主诉就诊,并长期受此困扰。患者近端胃适应性舒张功能受损,顺应性下降,致使餐后胃内食物分布异常;胃中间横带面积增宽,胃排空延迟,食物潴留于胃远端;胃电活动减弱、节律紊乱,胃运动功能减退;胃电图测定胃电活动发现老年人胃电波幅较青年人降低,基本胃电节律紊乱百分率高于青年人。研究结果显示,老年人餐后胃蠕动和收缩力降低,胃排空延迟,低体力活动者多见;这些改变可能与肠神经系统的改变和自主神经功能异常有关。

4. 小肠运动影响小 小肠运动主要包括节段性收缩和蠕动,目前对小肠动力是否随年龄增长而降低尚有争议。一些研究表明小肠功能不受增龄影响,老年人小肠收缩频率降低、移行复合运动 (MMC) 和集簇收缩减少,但整体运动功能储备良好;亦有研究报道小肠传输时间随年龄增长而缩短。

5. 结肠运动减弱 结肠运动减弱是导致老年人慢传输型便秘的重要原因,便秘患病率随年龄增长而增加,一般人群中便秘的患病率为 2% ~ 28%,在老年人中,这一数字上升到 40%。由于老年人肠平滑肌能力下降,神经递质浓度在肠神经系统减少等多种因素,老年人结肠运动少而缓慢,包括袋状往返运动、节段性推进运动和蠕动,多数研究显示老年人结肠传输时间延长,青年人平均结肠传输时间为 18.1 h,而老年人可达 24.3 h,主要与餐中和餐后节段性运动减少有关。最新的研究表明,导致老年人便秘的生理变化与结肠运输时间增加的关系较小,而与肛门直肠功能的变化关系较大,包括直肠顺应性增加、直肠感觉受损和排便障碍。

腹泻是老年人另一个常见的症状,老年人患慢性腹泻的比例在 7% ~ 14% 之间,包括肠道动力障碍即功能性腹泻在内。如果排除有腹痛表现、只计算排便次数增加,西方国家老年人群单纯慢性腹泻的发病率估计为 4% ~ 5%,确切的发病率尚不可知。

6. 直肠和肛管 与近端消化道相似,增龄对直肠肛管运动同样产生较大影响,直肠肛管动力变化主要包括肛管静息压、肛管收缩压和直肠顺应性降低,是老年人发生大便失禁的主要原因,女性更为常见(图 15-1)。

常见于老年人的焦虑、抑郁等精神心理异常亦为影响胃肠动力的重要原因,可通过脑-肠轴影响胃肠动力和感觉功能。老龄化社会的来临,越来越多的老年人消化道动力障碍,然而相关研究报道并不丰富,诸多问题有待进一步研究阐明。

三、肠道微生态失衡

肠道微生态由胃肠道内的细菌、真菌、病毒及其所生活的环境共同构成,可分为益生菌、条件致病菌和有害菌三大类,肠道菌群所含的基因数约为人体的 100 倍,称为人体第二基因组,在人体健康和一些疾病的发生发展过程中都有重要的作用。在

布里斯托大便分类法

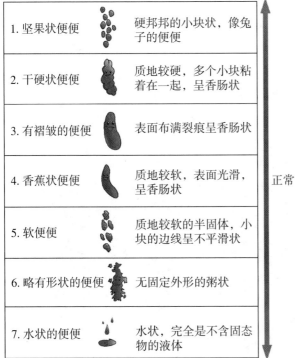

便秘

1. 坚果状便便		硬邦邦的小块状，像兔子的便便
2. 干硬状便便		质地较硬，多个小块粘着在一起，呈香肠状
3. 有褶皱的便便		表面布满裂痕呈香肠状
4. 香蕉状便便		质地较软，表面光滑，呈香肠状
5. 软便便		质地较软的半固体，小块的边线呈不平滑状
6. 略有形状的便便		无固定外形的粥状
7. 水状的便便		水状，完全是不含固态物的液体

正常

腹泻

图 15-1　布里斯托粪便性状分型（BSFS 大便分型法）
1、2 型表示有便秘；3、4 型是理想的便型，特别是 4 型，是最容易排便的形状；5～7 型表示可能有腹泻

机体正常情况下，肠道微生态不仅能分解代谢某些营养物质和合成多种维生素、短链脂肪酸、氨基酸等，在调节宿主免疫功能、上调细胞保护基因、预防和调节细胞凋亡及维持肠屏障功能方面也发挥着重要作用。它会受生理状况、生活习惯等多方面的影响，在衰老之后由于各种生理原因，肠道微生态会发生一系列变化。高通量测序和宏基因组学技术的进步为微生物组功能提供了新的拓展，近年来一系列的研究提示，肠道微生态失衡可能是衰老的重要因素之一。

步入老年后，肠道菌群中的双歧杆菌、乳酸杆菌和总厌氧菌等有益菌数量减少，产内毒素革兰氏阴性杆菌数量增加，肠道微生物菌群的构成和多样性下降。一项比较婴儿、成年人、老年人中厚壁门菌 / 拟杆菌比例变化的研究表明，老年人肠道类杆菌数量增加，从婴儿时期到成年，厚壁门菌 / 类杆菌比值逐渐增大，该比值可反映人类肠道细菌整体情况随年龄发生的变化。除了衰老以外，老年人肠道菌群的这些差异可能还与营养不良导致的总体健康状况下降、抗生素和非甾体抗炎药等药物使用增加有关。

近年来，多项研究表明，肠道微生态系统紊乱和老年消化系统疾病具有密切联系。频繁使用广谱抗生素破坏肠道微生态能导致抗生素相关性腹泻，这对老年人的抗感染治疗提出了挑战。而生命早期缺乏微生物的暴露，饮食中益生元 / 膳食纤维的缺乏，酒精、饱和脂肪等促炎食物的大量摄入，多种因素常年累积会使老年宿主易于患炎症性肠病，包括克罗恩病和溃疡性结肠炎。此外，老年人常有的肠易激综合征则可能与机体促炎细胞因子的增加，肠屏障功能、菌群分布和数量的改变等有关。肠道微生态可能通过诱导肠道黏膜炎症反应信号异常和在机体营养物质代谢过程中产生致癌的有毒代谢物质，如摄入蛋白质后经肠道菌群代谢产生的硫化氢，直接参与结直肠癌的发生发展。老年人肠道微生态的变化与肌肉衰减症也存在很强的关联性，多项研究显示中国人群中的老年肌肉衰减症患者具有典型的肠道菌群失调，表现为致病性肠杆菌群的增加和菌群丰度的降低。

15

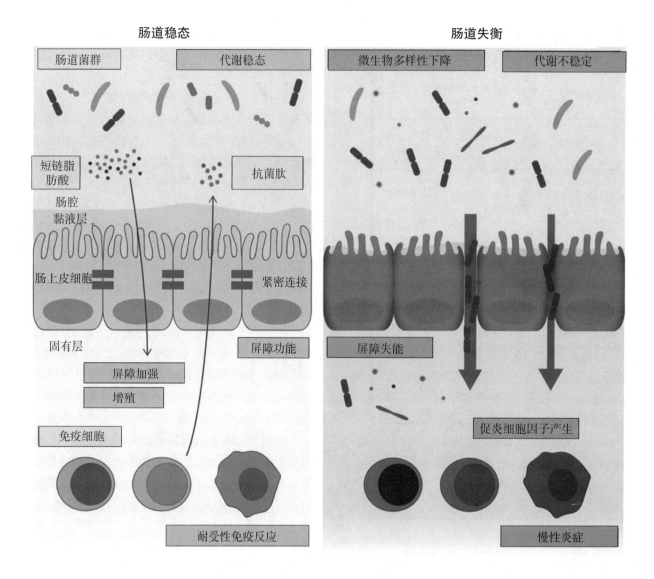

图 15-2　肠道菌群在衰老中的作用机制

（引自：Kim M，Benayoun BA. The microbiome：an emerging key player in aging and longevity. Transl Med Aging，2020，4：103-116.）

第二节　危险因素及危害

老龄化带来一系列消化系统的变化和病变，老年人中危急、重症者也多，老年相关的主要消化系统病变及其危险因素见表 15-2。

1. **饮食**　我国自古有"病从口入"的说法，强调饮食在健康和疾病中的重要作用，饮食因素几乎是所有消化系统疾病的病因之一。随着经济水平的提高，以植物性食物为主的饮食结果逐步转变成为动物性食物和精细加工类食物为主，使得反流性食管炎、胃炎、炎症性肠病、便秘和消化肿瘤的发病率逐渐升高；摄入过多脂肪尤其是动物脂肪，膳

食纤维不足，会诱导肠道菌群发生改变，机体炎症水平升高，氧化应激水平增加，导致便秘、肠炎、肿瘤的发病率升高；长期食用烈酒、浓茶、咖啡、辣椒等辛辣刺激食物会加重胃炎、食管炎；食品卫生问题也需要重点关注，长期摄入亚硝胺、黄曲霉毒素等污染的食物是消化肿瘤的高危因素。

在养老机构中，大部分是养老机构集中提供食物，主要根据老年人每个月缴纳的伙食费用划分膳食等级统一供应食物，但未考虑到每位老年人的特殊喜好，这导致营养不良和胃肠道疾病的发生率升

15

表 15-2 老年消化系统症状的主要危险因素和营养问题

消化系统症状	症状表现	主要危险因素	可能出现的营养问题
味觉嗅觉减退咀嚼功能减退	食欲差	牙齿脱落、痴呆	进食减少、营养不良
吞咽障碍	进食后食物残留口腔、呛咳	食物性状、进食时间长、合并脑血管病	营养素摄入减少导致体重下降、营养不良
胃食管反流	声音嘶哑、嗳气、干咳、食管灼烧感	肥胖、咖啡、饮酒、暴饮暴食	饮食的数量和质量会下降、抑酸治疗可导致吸收不良和营养素缺乏
慢性胃炎	食欲减退、餐后饱胀、反酸	HP 感染、刺激性食物、药物、胆汁反流、心理因素	进食减少、体重下降、贫血
消化不良	上腹不适、腹胀，饭后明显	消瘦、合并其他疾病	饮食的数量和质量会下降、抑酸治疗可导致吸收不良和营养素缺乏
胃轻瘫	恶心、呕吐、腹胀	饮酒、合并糖尿病等慢病	进食减少、营养不良
便秘	大便次数少、干结	肥胖、药物、运动不足	毒素进入血液、炎症水平升高、肠道菌群失调
腹泻	大便次数多、水样便多	药物、饮食、肠道菌群失调	电解质和营养素丢失、营养不良
肠易激综合征	反复发作的腹胀不适、腹痛、排便不尽、黏液便	暴饮暴食、高脂饮食、咖啡因、酒精、果糖	饮食的数量和质量下降
炎症性肠病	腹泻、腹痛、营养不良	高糖高脂饮食、肠道菌群失调	贫血、食物不耐受、体重下降、营养素缺乏
憩室病	可无症状、依赖肠镜检查	低纤维饮食	引发感染而需清流食或禁食
大便失禁	大便次数显著增多	神经疾病、肠道菌群失调	拒绝进食、营养不良
消化系统肿瘤	因出现部位不同表现为吞咽困难、肠梗阻、血便等	肥胖、饮酒、肉食过多、膳食纤维不足、久坐缺乏运动	厌食、体重下降、恶病质、食物结构改变

HP，幽门螺杆菌

高。有些老年人只能订购那些价廉且营养单一的套餐，并不符合其自身的健康状况和营养需求，这会影响其健康和生活质量。老年人由于咀嚼、吞咽困难和脏器功能老化，导致饮食结构单一且不平衡，维生素、蛋白质及钙摄入不足，易出现营养不良。国内一项对养老机构老年人膳食摄入的调查发现，养老院老年人普遍因吞咽困难而存在水果、蔬菜摄入量少；动物肝极少使膳食最易获得的维生素 A 来源受阻，导致维生素 A 摄入量不足；因味蕾萎缩、味觉下降，普遍口味较重，有时会自行在膳食中加入盐等调味品，同时厨房为促进老年人食欲，烹调用油较多，故导致膳食维生素 E、钠摄入量严重超过标准推荐量。

2. 肥胖 肥胖时腹壁脂肪增加引起腹内压增高，加之腹腔内脂肪增多，可引起胃 - 食管压力梯度上升和胃食管反流。美国的一项研究表明，BMI > 25 kg/m² 的患者出现胃食管反流症状或内镜下检出反流性食管炎的风险是正常者的 2.5 倍。

肥胖会诱导肝合成更多的胆固醇，胆汁内胆固醇含量升高，并且餐后胆囊排空延缓，肥胖症患者发生胆石症的危险性大大升高。一项大型流行病学调查证明，肥胖可增加多种疾病，包括消化系统肿瘤如食管癌、胃癌、结直肠癌、肝癌和胆囊癌等的发生风险，可能与胰岛素抵抗、炎症因子偏高、瘦素高表达等有关。建议老年人保持在正常或轻度超重的 BMI 范围内。

3. 饮酒 酒作为一种代表性的刺激性食物，长期饮酒可能会导致食管炎、胃炎、胰腺炎和肠炎等。研究发现，嗜酒者胃酸分泌减少，容易导致萎缩性胃炎，其炎症程度与饮酒时间相关。饮酒与肝

15

病的关系已经明确，长期慢性饮酒可导致肝胶原增多，从而导致肝纤维化和脂肪变性，建议老年人戒酒为宜。

4. 吸烟　吸烟有害健康，烟草中的一些成分如尼古丁会对人体产生不良影响，特别是对呼吸道的危害最为突出，会增加患慢性支气管炎和肺癌等呼吸系统疾病的概率，同时其对消化系统的危害也不少。一方面，点燃香烟后有一部气体可以经由人体的咽喉进入食管内，并行进到胃部，甚至肠道，这部分气体可以与胃肠道黏膜直接接触；另一方面，大部分的烟会进入人体的呼吸道，与呼吸道黏膜直接接触后，其中包含的有害成分会被呼吸道黏膜吸收并进入血液内部，跟随血液循环被送至远处。上消化道是受吸烟危害的重灾区，吸烟会引发消化系统的疾病包括"烟民腭"、口腔癌、舌癌、反流性食管炎、食管癌、胃炎、胃溃疡、胃癌、胰腺癌等，还会导致吸烟者出现食欲不振等不适症状。

老年人如果有吸烟的习惯，会在心理和生理上都对烟产生很强的依耐性，导致明知吸烟的危害却难以戒掉。吸烟会降低食管下括约肌的压力，减弱对胃酸的阻止能力，使得胃酸反流进入食管，引发反流性食管炎，吸烟者胃食管反流的患病率是非吸烟者的 1.35 倍。戒烟后，消化系统病变会有一定的改善，因此鼓励老年人戒烟。

5. 运动不足或障碍　运动不足或运动障碍导致多种消化系统病变，包括便秘、消化道憩室、消化道肿瘤等。坐轮椅、卧病在床、躯体移动障碍的老年患者长期缺乏运动，肠道蠕动功能减退，粪便在肠道内滞留时间过长，过多的水分被吸收，导致大便干结，诱发和加重便秘。运动减少导致腹肌萎缩、肌力下降，屏气乏力，也不利于排便。

适宜的运动对老年人健康有利，对消化系统也有许多益处。运动时机体肠动力增加，胃肠道机械撞击增多，腹肌收缩致结肠压力增加，从而减少或减轻便秘；运动也可以降低憩室病的发生风险，从事低强度体力劳动的人群憩室病发病率较高。与强体育锻炼比较，轻体育锻炼降低更明显，这可能与轻度体育锻炼时激素通过血管和机械等因素增加结肠运动有关。有证据表明，运动可降低消化道肿瘤的发生风险，体育锻炼可以加速肠道运送，减少肠黏膜与致癌物的接触。另外，体育锻炼可影响其他

诱发大肠癌的因素，如免疫功能和胰岛素、前列腺素、甘油三酯水平，以及自由基清除酶的活性。

6. 肠道菌群失调　导致肠道菌群失调的原因是多方面的，包括：①老龄化过程中随各脏器功能的下降，肠道菌群也随年龄发生变化，即老龄化与肠道菌群失调是互为因果、互相促进的。②饮食结构中膳食纤维摄入不足，尤其是促进益生菌繁殖的水溶性膳食纤维不足，而随着生活方式的改变，脂肪、蛋白质、调味品的大量摄入，对肠道菌群也会产生巨大的影响。③便秘加重肠道菌群失衡，便秘导致肠道内产乳酸菌和产丁酸盐菌数量减少。相对健康人，长期顽固性便秘患者肠道菌群产硫化物与 H_2 增多，产丁酸盐减少。④老年人使用药物的频率显著增加，比如抗生素对益生菌的抑制作用是显而易见的，广谱抗生素减少肠道微生态的多样性，减弱肠道常驻菌群间的相互作用。

7. 合并其他疾病　几乎所有疾病或疾病的治疗均对消化系统有一定的直接影响或间接影响，比如感染性疾病导致发热时，交感神经兴奋、胃肠道平滑肌受抑制，患者往往没有进食的欲望。如果疾病导致某个部位或全身疼痛时，患者精神差、情绪低落，消化系统往往也是受到抑制的。肿瘤自身对机体代谢的改变和各种治疗的副作用，导致肿瘤相关性胃肠道功能普遍下降，包括食欲减退、消化不良、腹泻等，导致进食减少、营养不良，如果是消化道肿瘤，营养不良往往更为严重。老年人脑血管疾病的发病率很高，包括脑动脉粥样硬化、血栓形成、闭塞、脑动脉瘤等，其共同特点是引起脑组织缺血或出血性意外导致神经功能损伤，在消化系统表现为吞咽困难、胃轻瘫/胃瘫、应激性消化道出血、肠麻痹、大便失禁等症状，需要做好预防和对症治疗，采取对应的营养支持手段。

8. 精神心理因素　精神心理因素影响胃肠道的感觉、运动和分泌功能，最近科学界提出了脑肠轴的概念。老年人因退休后社会角色变化、患多种慢性疾病，加上社会和家庭等因素，心理障碍者明显增加，而消化系统老化或疾病难以消除，又会加重精神心理负担，精神心理因素与消化系统症状相互影响，互为因果，形成恶性循环。不良情绪可以抑制副交感神经，降低消化功能，钝化排便反射，诱发或加重便秘。一项横断面调查估计我国有超过

39%的老年人有自我报告的抑郁症状，这与缺乏家庭支持和健康状况不佳有关，在年龄最高组抑郁症率进一步上升至45%。上海一项社区调查显示，社区消化不良老年患者合并抑郁和（或）焦虑症状的比例达24.6%，其中半数患者同时受到抑郁和焦虑的双重困扰。

9. 药物 老年人用药种类多，用药时间长，药物的副作用也多，其中消化道副作用最常见，包括而不限于恶心、呕吐、腹胀、腹泻、便秘等。长期使用非甾体抗炎药会诱发胃、食管、肠相关消化性溃疡，发病机制主要为抑制体内环氧化酶活性，减少组织内前列腺素的合成，降低胃肠道黏膜屏障防御能力及修复作用。抗生素的大量使用可以显著改变人类肠道菌群的构成和功能，抑制有益菌的增殖，诱发耐药菌的生长。在抗生素使用初期，肠道革兰氏阴性菌数量减少，肠道菌群的多样性整体下降，后期革兰氏阳性菌增加。在这个过程中，肠道微生态的失衡在后期达到高峰。停用抗生素后，肠道菌群则逐渐趋向正常化，但往往难以恢复到以往的水平。

阿片类镇痛药、抗胆碱药和某些糖尿病治疗药物也存在大量消化道副作用。阿片受体激动剂（如吗啡）可使胃排空延迟，进而出现恶心、呕吐等症状，服用此类药物的患者若存在胃轻瘫应停药。治疗2型糖尿病的胰高糖素样肽（GLP）-1类似物也能延迟胃排空。老年人肿瘤的患病率和病死率都在稳步上升，化疗药物的使用也越来越普遍，化疗的消化道副作用是巨大的，常常导致恶心、呕吐、腹泻、腹痛、肠黏膜萎缩、菌群失调等。

第三节 营养治疗的循证医学证据

一、饮食干预

1. 老年人的热量标准建议采用简易能量系数法，即：

$$每日饮食热量 = 理想体重 \times (25 \sim 30)\ kcal/kg$$

$$理想体重 = [身高（cm）- 105]\ kg$$

根据营养状况、活动水平、疾病状况、机体耐受和营养监测进行个体化调整。由于肌肉的丢失和心肺功能下降，老年人的静息能量代谢率是下降的，精准的静息能量消耗（REE）依赖于间接测热法或称代谢车法，在日常实践中可行性不足，多项研究显示老年人的REE约为20 kcal/（kg·d），老年人群的活动系数大致在1.3 ~ 1.5水平之间，则总能量消耗（TEE）=26 ~ 30 kcal/kg之间，国内外大部分关于老年人群的推荐热量均在此范围附近，目标摄入量能满足绝大多数老年人的能量需求，保持体重稳定和健康水平。

2. 在三大营养素来源上，需要保证蛋白质的摄入，适当限制脂肪摄入量。蛋白质是生命的基础，尤其是消化功能减弱的老年人，一般认为肾功能正常的老年人每日应达到1.2 ~ 1.5 g/kg的蛋白质目标摄入量，并建议增加简单的锻炼活动，会有更显著的临床获益。高脂饮食是胃食管反流、胃炎、消化肿瘤等众多疾病的危险因素，低脂流质饮食减少了食管膨胀和胃研磨的时间，加速消化过程。脂肪的消化依赖于胆汁和胰酶，老年人对脂肪的消化显然是减退的，过多的脂肪容易导致消化不良、腹胀、脂肪泻。脂肪的氧化代谢产生大量的自由基，机体还原性物质持续消耗会诱导氧化应激状态，加速衰老的进程。此外，脂肪的供热比过高易导致蛋白质、矿物质、维生素的缺乏，导致营养不良、免疫低下等不良结果。《老年人功能性消化不良诊治专家共识2015》建议，餐后不适综合征为主的老年消化不良患者食用易消化的食物、低脂饮食、少食多餐等；以腹痛综合征为主的老年消化不良患者则建议食用胃排空较慢、对胃分泌刺激较少的食物。《中国居民膳食营养素参考摄入量（2023版）》推荐健康人碳水化合物摄入量占总能量的50% ~ 65%，脂肪占总能量的20% ~ 30%，合并某些疾病时则个体化调整，如慢性胰腺炎患者需要严格限制脂肪摄入，脂肪摄入量会＜20%。针对老年消化系统，当前研究证据难以量化脂肪和碳水化合物的适宜摄入量，建议在上述范围基础上进行个体化调整。

3. 老年人提高膳食纤维摄入对消化系统有多

种益处，包括：①防治便秘，无论是水溶性纤维还是非水溶性纤维，都有显著的促排便作用。②预防和治疗结肠憩室病，膳食纤维提高大便含水量，使大便细软，能及时排出，避免结肠壁受压力膨出形成憩室。③发挥益生元的作用，促进有益菌繁殖，竞争性抑制有害菌，调整肠道微生态结构，改善机体炎症水平。除炎症性肠病、不全性肠梗阻等禁忌证外，老年人无论是自主进食还是肠内营养，均需保证膳食纤维的足量摄入，结合膳食纤维的优点和当前研究证据，推荐老年人膳食纤维每日摄入量为25 ～ 30 g/d。

4. 老年人乳糖不耐受的比例较高，我国成人尤其是老年人乳糖酶缺乏的比例高达30% 以上，需要注意限制乳糖的摄入。乳糖是一种含一分子葡萄糖和一分子半乳糖的双糖，由小肠内的乳糖酶分解。含乳糖的食物主要是各种奶制品和少量非奶制品，如速溶早餐混合物、蛋糕、面包等。

5. 少量多餐，避免暴饮暴食。由于老年人的胃容量有限且随年龄有所下降，胃排空速度下降，暴饮暴食易诱发胃功能失调、消化不良和腹泻，导致胃食管反流并加重食管炎，因此，提倡限制单次进食量，每日4 ～ 6餐，降低胃肠消化负担和提高消化吸收率，避免出现腹胀、腹泻和反流等症状。

6. 提高食物黏度。对吞咽障碍的老年人来说，有效的饮食策略是增加黏度，以减少食物误吸入呼吸道风险。应开发新的增稠剂，以避免黏度增加对残留物、适口性和依从性的不良影响。由于当前研究的标准尚不统一，建议在开展新的临床试验时，利用吞咽困难患者的每种表型和反馈建立最佳黏度水平，所采用的术语和黏度测量应该标准化。

7. 营养师提供的营养咨询或健康教育有利于饮食干预的执行和健康饮食习惯的形成，一项荟萃分析证实出院后的营养咨询改善了老年人的体重及能量、蛋白质的摄入。营养咨询应该是个体化和连续的，形式可以是一对一、小组讨论、学术讲座等。

二、肠内营养

老年消化系统疾病患者首先要给予饮食干预，如胃动力不足者给予少量多次摄入低脂、低纤维的流质食物；若进食量不足以补充水、电解质和营养物质，则应给予肠内营养（enteral nutrition，EN）。肠内营养是经胃肠道提供代谢需要的营养物质及其他各种营养素的营养支持方式。肠内营养的适应证是存在营养风险、经口摄入不足目标量的老年人。肠内营养包括口服营养补充和管饲营养。

1. 吞咽功能正常或接近正常者的肠内营养首选口服营养补充（ONS），肠内营养制剂依据不同的标准可以分为很多种，包括按蛋白质来源、疾病专用和营养成分是否齐全来分，最常见的实用分类应该是按蛋白质的来源和消化程度分为整蛋白型肠内营养剂、短肽型肠内营养剂和氨基酸型肠内营养剂，可依据老年人对蛋白质的消化能力进行选择，如胃肠道消化能力下降、胰腺疾病等老年人应优先选择体外预消化的营养素，以减轻使用者的胃肠负担，提高营养素的吸收率，减少腹胀、嗳气等消化不良症状。含膳食纤维的口服营养补充能维持肠黏膜屏障功能的完整性，减少因肠道微生态紊乱所导致的免疫功能障碍和肺部感染，因此，即使在疾病急性期，胃肠道功能尚不能完全承受足够营养时，也应尽早开始滋养型肠内营养，即少量分次给予或啜饮，使患者尽早获益。这样还可满足患者的心理需求，维持老年人的吞咽功能，减轻因不能经口进食导致的抑郁情绪，营养管理人员应增强早期口服营养补充的意识。Huynh 等对存在营养风险的106 例老年患者，给予 ONS（432 kcal/d）持续 12 周，与同样数量的空白对照组相比，ONS 组体重明显增加（2.0 kg *vs.* 0.9 kg）和 BMI 显著改善（0.76 kg/m^2 *vs.* 0.37 kg/m^2，$P < 0.001$）。Elia 等综合 14 项临床研究的 Meta 分析显示，ONS 平均成本节省为 12.2%，降低死亡率（风险比 0.650，$P < 0.05$），减少 35% 的并发症发生率和缩短住院时间 2 天或 13%。研究表明，ONS 还具有其他成本效益，一是避免老年营养不良者发展为压疮并释放病床；二是提高了生活质量，延长了质量调整生命年。

2. 吞咽障碍，经口摄入不能或不足者的肠内营养 经口摄入不足目标量的 60%，且胃肠道功能正常或部分正常时，应尽早实施管饲喂养，保证营养需求，鼻胃管途径最为简便实用。但当带管＞4周或需长期管饲时，可予经皮内镜下胃造口术。严重胃 - 食管反流、胃潴留或胃瘫者推荐空肠喂养或经皮内镜下空肠造口术。

三、肠外营养

肠外营养（parenteralnutrition，PN）分为补充性肠外营养（有部分肠内营养，supplemental parenteral nutrition，SPN）和全肠外营养（total parenteral nutrition，TPN）。尽管 EN 是老年患者首选的营养支持途径，但如果老年人胃肠道功能缺失，如完全性肠梗阻、短肠综合征、长期重度腹泻，或 EN 不能达到目标量 60% 时，应给予肠外营养支持，否则老年患者的营养状态和器官功能会受损。此时要系统评估现存的消化功能和临床预后。

一周内的短期 PN 可通过外周静脉输注，若需长期输注支持时，则建议采用经外周中心静脉置管（PICC）、经皮穿刺中心静脉置管（CVC）或输液港。肠外营养在医院可以方便地实施，但在社区和家庭则有很多限制。目前我国家庭肠外营养尚在起步阶段，技术已完全可行，但存在管理、护理、法律责任等诸多问题。家庭肠外营养在发达国家已较为普遍。

PN 的并发症率更高，因此并不建议过早启动 PN，应先评估营养不良风险和肠内营养的可行性。老年患者的 PN 应采用全合一方式，将各种营养物质混合后输注，以减少代谢并发症的发生，不推荐单瓶输注氨基酸、脂肪乳。老年患者的 PN 处方中应常规包括常规剂量的静脉用脂溶性、水溶性维生素、多种微量元素制剂，因为维生素和微量元素缺乏在消化系统疾病患者中十分常见。

四、维持合理体重

老年人的体重指数（BMI）与总死亡率以及包括消化系统疾病在内的多种慢病之间均呈现为"J"形或"U"形相关，即 BMI 过低和过高均不利。有荟萃分析显示在 ≥ 65 岁的老年人群中，BMI < 22 kg/m² 时死亡风险是增加的。北京地区一项研究老年人 BMI 与全因死亡率之间关系的 20 年队列研究结果显示，BMI 为 25 kg/m² 时老年人死亡率最低，在控制混杂因素后，与正常 BMI（18.5 ~ 24 kg/m²）相比，消瘦、超重和肥

胖的风险比为 1.372（95%CI 1.154 ~ 1.631）、0.767（95%CI 0.666 ~ 0.884）和 0.871（95%CI 0.830 ~ 1.246）。我国成人 BMI 的正常推荐范围为 18.5 ~ 24 kg/m²，老年人的理想体重和适宜 BMI 还有很多争议，基于对消化系统疾病的防控，目前我国尚没有权威的关于老年人适宜 BMI 的推荐范围。鉴于老年人消瘦比肥胖的危害更大、死亡风险更高，因此不建议老年人追求过低的 BMI，老年人的 BMI 大于 20 kg/m² 时健康效益更大。

老年人肥胖以中心性肥胖为主，腰围超过正常标准，内脏脂肪偏多，对消化系统的危害大，容易出现胃食管反流、便秘、肿瘤等病变，此时控制体重是必要的。但对肥胖老年人而言，控制体重的风险也显而易见，必须评估肥胖者的健康状况和减重的风险收益后，作出谨慎的判断，且减重的方式以生活方式干预为主，不建议使用药物或手术来控制老年人的体重。减重最主要的措施是限制总能量的摄入，但是这种限制也容易导致其他营养素如铁、锌、钙、维生素和膳食纤维摄入不足，诱发肠黏膜萎缩、肠屏障功能受损和营养不良等，建议在营养师指导下科学减重和按需给予膳食补充剂。

对于消瘦老年人来说，需设法增加体重来维持合理的 BMI 水平。低体重者（BMI < 18.5 kg/m²）如有原发疾病，如肠炎、肿瘤、消化系统大手术、糖尿病等，则在治疗原发病的基础上，根据所患疾病的特点和胃肠道功能，选择合理的营养支持手段，能量的目标应高于健康老年人的推荐量，可采用能量公式：理想体重 × 30 kcal/kg 或采用实际体重 × 30 kcal/kg × 120%（严重营养不良时能量不建议过高，避免代谢紊乱）。通过饮食干预、口服营养补充、肠内营养和肠外营养支持等手段达到目标量，并根据病情个体化调整。对于无原发病的消瘦老年人，也需要对其进行全面的营养评价，在评估胃肠道功能的基础上选择合适的营养干预方法。

五、调节肠道微生态

饮食干预是改变肠道菌群的最直接也是最重要的方式。老年人感知觉、咀嚼、吞咽和消化功能下降，饮食多样性下降，对事物的要求更精细，通常导致膳食纤维摄入量减少，饮食影响肠道微生态的

15

变化在衰老后健康下降的速度中发挥作用。研究显示，老年便秘人群肠道中乳酸杆菌、双歧杆菌、类杆菌等有益菌数量减少，而肠杆菌、肠球菌、梭杆菌数量增多，提示老年人便秘与肠道菌群失调关系紧密。膳食纤维可以为肠道细菌酶分解产生 CO_2、H_2、乳酸、乙酸等其他短链的低级脂肪酸，促进肠道蠕动，减少胀气，改善便秘；同时对老年人还有预防癌症、高血压、高血脂和高血糖的作用。饮食多样化、摄入膳食纤维，为改善老年人肠道免疫功能提供更健康的养生之道。多酚类物质、多不饱和脂肪酸也具有调控肠道菌群的作用。

通过摄入益生菌或益生元等肠道微生态制剂可以调节肠道中的菌群比例，进而恢复机体的健康状态。2019 年发布的《肠道微生态制剂老年人临床应用中国专家共识》建议健康老年人、炎症性肠病、肠易激综合征、腹泻、便秘等老年患者补充适宜的益生菌，具有良好的防治效果。长期、适量服用肠道微生态制剂可通过调整微生物群组分来改善胃肠功能、促进营养物质吸收、提高免疫功能、预防感染、调控血糖血脂等有助于老年人群的健康。

通过粪菌移植来对抗衰老可能是未来的潜在方向。粪菌移植目前主要用于艰难梭状芽胞杆菌感染，也积极尝试在炎症性肠病、不明原因肠炎、精神系统疾病及抗衰老等领域拓展应用。研究发现，粪菌移植可能对衰老相关的动脉粥样硬化、代谢综合征、2 型糖尿病、神经退行性疾病等均有潜在的治疗价值。

有研究显示，运动能够调整肠道菌群的有益菌和有害菌的构成比，并通过肠黏膜对人体健康产生积极的正向影响。运动的幅度或强度对调节肠道菌群的作用存在较大差异。近年来，在健身气功、八段锦、五禽戏、太极拳等中国传统体育项目上对肠道菌群影响的研究显示，运动可以有效地改善老年人群的肠道微生态，增加益生菌，抑制致病菌，延缓肠道的老化。

需要注意的是运动也会有并发症，不科学的运动更会导致一些不良后果，如关节损伤、生理功能不适应等。这就要求老年人在进行运动前要对自身身体及生理状况进行评估，例如通过仪器检测心率，做好运动准备，循序渐进，避免心率波动过大。此外，运动时消化功能是受抑制的，这是因为运动使四肢血管扩张、血流量增加，内脏血管收缩、血流量减少，因此胃肠道血流量明显减少，消化腺分泌消化液量下降。务必要保证运动与进餐的间隔时间，饱餐过后，胃肠道需要血液量较多，此时立即运动将会影响消化，甚至可能因食物滞留造成胃膨胀，出现腹痛、恶心、呕吐等运动性肠道综合征。由于胃排空的时间一般在 2 ~ 3 小时，故一般建议在餐后 2 ~ 3 h 进行运动，胃肠道的不适反应最轻。

六、心理干预

情绪障碍对于躯体疾病的发生和影响程度逐渐受到重视，消化系统的运动和分泌功能主要受自主神经系统和内分泌系统的调节，而这两个系统的中枢与情感中枢的皮质下整合中心处于同一解剖部位，故其易受内、外环境刺激及情绪因素的影响，是心身相关最敏感的器官。消化系统疾病症状的严重程度及患者的自我感受，多与心理因素及情绪状态有关并互为因果。一方面，消化系统功能性和器质性疾病患者不良情绪的发生率明显高于正常人群；另一方面，焦虑、抑郁等不良心理状态往往会导致消化系统功能异常，加重器质性疾病的严重程度。胃是人类情绪的反应板，研究发现当患者情绪抑郁、恐惧或被激惹时，会显著延长胃肠道的消化和排空。焦虑和抑郁情绪障碍还可降低患者对内脏痛觉的阈值，使患者对正常的生理运动感知为异常的疾病症状。当人处于焦虑、抑郁时，消化系统会产生不良的反应，可出现恶心、呕吐、腹胀、腹痛等症状。一项随机对照研究显示，通过认知 - 行为干预缓解不良情绪，可以明显改善肠易激综合征的腹泻症状。

15

第四节　营养管理及医学营养治疗

老年消化系统的营养管理应遵循科学有效的管理流程，本节内容参考国内外当前的临床实践和营养管理经验，提出一套科学标准化的消化系统疾病的管理流程以作参考。该流程同样包括营养评估（A）nutrition assessment、营养诊断（D）nutrition diagnose、营养干预（I）nutrition intervention、营养监测（M）与评价（E）nutrition monitoring and evaluation 四个步骤。

一、营养评估

1．膳食史　见框 15-1。

框 15-1　膳食调查内容

饮食调查	利用膳食频率法，利用膳食营养统计软件或食物成分表或由有经验的营养师估算
食物统计	主食，蔬菜，水果，肉类，蛋类，水产类，豆类，奶类，坚果，油脂，调味品等的每日/每周摄入重量（估计）
非常规食物	酒精，咖啡的每日/每周摄入重量（估计）
膳食补充剂	钙补充剂，复合维生素补充剂等的每日/每周摄入量
营养素摄入结果	
碳水化合物摄入量	参考标准：150～200 g/d
脂肪摄入量	参考标准：40～60 g/d
蛋白质摄入量	参考标准：60～90 g/d
膳食纤维摄入量	参考标准：25～30 g/d

2．疾病史和用药史　见框 15-2。

框 15-2　疾病史和用药史调查内容

疾病史	是否有反流性食管炎史，高血压史，糖尿病史，冠心病史，高脂血症病史
手术史	是否有胃大部切除术、胰十二指肠切除术、结肠癌根治术等
用药史对饮食的影响	
降脂药	阿托伐他汀（可能有恶心、食欲减退、腹泻）
降压药	硝苯地平控释片（可能有食欲减退、恶心）
降糖药	二甲双胍缓释片（可能有腹胀、消化不良等症状）

3．体格检查　见框 15-3。

框 15-3　体格检查内容

年龄：＿＿岁	性别：□男/□女
身高：＿＿cm	体重：＿＿kg
现 BMI：＿＿kg/m²	属：□消瘦□正常□超重□肥胖
体重变化：近　月/年　□下降/□增加　kg，百分比　%	
如有条件，则行身体成分分析（生物点阻抗法）：去脂体重＿＿　体脂率＿＿	
身体活动水平	运动简易描述：
□轻/□中/□重	□轻/□重
消化专科检查：	
吞咽功能	□是□否有食物残留
腹部视诊、听诊	□是□否平软
	□是□腹胀
	□是□肠鸣音情况
腹部叩诊、触诊	□是□否有叩击痛、压痛、反跳痛
肛门触诊	□是□否有大便堵塞

4．医学检验和检查　见框 15-4。

框 15-4　医学检查指标 *

血常规	白细胞计数，红细胞计数，血红蛋白，血小板计数
血生化	总蛋白，白蛋白，甘油三酯，胆固醇
便常规	大便潜血，白细胞，红细胞，细菌
胃肠镜	是否有胃炎、食管炎、溃疡等病变

*：记录主要结果和异常结果

5．推荐摄入量　见框 15-5。

框 15-5　能量及营养素推荐摄入量

能量的推荐摄入量	基础能量代谢水平 ×1.3（轻体力活动水平下）
营养素的推荐摄入量	
脂肪摄入量	= g/d（20% ～ 30% 热占比）
蛋白质摄入量	= g/d（1.2 g/kg 理想体重）

　　老年人的能量需求因健康状况、疾病种类和病程而不同。基础能量代谢水平可采用简易系数法：理想体重 ×（25 ～ 30）kcal/（kg·d），低体质量老年人按实际体质量的 120% 计算，肥胖老年人按理想体质量计算。

二、营养诊断

　　1．是否存在营养不良（营养素摄入不足、饮食结构失衡）。

　　2．饮食营养教育是否缺乏。

三、营养干预

　　1．调整饮食　基于推荐摄入量，制订个体化的饮食方案。

　　（1）计算理想体重：身高（cm）－ 105。如患者身高 170 cm，标准体重为 170 － 105=65 kg，实际体重为 82 kg，BMI=28.4 kg/m^2，提示肥胖，身体活动水平低。

　　（2）计算每天摄入量：根据饮食方案的要求计算热量和营养素比例。以平衡饮食为例，总热量可

采用简易系数法：标准体重 ×（25 ～ 30）kcal/kg，按 25 kcal/（kg·d）计算每日总能量：65 kg×25 kcal/（kg·d）=1625 kcal/d，如计划减重需进一步减少 200 ～ 300 kcal。糖类、蛋白质和脂肪比例分别为 50% ～ 60%、15% ～ 20% 和 20% ～ 30%。

　　（3）膳食处方：对各类别食物进行分类定量，主食（粮谷类）250 g/d（生重），其中粗杂粮 50 g 左右；蔬菜 500 g/d（叶菜和瓜类为主）；水果 200 g/d 左右（低含糖量水果为宜）；肉类 50 g/d 瘦肉（鸡鸭类为主，减少畜肉类）；鱼虾 50 g/d（海鱼为佳）；蛋类 2 ～ 4 个 / 周；脱脂牛奶 250 ml/d；豆类及其制品 25 g/d，相当于豆腐 100 g；烹调用植物油 15 g/d；食盐：< 5 g/d。可参考糖尿病的食物交换份（每份 90 kcal）或《中国居民膳食指南》与“中国居民平衡膳食宝塔”，进行更加形象化的食物搭配。

　　（4）营养教育：对患者进行食物营养教育，提高膳食处方的依从性和准确性；教患者学会看食物营养标签，进行营养搭配；认识高盐食物，知道如何避免过高的盐摄入量；认识运动的好处和注意事项等。

　　2．肠内营养　存在营养不良的老年人，如饮食摄入未达目标的 60% 时，可给予肠内营养支持。吞咽正常、消化吸收功能尚可时可给予口服营养补充，如整蛋白型肠内营养剂，加餐时应用。方案举例：60 g 全营养粉冲调成 250 ml 营养液，缓慢口服，每日 3 次，则每日口服营养补充 750 kcal 热量，30 g 蛋白质。如吞咽困难、误吸风险很大，则可选择鼻胃管喂养或胃造口喂养，将食物或营养素配成流食，通过管饲摄入。

　　3．肠外营养　肠内营养未达目标的 60% 时，应给予肠外营养，建议以全合一静脉营养配方为主，避免脂肪乳、氨基酸等营养液单瓶输注。补充性肠外营养支持的能量应是距离目标量的不足部分，如肠内营养未使用，则全部能量均由肠外营养提供。家庭肠外营养在我国尚处于起步阶段，需要各方努力进一步构建完善。

　　4．预防再喂养综合征　对已有严重营养不良者，尤其是近 3 个月因各种原因导致体重下降 > 5% 者，应采取序贯阶梯式营养支持，严格控制起始喂养目标量，逐渐增加营养素摄入，包括肠内和肠外途径。对于长期营养不良者，营养支持应遵循先少

15

后多、先慢后快、逐步过渡的原则，并在起始阶段肌注维生素 B_1 200 mg 至少连续 3 天，以预防再喂养综合征。

四、营养监测与评价

营养监测的内容与前面的营养评估尽量对应，除了监测营养参数、临床症状和体征、实验室检查指标等营养评估内容外，还包括营养治疗的耐受性和并发症，如低盐饮食因口味问题拒绝执行，口服营养因食欲、消化不良等原因摄入不达标，或肠内营养出现腹泻而停止或减量。基于营养监测的结果，根据营养干预的适应证和禁忌证，及时调整营养干预方案。

要求定期随访，加强依从性。建议每个月随访一次，如行动障碍可电话随访或家庭随访。根据营养摄入、体格检查和辅助检查结果，对营养干预的效果进行评价。

由于消化系统的复杂性，疾病繁多，疾病的部位、病程、并发症等不同，对于营养管理的要求也是不同的，所以上述营养管理流程较为繁琐。为促进老年营养学的广泛推广，可以做一些疾病专科的简易流程，下面以吞咽障碍为例，介绍吞咽障碍老年人的营养评估流程，营养管理流程同上（表15-3）。

胃肠道老化的研究伴随着老龄人口急剧增加将

表 15-3 吞咽 / 营养状况评估

Q1 是否存在吞咽障碍的征兆与症状
A．进食、饮水过程中食物从口腔漏出
B．食物含在口腔或颊部，或餐后口腔内有食物残留
C．进食或服药时咳嗽或呛咳
D．主诉吞咽困难或吞咽时有疼痛感
E．以上情况均无

Q2 体格检查

身高（cm）：_____
体重（kg）：_____
体重变化：_____

Q3 体重丢失
0，无体重丢失或不详
1，有，在医生指导下实行减肥
2，有，未实行医生指导下减肥

Q4 营养途径

A．肠外营养
B．管饲营养（鼻胃管、胃造瘘等）
C．机械改良膳食（改变事物的性状或黏度，如糊状食物、增加增稠剂）
D．治疗膳食（如低盐饮食，糖尿病饮食，肾病饮食）
E．以上情况均无

Q5 通过人工通路摄入的热量占总摄入量的百分比
A：≤ 25%
B：25% ~ 50%
C：> 50%

结论：

□是 □否存在吞咽困难
□是 □否存在营养不良

会受到越来越多学者的关注，如何防治和延缓消化系统的衰老是未来值得重点投入的领域。营养管理在其中理应发挥重要的作用，但由于疾病复杂性和个体差异性，当前对衰老营养策略的制定存在一定的滞后性和局限性，本章对当前消化系统的衰老变化及其营养防治进行了初步总结，并提供当前主流营养治疗的具体意见和实施步骤，但限于篇幅，并没有对各个具体的消化系统疾病展开叙述，希望读者通过本章学习有一定的收获。

参考文献

[1] Merchant HA, Liu F, Orlu Gul M, et al. Age-mediated changes in the gastrointestinal tract. Int J Pharm, 2016, 512 (2): 382-395.

[2] Dumic I, Nordin T, Jecmenica M, et al. Gastrointestinal Tract Disorders in Older Age. Canadian journal of gastroenterology & hepatology, 2019, 2019: 6757524.

[3] 中华医学会老年医学分会，《中华老年医学杂志》编辑委员会. 老年人功能性消化不良诊治专家共识. 中华老年医学杂志, 2015, 34 (7): 698-705.

[4] Strate LL, Morris AM. Epidemiology, Pathophysiology, and Treatment of Diverticulitis. Gastroenterology, 2019, 156 (5): 1282-1298.

[5] Soenen S, Rayner CK, Jones KL, et al. The ageing gastrointestinal tract. Current opinion in clinical nutrition and metabolic care, 2016, 19 (1): 12-18.

[6] Jardine M, Miles A, Allen JE. Swallowing function in advanced age. Curr Opin Otolaryngol Head Neck Surg, 2018, 26 (6): 367-374.

[7] Arasaradnam RP, Brown S, Forbes A, et al. Guidelines for the investigation of chronic diarrhoea in adults: British Society of Gastroenterology, 3rd edition. Gut, 2018, 67 (8): 1380-1399.

[8] 中华医学会，中华医学会杂志社，中华医学会消化病学分会等. 慢性腹泻基层诊疗指南（2019 年）. 中华全科医师杂志, 2020, 19 (11): 973-982.

[9] Kim M, Benayoun BA. The microbiome: an emerging key player in aging and longevity. Translational medicine of aging, 2020, 4: 103-116.

[10] Rondanelli M, Giacosa A, Faliva MA, et al. Review on microbiota and effectiveness of probiotics use in older. World J Clin Cases, 2015, 3 (2): 156-162.

[11] 张鑫，宋捷，于英慧，等. 养老院老年人膳食营养素摄入与营养不良. 中国老年学杂志, 2019, 39 (4): 959-961.

[12] Bhaskaran K, Douglas I, Forbes H, et al. Body-mass index and risk of 22 specific cancers: a population-based cohort study of 5.24 million UK adults. Lancet(London, England), 2014, 384 (9945): 755-765.

[13] 刘通，魏垚臣，梁明杨，等. 不同体质量指数与消化系统肿瘤发病关系的多中心回顾性研究（附 95177 例报告）. 中华消化外科杂志, 2019, 18 (1): 74-82.

[14] Guraya SY. Association of type 2 diabetes mellitus and the risk of colorectal cancer: A meta-analysis and systematic review. World journal of gastroenterology, 2015, 21 (19): 6026-6031.

[15] Fang EF, Scheibye-Knudsen M, Jahn HJ, et al. A research agenda for aging in China in the 21st century. Ageing research reviews, 2015, 24 (Pt B): 197-205.

[16] Volkert D, Beck AM, Cederholm T, et al. ESPEN guideline on clinical nutrition and hydration in geriatrics. Clin Nutr, 2019, 38 (1): 10-47.

[17] Barkoukis H. Nutrition Recommendations in Elderly and Aging. The Medical clinics of North America, 2016, 100 (6): 1237-1250.

[18] Newman R, Vilardell N, Clave P, et al. Effect of bolus viscosity on the safety and efficacy of swallowing and the kinematics of the swallow response in patients with oropharyngeal dysphagia: white paper by the European society for swallowing disorders (ESSD). dysphagia, 2016, 31 (2): 232-249.

[19] Munk T, Tolstrup U, Beck AM, et al. Individualised dietary counselling for nutritionally at-risk older patients following discharge from acute hospital to home: a systematic review and meta-analysis. Journal of human nutrition and dietetics, 2016, 29 (2): 196-208.

[20] 中华医学会肠外肠内营养学分会老年营养支持学组. 中国老年患者肠外肠内营养应用指南（2020）. 中华老年医学杂志, 2020, 39 (2): 119-132.

15

[21] Huynh DT，Devitt AA，Paule CL，et al．Effects of oral nutritional supplementation in the management of malnutrition in hospital and post-hospital discharged patients in India：a randomised，open-label，controlled trial．Journal of human nutrition and dietetics，2015，28（4）：331-343．

[22] Elia M，Normand C，Norman K，et al．A systematic review of the cost and cost effectiveness of using standard oral nutritional supplements in the hospital setting．Clin Nutrition，2016，35（2）：370-380．

[23] Wang YF，Tang Z，Guo J，et al．BMI and BMI Changes to All-cause Mortality among the Elderly in Beijing：a 20-year Cohort Study．Biomedical and environmental sciences，2017，30（2）：79-87．

[24] 赖兴．人口老龄化背景下重庆市区老年人体育生活方式研究．重庆大学，2016．

[25] 彭辉，王欢．膳食纤维与老年健康．中国老年学杂志，2014，22：6510-6512．

[26] Tiihonen K，Ouwehand AC，Rautonen N．Human intestinal microbiota and healthy ageing．Ageing research reviews，2010，9（2）：107-116．

[27] Vaiserman AM，Koliada AK，Marotta F．Gut microbiota：A player in aging and a target for anti-aging intervention．Ageing research reviews，2017，35：36-45．

[28] 蒋兴宇，赵霞，邹凌云，等．适度运动对人体肠道菌群结构的影响．第三军医大学学报，2017，39（18）：1824-1831．

[29] 孙红梅．健身气功·八段锦练习对老年人肠道菌群的影响．中国运动医学杂志，2012，31（11）：973-977．

[30] Zhao SR，Ni XM，Zhang XA，et al．Effect of cognitive behavior therapy combined with exercise intervention on the cognitive bias and coping styles of diarrhea-predominant irritable bowel syndrome patients．World J Clin Cases，2019，7（21）：3446-3462．

第十六章　认知障碍的营养管理

第一节　概　述

老龄化的发展带来了诸多问题。就老年个体而言，由于年龄的增长，其全身器官组织会出现进行性衰退，大脑也会相应老化。认知功能衰退是评价大脑功能的重要指标，在进行相关研究时不容忽视。老年人的认知会受到多种因素的影响，而且这些因素之间还存在一些交互作用，构成一个庞大的体系，其中营养和膳食因素的影响受到学者们的广泛关注。

一、脑老化

大脑是人体中最复杂、最精密的器官，"脑老化"与"脑衰老"的问题一直备受瞩目。部分学者认为两者并不等同，并指出脑老化是一种不可避免的正常生物老化现象，是脑生长、发育、成熟到衰老过程中的后一阶段。而脑衰老是由于各种因素加速或加剧了老化过程，使得脑结构变化、功能急剧下降的一种病理现象，其典型表现就是老年性痴呆，但若进行有效的预防或治疗，或可延缓脑衰老的发生发展。另有观点认为，可将老化/衰老分为生理性和病理性两个部分，即正常的脑老化和神经退行性疾病，后者常以认知能力及个体行为等异常为症状。诸多证据表明，两者具有相似的发病机制、相互重叠的临床和神经病理特征。

（一）脑老化的解剖学变化

脑萎缩是脑老化过程中最先被发现的组织学特征，大脑体积减小和重量减轻是其主要表现。正常老年人脑部多个与认知功能相关的区域如海马、内嗅皮质等均会出现萎缩现象。已被神经成像研究所证实的早期尸检研究结果表明，20～60岁的大脑重量减轻非常微小（每年约0.1%）。随着年龄的增长，脑进行性萎缩加快，尤其是70岁以后，每年的重量减轻率达到2%～5%。

脑老化时，灰质体积明显减小，脑岛、顶叶上回、中央沟和扣带沟的损失最为严重。灰质萎缩主要是由广泛的树突退变引起的，人类内侧前额叶皮质锥体神经元树突分支减少。50岁以上老年人中，前额叶皮质（10区）和枕叶皮质（18区）树突棘的数目和密度减少约46%。

脑老化过程中，白质的体积和微结构也会发生改变，其体积的减少与年龄相关认知功能下降呈线性相关，其中前额叶的变化最明显；脑白质微结构的改变与记忆能力、执行力等认知功能的下降存在联系。来自白质的有髓神经纤维也会受到正常衰老的影响，其中一部分丢失，另一部分由于被少突胶质细胞不完全地再髓鞘化而失去了部分髓鞘，且这种现象随年龄增长越来越明显，对神经纤维的传导速度产生负面影响。有研究者认为髓鞘是大脑中最容易衰老的部分。

脑微血管系统是脑实质内由前毛细血管和毛细血管组成的三维网络，这个网络是由贯穿小动脉灌注的，且贯穿小动脉之间没有功能性分流，也正因如此，在血栓形成或整体灌注不足的情况下，大脑很容易发生缺血。正常的衰老会影响大脑的宏观和微观血管系统，导致老年人的脑血流改变。正常衰老时皮质或皮质下区域毛细血管的损失为15%～50%。另有研究表明，供应深部白质的小动脉在大脑中的行程最长，且随着年龄的增长而愈发曲折。50岁人体标本中就开始出现了曲折小动脉，80岁以上的标本普遍存在此现象。

神经元丢失目前尚存争议。最初的研究只从大脑皮质和海马体两个维度评价神经元密度，可能低估了神经元随着年龄增长而丢失的情况。有观点认为，正常脑细胞衰老的特点是细微的变化，而不是细胞的大规模丢失。

神经胶质细胞是中枢神经系统数量最多的细胞类型之一，在脑的功能活动中发挥着重要的调节作用。小胶质细胞是中枢神经系统的主要免疫细胞，在神经退行性疾病中的炎症反应中起着非常重要的作用。在衰老过程中，小胶质细胞介导的吞噬作用效率降低，并引起白介素 -1β（interleukin-1β，IL-1β）、白介素 -6（interleukin-6，IL-6）和肿瘤坏死因子 α（tumor necrosis factor α，TNF-α）等促炎因子增多，从而引起的慢性炎症，又加重了神经变性。

（二）大脑分子老化

在分子层面，大脑的变化主要表现在基因表达的改变、翻译后蛋白质修饰、线粒体功能障碍等方面。随着年龄增长，脑内与线粒体功能、神经可塑性、抑制性中间神经元和泛素 - 蛋白酶体系统有关的基因表达下调；而与应激反应、免疫 / 炎症反应、金属离子内稳态、髓鞘相关功能和胶质细胞相关的基因表达上调。在老化过程中，未降解的泛素化蛋白质在大脑中积累、非酶修饰和氧化作用增加、淀粉酶体数量增加、糖基化产物积累均会导致蛋白质功能的改变。修饰后的蛋白质会与其他细胞内的分子碎片聚集在一起，形成脂褐素并在大脑中积累。晚期糖基化终末产物（advanced glycation end-products，AGEs）可与 AGEs 受体（receptor for AGEs，RAGE）相互作用，从而引发慢性轻度炎症，导致细胞凋亡或诱导衰老。此外，随着年龄增加，内源性自由基生成增多，机体内环境的稳定能力和应激能力逐渐下降，抗氧化功能减退。当体内的自由基异常累积又不能被及时清除时，就会损害机体功能，加速衰老进程。线粒体作为自由基的主要来源和氧化损伤的主要靶点，受损后出现能量代谢障碍、动力蛋白改变以及 B 细胞淋巴瘤 / 白血病 -2 蛋白（B-cell leukemia/lymphoma 2，Bcl-2）家族诱导的线粒体凋亡途径启动，进一步诱导细胞凋亡发生。

二、认知功能障碍

（一）认知功能

认知是一种心理活动，是个体认识和理解事物的过程，包括对自己与环境的确定、感知、注意、学习和记忆、思维和语言等。认知功能是由记忆、计算、时空间定向、结构能力、执行能力、语言理解和表达及应用等多个认知域组成的。在临床实践中，可针对上述情况对个体自身或其照料者进行询问，或者通过神经心理学检查和测验对个体的认知功能状况进行快速了解，及早发现一些难以察觉的认知损害。

个体的认知能力具有很明显的年龄相关性，尤其是记忆功能，且不同的记忆功能开始下降的年龄和速率不同，主要体现在以记忆、计算、推理能力等为代表的流体智力和以词汇、经验、判断、想象力等为代表的晶体智力方面：前者在成年期达到高峰后开始缓慢下降，步入老年期进程逐渐加快；后者在 70 岁以后才会出现显著的减退。

（二）认知功能障碍

认知功能障碍是指上述多个认知域中的一项或多项功能受损。引起认知功能障碍的因素很多，包括与脑老化相关的一些疾病（如阿尔茨海默病、淀粉样脑血管病等）、心脑血管疾病（如糖尿病、高血压等）、肿瘤、营养代谢障碍、感染、外伤、药物滥用等。根据病情的严重程度又可将其分为两类：轻度认知功能障碍和痴呆。

1. 轻度认知功能障碍 轻度认知功能障碍（mild cognitive impairment，MCI）是指学习、记忆或执行能力等其他认知功能的进行性减退，无临床症状或症状轻微，并不影响基本的日常生活能力，且未达到痴呆的诊断标准，是介于正常老化与轻度痴呆之间的一种过渡状态。不同于正常老化，MCI 患者在注意力、组织能力、问题解决能力、独立生活能力及记忆力方面有明显的衰退，如学习新信息或回忆已存储信息的能力下降、受外界影响时经常会出现分心而导致许多任务无法完成、解决问题或完成一些具有挑战性的任务时需要帮助或指导等。MCI 可分为两型：遗忘型 MCI 和非遗忘型 MCI。遗忘型 MCI 主要表现为记忆力受损，包括单纯记忆力受损及多个认知领域受损；而非遗忘型 MCI

表现为记忆功能以外的认知域损害，但记忆功能保留。与遗忘 MCI 相比，非遗忘型认知功能减退相对少见，且较难诊断。MCI 可发展为多种结局，因此，在此阶段进行"三早"预防可以有效减缓痴呆的发生发展，有重要的临床意义。

2．痴呆　痴呆是一种以认知功能缺损为核心症状的慢性获得性进行性智能损害综合征，认知损害可涉及记忆、学习、语言、执行、视空间等认知域，其损害的程度足以干扰日常生活能力或社会职业功能，在病程某一阶段常伴有精神、行为和人格异常。

根据病因、遗传因素、起病年龄、病情轻重、病程、临床表现及结局等标准可将痴呆划分为不同类型。其中以病因分型最为常见，根据不同的病因可将痴呆分为血管性痴呆、变性性痴呆、炎症性痴呆、感染性痴呆、肿瘤及其他原因引起的痴呆。

三、老化相关的神经退行性疾病

与脑老化相关的主要疾病包括阿尔茨海默病、帕金森病、淀粉样脑血管病及血管性认知障碍等。随着人口老龄化趋势的进展，此类疾病严重危害着老年人的健康。

（一）阿尔茨海默病

阿尔茨海默病（Alzheimer's disease，AD）作为老年人群最常见的痴呆类型，是一种起病隐匿、呈进行性发展的神经系统退行性疾病，表现为以记忆减退为主的认知功能障碍和行为功能异常。在疾病早期出现对近期事物记忆力的减退。随着病情进展，患者对近期或者远期的事情都会出现不同程度的遗忘，合并智力减退。疾病后期，患者的神经系统严重破坏，记忆力严重丧失，完全失去生活自理能力，甚至昏迷，通常死于并发症的感染。

神经纤维缠结（neurofibrillary tangles，NFTs）、老年斑（senile plaques，SPs）和神经元丢失是 AD 的重要病理特征。

NFTs 是异常高磷酸化的 Tau 蛋白在细胞内积聚形成的成对螺旋丝。一些研究认为这种神经纤维病理学的早期和中期是一个特殊的病理过程，独立于 AD 病理学，并且可能与认知能力下降有关，可以发生在内嗅皮质和海马 CA1 区、皮质下和脑干

核团。

SPs 源于 β- 淀粉样蛋白（β-amyloid protein，Aβ）的细胞外聚集，是一种淀粉样沉积。淀粉样前体蛋白（amyloid precursor protein，APP）经过 α、β 和 γ 分泌酶的切割，形成了包含 38 ~ 42 个氨基酸的 Aβ 蛋白。与衰老相关的淀粉样沉积大多是弥漫性的，它们的范围包括眶前额、枕叶和楔前皮质海马和基底神经节。Fjell 等发现当脑脊液中的 $Aβ_{1-42}$ 水平在一定范围时，其含量的降低与多个脑区的萎缩相关。脑脊液中的 Aβ 水平可以在一定程度上反映脑组织内 Aβ 的清除和沉积情况，从而间接得出脑内 Aβ 沉积与脑组织萎缩的相关结论。虽然 Aβ 沉积的严重程度与认知功能的改变不是直接相关，但 Aβ 沉积引起的脑组织萎缩与认知功能的下降存在密切联系。Oh 等还发现在正常脑老化人群中，Aβ 沉积越严重，灰质萎缩越明显，其与工作记忆的下降明显相关。Mormino 等也发现在脑老化过程中，随着增龄依次出现：Aβ 沉积→海马萎缩→情节记忆受损，这也提示了 Aβ 沉积与情节记忆的改变也不直接相关，但海马的萎缩与 Aβ 沉积和情节记忆下降都具有相关性。

（二）帕金森病

帕金森病（Parkinson's disease，PD）是一种常见的神经系统变性疾病，大部分发生在老年期，是一种同 AD 相似的增龄性疾病。帕金森病的典型临床表现分为运动症状和非运动症状两部分，前者主要包括静止性震颤、肌肉僵硬、步态障碍和运动迟缓等；后者主要表现在认知损害、视空间障碍、记忆力障碍、执行能力障碍等方面。此外，帕金森病患者在疾病中晚期或药物治疗期间还可有精神行为症状，表现为谵妄、幻视、焦躁不安等。

帕金森病最主要的病理改变是中脑黑质多巴胺（dopamine，DA）能神经元的变性死亡，由此引起纹状体 DA 含量显著减少以及黑质残存神经元胞质内出现嗜酸性包涵体即路易小体而致病。原发性帕金森病患者的中脑黑质和脑桥蓝斑中可以观察到不同程度的色素细胞缺失。光学显微镜下可见黑质外侧带色素细胞萎缩、变性和大量缺失，伴神经胶质细胞增生。另外，脑干神经元内还可见苍白小体，其是一种具有较多颗粒样成分的嗜伊红包涵体，缺乏周晕，可能是路易小体的前体结构。黑质 - 纹状

体系统、脑桥蓝斑、脑干中缝核、延髓迷走神经背核、外周交感神经节，以及心脏和胃肠自主神经丛也存在不同程度的神经元缺失和路易小体、路易轴索变性。帕金森病的确切病因至今未明。遗传因素、环境因素、年龄老化、氧化应激等均可能参与PD多巴胺能神经元的变性死亡过程。

（三）淀粉样脑血管病

脑血管老化是脑老化的重要组成部分，而淀粉样脑血管病（cerebral amyloid angiopathy，CAA）是脑血管病的特殊类型之一。它是一种以大脑皮质、皮质下及软脑膜中、小血管壁内Aβ沉积为特征的脑血管病变。此外，它也可以影响小脑血管，但很少影响脑干或基底神经节的血管。CAA在老年人较为常见，是认知衰退和脑出血的重要诱因。亚洲的一项老龄尸检研究结果表明，43%的痴呆和24%的非痴呆老年人均发现了严重的CAA。

CAA的主要病理学改变是血管内Aβ的沉积。生化分析显示，CAA的Aβ以Aβ1～40为主。发生血管内Aβ沉积的假说主要被认为是蛋白清除机制紊乱。生理状态下，脑组织内产生的Aβ会在细胞外酶的作用下被降解或在细胞的转运清除机制下被清除，从而有效阻止其在血管内的沉积；而在病理状态下，这种机制的紊乱导致蛋白的清除发生障碍，联合脑组织源源不断产生的Aβ，最终共同造成脑血管内Aβ的沉积。在神经病理学上，早期Aβ沉积仅局限于外膜，导致血管增厚，当外膜逐渐饱和后，Aβ开始在中膜平滑肌中沉积，血管壁进一步增厚，最终导致正常血管反应性丧失。与此同时，具有细胞毒性的Aβ会使平滑肌细胞发生变性坏死，血管壁开始变薄、变脆。晚期阶段，Aβ削弱细胞外基质，导致内膜与中膜分离。CAA现在被认为是老年人自发性脑出血和认知障碍的重要原因。尽管在CAA对机体认知影响的分析过程中存在AD或其他年龄相关的疾病的混淆，但现在仍有越来越多的证据表明CAA是影响认知障碍的重要因素。

（四）血管性认知障碍

血管性认知障碍（vascular cognitive impairment，VCI）是所有与脑血管相关认知障碍的总称，是指脑血管病变及其危险因素导致的临床卒中或亚临床血管性脑损伤，并且至少有一个认知域受到损害的临床综合征，包括从轻度认知障碍到痴呆。根据《2019年中国血管性认知障碍诊治指南》，按照病因和血管性脑损伤病理机制将VCI分为危险因素相关性VCI、缺血性VCI、出血性VCI、其他脑血管病性VCI和脑血管病合并AD等。

VCI的病理机制复杂，至今还无法确定它的病理学基础。根据现有的研究发现，其可能与颅内的大血管及小血管病变有关。脑血管病变使大脑微循环受损，皮质血流量减少，损伤脑灰质和白质结构。灰质结构损伤，其内神经元发生凋亡或坏死，使认知能力下降。白质结构损伤会使皮质血流量减少，加重脑组织缺血，破坏神经纤维结构完整性的同时造成髓鞘损伤或脱失，使神经元功能受损，最终导致认知障碍的发生。

第二节 老年人认知功能的影响因素

认知功能障碍患者早期知晓率低、就诊率低、预防率更低，晚期就诊对医疗、社会、家庭造成的负担沉重。目前该病病因还不能确定，而且药物治疗仅是对症治疗，不能治愈。因此，认知功能障碍的预防尤为重要。

一、不可干预的危险因素

1. 年龄 老年人的认知功能随着年龄的增长而下降。正常衰老会引起认知功能下降，一些慢病如糖尿病、高血压等随着年龄增长发病率也明显提高，间接影响老年人的认知功能。

2. 性别 MCI和痴呆在女性中比在男性中更常见。女性的认知障碍多发生在绝经后，随绝经时间的增加，认知功能下降也越明显。

3. 遗传因素 很多研究发现，在已知的AD遗传风险因子中，载脂蛋白E（apolipoprotein E，ApoE）ε4等位基因是最强的，而且ApoE ε4等位基因在AD三种亚型中有不同的风险效应，根据ApoE ε4状态可以预测老年人MCI或AD的进展风

16

险。除 ApoE ε4 等位基因，现有研究还发现葡糖脑苷脂酶、微管相关蛋白 Tau 和儿茶酚 -O- 甲基转移酶与痴呆的进展也有关联。

二、可干预的危险因素

1. 营养因素　许多微量元素在神经细胞的代谢中担任着重要角色。例如在中枢神经系统的髓鞘形成和脑功能的成熟过程中，锌参与合成的碱性磷酸酶都起着重要作用。低水平的叶酸和 B 族维生素引发的高同型半胱氨酸血症最终会导致 MCI 的发生。

2. 吸烟　吸烟可以增加 MCI 的风险，这可能与吸烟使大脑灰质密度降低、引起氧化应激反应和损害心血管系统有关。

3. 精神状态　现有研究发现，抑郁和 MCI 的病理生理机制有部分重叠，包括伴有异常 TNF-α 信号传导的神经炎症，以及脑源性神经营养因子（brain-derived neurotrophic factor，BDNF）和转化生长因子 -β（transforming growth factor-β，TGF-β）的损伤等。改善抑郁状态对于改善认知是有积极意义的。

4. 肠道微生物　肠道微生物组被称为"第二大脑"，其通过肠 - 脑轴参与肠道和大脑之间的双向通讯。研究表明，肠道菌群紊乱引发的炎症因子 IL-6 的释放可激活下丘脑 - 垂体 - 肾上腺轴，通过降低星形胶质细胞中谷氨酸转运蛋白的表达，导致谷氨酸能系统失调。细胞外谷氨酸增加，Ca^{2+} 大量流入神经元，超载的 Ca^{2+} 可与活性氧反应，激活半胱氨酸蛋白酶引发细胞凋亡级联反应，导致神经元的大量丢失。

5. 其他慢病　缺血性脑卒中和出血性脑卒中，发病后都会使神经元凋亡或坏死，以及发病后病灶周围血流异常均会影响认知功能。此外，代谢综合征会增加认知功能障碍的发生风险，并且与认知功能障碍的严重程度密切相关。

6. 文化程度　研究发现，文化程度较高者，患 MCI 的风险较小。这可能是因为文化程度高者经常进行思维活动，激发了神经元间建立了复杂而丰富的突触，这对脑结构和功能缺陷有一定的缓冲作用。另外，也是因为文化程度高的人疾病预防意识强，可以更好地预防认知功能障碍的发生发展。积极提升文化水平，对于老年认知功能障碍的预防有重要意义。

第三节　营养治疗的循证医学证据

认知功能障碍患者在机体各种不利因素影响下极易出现营养缺乏，导致生活质量降低、病死率升高，尤其是在高龄老年人群中。有研究指出，及时给予患者营养治疗后营养状况会明显好转，能够有效防止病情恶化。目前越来越多的流行病学证据表明膳食因素与认知功能密切相关，无论是立足于整体膳食模式还是单一营养素，健康膳食的干预都会在一定程度上改善患者的认知功能、降低营养不良的风险。

一、膳食模式与认知功能障碍

目前常用的膳食模式统计方法主要是先验法、后验法以及二者的综合运用。先验法是指在已有的膳食指南或经验证过的科学膳食模式基础上，将个体膳食与之对比进行评分；后验法是运用统计方法对已获得的膳食数据进行处理来确定膳食模式的种类。目前用于研究与认知功能障碍、痴呆或 AD 有关的膳食模式主要有以下三种。

（一）地中海饮食

近年来，地中海饮食受到了广泛的关注，该膳食模式建议多摄入蔬菜、水果、海鲜、坚果、豆类、全谷类和橄榄油，适量的葡萄酒，红肉 / 加工肉类、饱和脂肪，控制含糖饮料和甜点的摄入。多项 Meta 分析表明，坚持地中海饮食可以提升认知和情景记忆，降低认知功能障碍以及神经退行性疾病发生的风险，但具体生物学机制目前尚不明确。一项为期 3 年的青年至中老年多模式脑成像研究显示，地中海膳食高依从性的成年人脑葡萄糖代谢率较高，Aβ 沉积较少。随年龄增加，地中海饮食可使脑葡萄糖代谢率下降速度和 Aβ 沉积减缓。此外，还有研究提出富含精制碳水化合物和饱和脂的饮食会增加心血管疾病、胰岛素抵抗和炎症的风险，可能会加速大脑衰老和神经元损失，而地中海饮食提倡降低这类食物的摄入，在一定程度上可能会降低中年心血管疾病及糖尿病患者的炎症因子水平，从而降低炎症反应高水平患者发生认知功能障碍的风险。

（二）DASH 饮食

DASH（dietary approaches to stop hypertension）饮食是针对高血压提出来的一种饮食模式，可以有效预防老年人心血管疾病的发生。该饮食强调在地中海膳食的基础上增加水果、蔬菜、低脂乳制品、鱼、坚果、全谷物和家禽的摄入，减少红肉、甜食和含糖饮料的摄入。高血压作为认知功能障碍的重要危险因素，据此推测，DASH 饮食模式干预可能也会对认知功能有一定的影响作用。目前一项包含 16 144 名女性 6 年长期坚持 DASH 饮食与认知功能以及认知能力下降关联的大规模纵向研究结果显示，长期坚持 DASH 饮食与更好的整体认知功能和语言记忆相关，而这些都是老年痴呆症的重要预测因子。

（三）MIND 饮食

MIND（mediterranean-DASH intervention for neurodegenerative delay）饮食结合了上述两种饮食模式，强调了推荐每天食用的 10 种食物（绿叶蔬菜、其他蔬菜、坚果、浆果、豆类、全谷类、鱼、家禽、橄榄油和葡萄酒）和禁止食用的 5 种食物（红肉、黄油和人造黄油、奶酪、糕点和甜食、油炸食品或快餐），这些膳食都是基于对神经有保护作用的饮食成分。MIND 饮食强调浆果和绿叶蔬菜的摄入。一些前瞻性研究观察到，大量食用蔬菜会减缓认知能力的下降，其中最大的保护来自绿叶蔬菜。这可能是因为绿叶蔬菜是叶酸、维生素 E、类胡萝卜素和类黄酮的来源，这些营养物质可以降低痴呆和认知能力下降。尽管有一些研究并没有观察到食用水果对认知的保护作用，但动物模型和一项大型前瞻性队列研究表明，浆果可以保护大脑免受认知损失。此外，富含饱和脂肪和反式脂肪而不饱和脂肪相对缺乏的脂肪成分可能会影响机体血脑屏障，从而加重 Aβ 沉积，增加 AD 的患病风险。当比较不同饮食对认知能力下降和 AD 的潜在影响时，有数据显示，与地中海饮食和 DASH 饮食相

比，MIND 饮食具有更强的反向关联。由于 MIND 饮食更易遵循，因此研究其延缓认知功能下降的效果可能更显著。

全球各国的膳食宏量营养素（特别是脂肪和碳水化合物）和膳食指南（如多吃水果和蔬菜和少吃盐）在很大程度上是基于对心脏代谢风险（肥胖、心血管疾病和型糖尿病）的管理。考虑到心脏代谢健康对认知功能的重要性（尤其是对中老年人），更严格地遵守现有的饮食建议可能会降低痴呆的发病率。应进一步研究，制定专门针对预防痴呆或改善轻度认知功能障碍的膳食指南，以指导哪种饮食策略能更有效地改善神经功能和减少神经病变。

二、宏量营养素与认知功能障碍

（一）蛋白质/氨基酸与认知功能障碍

氨基酸是机体不可或缺的营养成分，尤其是色氨酸、酪氨酸、某些支链氨基酸及一些氨基酸类神经递质，在调节脑功能方面起着十分重要的作用。5-羟色胺（5-hydroxytryptamine，5-HT）作为色氨酸代谢的一种产物，是机体重要的抑制性神经递质，参与突触的形成和功能的维持，可防止认知功能障碍。此外，γ-氨基丁酸也可通过与其受体相互作用，增强 5-HT 系统的功能。有研究表明，5-HT 相关受体可影响大脑多个认知域，因此其受体拮抗剂可治疗脑部病变引起的认知功能障碍。近年来，酪氨酸因其酚羟基极易氧化生成双酪氨酸和 3-硝基酪氨酸（3-nitrotyrosine，3-NT），影响脑内 Aβ 的形成。有研究表明，双酪氨酸在 Cu^{2+} 的作用下可以促进 Aβ 的形成，而 3-NT 可以通过氧化作用和硝化作用影响糖代谢及细胞内线粒体生物功能，导致神经元的变性和坏死，诱导 AD 的发生。除上述提及的氨基酸外，还有一些氨基酸可通过调节机体氧化应激、炎症反应等间接影响大脑认知，如谷氨酰胺在多种酶的作用下可形成具有良好抗氧化活性的谷胱甘肽（glutathione，GSH），降低 DNA 和蛋白酶的氧化损伤；一些支链氨基酸可通过调节促炎因子与抗炎因子之间的平衡，改变小胶质细胞的免疫特性，影响 Aβ 的清除。

（二）脂类与认知功能障碍

作为人体的重要组成成分，脂类在体内分布广

泛，功能重要。中枢神经系统中，脂类的含量十分丰富，多不饱和脂肪酸、胆固醇、磷脂、鞘脂等含量都比较高，在神经系统的发育及功能的维持方面具有重要作用。

1. 多不饱和脂肪酸与认知功能障碍 多不饱和脂肪酸（polyunsaturated fatty acid，PUFA）占脑中脂肪酸总量的 30% 以上，主要包括了两种形式，一种是非酯化的自由形式，另一种以酯化形式储存在磷脂中。前者可以调节基因表达及离子通道活性，作为神经保护剂；后者主要参与细胞膜信号传导、神经传递等。对人体最重要的不饱和脂肪酸主要包括：α- 亚麻酸（alpha-linolenic acid，ALA）、二十碳五烯酸（eicosaDentaenoicacid，EPA）、二十二碳六烯酸（docosahexaenoic acid，DHA）和花生四烯酸（arachidonic acid，AA）。PUFA 多分布在大脑海马以及前额叶这两个与认知功能紧密相关的区域。在哺乳动物大脑膜的磷脂层（尤其是突触部分）也发现了大量 n-3 PUFA。n-3 PUFA 和 n-6 PUFA 作为哺乳动物大脑和神经组织中主要的长链多不饱和脂肪酸，对维持老年人正常的脑功能发挥重要作用。研究显示，n-3 PUFA 可使神经细胞膜流动性增强，并帮助调节神经递质，这两者对脑功能都至关重要。饮食摄取足够多的 n-3 长链多不饱和脂肪酸（long-chain polyunsaturated fatty acid，LCPUFA）可以降低痴呆发生的风险。EPA 和 DHA 是哺乳动物脑和神经组织中膜磷脂的 n-3 LCPUFA，在维持老年人最佳脑功能中起关键作用。EPA 通过激活神经递质，促进大脑信息处理和传递，同时可以提高红细胞携氧能力，起到降血脂、保护心脑血管的作用，间接改善大脑微环境。DHA 是构成脑神经细胞膜的结构性脂质，对过氧化氢酶等抗氧化酶的表达有促进作用，利于血清中过氧化脂质的清除。

2. 磷脂与认知功能障碍 与认知功能相关的磷脂主要包括磷脂酰丝氨酸（phosphatidylserine，PS）、磷脂酰胆碱（phosphatidylcholine，PC）、含唾液酸的神经节苷脂（gangliosides，GA）和相关物质鞘磷脂（sphingomyelin，SM）等。

PS 在脑组织中含量很高，占磷脂总量的 10% ~ 20%，在线粒体膜完整性、突触前神经递质释放、突触后受体活性和记忆形成等方面发挥着重要作用。PC 是合成神经递质乙酰胆碱所必需的重要营养素，对大脑功能很重要，如记忆和情绪。胆碱及其代谢物也是细胞膜结构完整和信号功能所必需的，也是饮食过程中甲基的重要来源。GA 可以促进神经发生，对某些神经疾病和衰老过程中的特定认知功能下降至关重要。SM 是一种由神经酰胺的 C-1 羟基上连接了磷酸胆碱（或磷酸乙醇胺）构成的鞘脂。

在人类痴呆和认知功能障碍的临床试验中，PS 是研究最多的磷脂。Villardita 等的多中心试验中，170 名老年认知功能障碍患者服用 300 mg/d 的 PS 90 天后发现，同服用安慰剂组相比，这些患者的注意力、集中力和短时记忆均有显著改善。作为胆碱的代谢物之一，甜菜碱参与同型半胱氨酸（homocysteine，Hcy）的甲基化后形成蛋氨酸，影响胆碱能神经传递，跨膜信号和脂质转运 / 代谢。Nagata 等最近的研究表明，含磷酸化合物的膳食补充剂可提高老年人在简易精神状态评价量表（mini mental state examination，MMSE）筛查研究中的记忆和学习能力。GA 可改善老年大鼠大脑胆碱乙酰转移酶的活性和胆碱摄取的年龄相关性降低，并改善老年大鼠的空间学习和记忆任务。饮食中的 GA 增加了大鼠脑中 GA 的总含量。Lu 等对 152 名健康老年人进行研究后发现，大脑中髓鞘的含量随着年龄的增长而减少，而认知处理速度的年龄相关性减慢与髓鞘的完整性有关。

3. 胆固醇与认知功能障碍 脑内含有丰富的胆固醇，中枢神经系统有其独立的脂蛋白供应和循环系统。胆固醇完全从头合成，极少从外周转移，且由于血脑屏障（blood-brain barrier，BBB）的存在，胆固醇在神经组织与外周组织的代谢路径并不相同。神经系统胆固醇先是在大胶质细胞（包括少突胶质细胞和星形胶质细胞）中生成的，然后传递给高密度脂蛋白（high density lipoprotein，HDL）被神经细胞利用。其在脑内的代谢先在胆固醇 24- 羟化酶的作用下变为 24- 羟基胆固醇，穿过 BBB 被低密度脂蛋白（low density lipoprotein，LDL）转运至肝，接着在肝细胞中被降解为胆汁酸，最后排出体外。

胆固醇参与脑内突触发生，促进认知障碍中受损神经元通路的代偿性修复。但高胆固醇水平参与 Aβ 的积累，加速认知功能障碍的发展。高胆固醇血症参与动脉粥样硬化的发生，可导致大血管和微血管病变，进一步引发认知功能障碍的发生。一项包括 1159 名 60 岁以上中国老年人的纵向研究发现，血液中总胆固醇（total cholesterol，TC）和 LDL 胆固醇（low density lipoprotein-cholesterol，LDL-C）浓度的升高与中国老年农村人口的总体认知能力下降速度加快有关。对非高密度脂蛋白胆固醇（non-high-density lipoprotein cholesterol，non-HDL-C）的既往研究发现，中年时高 non-HDL-C 浓度是后期发生认知障碍的潜在危险因素。然而，对于老年人，文献并没有给出一致的结果。

4. 血浆脂蛋白与认知功能障碍　ApoE 的基因具有多态性，有 *ApoE ε2*、*ApoE ε3*、*ApoE ε4* 3 种等位基因，分别编码 ApoE2、ApoE3、ApoE4 三种 ApoE 分子。其中带有 2 个 *ApoE ε4* 等位基因者患 AD 的危险性大大增高，Aβ 沉积也相应增多。多项研究证实 ε4 基因是影响认知功能的重要因素，尤其是 ε4 纯合子。同 ε4 非携带者相比，ε4 携带者发生认知障碍的危险性会增加一倍左右。

脂蛋白（a）[lipoprotein（a），Lp（a）] 是结构与 LDL 相似的一种血浆脂蛋白，其结构中仅多了一个与纤溶酶同源的 Apo（A）。一项研究检测了 30 名 MCI 患者和 30 名认知功能正常老年人的血脂 7 项指标，发现在控制了性别、年龄及受教育程度的影响后，老年人认知功能与 TC、LDL 呈负相关，与呈 HDL 正相关，与 Lp（a）改变无相关性；但 MCI 组 Lp（a）明显高于对照组，原因可能是由于 Lp（a）与血小板 PLT 结合，促进 PLT 活化聚集，导致血黏度增加、血流量降低。

三、维生素与认知功能障碍

（一）维生素 A

老年人由于新陈代谢变慢，机体的消化吸收功能减退，容易出现维生素 A（vitamin A，VA）缺乏，人体血清维生素 A 含量被 WHO 推荐作为评价人群 VA 营养状况的生物指标，判定老年人 VA 营养状况标准为：VA 缺乏（0.35 μmol/L ≤ 血清维生素 A < 0.70 μmol/L）、VA 边缘性缺乏（0.70 μmol/L ≤ 血清维生素 A < 1.05 μmol/L）、VA 充足（血清

维生素 A 浓度 ≥ 1.05 μmol/L）。通过调查 2010—2012 年中国内地 31 个省（直辖市、自治区）的 34 个大城市和 41 个中小城市及 45 个普通农村和 30 个贫困农村中 60 岁以上老年人的血清维生素 A 水平，发现中国城市及农村老年人存在不同程度的 VA 缺乏，其中边缘性缺乏更为普遍，且高龄段老年人的 VA 缺乏尤为突出。

视黄酸（retinoic acid，RA）是 VA 进入机体内的主要活性代谢产物，是发育和代谢过程中的关键信号分子。在机体内 RA 及其代谢产物作为核受体超家族重要成员 - 视黄酸受体 / 类维生素 AX 受体（retinoic acid receptor/retinoid X receptor，RAR/RXR）的配体，与 RAR/RXR 特异性结合，后者再与 DNA 特异反应元件结合，激活靶基因的转录和特异性蛋白的合成，影响蛋白的表达，调节机体多种组织细胞的生长和分化等多种功能。中枢神经系统合成的 RA 比其他任何器官所合成的都要多，长期以来一直被认为是控制某些细胞分化程序的关键因素，在中枢神经系统中起关键作用，包括脑结构和功能的早期发育，神经元增殖和分化，神经突向外生长和突触形成。大脑中 RA 与记忆有关，但其参与记忆的复杂性在于过多或过少都会导致出现一定的学习行为缺陷，因此必须通过复杂的反馈调节将 RA 水平维持在中等水平，以进行适当的学习。RA 信号通路障碍被认为与年龄相关的记忆力下降有关，补充 VA 或 RA 治疗能纠正老年啮齿动物的记忆力减退；VA 缺乏动物模型被证明破坏了海马的长时程增强效应，导致海马的空间和记忆受损，并且导致 Aβ 沉积，但最新研究证明，RA 治疗可以纠正 VA 缺乏诱导的海马神经发生改变和空间记忆障碍。

观察性研究已发现老年人的血清 VA 水平与其认知功能呈正相关，AD 患者血浆中 VA 或 β- 胡萝卜素水平明显低于相似年龄的健康老年人群，饮食中较低水平的 VA 或 β- 胡萝卜素含量同样与 AD 风险增加有关。但是，根据系统综述中总结的研究结果依旧提示了 VA 在改善认知方面的潜在治疗作用。总之，VA 已被发现可能对认知有积极作用，但关于人类的干预性实验数据十分缺乏，并无用于预防或延 AD 和 / 或其他痴呆症的 VA 饮食补充的建议。

（二）维生素 D

目前临床研究中推荐使用的血清维生素 D（vitamin D，VD）浓度参考标准是 25（OH）D ≤ 50 nmol/L 为缺乏，50 nmol/L < 25（OH）D < 75 nmol/L 为不足，25（OH）D ≥ 75 nmol/L 为充足。在 2023 版 DRIs 中制定 18 岁以上成年人维生素 D 的推荐摄入量（RNI）为 10 μg/d，65 岁以上人群钙的 RNI 为 15 μg/d，UL 为 50 μg/d。但仍发现，在不添加 VD 补充剂的情况下，几乎所有年龄组和地区的中国人群都普遍存在 VD 缺乏或不足的现象。老年人与成年人相比，由于身体功能的减退、户外活动时间减少导致日照时间不足，且皮肤 VD 合成的效率变低而更容易缺乏 VD，导致骨折或行动障碍。2017 年中国疾病预防控制中心的一项关于全国老年人群 VD 状况的调查发现，有超过 1/3 的老年人存在 VD 不足，与其他季节相比，春季男性和女性 VD 缺乏症的患病率最高，分别达到 40% 和 50%。

从生物学上，VD 和认知功能之间似乎存在联系，在大脑和中枢神经系统中发现了维生素 D 受体（vitamin D receptor，VDR）、VD 代谢产物和激活 VD 所需的酶。此外，实验性研究证明，VD 可能影响大脑和神经元的发育，具有神经保护潜能和抗氧化作用。对 VDR 基因敲除小鼠的研究中发现，VD 缺乏症可能在加速衰老、行为、社交、运动和感觉缺失等方面发挥作用，所有这些都可能导致认知能力下降。许多观察性研究已经发现 VD 缺乏症与认知功能障碍和（或）痴呆有关。与 VD 充足的人相比，低 VD 水平与认知功能障碍之间存在时间相关性，与血清 25（OH）D 水平为 75 nmol/L 或更高水平的人相比，血清 25（OH）D 水平低于 25 nmol/L 时老年人的整体认知表现较差，且随着时间推移，在所有被评估的认知领域中，都出现了较快的衰退。AD 作为痴呆最主要的类型，与 VD 缺乏密切相关，VD 缺乏是 AD 的危险因素之一，随着 25（OH）D 水平的降低而发病风险增加，且 AD 患者体内血清中 25（OH）D 水平明显低于健康人群水平。VD 可能通过其特异性受体发挥降低 Aβ 沉积、抗炎、抑制 Tau 蛋白过度磷酸化等作用来缓解 AD 的发生和发展，发挥其神经保护作用。对老年住院 AD 患者，在石杉碱甲联合美金刚治疗的基础上进行 0.25 μg/d 的骨化三醇（1,25（OH）$_2$D$_3$）口服补充治疗 6 个月后，发现其 MMSE 评分显著提高，ADL 评分显著下降，因此在常规治疗的基础上，补充 VD 可能会提升 AD 的治疗效果。

（三）维生素 E

维生素 E（vitamin E，VE）具有多种生物活性，包括作为一种抗氧化剂清除自由基。有证据表明，自由基可能参与了认知功能障碍的发生和发展。由于 VE 是亲脂性的，过氧化自由基优先与 VE 发生反应，从而保护细胞膜和血浆脂蛋白不受过氧化自由基的影响。此外，VE 被认为能抑制脂质过氧化过程，而脂质过氧化会破坏对细胞膜完整性至关重要的多不饱和脂肪酸。一项以 1033 例 65 岁及以上老年人为研究对象的队列研究显示，血液中低 VE 水平与认知功能受损之间存在关联。Meta 分析发现，通过检索截止到 2017 年 7 月发表的病例对照研究和横断面研究，系统评价 AD 患者血浆中 VE 的水平，结果显示，与对照组相比，AD 患者血浆中 VE 的水平显著降低。然而，AD 患者 VE 水平的降低可能是疾病的后果，也可能是因为随着疾病的进展，总体饮食摄入量的减少导致的。

但需要注意的是，VE 是脂溶性维生素，大量摄入可能存在潜在的健康风险，确定 VE 是否是 AD 和 MCI 的有效治疗是很重要的。高剂量的 VE（超过 3000 IU/d）被认为可能是对健康有害的，会引起疲劳、胃肠绞痛和腹泻等症状。但是，越来越多的证据表明，补充 VE 即使在较低剂量时也可能会造成不良影响。一项 Meta 分析发现，补充 VE 虽然降低了 10% 的缺血性卒中风险，但增加了 22% 的出血性卒中风险。并有证据表明 VE 补充增加了 55 岁以上的糖尿病和血管疾病患者心力衰竭和因心力衰竭住院的风险。Farina 等在综述中，特别关注了 VE 在治疗 AD 和 MCI 中的作用，纳入了截至 2016 年 4 月发表的随机双盲临床试验，在这些试验中，VE 与安慰剂相比较，用于治疗 MCI 和（或）AD 引起的痴呆。结果显示，VE 并没有减少 MCI 患者在 3 年内发展为痴呆的人数，也没有发现 VE 能改善 MCI 或 AD 引起的痴呆患者的认知能力。

（四）维生素 B

维生素 B（vitamin B，VB）是 B 族维生素的

总称，包括 VB$_1$（硫胺素）、VB$_2$（核黄素）、VB$_3$（烟酸）、VB$_5$（泛酸）、VB$_6$（吡哆醇）、VB$_7$（生物素）、VB$_9$（叶酸）和 VB$_{12}$（钴胺素）等，主要来自于谷类、动物肝、动物肾、豆类、肉类等，与体内糖、蛋白质和脂肪的代谢等密切相关，并且在神经系统中发挥着重要的神经保护作用。VB$_1$ 是细胞产生能量的辅助因子，可增强正常的神经元活动，VB$_1$ 缺乏症的大鼠会出现认知、学习和记忆障碍等症状。有研究报道提示，长期大量饮酒的一个常见后果是认知功能下降，甚至会发展成痴呆。大脑中由酒精引起的 VB$_1$ 缺乏引起的铁沉积被认为是认知能力下降的关键因素。VB$_2$ 缺乏症引起的神经退行性变和周围神经病变症状已在动物研究中得到证实，但在人类中尚未观察到，已证明 VB$_2$ 亚临床缺乏症可能导致血浆 Hcy 浓度升高。烟酸是形成数十种酶必不可少的水溶性辅助因子，烟酸缺乏会导致癞皮病的发作，其典型神经精神症状类似于阿尔茨海默病或血管性痴呆。VB$_6$ 以 5'-磷酸吡哆醛（pyridoxal-5'- phosphate，PLP）辅酶形式参与神经系统中多种酶促反应，使神经递质（γ-氨基丁酸、5-HT、DA、去甲肾上腺素、血清素等）的生物合成、受体结合、宏量营养素代谢和基因表达升高，参与一碳单位和 Hcy 代谢。此外，血浆 B$_6$ 水平低可能视为预测高危人群的认知功能障碍和抑郁的危险因素。叶酸进入机体的重要生理功能是作为一碳单位的载体参与代谢，叶酸缺乏及其导致的 Hcy 水平升高与多种神经退行性疾病有关，包括卒中、AD 和 PD 等。VB$_{12}$ 在体内以辅酶的形式参与生理反应，当 VB$_{12}$ 缺乏时，5-甲基四氢叶酸上的甲基不能转移，蛋氨酸生成受阻，造成 Hcy 堆积，低 VB$_{12}$ 状态与认知功能障碍和痴呆的发生率增加相关。

在多种 B 族维生素中，叶酸、VB$_2$、VB$_6$ 和 VB$_{12}$ 等均与 Hcy 的产生密切相关，当摄入的 VB 不足，造成体内 VB 特别是叶酸缺乏时，会导致 Hcy 在体内堆积，而 Hcy 被认为是认知功能障碍和 AD 的独立危险因素。一些横断面和队列研究表明，Hcy 水平升高可能是认知功能障碍或 AD 的独立危险因素，但仍有其他研究发现 Hcy 与认知功能障碍之间无显著关联。高 Hcy 血症是 VB（VB$_2$、VB$_6$、VB$_{12}$、叶酸及叶酸代谢关键酶、胆碱）、甜菜碱、

锌、硒、VD、蛋氨酸等多种营养素失衡的结果，研究显示，体内 Hcy 水平升高的同时常常伴随着这些 VB 的较低水平。不健康的生活方式（例如不良嗜好、缺乏锻炼等），β-胱硫醚合成酶、甲硫氨酸合成酶两种关键酶的基因多态性引起的酶缺陷或活性下降，以及 β-胱硫醚合成酶遗传严重缺陷均可导致 Hcy 升高。2020 年《阿尔茨海默病循证预防国际指南》中提到高同型半胱氨酸血症是阿尔茨海默病的危险因素 I 级推荐，A2 级证据，被认为是最有希望的 AD 预防措施。指南中推荐的其他因素包括：7 项 A4 级证据，包括抑郁、精神紧张、教育、认知活动、糖尿病、高血压、头外伤；8 项 B 级证据，包括过胖或过瘦、体育锻炼、吸烟、睡眠、脑血管病、体弱、房颤、维生素 C 缺乏。指南中 2 项不推荐的建议，包括雌激素替代疗法和乙酰胆碱酯酶抑制剂的使用。

但也有一些不同观点的研究，认为高 Hcy 水平和低 VB 浓度在认知疾病的发病机制中到底是起因果作用，还是疾病继发的饮食摄入不足的后果，这仍然是一个未解决的问题。在针对 VB 复合物或单独叶酸、VB$_{12}$ 等维生素制剂补充以改善认知功能障碍的多项实验干预研究中，一些结果认为相对短期的叶酸补充对认知功能可能有好的影响，且补充 VB 能有效降低血清 Hcy 水平，但这种高剂量 VB 补充方案并不能减缓轻至中度认知功能障碍患者的认知能力下降。

（五）维生素 C

维生素 C（vitamin C，VC）是机体内一种很强的抗氧化剂，可以清除血浆和包括中枢神经系统在内的不同组织中的自由基，在抗衰老过程中具有一定的生理学意义。神经元对 VC 缺乏特别敏感，大脑中缺乏 VC 可导致氧化应激和神经退行性变，这与大脑结构的高氧需求有关。动物研究表明，在 APPswe/PSEN1dE9 双转基因 AD 小鼠和正常衰老小鼠中，大脑 VC 缺乏会损害认知功能，增加 Aβ 的沉积以及氧化应激。即使是中度的细胞内 VC 缺乏，在加速 Aβ 沉积过程中也起着重要作用，特别是在疾病发展的早期阶段，并且这些作用可能受到氧化应激途径的调节。通过灌胃、腹腔注射和静脉注射 VC 的动物研究发现，在小鼠衰老模型和 AD 模型中，VC 补充剂对认知功能、氧化应激

和淀粉样蛋白相关病理有一定的有益作用。此外，VC 在神经元的分化、成熟、髓鞘的形成以及胆碱能、儿茶酚胺能、谷氨酰胺能系统的调节中发挥作用。VC 缺乏可出现在衰老的不同阶段，并可能参与不同年龄相关疾病的发展。如果不能增加 VC 的摄入，则大脑中会出现进行性的 VC 下降，这与神经退行性变有关。

Travica 等检索了 PUBMED、SCOPUS、SciSearch 和 Cochrane 图书馆从 1980 年到 2017 年 1 月的文献，研究维生素水平与认知间的相关关系，最后共有 50 项研究纳入了系统综述，其中 14 项研究涉及认知功能障碍的参与者，例如包括 AD 在内的痴呆症，36 项研究是在认知完好的参与者中进行的。结果表明，与认知障碍组相比，认知完好组的参与者具有更高的 VC 水平和 MMSE 评分。然而，在认知障碍组研究中，平均 VC 浓度和平均 MMSE 得分之间没有显著相关性。Basambombo 等采用了加拿大健康与老龄化的队列研究（1991—2002 年）数据，评估了 5269 例 65 岁及以上老年人 VC 与 VE 补充与认知障碍间的关系。结果显示，与未服用维生素补充剂的人群相比，服用 VE 和（或）VC 的人群经年龄、性别和教育调整后的非痴呆认知功能障碍、AD 和全因痴呆的危险比分别为 0.77（95% CI 0.60 ~ 0.98）、0.60（95% CI 0.42 ~ 0.86）和 0.62（95% CI 0.46 ~ 0.83），提示服用 VE 和 VC 补充剂与降低认知功能下降的风险有关。VC 在预防认知功能障碍的神经病理和正常衰老方面发挥着关键作用，但中年早期的营养摄入比晚年的生活干预更有意义。

四、矿物质与认知功能障碍

（一）铁

铁是人体重要的必需微量元素，体内铁的水平随年龄、性别、营养状况和健康状况的不同而异。铁参与体内氧的运送和组织呼吸过程，同时维持机体正常的造血功能。

铁在神经元分化和增殖过程中至关重要，在髓鞘形成、突触形成、行为和突触可塑性等神经元过程中发挥着重要的生理作用。大量临床研究表明，缺铁乏会导致神经回路和神经系统的电生理特性改变，对大脑学习和记忆等各项生理功能产生负面影响，严重程度取决于铁缺乏的程度和持续时间。Yavuz 等通过对 622 例 65 岁及以上老年人进行认知功能评估和实验室分析，探讨缺铁和缺铁性贫血对老年认知功能的影响。研究发现，与不缺铁的老年人相比，缺铁及缺铁性贫血老年人 MMSE 评分较低。在老年人中，贫血或血清血红蛋白浓度异常与较高 AD 发病率和死亡率有关，并增加了痴呆和认知功能障碍的风险。在一项以社区为基础的纵向研究中，对 1435 名年龄在 75 ~ 95 岁的非痴呆受试者进行了长达 3 年的追踪调查，发现贫血和低血清血红蛋白可使受试者 3 年内发生 AD 的风险增加 2 倍。

铁还可以催化活性氧生成，其诱导的氧化损伤与 AD 和 PD 等神经退行性疾病有关。年龄相关的细胞和分子铁代谢的改变也可导致铁代谢失衡和铁沉积，随着年龄增长，大脑区域普遍存在过量的铁沉积，在 AD 或 PD 的大脑中更是如此。铁沉积可导致中枢神经系统炎症、蛋白质异常聚集和变性，进而引起认知功能障碍。此外，大脑铁沉积与抗氧化防御和细胞内活性氧生成之间的渐进性失衡有关。当脑组织铁过量沉积时，铁与过氧化氢、超氧阴离子等活性氧中间物相互作用，产生羟自由基等高活性自由基反应（$Fe^{2+}+H_2O_2 \rightarrow Fe^{3+}+OH+OH^-$）。过量自由基通过侵袭脂类、DNA 和蛋白质，导致细胞发生严重的氧化应激，从而导致神经细胞凋亡，诱导脑组织损伤。

大脑中铁稳态的破坏，无论是铁缺乏还是超负荷，都会影响神经生理机制、认知和社会行为，最终导致一系列神经病理的发展。因此，对于饮食均衡的健康老年人来说，要预防过量的膳食外的铁剂补充；对于膳食中铁摄入不足的老年人，预防铁缺乏以及寻求有效的治疗干预，以减少或逆转铁缺乏对中枢神经系统的长期影响。

（二）锌

锌的缺乏与许多疾病有关。缺锌是发展中国家公认的公共卫生问题，也正成为发达国家老龄人口普遍关注的问题。锌在大脑中含量丰富，是中枢神经系统中重要的神经调节剂和信号分子，不仅可以作为神经递质释放，而且在神经元中作为第二信使，调节细胞内信号转导，有助于中枢神经系统中高效的突触传递。锌可以抑制核酸和蛋白质等大分子的氧化，通过诱导金属硫蛋白的表达和增加过氧化氢酶的活性在抗氧化防御系统中发挥作用。此外，锌是超氧化物歧化酶的辅助因子，通过中和超氧化物阴离子产生过氧化氢来减缓氧化损伤的发生。锌在细胞中的分布和局部组织浓度受到一系列蛋白质的严格调控。在中枢神经系统中，锌稳态的维持对大脑健康至关重要，特别是其与认知有关。

据报道，血液中锌的浓度随着年龄增长而降低，在涉及老年人群的纵向研究中，血清锌的年龄依赖性下降约为每年 0.4%。DanDan 等关于 AD 患者血清锌水平的病例对照研究荟萃分析结果显示，AD 患者血清锌水平显著低于健康对照组，表明血清锌水平与 AD 风险之间呈负相关。而 Wilde 等对 AD 患者脑脊液中锌水平的 16 项研究进行的 Meta 分析结果显示，与正常对照组相比，AD 患者脑脊液中锌水平未见统计学差异。

过量的锌也会由于其在人体许多生化反应中的作用而引起不良反应。神经元内锌含量的过度升高是引发细胞坏死、自噬和凋亡的关键因素。锌超载可能对脑功能产生有害影响，在 AD 患者中，锌在生理水平上通过选择性地沉淀聚集中间体抑制 $A\beta$ 诱导的神经毒性，异常升高的锌与 $A\beta$ 结合还会增强纤维性淀粉样蛋白的聚集，导致神经退行性变。

（三）硒

硒在人体内的多种复杂的生物学功能主要通过以硒半胱氨酸为活性中心的硒蛋白表现出来。硒是谷胱甘肽过氧化物酶的关键成分，已被证明可以保护中枢神经系统和免疫系统免受自由基的氧化损伤。一些学者将硒蛋白的神经保护特性与它们的金属结合能力联系起来，认为这可能介导了分子聚集和氧化还原平衡。硒和硒蛋白在神经传递中的作用不仅局限于它们的抗氧化特性，而且还可能影响炎症反应、蛋白磷酸化、离子通道、钙稳态和脑胆固醇代谢等。此外，硒蛋白 P 通过与突触后载脂蛋白 E（apolipoprotein E receptor 2，ApoER2）相互作用而具有直接的信号传导功能。Corcoran 等的研究表明，在 AD 小鼠模型中，硒酸钠（1.2 mg/ml 饮用水）可以选择性激活丝氨酸 / 苏氨酸磷酸酶 2A，进而导致 Tau 蛋白去磷酸化，改善小鼠空间记忆。

硒酸盐是 Tau 蛋白过度磷酸化的有效抑制剂，而 Tau 蛋白过度磷酸化是神经纤维缠结形成的关键步骤。此外，亚硒酸盐（0.1 mg/kg 体重，腹腔注射）也能改善 AD 模型大鼠的认知损害，并改善其海马和皮层的氧化损伤。

在对 2000 名 65 岁及以上中国农村老年人的横断面调查中，发现指甲中硒的浓度较低与低认知分数显著相关。并且，González-Domínguez 等研究发现，AD 患者血清硒水平（121 μg/L）与 MCI 老年人血清硒水平（127 μg/L）相比更低。Wilde 等对 AD 患者血液（17 项研究）及脑脊液（13 项研究）中的营养素水平进行了 Meta 分析，结果显示，与正常对照组相比，AD 患者血液中硒的水平显著降低，但脑脊液中硒水平未见统计学差异。

（四）铜

铜是一种非常有效的催化剂，可作为 30 多种酶的活性成分。铜是铜 / 锌超氧化物歧化酶的辅助因子，在清除活性氧自由基中起关键作用。然而，铜在体内的不平衡可诱导氧化应激的发生，并通过 Fenton 和 Haber-Weiss 反应导致活性氧自由基的过量产生。在大脑 APP 及 $A\beta$ 中具有铜结合位点，它们与铜相互作用可以产生活性氧自由基，包括·OH 的产生，它可以导致 $A\beta$ 本身及其周围蛋白质、脂质的氧化损伤。铜还是神经传递的重要组成部分，在突触去极化时，铜以微摩尔浓度从含铜小泡释放到突触间隙，调节突触功能，其失调可导致记忆和学习功能障碍。铜还可以直接或间接控制 γ- 氨基丁酸和 P2X 受体的活性，从而影响神经传递和神经元兴奋性。但铜超载可导致其在细胞的线粒体内沉积，线粒体铜的改变影响神经退行性过程和凋亡信号的传导。

尽管已经观察到铜可以在 AD 大脑的淀粉样斑块和 NFTs 中富集，但 Xu 等的研究也发现，与正常对照组相比，AD 患者大脑皮质、额叶皮质、杏仁核和海马体中铜含量下降了 50% 左右。大量证据表明，AD 患者血清、血浆、脑脊液、大脑中铜水平的变化与认知缺陷及 AD 的发生相关。AD 患者不能维持体内金属的生理平衡和分布，并表现出血清中铜水平的升高，同时大脑中铜的整体消耗增加。

16

五、植物化学物与认知功能障碍

来自于植物性食物的生物活性成分，被称为植物化学物，是植物能量代谢过程中产生的多种中间或末端低分子量次级代谢产物，除个别是维生素的前体物（如 β- 胡萝卜素）外，其余均为非传统营养素成分。植物化学物可按照其化学结构或者功能特点进行分类。其中摄入量较高且功能相对比较明确的植物化学物包括多酚、类胡萝卜素、萜类化合物、有机硫化物、皂苷、植酸及植物固醇等。

随着衰老的发展进程，机体对自由基的清除能力下降，细胞中活性氧的积累会直接损害细胞中的线粒体 DNA、蛋白质和脂质等生物大分子的功能，诱导淋巴细胞凋亡，导致免疫功能下降，进一步加速衰老进程。同时，长期自由基的积累会促使机体处于慢性炎症状态，进而导致认知功能降低。因此，某些植物化学物的抗氧化和抗炎机制支持了其与减轻认知能力下降的相关性。

（一）抗氧化作用

年龄相关认知功能下降与过量反应性氧分子及自由基的存在有关。现已发现多种植物化学物，如多酚、植物雌激素、类胡萝卜素、大豆皂苷和有机硫化物具有显著的抗氧化能力。在所有具有抗氧化活性的植物化学物中，多酚清除自由基的能力是最高的。黄酮类化合物结构中含有酚羟基，可与自由基反应生成较稳定的半醌式自由基，从而对其进行有效的清除。黄酮类化合物不仅可以直接清除自由基链引发阶段以及反应链中的自由基，还可以通过抑制与自由基产生有关的氧化酶，如黄嘌呤氧化酶、细胞色素 P450 等，间接清除体内的自由基。多酚类化合物，如姜黄素、表没食子儿茶素没食子酸酯 [（-）epigallocatechin-3-gallate，EGCG]、杨梅素可以与 Fe^{2+}、Cu^{2+} 等具有诱导氧化作用的过渡态金属离子生成螯合物，降低 Fenton 反应的速率，抑制 Fe^{2+}、Cu^{2+} 催化生成的自由基，并能够抑制 90% 以上 Fe^{2+} 介导的 DNA 损伤。植物雌激素，如异黄酮类、木酚素类、香豆素类和芪类具有多个酚羟基，通过清除体内自由基，防止其对细胞的氧化损伤作用。类胡萝卜素化学结构中含有许多双键，具有良好的抗氧化活性，通过淬灭单线态氧，清除自由基和氧化物，改善细胞 DNA、蛋白质和细胞

膜损伤，进一步预防与氧化损伤相关的认知功能下降。大豆皂苷除了可以清除体内自由基，还可以通过减少脂质过氧化，增加超氧化物歧化酶和过氧化氢酶的含量来减轻机体的氧化损伤。有机硫化物，如大蒜提取液的抗氧化作用主要通过清除羟自由基、超氧阴离子自由基等活性氧，抑制脂质过氧化物的形成，增强超氧化物歧化酶、谷胱甘肽过氧化物酶及过氧化氢酶的活性，升高谷胱甘肽水平。

（二）抗炎作用

流行病学研究表明，轻度全身炎症反应可提高患认知功能障碍相关神经退行性疾病的发病风险。黄酮类化合物在动物和人群研究中均显示出良好的抗炎作用，其抗炎机制主要包括：①通过抑制细菌内毒素引发的巨噬细胞活化和 TNF-α 释放，从而阻断应激活化蛋白激酶和细胞外信号调节激酶（extracellular signal-regulated kinase，ERK）及 p38 的磷酸化，抑制促分裂素原活化蛋白激酶（mitogen activated protein kinases，MAPK）炎症信号通路；②抑制核因子 κB（nuclear factor kappa-B，NF-κB）炎症信号通路关键蛋白人核因子抑制蛋白 α 的降解，阻断 NF-κB p50 和 p65 亚基的核易位，降低 IL-1β 和 TNF-α 等促炎因子的表达；③抑制花生四烯酸代谢酶的活性，减少前列腺素和白三烯等炎症因子的产生和释放；④抑制基质金属蛋白酶 2 和基质金属蛋白酶 9 的活性；⑤通过抑制自由基的产生，控制炎症反应。

（三）调节肠道菌群

除了作用于氧化应激和炎症反应，一些植物化学物还可以和肠道菌群相互作用，通过调节衰老状态下的肠 - 脑轴（gut-brain axis，GBA）功能影响认知水平。植物化学物的生物活性与其吸收率、代谢和生物利用度有关。总体来说，植物化学物的吸收率比较低，不同的植物化学物吸收率有差异。肠道菌群的分泌酶能将它们转化成有利于人体吸收的具有生物活性的小分子量代谢物。就黄酮类化合物而言，尿液中排出的槲皮素为其摄入量的 20% ～ 30%，花色苷的排出量少于其摄入量的 1%。但植物化学物在肠道的代谢产物，特别是被肠道细菌代谢的产物可大量被吸收，如大豆异黄酮的肠道细菌代谢产物雌马酚和花色苷的肠道细菌代谢产物原儿茶酸，它们在体内被吸收后表现出与原型化合物

相类似的生物活性。而某些植物化学物可以通过作用于肠道菌群的生长或代谢来改变它们的组成和功能，进而调节肠 - 脑轴的免疫途径、神经途径和内分泌途径，改善衰老相关认知功能的降低。例如，黄芩素能维持肠道菌群的动态平衡，增加乳酸杆菌和双歧杆菌等益生菌的数量，减少产气荚膜梭菌和溶组织梭状芽胞杆菌等致病菌的数量。EGCG 和白藜芦醇能通过抑制细菌内毒素引发的脑组织炎症级联反应，降低 Toll 样受体 4（toll-like receptors 4, TLR4）、TNF-α 和 IL-6 的表达。白藜芦醇和槲皮素也可以通过调节肠道菌群的组成，降低下丘脑 - 垂体 - 肾上腺轴的活性和血清皮质酮的水平，发挥神经保护作用。

第四节 营养管理及医学营养治疗

相对于认知正常的人，认知功能障碍患者更易出现营养风险和营养不良，营养不良的认知功能障碍患者死亡风险增高，改善痴呆患者营养状况，有利于其获得满意的疗效及结局。2015 年欧洲肠外肠内营养学会（ESPEN）提出了痴呆患者营养干预指南，而国内有关认知功能障碍患者的营养干预多集中在单一干预的有效性研究，有关营养筛查、营养评定、护理评估及系统护理干预方案的相关内容，国内尚属空白。应构建一套基于循证医学的认知功能障碍的营养管理实践方案，包括营养评估（nutrition assessment，A）、营养诊断（nutrition diagnose，D）、营养干预（nutrition intervention，I）、营养监测与评价 [nutrition monitoring（M）and evaluation（E）] 四个步骤。

一、营养评估

1. 对于认知功能障碍的患者，推荐进行营养风险筛查，以早期发现营养风险。

（1）营养风险筛查的时机。在任何医疗机构，诊断认知功能障碍时应进行营养风险的筛查，且应对认知功能障碍各个阶段的患者定期进行营养风险筛查。

（2）营养风险筛查的频率应随认知功能障碍患者的身体状况而改变。社区及长期照护机构至少应每个月进行 1 次；如果进食能力下降、出现异常进食行为或身体一般状况改变时，应随时评估；当发生急性健康问题时，缩短筛查间隔，密切关注患者的营养状况。

（3）营养风险筛查工具推荐。使用微型营养评定简表（MNA-SF）对患者进行营养筛查。在使用 MNA-SF 时，为获得更可靠的信息，应向患者家属或专业照顾者询问信息。

2. 对于营养风险筛查阳性的患者，应进行营养评估；对评估阳性的患者，应进行恰当的营养干预。

（1）评估患者的饮食摄入量。认知功能障碍患者的能量和膳食营养素需求与非认知功能障碍人群没有差异，应记录患者一日能量和膳食营养素摄入量，并根据《中国居民膳食营养素参考摄入量（2023 版）》修订版中能量需求量和膳食营养素参考摄入量来制定患者的摄入量标准。

（2）评估进食行为

1）评估进食困难程度。使用爱丁堡痴呆进食评估量表（the Edinburgh feeding evaluation in dementia scale，EdFED）评估。

2）评估进食需要哪些帮助。使用饮食行为量表（eating behavior scale，EBS）评估。

（3）评估潜在的营养不良因素

1）口腔评估。评估口腔黏膜情况（有无溃疡、破损、干燥等）、牙齿缺损情况、义齿佩戴是否合适、牙齿咬合情况等。

2）咀嚼功能评估。

3）吞咽功能评估。使用洼田饮水试验进行评估。

4）心理状况评估。评估有无抑郁、焦虑等心理问题。

5）倾听患者的不适主诉（如恶心、呕吐、疼痛等）；评估患者所用药物，有无可导致患者食欲不振、口腔干燥、情绪淡漠等副作用的药物。

3. 密切监测患者的体重变化，并做好记录

（1）体重监测频率。应根据患者的一般状况

和营养情况而定，对于有营养风险、体重下降问题的患者，至少每个月监测1次；对于不存在这些问题的患者至少每3个月监测1次；认知功能障碍患者因急性病在综合性医院住院时，缩短监测间隔，密切监测体重。

（2）体重监测的条件。应使用同一体重仪在相同条件下测量，固定时间和着装于排便排尿后进行，如在清晨起床排便排尿后，仅穿着内衣和病号服测量。除此之外，评估体重变化时应考虑出入量的干扰。尤其在综合性医院，患者因就诊的疾病常会发生脱水或水肿，密切监测体重并加以控制十分必要。

4. 对轻度、中度认知功能障碍患者应严格实施营养风险的筛查和评估；对于重度认知功能障碍甚至痴呆患者应以安宁疗护为基础，根据患者和家属需求进行营养筛查和评估及干预。

二、营养诊断

1. 是否存在营养不良（营养素摄入不足、饮食结构失衡）。

2. 饮食营养教育是否缺乏。

三、营养干预

（一）心理护理

1. 对轻、中度认知功能障碍患者，多与其沟通交流，采用开放式问题询问其感受，锻炼其语言能力和思维认知能力，并且鼓励患者与家属一起制订营养计划，树立战胜疾病的信心。

2. 对重度认知功能障碍患者，采用情感护理法，多观察患者的情绪变化，轻轻抚触患者双手，投以关切的眼神，给予其心理上的安慰，减少其焦虑、恐惧感。

（二）尽可能排除潜在的营养不良因素

1. 改善患者的口腔环境。加强口腔护理，餐后使用漱口水漱口；积极治疗口腔溃疡和黏膜损害；增加病房湿度，增加患者液体摄入量，使用润唇膏或润唇油，保持口腔黏膜湿润；佩戴义齿者，并定期检查义齿是否合适。

2. 提供流食、半流食或软食等易于咀嚼的食物，牙齿缺损严重者及时佩戴义齿，定期检查患者牙齿咬合情况。

3. 密切观察吞咽功能障碍患者的饮食安全，并实施相应措施。

（1）食物选择：选择密度均匀、黏稠性适当的食物材质，必要时在饮食中加入增稠剂。

（2）进食体位选择：尽量选择坐位，头稍向前倾。因长期卧床或无法坐直者，可采取仰卧位，抬高床头 ≥ 20°；伴一侧偏瘫者，枕头垫起偏瘫侧肩部或身体倾向健侧。

（3）康复治疗：进行吞咽功能训练和吞咽技巧训练。

4. 倾听患者的不适主诉，及时处理；对于药物副作用引起的相关症状，应酌情减少药物用量或更换药物。

（三）促进经口进食

1. 根据患者的个人喜好与需求来推荐适量的能量和膳食营养素摄入。

（1）每日摄入量目标设定：健康老年人的能量和膳食营养素的摄入量同样适用于认知障碍患者，应根据认知功能障碍患者的活动情况，在参考摄入量基础上加减。

（2）合理搭配膳食营养素

1）推荐"地中海式饮食"或"MIND饮食"，即多吃蔬菜、水果、鱼、海鲜、豆类、坚果类食物，其次才是谷类，使用植物油来代替动物油，提倡用橄榄油。

2）取消所有的特殊饮食限制（如糖尿病膳食、低盐膳食、低脂膳食等）。

（3）增加食物的吸引力和易取性。注重食物的色、香、味，提供多种类、丰富烹饪方式的食物；注重患者的个人喜好，提供其喜爱、熟悉的食物；准备易于取用、可手拿的食物，患者可以随取随吃。

（4）准备高能量加餐。推荐服用口服营养补充剂ONS。

2. 为认知功能障碍患者营造愉快的、家庭般的就餐氛围。

（1）改变进食环境，营造家的氛围。包括固定进餐地点和进餐时间、改变进餐时气味、调节合适的温度、加强照明、共同进餐、圆桌进餐等。

（2）进餐精细化管理。选用色彩鲜艳或患者常用的餐具盛放食品，增加与食物的差异度，使患者易于识别；提前拿出进餐用具，提高吞咽反射的敏感性；提供小块易食用食物，减少患者进食操作；选择容易使用的餐具，提供可手抓的食物；食物依次端上餐桌，减少注意力的分散。

3．鼓励患者进食足够的膳食营养，必要时提供相应帮助。

（1）摆好餐食及餐具，并安置患者在餐桌前就座。

（2）监督患者的进食摄入量，并根据 EdFED 和 EBS 量表评估结果，判断患者所需要的帮助程度和具体方面，并以此提供相应帮助（如言语鼓励、进食示范、情感支持、特殊行为交流策略、喂食、进食行为训练等）。

（四）辅助肠内肠外营养

1．对患者进行人工营养决策时，应考虑其个人状态、预后情况与患者的偏好。

2．对急性病程的轻中度认知功能障碍患者，为了克服口服摄入不足引起的潜在、可逆性营养不良，建议肠内喂养。如果管饲喂养不能耐受或者营养支持不能达到目标量时，建议肠外营养。

3．在特殊的临床阶段（如严重腹泻、高热等），推荐短期进行全肠外营养方案。

4．对重度痴呆患者不建议管饲喂。

5．疾病终末期治疗不建议任何形式的肠外营养。

（五）对照顾者进行教育

1．对照顾者进行系统培训，使其掌握营养相关知识，并训练其喂食能力、交流能力等。

2．对照顾者采用个体式和小组式相结合的健康教育方法。在患者进食前，由护理人员以"一对一"的方式向照顾者讲解喂食技巧及进食时体位、食物形态的选择并反复进行示范操作，护理人员"一对多"向家属集体讲授痴呆、进食障碍、吞咽障碍相关的基础知识，能够消除照顾者的恐惧心理，促进患者饮食。

四、营养监测与评价

营养监测的内容与前面的营养评估尽量对应，除监测营养参数、临床症状的体征、实验室检查指标等营养评估内容外，还包括营养治疗的耐受性和并发症，如地中海饮食的依从性、口服营养因食欲、消化不良等原因摄入不达标，或肠内营养出现腹泻而停止或减量。基于营养监测的结果，根据营养干预的适应证和禁忌证，需要及时调整营养干预方案。

要求定期随访，加强依从性。如建议每个月随访一次，如行动障碍可电话随访或家庭随访。根据营养摄入、体格检查和辅助检查结果，对营养干预的效果进行评价。

综上，老年人群认知功能障碍和痴呆的发生率逐年攀升，已成为影响老年人身体健康和生活质量的一个重要因素，且给家庭带来沉重负担，因此，深入研究营养因素与认知功能障碍和痴呆的关系，对延缓老年认知功能障碍和神经退行性疾病具有重要的社会意义。我们必须重视老年营养管理的重要性与必要性，深刻认识认知功能障碍与营养的关系，营养在神经变性疾病的防治中将会发挥越来越重要的作用。

参考文献

[1] Teissier T，Boulanger E，Deramecourt V．Normal ageing of the brain：Histological and biological aspects．Rev Neurol（Paris），2020，176（9）：649-660．

[2] Scholey AB，Camfield DA，Hughes ME，et al．A randomized controlled trial investigating the neurocognitive effects of Lacprodan PL-20，a phospholipid-rich milk protein concentrate，in elderly participants with age-associated memory impairment：the Phospholipid Intervention for Cognitive Ageing Reversal（PLICAR）：study protocol for a randomized controlled trial．Trials，2013，14：404．

[3] Cherubini A，Martin A，Andres-Lacueva C，et al．Vitamin E levels，cognitive impairment and dementia in older persons：the InCHIANTI study．Neurobiol Aging，2005，26（7）：987-994．

[4] Hawkes C A，Jayakody N，Johnston D A，et al．Failure of perivascular drainage of β-amyloid in cerebral amyloid

angiopathy. Brain Pathol, 2014, 24 (4)：396-403.

[5] 李锋，蔡明，娄淑杰. 血管性认知障碍发病机制的研究进展. 生理科学进展，2016，47 (5)：375-380.

[6] Li Feng, Cai Ming, Lou Shujie. Research progress on the pathogenesis of vascular cognitive impairment. Progress in Physiological Sciences, 2016, 47 (5)：375-380.

[7] 宋晓雯，麻微微. 膳食因素与老年人认知功能障碍相关性研究进展. 中国公共卫生，2017，33 (10)：1532-1535.

[8] Lopes da，Silva S，Vellas B，et al. Plasma nutrient status of patients with Alzheimer's disease：systematic review and meta-analysis. Alzheimers Dement，2014，10 (4)：485-502.

[9] Chen J，Yun C，He Y，et al. Vitamin D status among the elderly Chinese population：a cross-sectional analysis of the 2010-2013 China national nutrition and health survey (CNNHS). Nutr J，2017，16 (1)：3.

[10] Rutjes A W，Denton D A，Nisio M D，et al. Vitamin and mineral supplementation for maintaining cognitive function in cognitively healthy people in mid and late life. Cochrane Database Syst Rev，2018，12 (12)：CD011906.

第十七章　骨关节病的营养管理

人体运动系统功能在成年期后会随着年龄增长而出现退行性改变。由于骨组织更新速率降低、骨量减少、关节软骨老化或磨损等，老年人一般都患有不同程度的骨关节病，最常见的是骨质疏松症和退行性骨关节炎。骨关节病往往有疼痛、骨折、运动受限等症状，不仅给患者本人带来极大的痛苦或终生致残，也给社会经济造成沉重的负担。骨关节病已成为严重影响我国老年人健康和生活质量的重大公共卫生问题之一。

研究显示，膳食营养和生活方式对于骨形成、生长和重建以及关节功能的维持具有重要的作用。本章将对营养与常见老年性骨关节病之间的关系进行阐述。

第一节　营养与骨质疏松症

骨质疏松症（osteoporosis，OP）是中老年人，尤其是绝经后女性最为常见的一种退行性骨代谢疾病。骨质疏松症的严重后果在于其引起的病理性骨折，容易发生骨折的部位是脊柱、髋部和腕部，其中多数髋部骨折患者需要手术治疗和长期卧床，极易出现多种并发症，已成为重要的致死或致残原因。约50%的髋部骨折患者因并发症死亡，而50%以上的存活者遗留有残疾或躯体功能障碍，严重影响生活质量。骨折不仅给患者本人造成极大痛苦，也给家庭和社会带来沉重的经济负担。另外，由于骨质疏松症的发生毫无预警，极易被人们忽视，因此被称为人类健康的"隐形杀手"。世界卫生组织已将骨质疏松症列为21世纪危害人类健康的四大疾病之一。

一、骨质疏松症的定义、分类和分型

（一）定义

骨质疏松的概念最早是由欧洲病理学家Pommer在1885年提出来的，但人们对骨质疏松症的认识是随着历史发展和科学进步逐渐深化的一个过程。直到1990年在丹麦举行的第三届国际骨质疏松研讨会及1993年在中国香港举行的第四届国际骨质疏松研讨上，才明确了骨质疏松症的定义：原发性骨质疏松症是以骨量（bone mass）减少、骨的微观结构退化（图17-1）为特征的，致使骨的脆性增加以及易于发生骨折的一种全身性骨骼疾病。2001年，美国国立卫生研究院（NIH）将其定义为以骨强度下降和骨折风险增加为特征的骨骼疾病，更突出强调骨量降低是骨质疏松性骨折（osteoporotic fracture）或称脆性骨折（fragility fracture）的主要危险因素。对这一定义应该从以下几个方面加以理解和认识。

1. 骨量减少　应包括骨矿物质（bone mineral）和骨基质（bone matrix）含量等比例的减少，如果只有骨矿物质含量减少，而骨基质含量不减少，则是由于骨矿化障碍所致，这种情况对于儿童来说是佝偻病，对于成年人则为软骨病。

2. 骨的微观结构退化　表现为皮质骨变薄，骨小梁变细、变稀，乃至断裂，这实际上是一种微骨折，可导致全身骨骼疼痛。主要是由于骨吸收和骨形成失衡所导致的。

3. 骨强度下降、脆性增加，难以承担原有的载荷　可悄然发生腰椎压缩性骨折，或在很小外力

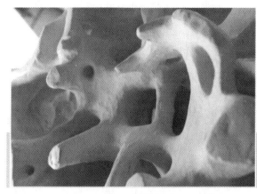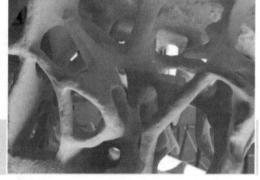

正常骨　　　　　　　　　　　　　　　　骨质疏松

图 17-1　正常骨与骨质疏松症骨的微观结构

下就可能发生腕部桡骨远端或股骨近端骨折。

4. 骨量减少、骨钙溶出、脊柱压缩性骨折可导致"驼背"出现，并伴发老年性呼吸困难、骨质增生、高血压、老年痴呆、糖尿病等一系列老年性疾病。

目前，这一定义已得到全世界的公认，但随着科学的发展，骨质疏松症的定义还会得到进一步的充实和完善。

（二）分类和分型

对骨质疏松症进行严格的定义、分类和分型，便于根据临床症状、病史、家族史调查及临床各项检测结果，作出确切的诊断，对于后续的防治具有重要的意义。骨质疏松症根据病因可分为原发性骨质疏松症（primary osteoporosis）和继发性骨质疏松症（secondary osteoporosis）两大类。

原发性骨质疏松症包括绝经后骨质疏松症（Ⅰ型）（postmenopausal osteoporosis，type Ⅰ）、老年骨质疏松症（Ⅱ型）（senile osteoporosis，type Ⅱ）和特发性骨质疏松症（idiopathic osteoporosis），主要是由于年龄增加、器官生理功能退行性改变和性激素分泌减少等引起的骨质疏松症，可发生于任何年龄，但多见于绝经后女性和老年男性。Ⅰ型骨质疏松症也称为高转换型骨质疏松症，一般发生在女性绝经后 5 ~ 10 年内，以骨吸收增加为主，小梁骨丢失大于皮质骨丢失，常见有椎骨和桡骨远端（Colles 骨折）；Ⅱ型为老年性骨质疏松症也称为低转换型骨质疏松症，一般指 70 岁以后发生的骨质疏松，以骨形成减少为主，小梁骨和皮质骨等比例减少，易发生骨折的部位为髋骨和椎骨（表 17-1）；特发性骨质疏松症主要发生在青少年、青壮年成年人、妊娠和哺乳期女性，病因尚未明确。

继发性骨质疏松症是由任何影响骨代谢的疾病

表 17-1　Ⅰ型和Ⅱ型原发性骨质疏松症的特征

	Ⅰ型	Ⅱ型
年龄（岁）	50 ~ 70	> 70
性别比（男∶女）	1∶6	1∶2
骨量丢失	主要为松质骨	松质骨、皮质骨
丢失速率	加速	不加速
骨折部位	椎体（粉碎性）、桡骨	椎体（楔状）、髋骨
甲状旁腺功能	降低	增强
钙吸收	降低	降低
25-$(OH)_2D_3$ 转变为 1,25-$(OH)_2D_3$	继发性减少	原发性减少
主要原因	雌激素缺乏	钙三醇合成减少

和/或药物及其他明确病因导致的骨质疏松症。引起继发性骨质疏松症的常见原因包括内分泌系统疾病、骨髓疾病、慢性肾脏疾病以及类固醇药物等。

（三）骨质疏松症的诊断

目前骨质疏松症的诊断主要通过全面病史采集、体格检查、骨密度（bone mineral density，BMD）测量、影像学检查以及相关的生化指标检测，其中骨密度测量和脆性骨折检查结果是主要的诊断依据。

1. 骨密度测量 骨密度指的是单位体积（体积密度）所含的骨量。骨密度的测量方法较多，不同方法在骨质疏松症的诊断、疗效监测及骨折风险评估中的作用有所不同。目前临床和科研常用的骨密度测量方法主要包括以下几种。

（1）X线成像法：利用X线影像观察不同部位骨骼的密度、形状，骨小梁的数量、形态及分布，但灵敏度较低，一般认为骨量丢失在30%以上，X线影像才能反映骨质疏松的程度。

（2）X线吸收法：X线穿透骨组织时，由于骨骼中的矿物质含量不同而产生不同的吸收，使其强度有不同程度下降，可通过检测穿透骨组织的X线强度来反映骨密度，常用的方法有双能X射线吸收法（dual energy X-ray absorptiometry，DXA）、定量计算机断层成像技术（quantitative computed tomography，QCT）、外周QCT（peripheral quantitative computed tomography，pQCT）等，其中DXA精确度高、重复性好，目前已被普遍应用于骨量测定。

（3）骨形态计量学方法：通过骨穿刺获取骨组织样本，进行病理切片分析，观察骨组织中骨小梁的数量、形态和分布。但此项分析技术属于创伤性检测，一般不提倡用于诊断。

（4）超声诊断法：定量超声（quantitative ultrasound，Qus）是一种新型无创骨质疏松症风险评估技术，通常测量部位为跟骨。Qus测量结果不仅与骨密度相关，还可提供有关骨应力、结构等方面的信息。但目前国内外尚缺乏统一的判定标准，因此Qus测量结果还不能用于骨质疏松症的诊断，只可以用于人群骨质疏松症和骨质疏松性骨折的风险评估。如果Qus测量怀疑骨质疏松症，需要进一步进行DXA测量。

DXA测量的骨密度是目前通用的骨质疏松症诊断指标。对于绝经后女性、50岁及以上男性，可参照WHO推荐的诊断标准（表17-2），骨密度通常用T-score表示，T-score =（骨密度实测值 - 同种族同性别正常青年人峰值骨密度）/ 同种族同性别正常青年人峰值骨密度的标准差。T-score ≥ -1.0属正常；T-score在 -1.0 ~ -2.5之间为骨量减少；T-score ≤ -2.5为骨质疏松症；T-score ≤ -2.5，且同时伴有一处或多处脆性骨折为严重骨质疏松症。

表 17-2 WHO 骨质疏松症诊断标准及分级（DXA 骨密度测量结果）

分级	诊断标准（T-score）
正常	> -1.0
骨量减少	-1.0 ~ -2.5
骨质疏松	≤ -2.5
严重骨质疏松	≤ -2.5，且同时伴有一处或多处脆性骨折

骨密度QCT测量结果为骨密度绝对值，也可作为骨质疏松症的诊断依据。QCT测量的是真正的体积骨密度，单位是 mg/cm^3，能更敏感地反映骨质疏松症的骨密度变化。与面积骨密度相比，QCT骨密度测量不受脊柱增生退变和血管钙化等因素的影响，可以避免平面投影骨密度测量技术造成的假阴性结果。QCT诊断骨质疏松症可根据临床需要选择做脊柱或髋部，只需做1个部位即可。腰椎QCT骨质疏松症诊断标准：取2个腰椎椎体松质骨骨密度平均值（常用L1和L2），骨密度绝对值 > 120 mg/cm^3 为正常，在 80 ~ 120 mg/cm^3 为骨量减少，< 80 mg/cm^3 为骨质疏松症。

2. 脆性骨折检查 脆性骨折是指受到轻微创伤或日常活动中即发生的骨折。骨质疏松症造成的椎体压缩性骨折往往由于缺乏明显的临床症状而容易被忽视，可通过胸腰椎X线侧位影像、DXA胸腰椎侧位椎体成像和脊椎CT侧位重建影像等技术进行检查。如果脆性骨折发生在髋部或椎体，无论骨密度测定结果高低，在临床上可诊断骨质疏松症；如果肱骨近端、骨盆或前臂远端发生脆性骨折，即使骨密度测定显示为骨量减少（-2.5 < T-score < -1.0），也可诊断骨质疏松症。

3. 生化指标检查 人体血、尿等体液中的一些骨代谢相关指标可以反映骨骼代谢的状况，称为骨转换标志物（bone turnlove markers，BTMs），可分为骨形成标志物和骨吸收标志物（表17-3），前者反映成骨细胞活性及骨形成状态，后者反映破骨细胞活性及骨吸收水平。测定 BTMs 可以辅助骨质疏松症的诊断和鉴别、判定骨转换类型、预测骨丢失速率、评估骨折风险及作为选择干预措施的依据。

表 17-3 骨代谢相关生化指标

骨形成标志物	骨吸收标志物	骨矿物质相关
血清碱性磷酸酶	空腹 2 h 尿钙 / 肌酐比值	血清 25-OH- 维生素 D_3
血清骨钙素	血清抗酒石酸酸性磷酸酶	血清 1,25- $(OH)_2$- 维生素 D_3
血清骨特异性碱性磷酸酶	血清 I 型胶原 C- 末端肽交联	血清 24,25- $(OH)_2$- 维生素 D_3
血清 I 型原胶原 C- 端前肽	尿吡啶啉	血清甲状旁腺激素
血清 I 型原胶原 N- 端前肽	尿脱氧吡啶啉	血清降钙素
血清骨结合素	尿 I 型胶原 C- 末端肽交联	血清离子钙
血清骨结合聚糖	尿 I 型胶原 N- 末端肽交联	血清总钙、总磷

除上述测量和检查以外，还需要全面收集病史，结合骨质疏松症相关危险因素的情况进行综合判断。总体来看，目前国内外使用的诊断方法仍有许多不足之处，如一般单纯通过骨密度进行诊断时，常常不能区分骨质疏松症和软骨病。因此关于骨质疏松症的诊断标准尚有待于进一步完善。

二、骨质疏松症的临床表现

骨质疏松症常被称为"悄悄发生的流行病"，早期通常没有明显的症状，但随着病情进展，骨量不断丢失，骨微结构破坏，可导致疼痛、脊柱变形，甚至发生骨质疏松性骨折等后果。骨质疏松性骨折是骨质疏松症的严重后果，常见的骨折部位是椎体、髋部、前臂远端、肱骨近端、骨盆等，其中最常见的是椎体骨折。由于骨质疏松症多发于身体功能逐渐减退的中老年人群，发生骨折后的康复能力差、恢复期长，容易伴随发生各种并发症，而且骨折会导致运动功能受限或丧失，严重影响患者的生活质量，同时也会带来巨大的医疗和照护负担。

（一）疼痛

疼痛是骨质疏松症最常见、最主要的症状，其原因主要是由于骨转换过快、骨吸收增加所引起的。在骨吸收过程中，骨小梁的破坏、消失，骨膜下皮质骨的破坏均会引起全身骨痛，以腰背部疼痛最为多见。骨折和肌肉劳损也是引起疼痛的重要原因，骨质疏松症患者负重力下降，躯干活动时腰背部肌肉需进行超常活动，易导致肌肉疲劳、痉挛，引起肌肉及肌膜性疼痛（图 17-2）。据统计，骨质疏松症患者中有 67% 为局限性腰背疼痛、9% 为腰背痛伴四肢放射痛、10% 为腰背痛伴带状痛、4% 腰背痛伴麻木感、10% 不仅腰背痛，而且伴有四肢麻木和屈伸腰背时出现肋间神经痛和无力感。

（二）脊柱变形

因脊柱变形导致的身高缩短、驼背是骨质疏松症患者继腰背痛后出现的重要临床体征之一。构成脊柱的椎体前部几乎全部由松质骨组成，而松质骨更易发生骨质疏松样改变，而且脊柱是支持身体的重要支柱，负重量大，因此更易发生压缩性骨折，从而导致脊椎缩短，平均可达 10 ~ 15 cm，从而引起身高缩短和驼背等改变（图 17-3）。此外，多发性胸椎压缩性骨折可导致胸廓畸形，甚至影响心肺功能，造成肺活量和最大换气量减少、小叶型肺气肿发病率增高等；严重的腰椎压缩性骨折可能会导致腹部脏器功能异常，引起便秘、腹痛、腹胀、食欲减低等不适。

（三）骨折

骨折是骨质疏松症最严重的后果，部分患者可没有临床症状，仅在发生骨质疏松性骨折等严重并发症后才被诊断为骨质疏松症。据估计，女性一生中发生骨质疏松性骨折的风险高达 40%，高于其患乳腺癌、子宫内膜癌和卵巢癌的风险总和；男性一生发生骨质疏松性骨折的风险约为 13%，高于患前列腺癌的风险。骨质疏松性骨折已经成为欧洲发病率排在第 4 位的慢性疾病，仅次于缺血性心脏病、

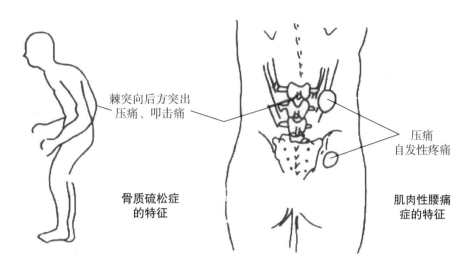

棘突向后方突出
压痛、叩击痛

压痛
自发性疼痛

骨质疏松症
的特征

肌肉性腰痛
症的特征

图 17-2　骨质疏松症疼痛及肌肉性腰痛的区别

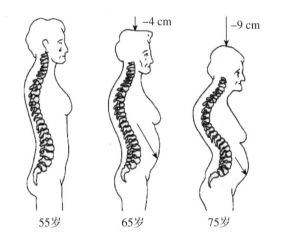

−4 cm　　−9 cm

55岁　　65岁　　75岁

图 17-3　随年龄增长，女性的身高变化

痴呆和肺癌，但排在慢性阻塞性肺疾病和缺血性卒中之前。

骨质疏松性骨折多发生于以松质骨为主的部位，常见的是椎体、髋部和桡骨远端，骨质疏松性骨折已成为老年人最主要的骨折类型。骨折患者活动受限，将会加快骨量丢失，进而加重骨质疏松症的进展。同时，骨质疏松症患者本身存在骨重建异常，骨折愈合过程缓慢，容易发生骨折延迟愈合甚至不愈合。而且，由于骨折多发生与已经发生骨质疏松的部位，且多为粉碎性骨折，复位困难，很难恢复到骨折发生前的功能状态。

骨质疏松性骨折及其并发症具有较高的致残率和致死率，可严重影响患者的健康状况和生活质量。20% ~ 24% 的髋部骨折患者在骨折发生后的 1 年内因各种并发症死亡，约 33% 的髋部骨折患者在骨折后一年内完全依赖医疗照护，幸存者也将会失去独立生活的能力。髋部骨折 1 年后，40% 的幸存者不能独立行走，另外 60% 需要辅助工具才能独立行走，80% 的患者不能从事驾驶汽车和购物等其他日常活动。

（四）其他

严重骨质疏松症患者出现驼背、身高缩短、骨折引起的疼痛和残疾，发生骨折后长期卧床、活动受限等还可对患者的心理健康产生影响，容易出现自信心下降、抑郁、沮丧等表现，严重影响患者的生活质量。

三、骨质疏松症的流行现状及危害

骨质疏松症是一种与增龄相关的退行性骨骼疾病，随着人口老龄化日益严重，骨质疏松症已成为全球面临的重大公共卫生问题之一。据国际骨质疏松基金会（international osteoporosis foundation，IOF）估计，目前全球约有 2 亿妇女受到骨质疏松症的影响，约占 60 岁以上妇女的 1/10，70 岁以上妇女的 1/5，80 岁以上妇女的 2/5，以及 90 岁以上妇女的 2/3。在欧洲、美国和日本，骨质疏松症患者约有 7500 万人。骨质疏松症每年造成 890 多万例次骨折，每 3 秒钟就有 1 例次骨质疏松性骨折发生。全球 50 岁以上的人口中，有 1/4 ～ 1/3 的女性和约 1/5 的男性会发生骨质疏松性骨折，总体上 61% 的骨质疏松性骨折发生在女性身上，女性与男性的比例为 1.6 ∶ 1。骨质疏松症和骨质疏松性骨折的发生率随年龄增长呈指数上升，女性大于男性。50 ～ 54 岁的男性骨质疏松症发病率为 0.4%，85 ～ 89 岁升至 29.1%，而女性则由 5.1% 升至 60.5%。此外，骨质疏松症及其引起的骨折的发生有明显的种族和地域差异。亚洲人与白种人脊椎骨折发生率均较高，而非裔美国人及西班牙人的脊椎骨折发生率较低。2010 年，估计全球有较高的骨折发生风险人口 1.58 亿，随着人口老龄化导致的人口结构变化，预计到 2040 年这个数字会翻番。

我国是世界上老年人口绝对数最多的国家，骨质疏松症也已成为我国面临的重要公共健康问题。2009 年《骨质疏松症中国白皮书》中指出，我国 50 岁以上人群骨质疏松症患病率女性为 20.7%，男性为 14.4%，60 岁以上人群骨质疏松症患病率明显增高，女性尤为突出。近年来，我国尚缺少全国性的骨质疏松症和骨量减少的流行病学调查数据，但据 IOF 2009 年估计，中国骨质疏松症或骨量减少患者在 2020 年将达到 2.866 亿，到 2050 年将增至 5.333 亿。

近年来，我国骨质疏松性骨折发生率日趋增高，尤其是髋部骨折发生率呈显著上升趋势。过去的 30 年中，很多亚洲国家人群髋部骨折的发生率已经增长了 2 ～ 3 倍，虽然目前缺乏全国性流行病学调查资料，但部分省市的研究表明我国 50 岁以上人群中髋骨骨折发生率由上世纪 90 年代初期的 83 /10 万（男性）、80 /10 万（女性）上升到 20 世纪初的 129 /10 万（男性）和 229/10 万（女性），分别增加了 1.61 倍和 2.76 倍，而且这一上升趋势预计在未来几十年中仍然居高不下。2015 年我国主要骨质疏松性骨折（腕部、椎体和髋部）约为 269 万例次，2035 年约为 483 万例次，预计到 2050 年约达 599 万例次。

骨质疏松症给患者个人、家庭和社会带来巨大的挑战，骨质疏松性骨折已经成为老年患者致残和致死的主要原因之一，而且骨折发生后的医疗和护理需要投入大量的人力、物力和财力，造成沉重的家庭和社会负担。2010 年，欧盟国家仅用于骨质疏松症导致长期残疾的医疗照护费用约为 107 亿欧元。欧洲的一项研究表明，到 2025 年骨质疏松性骨折给社会带来的直接经济损失将达 370 亿欧元，而且在未来数年内这一数字将随着骨质疏松症患病率的上升而大幅增高。据预测，我国 2015、2035 和 2050 年用于主要骨质疏松性骨折（腕部、椎体和髋部）的医疗费用将分别高达 720 亿元、1320 亿元和 1630 亿元人民币。2018 年的一项研究显示，我国骨质疏松性骨折的疾病负担随不同地区和不同骨折部位而有较大差异，以髋部骨折最高，仅患者的单次平均住院费用就已经超过 2.7 万元人民币，这使骨质疏松及其严重后果——骨折已经成为我国越来越严重的公共卫生问题。

四、骨质疏松症营养治疗的循证医学证据

骨质疏松症的确切病因迄今尚未完全阐明，目前认为其由遗传因素和环境因素共同作用而导致的一种系统性骨骼疾病。骨组织是一种代谢活跃的组织，在人的一生中不断进行着由成骨细胞和破骨细胞参与的骨形成与骨吸收两个过程。人类 30 ～ 40 岁左右达到峰值骨量（peak bone mass），此后随着年龄的增长以及生理状况的变化，从 40 ～ 45 岁开始，骨量开始以一定的速率开始减少，直至终生，而女性在更年期前后 10 年，骨量丢失速率加快。

骨质疏松症的危险因素分为不可控因素和可控因素两大类。不可控因素主要包括与遗传和衰老相关的因素，例如种族、性别、年龄、身高、脆性骨折家族史等。可控因素主要包括不健康的膳食营养和生活方式、影响骨代谢的疾病和药物等，其中不健康的膳食营养和生活方式因素在骨质疏松症的发生和发展中具有重要的作用。我们摄入的许多营养素和食物成分可能对骨骼健康产生积极或消极的影响（表 17-4），这些膳食因素可能通过影响骨结构、骨代谢速率、内分泌和（或）旁分泌系统、钙平衡以及和其他具有骨活性的矿物质元素平衡等多种机制影响骨骼健康。目前对于钙、维生素 D 与骨质疏松症的研究证据最为充分，其他膳食营养因素与骨质疏松症的关系尚有待于进一步的研究证实。

表17-4　可能影响骨骼健康的膳食营养因素

有益因素	可能有害的因素
钙	过量酒精摄入
铜	过量咖啡因摄入
锌	高钠饮食
氟	氟过量摄入
镁	蛋白质过量或不足
磷	磷过量摄入
钾	维生素A过量或不足
维生素C	n-6多不饱和脂肪酸过量摄入
维生素D	
维生素K	
B族维生素	
n-3多不饱和脂肪酸	
蛋白质	
乳清蛋白肽	
植物雌激素	
抗性低聚糖（尤其是菊粉型果聚糖）	

（一）钙与骨质疏松症

钙是人体内含量最高的矿物质，也是骨骼的一个重要组成部分，占其质量的30%~35%，也是影响骨强度的一大因素，骨钙约占人体总钙的99%，因此钙与骨质疏松症的关系最为密切。流行病学资料显示，钙的充足摄入对预防骨质疏松症具有重要意义，钙摄入与椎骨骨折发生率呈负相关。据一项国际间钙摄入与骨质疏松症骨折关系的调查，日本妇女平均钙摄入量最低（400 mg/d），骨折发生率最高；而芬兰妇女钙摄入量最高（1300 mg/d），骨折发生率最低。1998年欧盟委员会《欧共体骨质疏松症报告：预防行动》、2003年WHO《膳食、营养与慢病预防报告》、2004年美国《骨骼健康与骨质疏松症报告》中均进一步强调了钙在骨质疏松症预防中的重要作用。

骨质疏松症的发生与峰值骨量的高低以及老年时骨丢失速度有关，骨峰值越低或骨丢失速度越快，发生骨质疏松症和骨折的风险就越高。现有的研究提示，儿童青少年时期每日补充1000~

1200 mg钙很可能具有增加骨密度的作用，有利于提升峰值骨量的水平；而在老年人群中每日补充500~1200 mg钙很可能具有增加老年人群骨密度，起到预防和治疗骨质疏松症的作用。钙营养状况是影响峰值骨量的重要因素，对于日后保持成年人的骨量也很重要。人体内血钙处于稳态平衡，长期的钙摄入不足和（或）吸收减少会导致血钙水平降低，可促使甲状旁腺激素（PTH）分泌增多，刺激破骨细胞活性增强，骨吸收加速，骨钙溶出，使骨吸收超过骨形成，容易发生骨质疏松症。而钙摄入不足和（或）吸收减少主要是由于低钙饮食、低维生素D饮食或低活性维生素D及日照不足和长期卧床、高磷高钠饮食等因素造成的。随年龄增长而出现的钙丢失可能是钙摄入不足和钙吸收功能障碍综合作用的结果。老年人血清免疫反应性甲状旁腺激素和生物活性甲状旁腺激素含量随年龄而升高，这暗示老年人存在着由于钙摄入不足或吸收功能障碍所造成的程度不同的低钙血症，因此膳食钙摄入量和它的生物可利用性好坏对老年人骨骼健康状况及骨质疏松症的发生有很大影响。

我国居民普遍存在钙营养状况不良的现象。据2015—2017年中国居民营养与健康状况监测报告显示，我国居民平均每标准人日钙摄入量仅为356.3 mg，相当于推荐摄入量的44.5%，分析原因主要是由于日常膳食钙含量低所造成的，2015年我国居民每标准人日奶类及奶制品摄入量仅为25.9 g，其中城市居民为42.2 g，农村居民为14.8 g，仍处在较低的水平。奶类及奶制品是钙的良好来源，而我国传统膳食中奶类及奶制品所占的比例很少，此外，由于粮谷类食品的过分精细加工，使大量矿物质、维生素丢失到麸皮、稻糠之中，也是造成钙摄入不足的原因之一。

（二）维生素D与骨质疏松症

维生素D在体内钙、磷代谢过程中发挥重要作用，其活性形式是1,25-$(OH)_2D_3$。从食物中摄入的和皮肤中合成的维生素D需在肝和肾进行二次羟化才能转变为活性维生素D_3。维生素D可以诱导小肠上皮细胞合成与钙离子有较大亲和力的钙结合蛋白，促进小肠内钙吸收，升高血钙浓度，进而促进钙向骨骼中沉积和骨骼的矿化。此外，维生素D还可以作用于肾，促进肾小管对钙、磷的重吸收，减少钙和磷通过尿液的丢失。研究显示，维生素 D 也可以直接作用于成骨细胞和破骨细胞，调节骨代谢过程。1,25-$(OH)_2D_3$ 可与成骨细胞上的维生素 D 受体（VDR）作用，调节骨钙素的合成等，促进骨组织胶原纤维的矿化；当然，在血液中钙浓度降低时，1,25-$(OH)_2D_3$ 也可以通过核受体诱导干细胞分化为成熟的破骨细胞和增加破骨细胞的活性，发挥调解骨的重吸收作用，释放钙进入血液。

由于老年人户外活动减少、肾功能降低，血清维生素 D，特别是 1,25-$(OH)_2D_3$ 的浓度常常低于年轻人。1,25-$(OH)_2D_3$ 的浓度和转化效率降低可能是导致老年人骨质疏松症发生的重要原因之一。在维生素 D 营养状况较差的人群中适当补充维生素 D 能够延缓骨量丢失，降低骨折发生率。一项在 247 名低维生素 D 摄入（100～200 IU/d）的老年女性中开展的研究显示，每日补充 700 IU 维生素 D 可以显著降低股骨颈处骨丢失速率；另一项随机对照试验研究也发现，补充维生素 D 可使老年人骨量丢失程度减缓 50% 左右，尤其是在冬季补充的效果更佳。也有学者用维生素 D 干预观察骨折发生率的变化，发现每年肌内注射一次维生素 D（375～750 μg），连续观察 4 年，其累积骨折发生率（2.9%）明显低于对照组（6.1%）；一项对 25 项维生素 D 与骨折关系研究的 Meta 分析结果显示，补充维生素 D 可以降低脊椎骨折的发生率，同时对非脊椎骨折发生率也有一定的降低趋势；2012 年的一项对 3 万多名 65 及以上岁老年人的 Meta 分析发现，补充维生素 D 能显著降低 7% 的非脊椎性骨折和 10% 的髋骨骨折发生。近年来也有研究提示，单独补充钙或维生素 D 对骨折风险没有明显影响，只有两者联合补充才能使骨折发生风险降低。同时也有研究发现在为患骨代谢性疾病的成年人补充维生素 D 与骨密度不存在相关性，因此认为对于维生素 D 营养状况正常的人群，不宜采用补充维生素 D 的方式来预防骨质疏松症。

维生素 D 在天然食物中很少存在，皮肤中内源性合成的维生素 D 是决定维生素 D 营养状况的主要因素。然而，人体皮肤中维生素 D 的合成受纬度、暴露面积、阳光照射时间、紫外线强度、皮肤颜色等众多因素影响，因此维生素 D 缺乏的情况在全球范围仍然比较普遍，尤其是高纬度、日照时间不足的地区更加严重。在我国，北方地区维生素 D 不足或缺乏的情况明显严重于南方地区。2015 年的一项研究显示我国 14 岁以上健康人群中维生素 D 缺乏或不足的发生率男性为 47.2%、女性为 58.0%，另一项山东省 40～75 岁中老年人群的研究显示维生素 D 缺乏或不足的发生率高达 91%。

（三）维生素 K 与骨质疏松症

维生素 K 在自然界中主要以叶绿醌（维生素 K_1）和甲萘醌（维生素 K_2）形式存在。早年的研究主要集中在维生素 K 与凝血功能方面，直到 1974 年才在正常凝血酶原中发现了维生素 K 依赖的 γ-羧基谷氨酸（Gla），了解到维生素 K 可以通过影响骨钙素（osteocalcin）、骨基质 Gla 蛋白、S 蛋白等骨骼特有维生素 K 依赖性蛋白质羧基化过程，进而促进骨组织钙化并抑制其他组织器官钙化，而维生素 K 缺乏会导致骨钙素等羧基化减弱。流行病学研究发现，骨质疏松症或骨折患者的血清维生素 K 含量较低，而较高的维生素 K 摄入量与骨骼健康呈正相关。但使用维生素 K 补充剂进行的干预研究结果仍存在分歧，可能与维生素 K 的种类、剂量及种族和维生素 K 营养状况有关。一项研究显示，给骨量减少的绝经后妇女每天补充 5 mg 维生素 K_1 并不能延缓因年龄增长而导致的骨密度下降，但有助于预防临床骨折的发生。关于维生素 K、维生素 D 和钙联合补充的研究结果也并不一致。一项为期 2 年的随机临床试验结果显示，服用 200 μg 维生素 K_1、维生素 D 和钙的妇女的桡骨远端骨密度高于单独服用维生素 D 和钙的妇女；但另一项为期 3 年的临床试验结果则发现，服用 500 μg 维生素 K_1、维生素 D 和钙的妇女的骨密度与单独服用后维生素 D 和钙的妇女没有明显差别。

2006 年的一篇系统综述和 Meta 分析则发现，每天服用 45 mg 维生素 K_2 可使不同部位的骨密度有适度增加。一项在 334 名挪威女性中开展的研究显示，以纳豆胶囊的形式每天给予 360 μg MK-7（维生素 K_2 的一种形式）补充 1 年后，尽管羧化骨钙素水平增加，但两组在全髋关节或任何其他测量部位的骨丢失率没有统计学差异。另一项关于在日本人群中维生素 K_2 和骨折关系的 Meta 分析显示，与对照组比较，高剂量的维生素 K_2 可以降低椎体骨折风险（OR=0.40，95%CI 0.25～0.65）、髋部骨折风险（OR=0.23，95%CI 0.12～0.47）和所有非椎体骨折风险（OR=0.19，95%CI 0.11～0.35）。

综上所述，目前关于补充维生素 K 与骨骼健康关系的研究结论尚不完全一致，还需要进一步在不同人群中开展大型随机对照试验进行确认。因此，目前并不推荐在人群中使用维生素 K 补充剂来防治骨质疏松症。但基于流行病学观察的证据，可以鼓励人们多食用富含维生素 K 的饮食，自然界中维生素 K_1 主要在菠菜、甘蓝、花椰菜等天然绿叶蔬菜和某些植物油中存在，约占膳食维生素 K 总摄入量的 90%，维生素 K_2 主要在肉、蛋、奶制品、奶酪、纳豆等食物中存在，约占维生素 K 总摄入量的 10%。

（四）维生素 C 与骨质疏松症

维生素 C 是胶原蛋白、羟脯氨酸和羟赖氨酸合成的重要辅助因子，其所具有的抗氧化特性也有益于骨骼健康的保持，但现有的研究证据并不能清楚地评估维生素 C 对骨骼健康的影响作用。有流行病学研究表明维生素 C 与骨量之间存在正相关，低维生素 C 摄入在不同年龄女性中均与更快的骨量丢失率有关，而且膳食维生素 C 含量高与骨折发生率低相关。流行病学资料显示，较高的富含维生素 C 的水果和蔬菜摄入量可能会对所有年龄段的骨量状况产生积极影响。Framingham 骨质疏松症研究发现，与摄入维生素 C 最低的受试者相比，维生素 C 总摄入量最高的受试者髋部骨折和非脊椎骨折明显减少，并且认为这一结果与维生素 C 补充剂有关，而不是膳食中维生素 C 的作用。但另一项研究则显示，在调整了其他重要的协变量后，包括维生素 C 在内的抗氧化剂补充与骨密度之间没有明显的关联。因此，有学者认为维生素 C 与骨骼健康的关系可能受性别、雌激素的使用和其他营养素摄入的影响，而目前的很多研究并不能完全将维生素 C 补充剂与膳食（水果和蔬菜）中的维生素 C 区分开来，从合理膳食的角度仍然建议从水果和蔬菜中获得人体所需要的维生素 C，而不是从补充剂中获取。

（五）蛋白质、氨基酸与骨质疏松症

蛋白质是骨基质的重要组成成分，但目前关于蛋白质对骨骼健康的影响研究尚无定论，可能与蛋白质的摄入量、膳食来源及年龄等因素有关。许多研究证实蛋白质过量摄入时可增加尿钙排出，造成负钙平衡，尿钙排出增多与骨量减少和髋骨骨折发生率升高有关。从全球范围来看，肉类及奶类蛋白质摄入量高的西方国家居民中的骨折率也较高。低钙、低蛋白的斑图土著居民骨质疏松症发生率仅为高钙高蛋白膳食的白人妇女的 1/10。另有资料显示，以肉食为主的因纽特人由于进食高蛋白饮食，随年龄增长的骨量丢失速度加速，与美国白人相比增加 15%～20%。关于高蛋白摄入导致钙丢失的机制尚未完全阐明，可能与组成蛋白质的氨基酸种类和比例有关，有人认为膳食中含硫氨基酸的数量与尿钙排出量有关，降低含硫氨基酸摄入可以明显减少尿钙的排出。氨基酸种类不同，对骨代谢的影响也不一样。如赖氨酸不足和缺乏，可使股骨头、骨干发生骨质疏松。日本的一项利用狗肠管的实验表明：组氨酸、甘氨酸、精氨酸、蛋氨酸、亮氨酸、缬氨酸可以促进钙吸收，而苏氨酸、谷氨酰胺、天冬酰胺酸则阻碍钙吸收；也有日本学者认为碱性氨基酸可促进钙吸收，而酸性氨基酸抑制钙吸收。2019 年的一项对平均年龄为 72 岁的 1424 名男性和 1573 名女性老年人血清氨基酸与 4 年后髋部骨密度损失及 10 年内骨折风险关系的研究结果显示，在对基线年龄、性别、BMI、骨密度、估算肾小球滤过率、饮食蛋白质摄入量（动物和植物源性蛋白质摄入量）、钙摄入量、既定生活方式（体力活动水平、吸烟和饮酒状态）、骨质疏松症药物治疗及体成分变化等因素进行多重调整后，较高的血清缬氨酸、亮氨酸、异亮氨酸和色氨酸浓度可以延缓 4 年后的髋部骨密度下降，而血清总同型半胱氨酸（tHcy）浓度升高与 4 年后骨密度下降独立相关；同时发现较高的血清色氨酸浓度可以降低主要骨质疏松性骨折（MOFs）发生风险，而血清 tHcy 升高可以增加老年男性 MOFs 的风险。

然而，2019 年的一项系统综述和 Meta 分析发现，在 65 岁及以上的老年人群中，高蛋白摄入 [＞0.8 g/（kg·d）] 与股骨颈和髋关节总骨密度呈正相关，并可显著降低髋部骨折风险（combined HR=0.89，95%CI 0.84～0.94）。因此认为蛋白质对骨骼健康的影响可能在不同年龄阶段有不同的作用。

（六）其他膳食营养因素与骨质疏松症

1. 与骨代谢相关的其他矿物质

（1）磷：磷也是骨中羟磷灰石的主要成分，体内80%以上的磷存在于骨骼中，它可促进骨基质合成和骨矿物质沉积。血磷稳定是骨生长、骨矿化的必要条件之一。低磷可刺激破骨细胞，促进骨吸收，使成骨细胞合成胶原速率下降，限制骨矿化的速度，容易引起佝偻病、软骨病等；高磷可使细胞外液的磷浓度升高，使细胞内钙浓度降低，钙／磷比例下降，尤其是钙离子浓度下降可使PTH分泌亢进，骨吸收增加，造成骨营养不良，诱发骨质疏松。总之，高磷、低磷对于骨基质合成和矿化均不利。

此外，增加膳食中磷的摄入量可以降低钙的肠道吸收，其机制目前认为与血清磷在肾合成1,25-$(OH)_2D_3$的调节上起重要作用有关。当膳食磷从 < 500 mg/d 增加到 3000 mg/d 时，1,25-$(OH)_2D_3$ 的合成速度降低，使其血清浓度从高于正常值的80%降至正常范围。由于增加磷摄入的同时可减少肾钙排泄，因此对于健康年轻成人钙平衡可能无影响。然而，对于肾功能下降或需要更大正钙平衡的人来说，则可能产生不良影响。特别是高磷低钙的膳食对处于骨质增长期的儿童青少年可能会妨碍骨质正常生长发育，而对于钙吸收和转运功能低下的老年人，则可能引起继发性甲状旁腺功能亢进，从而加速与年龄增长相关的骨丢失。

（2）镁：镁在体内有60%存在于骨骼中，体内镁离子可强烈抑制维生素K依赖性骨蛋白与羟基磷灰石结合，而且镁会影响PTH分泌而对钙代谢和骨健康具有重要作用。同时镁离子可与钙离子竞争，镁离子浓度升高可减弱钙的主动转运，因此镁缺乏可能是骨质疏松的因素之一。但人群流行病学研究关于镁摄入和骨骼健康的关联尚未完全明确。

（3）锌和铜：微量元素锌对骨骼发育影响明显，缺锌可发生骨骼发育异常，如长骨变短、增厚、关节肿胀，胶原形成障碍，骨矿化过程下降，生长迟缓等。铜缺乏可使骨质变薄，骨骺软骨变宽，同时使铜依赖酶（赖氨酸氧化酶）活性降低，影响胶原和弹性蛋白的交联，造成胶原纤维生成障碍，不利于骨形成。锰缺乏可使骨骼畸形，软骨营养不良，骨髓生长延缓，长骨变短、变粗，关节增大。目前，关于锌、铜与骨代谢和骨质疏松症的关系尚需进一步的研究证实。

（4）氟：由于氟的抗龋齿作用而被确定为人体必需的微量元素，人体内氟有96%分布于骨组织中。适量的氟摄入能促进钙、磷在骨基质的沉积，有利于骨钙化，骨强度增加；但过量摄入反而有害，因为钙随氟大量沉积于骨骼，造成血钙下降，PTH分泌升高，引起骨脱钙，使骨变得松脆，易发生骨折。流行病学调查显示，水氟含量 > 4 mg/L 的高氟地区居民较氟含量为 1 mg/L 的正常地区居民骨折发生率明显增高。

（5）钠：关于钠与骨骼健康的关系尚不十分明确。动物实验研究证实，低钠血症可以激活破骨细胞活性，同时还抑制骨髓间充质干细胞向成骨细胞分化；临床上也发现低钠血症患者发生骨质疏松的风险明显升高。但膳食钠含量过高会增加尿中钙的排出，也可能会增加骨质疏松症风险。

2. 与骨代谢相关的其他膳食因素 有研究发现，膳食纤维及富含膳食纤维的蔬菜水果类食物有益于骨骼健康。膳食纤维可以在肠道末端被微生物发酵生成短链脂肪酸，可以降低肠道pH，有利于矿物质的溶解和吸收。同时膳食纤维作为益生元可以促进肠道中益生菌的增殖，维持良好的肠道微生态和肠道健康状况，促进肠道对矿物质的吸收。但也有研究认为膳食纤维的阳离子吸附作用可以使其在肠道内与钙和其他矿物质螯合，阻碍它们的吸收，因此可能增加骨质丢失和骨质疏松性骨折的风险，但迄今为止尚未发现直接的证据。

研究发现，膳食脂肪与骨质疏松症也存在一定的关联，而且与膳食脂肪摄入量和脂肪酸种类有关。过多的膳食脂肪摄入容易导致超重和肥胖，虽然有学者认为超重和肥胖可以增加骨骼机械负荷，并可能促进雄激素向雌激素的转换、升高游离性激素的水平，促进胰岛素和胰高血糖素样肽-2的分泌，但这些因素可能是骨密度的保护因素。也有研究提示超重、肥胖患者体内过多的脂肪成分可以升高机体内促炎细胞因子（TNF-α、IL-6）、甲状旁腺激素（PTH）的水平，同时降低25-OH-维生素D的水平，进而影响骨重建，使骨密度降低。同时，脂肪酸的种类不同，对骨代谢的影响也不同。

必需脂肪酸缺乏可以造成实验动物骨钙丢失和尿钙排出。研究发现 n-3 脂肪酸具有促进成骨作用，其摄入量与老年人脊柱骨密度呈正相关，并可以降低骨质疏松症患者发生骨折的风险，可能的机制包括：降低机体炎症因子水平，促进软骨细胞的增殖和分化；降低血清骨钙素，改善骨转换状态和骨的生物力学特性。而 n-6 脂肪酸主要表现为促进破骨作用，但具体的作用机制尚未完全阐明。

生物活性肽的健康效应是近年来的研究热点。已有研究证实，利用媒介技术从乳类酪蛋白中分离获得的酪蛋白磷酸肽（casein phosphopeptide，CPP）能在碱性条件下防止矿物质与磷酸发生沉淀，促进钙、镁、铁等矿物质的吸收，具有预防骨质疏松症的作用。另外，动物实验研究表明，来源于海洋鱼类骨骼的海洋鱼骨寡肽可以延缓因卵巢切除而导致的松质骨骨转换加快、骨量减少，有效降低胫骨远端的骨丢失，同时还能够改善卵巢切除引起的骨小梁数量减少和结构紊乱，进而改善松质骨的力学特性，这一作用可能与海洋鱼骨寡肽可以抑制骨细胞促炎性因子（TNF-α、IL-1β、IL-6）的释放以及调节 RANKL 和 OPG 的表达有关。

此外，与骨代谢有关的营养素和食物成分还包括维生素 A、植物化学物（大豆异黄酮、白藜芦醇、原花青素等）、微量元素硅、硼、铝等，但目前关于这些膳食成分与骨质疏松症关系的研究证据尚不充分。

（七）生活方式与骨质疏松症

除了膳食营养因素之外，生活方式也是影响骨骼健康的重要因素。缺乏体力活动、吸烟、过量饮酒等不健康的生活方式也可能是骨质疏松症的危险因素。大量研究显示吸烟可以增加老年人群的骨量丢失，进而增加低骨密度和脆性骨折的风险，可能的机制与吸烟可以阻碍肠道中钙的吸收，以及改变肾上腺皮质激素的分泌有关。过量饮酒会对包括骨骼在内的许多生理系统产生危害，并会增加继发性骨质疏松症的风险。近年来研究发现，酒精可以破坏骨重建平衡，在抑制骨形成的同时还可能直接或间接地增加骨吸收，从而造成骨量和骨强度下降。酒精影响骨骼健康的机制非常复杂，直接机制可能是 Wnt 和 mTOR 信号通路的调节，从而导致骨髓内脂肪聚集，进而影响成骨细胞的功能，造成骨形

成减少；长期饮酒还可能通过间接机制对骨组织产生危害，例如改变体内氧化应激状态，影响肝肾功能、蛋白质代谢，以及影响雌激素、甲状旁腺素 - 维生素 D 轴、生长激素 - 胰岛素样生长因子等内分泌调节过程等。临床观察发现长期卧床、骨折固定术及处于失重状态等会明显降低骨量，甚至会发生失用性骨质疏松症，而大量研究也证实适当的身体活动有助于增进骨骼健康，预防骨量丢失和骨质疏松症的发生。

五、骨质疏松症的营养管理

骨质疏松症是由遗传因素和环境因素共同作用引起的一种骨骼疾病，其发生是一个贯穿于全生命周期的渐进过程。人体骨骼大小、骨量多少在整个生命过程中会发生显著改变（图 17-4），因此对于骨质疏松症的防治也应该从全生命周期着手，在生命的各个阶段保持良好的骨骼健康状态是防治骨质疏松症的关键，主要包括以下三个阶段：①在儿童和青少年时期实现峰值骨量的最大遗传潜力；②保持成年期骨骼健康，使峰值骨量维持更长的时间，避免过早的骨质流失；③在骨量丢失阶段应采取相应的措施延缓骨量丢失的速度，预防骨质疏松症及脆性骨折的发生。

众所周知，遗传因素在决定骨质疏松症患病风险方面具有重要的作用，但迄今为止遗传因素仍然是无法人为改变的因素，因此骨质疏松症的防治应该更加关注对可以改变的环境因素的控制。膳食和身体活动是预防骨质疏松症和脆性骨折最重要的生

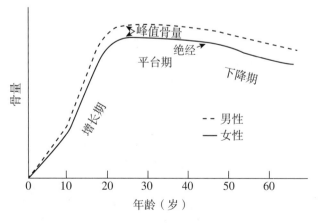

图 17-4　生命周期中的骨量变化情况

活方式因素，是生命早期骨骼生长发育、峰值骨量达成的重要保障，也是生命后期骨量丢失速度的重要决定因素。WHO 早在 1989 年就明确提出补钙、运动疗法和膳食调节是骨质疏松症的三大预防措施。

（一）平衡膳食，保障充足的钙和维生素 D 摄入

平衡膳食模式是保障人体营养和健康的基础。研究表明，平衡膳食模式可以降低骨质疏松症和髋部骨折的风险，而高脂膳食模式则会增加髋部骨折的风险；绝对素食主义者的骨密度较低，而且骨折发生风险增高。

钙和维生素 D 是与骨骼健康关系最密切的膳食因素，尤其是在老年人中。钙是组成骨的主要矿物质之一。在生命的各个阶段，充足的钙摄入是保障骨骼健康的必要条件。老年人由于摄入量减少，钙摄入量不足可导致血钙水平下降，为了维持血钙平衡，机体会通过增加甲状旁腺激素（parathyroid hormone，PTH）分泌，增加破骨细胞活动，导致骨吸收增加，骨量丢失加速。《中国居民膳食营养素参考摄入量（2023）》建议 18 岁以上成年人钙的推荐摄入量（RNI）为 800 mg/d。乳及乳制品不仅含钙高（110 mg/100 g），其中乳糖的作用吸收率也高，是钙最好的食物来源。中国居民传统膳食中奶及奶制品摄入较少，且近年来还有下降的趋势。2015—2017 年中国居民营养与健康状况监测报告数据显示，2015 年中国城乡居民奶及奶制品摄入量仅为 25.9 克/标准人日。中国传统膳食中，钙主要来源于蔬菜、谷类等植物性食物，受其中草酸、植酸等影响吸收率低。2015 年我国居民钙摄入量仅为 356.3 毫克/标准人日，远低于推荐摄入量水平。如果每日的食物结构能够接近或达到平衡膳食宝塔的模式，那么每日通过食物摄取的钙基本上可以满足人体需求。因此，从预防骨质疏松症的角度，应该建议在平衡膳食的基础上，大力提倡多摄入奶类及奶制品。此外，传统加工的豆制品由于加工时添加钙剂作为凝固剂，其含钙量较高，是钙的一个良好来源；虾皮、芝麻酱、海带、紫菜等食物含钙也比较丰富，日常膳食中可以经常选用；同时可选用钙强化食品，但应严格掌握强化剂量和食用量，避免出现钙摄入过量的情况。钙摄入过量可能增加肾结石、奶-碱综合征（高钙血症、碱

中毒和肾功能障碍）的风险；还可能干扰其他矿物质（铁、锌、镁和磷等）的吸收和利用。因此，《中国居民膳食营养素参考摄入量（2023）》建议 18 岁以上成年人钙的最高可耐受摄入量（UL）为 2000 mg/d。对于无法通过膳食摄入充足的钙或者存在钙吸收不良的人群，可以在健康专业人士的指导下选择钙补充剂。钙补充剂按照化学结构可分为无机钙（碳酸钙、氧化钙等）、有机钙（葡萄糖酸钙、柠檬酸钙、乳酸钙、氨基酸钙等）两大类，含钙量在 9% ～ 40% 之间，考虑个体生物利用率和其他膳食成分的影响等因素，钙补充剂中钙的吸收率为 20% ～ 40%。

维生素 D 缺乏是儿童佝偻病、成年人骨软化症和骨质疏松症的主要原因。老年人由于户外活动减少、增龄性的身体功能减退等原因，机体合成维生素 D 的能力及维生素 D 在体内的活化能力均明显下降，容易出现维生素 D 缺乏。《中国居民膳食营养素参考摄入量（2023）》建议 18 岁以上成年人维生素 D 的推荐摄入量（RNI）为 10 μg/d，65 岁以上人群钙的 RNI 为 15 μg/d。人体需要的维生素 D 可以通过食物获得，也可以在阳光的作用下通过皮肤合成获得。由于我国目前缺乏食物中维生素 D 含量的数据，所以难以估计膳食维生素 D 的摄入量。但流行病学调查提示我国人群中普遍存在维生素 D 缺乏的情况。一项来自我国东北地区的研究显示老年住院患者中维生素 D 不足和缺乏率高达 87.2%。经常晒太阳是人体廉价获得充足有效的维生素 D 的最好途径。有研究提示在阳光充足的情况下，暴露四肢皮肤照射 15 ～ 20 min 即可合成人体一日所需要的维生素 D，我国《原发性骨质疏松症诊疗指南》建议每周 2 次在上午 11：00 到下午 3：00 之间，尽可能多地暴露皮肤（尽量不涂抹防晒霜类产品）于阳光下晒 15 ～ 30 min（取决于日照时间、纬度、季节等因素），以促进体内维生素 D 的合成，但需注意避免强烈阳光照射，以防灼伤皮肤。

维生素 D 在一般食物中含量都比较低，动物性食物是维生素 D 的主要来源，如鱼肝油中维生素 D 的含量可高达（210 μg/100 g），含脂肪高的海鱼和鱼卵（0.5 ～ 12.5 μg/100 g），其他如肝、蛋黄、奶油和乳酪中维生素 D 的含量也相对较高（1.25 ～ 2.5 μg/100 g）。瘦肉、坚果、人乳和牛乳

中维生素 D 含量较低，而蔬菜和谷物中几乎不含维生素 D。目前多采用在牛奶等食物中强化维生素 D，作为预防维生素 D 缺乏的措施之一。

日常生活中，老年人如果可以做到中国居民膳食指南中推荐的平衡膳食模式，并且增加户外活动，经常晒太阳，基本可以满足机体对钙和维生素 D 的需要。除此之外，平衡膳食还可以为机体合理提供与骨骼健康相关的其他营养素，例如优质蛋白质、必需脂肪酸、其他矿物质和维生素（钾、钠、磷、锌、铜、锰、硼、维生素 A、维生素 C、维生素 K、B 族维生素等）。蛋白质是构成骨基质的主要成分，合理的优质蛋白质摄入可以促进骨基质的合成，并可增加钙的吸收与储存，有利于骨的再生和延缓骨质疏松症的发生；维生素 A、维生素 K、维生素 C 等也对骨转化和骨胶原合成过程有密切的关系；锌、铜、锰等微量元素是骨代谢过程中多种酶的辅助因子。

（二）科学运动，增加骨骼强度、肌肉力量和身体平衡能力

身体活动对于保持肌肉力量、防止或延缓骨量丢失、降低骨质疏松性骨折风险至关重要。身体活动和运动对各年龄段的人预防骨质疏松症和相关的骨折都具有积极作用，尤其是在绝经后女性和老年人群中，科学合理的混合负荷运动能有效地减少骨量丢失，促进 BMC、BMD 和骨强度增加。研究表明，久坐不动的人比经常活动的人更容易发生髋部骨折，例如每天久坐时间超过 9 h 的女性比每天久坐少于 6 h 的女性髋部骨折的风险高出 50%。也有研究认为，40 岁以前经常参加锻炼与老年时较低的跌倒风险正相关。身体活动和运动能增强肌肉力量，改善机体平衡能力，从而降低跌倒风险。因此，身体活动是目前公认的最方便、经济、有效的一种防治骨质疏松症的方法。

身体活动和运动方式、强度和频率应根据个体的需要和能力进行合理的选择，尤其是对老年人来说，必须根据个人的年龄和健康状况科学合理地选择身体活动方式。有氧运动（aerobic exercise）、抗阻运动（resistance exercise）和负重运动（weight-bearing exercise）是比较适合老年人（尤其是老年妇女）的身体活动方式，而且身体活动应循序渐进、持之以恒。在老年人中，抗阻运动结合高蛋白质的饮食可以刺激肌肉蛋白质合成，有利于重建肌肉质量、力量和能力；简单的负重运动可以起到改善老年人步态速度、肌肉力量和平衡能力的作用，可以使跌倒风险降低 25 ～ 50%。我国传统健身方法太极拳等可增加髋部及腰椎骨密度，增强肌肉力量，改善韧带及肌肉、肌腱的柔韧性，提高本体感觉，加强平衡能力，降低跌倒风险。对于骨质疏松症或骨折康复患者，应充分考虑病情、年龄、身体素质、目前身体活动水平等因素，在健康专业人士指导下制订个性化运动方案。

目前一般认为对于大多数人来说比较合理的身体活动建议是：每周 3 ～ 4 次中等强度有氧负重运动，每次 30 ～ 40 分钟，例如步行或慢跑、爬楼梯、跳绳、滑冰、网球、篮球等；每周 2 次力量训练（抗阻运动），例如举哑铃、举重器械、俯卧撑、足尖站立、蹲起等；每周 3 次或每天 1 次平衡训练以提高平衡能力和灵活性；同时每次运动前进行充分的准备活动，运动后进行放松活动，避免运动损伤。美国心脏协会和美国运动医学院对老年人的建议是每天完成 30 ～ 60 分钟的中等强度有氧运动（150 ～ 300 分钟 / 周）或 20 ～ 30 分钟的高强度运动（75 ～ 150 分钟 / 周）。国内刘凯敏曾从运动方式、强度、时间、频率等方面提出防治骨质疏松症运动处方建议（表 17-5）。总的来说，持之以恒的身体活动，特别是中等强度、抗阻运动、复合平衡训练（如太极拳等），每周进行 2 ～ 3 次，是一种安全有效的干预措施，可降低老年人跌倒及相关伤害的风险。

（三）戒除不良习惯，提倡健康生活方式

戒除不良的生活习惯是预防骨质疏松症和相关骨折的另一项重要措施。

1. 戒烟 戒烟可以改善骨骼健康并降低骨质疏松症的发生风险。通常人们更加关注的是吸烟与癌症、心血管疾病和慢性阻塞性肺疾病等的关系，但吸烟几乎可以损害身体的每一个器官，并被认为是骨质疏松症和骨折的危险因素。香烟烟雾含有约 500 种不同的气体，包括一氧化碳、二氧化碳等，还有大约 3500 种化学物质，包括尼古丁等，这些成分中的许多种都有毒性作用，不仅对心血管和呼吸系统有影响，而且对肌肉骨骼系统也有毒性作用，它们可能干扰细胞功能，增加吸烟者的骨骼脆

表 17-5 防治骨质疏松症运动处方方案

基本作用	增强骨密度、预防骨折发生
运动方式	有氧运动（如网球、登楼梯、步行和游泳），包含跳跃的活动（排球、篮球），抗阻训练（举重），平衡能力和灵敏性训练
运动强度	在有氧运动中根据心肺功能确定中等运动强度（如 60% ~ 80% VO$_2$max）；根据骨骼的承受力，抗阻运动中等（60% ~ 80% RM、8 ~ 12 次重复的抗阻训练）逐渐增加到大强度（80% ~ 90%RM、5 ~ 6 次重复的抗阻训练）
运动时间	每天 30 ~ 60 分钟结合负重有氧运动和抗阻训练，平衡能力和灵敏性训练
运动频率	每周 3 ~ 5 天的负重有氧运动和每周 2 ~ 3 天的抗阻训练，每周 2 ~ 3 次的神经肌肉、平衡能力和灵敏性综合训练
特别考虑	进行锻炼肌力运动时避免憋气动作；若静止时收缩压 > 200 mmHg 或舒张压 > 110 mmHg，则不应进行运动，避免血压剧烈波动；避免有跌倒危险的活动；避免脊柱屈曲；进行缓慢、能控制住的活动；以腿部和背部的训练为主要目标；避免含有脊柱弯曲的牵伸活动

VO$_2$max，最大摄氧量；RM，一次重复最大力量
引自：刘凯敏. 骨质疏松症患者个性化运动处方的制订分析. 湖北体育科技，2017，36（3）：225-228.

性和骨折率。

2．限制饮酒　虽然有研究提示适量饮酒可能与绝经后妇女骨折风险降低有关，但过量饮酒（酗酒）可以减少骨形成，并增加骨量丢失速度。研究显示，饮酒与男性骨密度呈负相关，在有饮酒嗜好的男性中，骨质疏松性骨折的发生率明显增高。此外，饮酒可能影响消化系统功能，使钙吸收减少、维生素 D 代谢异常，还可能导致甲状旁腺或性腺功能异常。一般将乙醇摄入量 ≥ 3 U/d 为过量饮酒，1 U 相当于 8 ~ 10 g 乙醇；约相当于 285 ml 啤酒、120 ml 葡萄酒、30 ml 烈酒。考虑到酒精还可能增加心血管疾病、糖尿病、癌症等其他慢性疾病的风险，因此建议尽量不要饮酒，如果饮酒，每天不要超过 3 U。

3．避免过量饮用咖啡　咖啡、茶和某些运动饮料中含有咖啡因，它可能会降低钙的吸收，并且可以增加尿钙的排出，是导致骨质疏松症的危险因素。有研究显示每天喝 3 杯（每杯 120 ~ 140 ml）以上的咖啡可能会干扰钙的吸收，导致骨质流失。

4．避免过量饮用碳酸饮料　有研究表明，可乐类碳酸饮料可能会导致骨质流失，并认为可能与可乐类饮料中含有的咖啡因和磷有关。目前的研究认为碳酸饮料的"碳酸化"不会对骨骼造成任何伤害，但其中的"磷酸盐"或"磷酸"成分可能会影响钙的吸收和代谢。

5．尽量避免或少用影响骨代谢的药物。

（四）在医生指导下合理选择药物治疗

对于老年骨质疏松患者或老年低骨量 - 伴骨折高风险的人群，通常仅依靠膳食和生活方式干预措施不能很好地降低骨质丢失和骨折的风险，应该在调整膳食、生活方式的同时，在医生的指导下应用抗骨质疏松药。有关骨质疏松症的药物治疗措施可参考《中国老年骨质疏松诊疗指南（2018）》。

（五）骨骼健康监测和管理

与大多数慢性疾病相同，定期健康监测和管理同样是防治骨质疏松症的重要措施。在人群中，尤其是对骨质疏松症患者和高危人群中大力普及健康知识，将骨质疏松症防治的关口前移是以较低成本取得较高防治效果的有效策略和现实途径。近年来，我国对于骨质疏松症的预防已经上升到国家战略层面，2017 年我国颁布的《国民营养计划（2017—2030 年）》中将"三减三健"（减盐、减油、减糖，健康口腔、健康体重、健康骨骼）专项行动作为"吃动平衡行动"的重要内容，并提出将骨密度检测项目纳入 40 岁以上人群常规体检内容；同时开展"生命早期 1000 天营养健康行动""学生营养改善行动""老年人群营养改善行动"等重大行动，从全生命周期健康的高度为骨质疏松症的综合防治奠定了坚实基础。

第二节　营养与颈椎病

颈椎病（cervical spondylosis）是指因颈椎间盘退变及其继发性改变，刺激或压迫相邻脊髓、神经、血管等组织而出现一系列症状和体征的综合征。

颈椎病多发生于中老年人群，随着年龄的增长其发病率逐渐增加。但近年来呈发病率增长和年轻化的趋势。颈椎病可以造成颈部疼痛，是仅次于腰痛的造成残疾的第二大原因。随着老龄化进展，颈椎病的患病率也将进一步上升，成为影响人们健康的重大问题。

一、颈椎病的定义和诊断标准

（一）定义

最初，人们认为炎性病变导致脊椎受压，进而引起一系列症状，并称其为"颈椎炎"。1928 年，Stookey 描述了"颈软骨瘤"对脊椎的压迫。1932 年，Keyes 和 Compere 描述了椎间盘的生理和病理学。1934 年，Peet 和 Echols 提出之前被称为软骨瘤或软骨病的病变，实际上是椎间盘突出。之后，人们逐渐认识到颈椎病并不是炎性而是退化性疾病。在 1952 年，Brain 重新定义了这种与椎间盘退行性变化相关的疾病，并称其为"颈椎病"。但目前，国外多以"颈部疼痛"代指一切颈部相关疾病。在中国，对于颈椎病的命名一直存在争议，至今没有找到更合适的名词。中国 1992 年召开的全国第二届颈椎病专题座谈会上提出"于颈椎间盘退行性改变及其继发病理改变累及周围组织结构而出现相应临床表现的称为颈椎病"，并强调了临床表现与影像学符合者方可确诊，一直沿用至今。

（二）颈椎病的诊断

颈椎病的诊断需要结合临床与影像学，若单纯影像学异常，而无颈椎病典型临床症状者，不应诊断为颈椎病。诊断检查通常包括 X 线、计算机断层扫描（CT）、磁共振成像（MRI）、肌电图、脊髓造影等。X 线检查是确诊颈椎病的常规检查，可拍摄正侧位片、颈椎过伸过屈位片、斜位片等，可观察有无骨质增生、椎间隙狭窄、生理曲度变化、颈椎不稳定，椎间孔变形等，但与临床症状之间没有显著的正相关。CT 可以提供锥体、椎间孔尺寸、椎管形状、椎间关节退变、椎间盘突出和骨骼一般情况的重要信息，但对于神经和韧带的可视化不如 MRI。MRI 可以清晰评估椎管直径、椎间盘、脊髓、神经及椎骨韧带，但对于骨质量的评估不如 CT。同时，MRI 无法用于植入起搏器或输液等金属装置的患者，此时，可选 CT 脊髓造影。肌电图检查有助于对肌肉萎缩的病因进行鉴别，并了解神经损伤的部位、范围和程度。其他检查如经颅彩色多普勒（TCD）、数字减影血管造影（DSA）等有利于探查基底动脉血流，是临床诊断椎动脉型颈椎病的常用手段。

二、颈椎病的流行特点

颈椎病是引起颈部疼痛的重要原因。全球疾病负担报告显示，2015 年颈部疼痛患病人数约 3.58 亿，是造成残疾第二大原因；2017 年颈部疼痛给世界造成 2860 万的伤残调整生命年（disability adjusted life years，DALYs）损失，是造成 DALYs 损失的第 23 位原因。我国颈椎病患病率在各地区流行病学调查中结果不一致，在郑州、兰州、肇庆和北京的几项调查显示颈椎病患病率为 8.11% ～ 16.0%，在一项门诊体检人群的调查中，颈椎病患病率高达 64.5%。颈椎病的患病率随年龄升高而增大，60 岁以上的无症状人群中 86% 的人有颈椎退行性变，到 65 岁时，大约 95% 的人患有某种程度的颈椎病。近年来，颈椎病的患病率也在逐年增加。

此外，颈椎病的发生逐渐呈现年轻化趋势，我国一项针对 6 ～ 18 岁青少年的调查显示，颈椎相关症状发生率为 58.7%，且青年人从事伏案工作时间越长，颈椎病发病率越高。45 ～ 60 岁、伏案久坐、外伤、枕头过高或过低、繁重的家务劳动、缺乏体育锻炼、工作中经常重复某一固定动作、睡眠不足、肥胖等是颈椎病的危险因素，性别与颈椎病发生关系的研究尚不统一。

17

三、颈椎病的症状

颈椎病的症状根据其临床分型的不同而有所区别，除颈部疼痛之外，神经根型还伴有对应受压神经根支配区域的疼痛、麻木、运动和感觉异常等，各神经根受累的具体症状如表17-6所示。脊髓型表现为对应的脊髓受压症状，初期可表现为腿部或上肢无力、僵硬、双足踩棉花感、束带感，双手精细动作障碍，中重度患者可能出现尿频、尿急等。交感型表现为交感神经症状，以抑制为主，也可出现交感兴奋，主要表现为头晕、头痛、面部或躯干感觉异常、眼花、耳鸣、心悸、失眠等。椎动脉型表现为椎-基底动脉供血不足相关症状，表现为头晕、恶心、耳鸣、偏头痛或转动颈椎时突发眩晕等。食管型表现为食管受压症状，即吞咽困难。混合型表现为相应混合分型的联合症状。

四、颈椎病与营养

颈椎病的具体病因和发病机制尚不完全明确。目前认为，颈椎病的病理变化首先发生于椎间盘，椎间盘干燥，水、蛋白质和硫酸软骨素损失，进而导致髓核收缩、纤维化、失去弹性，进而失去有效承重的能力，椎间盘高度减少，纤维环撕裂，椎间盘膨出，颈椎无法保持其脊柱前凸位置，最终导致脊柱后凸（前屈）畸形。椎间盘变薄引起锥体不稳定，牵拉韧带，引起骨质增生，形成骨赘和骨刺，可伸入椎管和椎间孔。椎体间的不稳也造成黄韧带变厚并发生皱褶突向椎管，椎板也逐渐增厚。上述结构的变化共同挤压神经根、脊髓、椎动脉、交感神经等出现颈椎病的症状。

目前尚无研究明确颈椎病发生和营养的关系。维生素C是胶原蛋白交联的重要辅助因子，是韧带、肌腱和骨质的关键决定因素。有横断面调查显示血清维生素C含量与颈部疼痛呈负相关关系。还有调查显示青少年颈背疼痛与维生素B_{12}、鸡蛋、谷物和肉类的摄入相关，但是，不同性别中营养物质和颈背疼痛的关系不一致。其中，女性高肉类摄入和维生素E摄入与颈部疼痛减少相关，男性过高和过低谷物摄入都与颈部疼痛增加有关。此外，维生素D水平低可能与颈椎病患者手术结局较差有关，并且是残疾增加的独立预测因素。一项小型临床试验显示，每天服用100 mg维生素E可以减少脊椎病造成的疼痛。还需要更多相关研究来探索颈椎病和营养之间的关系。

五、颈椎病的防治措施

目前，颈椎病的治疗措施主要包括手术治疗和保守治疗两种。首选保守治疗，经保守治疗无效或病情严重的小部分患者需要手术治疗。保守治疗措施主要包括：①运动治疗，以增强侧背部和颈部肌肉；②药物治疗，包括非甾体抗炎药、类固醇、肌松剂、抗抑郁及抗惊厥药、营养神经药物等；③佩戴矫形支具，主要包括颈托、颈枕等。此外，还可以使用物理治疗（包括超声、磁、冷、热等）、推拿、牵引、颈椎注射、针灸、心理干预等，但证据质量不高。对于患严重或进行性脊髓型颈椎病的患者，以及因保守治疗失败而持续存在疼痛的患者，可考虑手术干预。颈椎病手术治疗复杂，有一定风

表17-6 颈神经根受累的临床症状和体征

受累颈神经根	症状和体征
C3	颈后部疼痛及麻木，特别是乳突及耳郭周围。无肌力减弱或反射改变
C4	颈后部疼痛及麻木并沿肩胛提肌放射，伴有向前胸放射。无肌力减弱或反射改变
C5	沿一侧颈部及肩部放射，在三角肌处感麻木，三角肌无力和萎缩，无反射改变
C6	沿上臂和前臂外侧向远端放射痛至拇指和示指，拇指尖。手背第一背侧骨间肌处麻木。肱二头肌肌力和肱二头肌反射减弱
C7	沿上臂和前臂背侧中央向远端放射痛至中指，亦可至示指和环指。肱三头肌肌力和肱三头肌反射减弱
C8	可引起指屈肌和手部骨间肌的肌力减弱，及环指、小指和手掌尺侧的感觉丧失，但无反射的改变

险，主要目的是减压与重建稳定，对于脊髓本身不可逆转的病变无意义。选择手术治疗时应充分考虑患者的职业、年龄、身体状况等。

颈椎病的预防主要以保持良好生活习惯为主，减少久坐，端正姿势，避免长时间固定姿势，增强背部和颈部肌肉，避免损伤，选择合适高度的枕头，保持充足的睡眠，维持良好体重等。此外，青少年还应该保持良好的钙、维生素 D、蛋白质摄入，促进骨的良好发育和生长。

第三节　营养与骨关节炎

骨关节炎（osteoarthritis，OA）是一种不可逆的疾病，是导致患者疼痛、关节功能丧失、引发老年人群功能受损、生活质量下降的主要疾病之一。尽管它不是致命疾病，但截至 2019 年，它已成为全球 50 ～ 74 岁人群伤残调整生命年（disability adjusted life years，DALYs）的第 18 大贡献因素（1990 年为第 24 位），75 岁及以上人群 DALYs 的第 21 大贡献因素（1990 年为第 22 位）。

一、骨关节炎的定义、分类和诊断标准

（一）定义

骨关节炎是老年人常见的关节退行性疾病，是以关节软骨进行性破坏、继发骨质增生为主要病理特征的关节退行性病变，是最常见的肌肉骨骼疾病。目前认为，骨关节炎病程中以关节代谢异常为特征的分子紊乱先于关节的解剖 / 生理紊乱，病理特征主要包括关节软骨侵蚀、软骨细胞凋亡、软骨下骨硬化囊变、关节边缘骨质增生、骨赘形成、韧带松弛、关节腔挛缩、滑膜增生、肌肉无力等。疾病过程不仅影响关节软骨，还会累及整个关节，包括软骨下骨、韧带、关节腔、滑膜和关节周围肌肉。临床表现主要包括关节疼痛、压痛、肿大、僵硬、摩擦音、活动受限和不同程度的局部炎症。

（二）分类

骨关节炎分为原发性骨关节炎和继发性骨关节炎。原发性骨关节炎多发生于 40 岁以上人群，无明确的全身或局部诱因，与遗传和体质因素有一定关系。原发性骨关节炎可根据累及的部位详细分类，髋关节、膝关节、手关节是骨关节炎的常见部位；部分原发性骨关节炎可表现为全身性，有一定的遗传倾向，5 个以上不同区域的关节同时受累可认定为全身性骨关节炎。继发性骨关节炎可发生于青壮年，是由于软骨微小环境改变而引起的，继发于创伤、炎症、累积性劳损、先天畸形、代谢缺陷等。

（三）诊断标准

骨关节炎的诊断主要根据患者的病史、症状、体征、X 线表现及实验室检查做出临床诊断。X 线是用来评估骨关节形态变化的主要途径，骨关节炎 X 线的典型特征是关节间隙狭窄、骨赘、软骨下骨硬化以及囊性变。对于血液、尿液或滑液等的实验室检查并不经常用于诊断，但可用于确认或排除患者可能存在的其他疾病。2007 年，中华医学会骨科学分会发布了《骨关节炎诊治指南》，并于 2018 年进行了更新，指南提出了髋关节、膝关节和指间关节骨关节炎的诊断标准，具体见表 17-7 至表 17-9。

表 17-7　髋关节骨关节炎的诊断标准

序号	症状、体征、实验室检查或 X 线检查结果
1	近 1 个月内反复的髋关节疼痛
2	红细胞沉降率 ≤ 20 mm/h
3	X 线片示骨赘形成，髋臼边缘增生
4	X 线片示髋关节间隙变窄

注：满足诊断标准 1+2+3 条或 1+3+4 条，可诊断髋关节骨关节炎

表 17-8　膝关节骨关节炎的诊断标准

序号	症状、体征、实验室或 X 线检查结果
1	近 1 个月内反复的膝关节疼痛
2	X 线片（站立位或负重位）示关节间隙变窄、软骨下骨硬化和（或）囊性变、关节边缘骨赘形成
3	年龄 ≥ 50 岁
4	晨僵时间 ≤ 30 min
5	活动时有骨摩擦音（感）

注：满足诊断标准 1+（2、3、4、5 条中的任意 2 条）可诊断膝关节骨关节炎

表 17-9　指间关节骨关节炎的诊断标准

序号	症状、体征、实验室或 X 线检查结果
1	指间关节疼痛、发酸、发僵
2	10 个指间关节中有骨性膨大的关节 ≥ 2 个
3	远端指间关节骨性膨大 ≥ 2 个
4	掌指关节肿胀 < 3 个
5	10 个指间关节中有畸形的关节 ≥ 1 个

注：满足诊断标准 1+（2、3、4、5 条中的任意 3 条）可诊断指间关节骨关节炎；10 个指间关节为双侧示、中指远端及近端指间关节、双侧第一腕掌关节

二、骨关节炎的流行特点

（一）骨关节炎的流行现状

骨关节炎是世界上最常见的肌肉骨骼疾病，也日益成为重要的公共卫生问题之一。骨关节炎的流行病学特征是决定健康预防和治疗方案的基础。

据报道，40 岁以前，骨关节炎的发病率较低，继发性骨关节炎是最常见的类型，往往由创伤引起。随着年龄增长，发病率逐渐增加，60 岁以后患病率呈线性增长。2019 年全球疾病负担（global burden of disease，GBD）报告指出，2019 年全球骨关节炎患病人数为 52781.19 万例，发病人数为 4146.75 万例，因骨关节炎所致的 DALYs 总量为 1894.9 万人年，与 2010 年相比增加了 2.75 万人年。

但目前关于骨关节炎流行的大型、多中心流行病学研究数据非常有限，更多的研究以一个城市或一个地区为规模，同时由于平均年龄、地理区域、性别比、诊断标准等方面的差异，各研究骨关节炎患病率存在巨大差异。Meta 分析显示，中国各地区腰椎骨关节炎患病率为 7.51% ～ 39.35%，合计估计值为 25.03%；膝关节骨关节炎患病率为 9.5% ～ 38.45% 不等，合计估计值为 21.51%；手关节骨关节炎患病率为 1.52% ～ 21.85%，合计估计值为 8.99%。

（二）骨关节炎的危险因素

骨关节炎的危险因素尚未完全明确，同时，根据不同的关节和疾病的不同阶段，危险因素的相对重要性有所不同。一般认为骨关节炎可能与年龄、性别、超重与肥胖、创伤与劳损、遗传等因素有关。

1. 年龄　年龄是骨关节炎最重要的预测因子。年龄相关的关节软骨形态学变化可能由软骨细胞维持和修复组织能力下降所致。软骨细胞的有丝分裂和合成活性下降与年龄相关，表现为对合成代谢生长因子的反应性下降，合成的蛋白多糖和功能连接蛋白相对较少且不均匀。软骨修复能力减弱、激素变化和环境暴露的累积效应也可能是与年龄有关的机制。

2. 性别　骨关节炎的发生因性别而异，女性患病风险高于男性。这种性别差异的原因尚不清楚，目前认为可能的机制是：关节软骨细胞具有功能性雌激素受体，同时有证据表明雌激素可以上调蛋白多糖的合成。为了证明雌激素在骨关节炎中的作用，有研究表明，雌激素替代疗法可以降低疾病的发生，但各类研究结果并不一致。

3. 超重与肥胖　超重与肥胖是骨关节炎发展进程中可改变的危险因素，可能与关节负荷、压力增加以及炎症有关。由超重和肥胖引起的负重关节机械力增加是加速退行性过程的主要因素。脂肪的促炎作用是超重、肥胖对骨关节影响的另一种可能的方式。研究数据显示，脂肪细胞在调节骨、软骨和其他关节组织细胞中起着至关重要的作用。

4. 创伤与劳损　较大的创伤和反复的劳损也是骨关节炎的重要危险因素。过度的关节活动或关节负荷可能与骨关节炎发病有关。涉及重复、负重活动的职业也与疾病的发展有关。体力劳动是膝盖、臀部和手骨关节炎的危险因素。相关研究表明，轻度或中度身体活动可以对骨关节炎起到预防作用，而高强度身体活动则可能会增加患病的风险。

5. 遗传　双胞胎研究发现，骨关节炎及其表型在很大程度上是由基因决定的，但其潜在的遗传变异大多是未知的。这种疾病的遗传结构与其他复杂疾病相似，由数个甚至数百个基因共同作用，其中大多数影响较小，少数影响较大。

此外，研究表明，关节周围肌肉健康情况、营养因素、免疫因素、骨密度、其他疾病等都可能是骨关节炎的危险因素。骨关节炎的发病可能并不是单一因素所导致的，而是多种因素相互作用的结果。

三、营养与骨关节炎

（一）蛋白质、氨基酸与骨关节炎

蛋白质是机体的重要组成成分，充足的膳食蛋白质供应是促进骨骼生长、保持骨骼健康所必需的。蛋白质营养不良会影响软骨质量，可能导致骨关节炎的发生与发展。研究显示，蛋白质营养不良会导致促生长轴发生重大变化，包括全身和局部胰岛素样生长因子-1（IGF-1）分泌减少，而 IGF-1 是软骨稳态的主要合成代谢因子，因此蛋白质营养不良可影响软骨和软骨下骨，并可能通过改变软骨和软骨下骨的完整性来促进骨关节炎的发展。动物实验发现，补充必需氨基酸可恢复全身 IGF-1 水平，逆转软骨质量变化。在患有髋关节骨关节炎和膝关节骨关节炎人群中，常观察到肌肉量不足及功能丧失。补充蛋白质，有助于肌肉蛋白的合成，降低全身性炎症标志物浓度，改善骨关节炎患者的肌肉质量、肌肉力量以及疼痛结局。一些功能性氨基酸，如谷氨酰胺、精氨酸、谷氨酸、天冬氨酸等，在治疗包括骨关节炎在内的炎症相关疾病中，也表现出了作为免疫调节营养物质的潜力。

（二）脂肪酸与骨关节炎

不同结构的脂肪酸所具有的功能不同，对骨关节炎的症状和体征也有不同的影响。动物实验显示，n-3 系列多不饱和脂肪酸可以减少软骨细胞中炎症标志物、软骨退化和氧化应激的表达。n-6 系列多不饱和脂肪酸和饱和脂肪酸则会增强这些标志物的表达。体外研究显示饱和脂肪酸具有促进细胞凋亡和促炎作用。尽管多不饱和脂肪酸都能减少氧化应激物的产生，但 n-3 多不饱和脂肪酸还能减少前列腺素的产生。动物实验和人体干预研究显示，补充 n-3 多不饱和脂肪酸可以有效缓解骨关节炎所产生的疼痛及功能障碍；与此相反，饱和脂肪酸则会对骨关节炎产生不良影响。关于单不饱和脂肪酸，相关研究很少，研究结果也没有定论，尚需进一步探索。

（三）维生素与骨关节炎

1. 维生素 D　关节周围骨的变化是骨关节炎自然病程的一部分。正常的骨代谢依赖于维生素 D 的存在，维生素 D 可能来自饮食或阳光对皮肤的作用。如果维生素 D 浓度较低，将对钙代谢和骨形成产生不利影响，这可能导致骨骼对骨关节炎病理变化的反应能力降低，增加骨关节炎的发生风险。受很多因素（如骨关节炎严重程度、基线血清维生素 D 水平、治疗时间、维生素 D 补充剂量等）影响，目前关于维生素 D 与骨关节炎的关系研究结果并不一致，多数研究发现，补充维生素 D 似乎与骨关节炎进展无关，但这些研究多是在维生素 D 营养水平较好的前提下进行的；少部分研究发现，在低维生素 D 营养状态水平下，补充维生素 D 可以改善骨关节炎患者血清维生素 D 水平，改善患者肌肉力量和身体功能、缓解疼痛。研究表示，较高的维生素 D 摄入可能有助于关节软骨结构的改善。尽管目前对于维生素 D 与骨关节炎之间的关系尚不明确，但对于低维生素 D 营养状态的人群而言，维持维生素 D 的健康水平可能有助于预防或缓解骨关节炎所带来的痛苦。

2. 维生素 E　维生素 E 是重要的亲脂性抗氧化剂，清除自由基，终止脂质过氧化链反应。还能抑制磷脂中的花生四烯酸释放，减少二十烷类化合物，具备温和的抗炎作用。目前认为，维生素 E 可能通过减轻氧化应激和炎症、维持骨骼肌力量、调节核酸代谢、维持性器官功能、稳定肥大细胞、保护软骨下血管系统等途径延缓骨关节炎的发展，缓解骨关节炎患者静止或运动时的疼痛。但部分研究认为，补充维生素 E 与骨关节炎临床改善无相关性，饮食中较高的维生素 E 摄入甚至可能会增加骨关节炎的风险。

3. 维生素 K　维生素 K 是 γ-谷氨酰基羧化酶的辅因子，它在激活含有 γ-羧基谷氨酸（Gla）的蛋白质方面起着重要作用，而这类蛋白质对骨骼钙化有负调节作用。软骨钙化是骨关节炎重要的发病机制之一，因此维生素 K 可能与骨关节炎相关。目前普遍认为，充分摄入维生素 K 可能降低骨关节炎及其病理性关节特征的风险，但临床证据有限。机制研究表明，维生素 K 激活基质 Gla 蛋白，从而抑制骨形态发生蛋白介导的软骨钙化。富含 Gla 的蛋白质还可以抑制单核细胞系中的炎症级联反应，但是这种功能可能与维生素 K 羧基化无关。尽管目前的数据不足以确定预防骨关节炎的最佳维生素 K 剂量，但确保足够的饮食摄入可能有助于老年人降低骨关节炎的发生风险。

17

4．维生素 C　维生素 C 与骨关节炎相关的功能可能包括两个方面：①作为细胞内外重要的水溶性抗氧化剂，还原超氧化物、羟基以及其他活性氧化物；②作为羟化过程底物和酶的辅因子，影响胶原蛋白的合成。但在当前的研究中，关于维生素 C 在骨关节炎治疗中的作用，结果不一。体外实验和动物实验显示，碘乙酸钠（MIA）可以抑制软骨细胞生长、增加氧化应激、导致细胞凋亡和蛋白多糖损失，引发软骨降解等类似于骨关节炎的病理变化，使用维生素 C 可以增强软骨细胞合成蛋白多糖的能力，预防或缓解由 MIA 引起的一系列损伤，但维生素 C 与效应之间似乎不存在剂量效应关系。2016 年韩国国民健康与营养调查显示，在血脂异常的老年受试者中，骨关节炎患者的维生素 C 摄入量低于非骨关节炎受试者，但结果并不能证明维生素 C 与骨关节炎之间的因果关联。研究发现，在服用维生素 C 的患者中，可以观察到疼痛水平降低，每月服用止痛药的数量减少，但患者客观生活质量和膝关节功能未发生显著变化。尽管关于维生素 C 的研究结果尚不统一，但目前普遍认为摄入适量维生素 C 对于预防骨关节炎、维持骨关节健康是非常必要的。

（四）其他

1．多糖　一些多糖（如当归多糖、枸杞多糖）能够降低骨关节炎软骨细胞炎性细胞因子水平，如下调白介素 1β（IL-1β）、肿瘤坏死因子 α（TNF-α）、一氧化氮合酶（iNOS）的表达，上调过氧化物酶增殖物激活受体 γ（PPAR-γ）的表达，抑制 NF-κB 信号通路，从而改善骨关节炎症损伤。

2．膳食纤维　研究发现膳食纤维摄入量与症状性膝关节炎的发生风险呈负相关，或可以减轻疼痛，这可能与膳食纤维有助于降低体重指数（BMI）和减轻炎症有关。

3．植物化学物　植物多酚具有抗氧化性和抗炎特性，可以抑制软骨细胞、软骨外植体及骨关节炎动物模型中的 ROS。研究发现，摄入富含多酚的食物，会降低 IL-6、IL-1β、基质金属蛋白酶（MMP）的水平，减缓软骨基质的分解代谢。皂苷也表现出类似的抑制进行性软骨变性和破骨细胞生成的作用。

五、骨关节炎的营养管理

骨关节炎营养防治的目标是减轻关节损伤和关节负荷，减少炎症和疼痛及保持关节活动能力。膳食方面，建议增加富含优质蛋白、n-3 脂肪酸的食物来源；保证充足的维生素 C、维生素 D、维生素 E 和维生素 K 的摄入；多吃蔬菜水果等富含植物化学物的食物。

持续的体重管理对于骨关节炎的防治至关重要，特别是当负重关节受到影响时。尤其建议膝关节和（或）髋关节骨关节炎患者减重。对于超重、肥胖人群，建议在平衡膳食的基础上要注意控制总能量的摄入，减少高糖高油脂食物的摄入。

参考文献

[1] 李勇．营养与食品卫生学．北京：北京大学医学出版社，2005.

[2] 杨月欣，葛可佑．中国营养科学全书．2 版．北京：人民卫生出版社，2019.

[3] 中华医学会骨质疏松和骨矿盐疾病分会．原发性骨质疏松症诊疗指南（2017）．中华骨质疏松和骨矿盐疾病杂志，2017，20（5）：413-443.

[4] 马远征，王以朋，刘强，等．中国老年骨质疏松诊疗指南（2018）．中国老年学杂志，2019，39（1）：2561-2579.

[5] 程晓光，王亮，曾强，等．中国定量 CT 骨质疏松症诊断指南（2018）．中华健康管理学杂志，2019，13（3）：195-200.

[6] 江耀．实用老年病学．北京：人民卫生出版社，2014.

[7] 于普林．老年医学．北京：人民卫生出版社，2017.

[8] 中华医学会骨科学分会关节外科学组．骨关节炎诊疗指南（2018 年版）．中华骨科杂志，2018，38（12）：705-715.

[9] 张少群，李义凯．颈椎病研究的历史沿革．中国康复医学杂志，2016，31（11）：1273-1276.

[10] 中华医学会．临床诊疗指南·骨科分册．北京：人民卫生出版社，2009.

[11] Global burden of 369 diseases and injuries in 204 countries and territories, 1990-2019: a systematic

analysis for the Global Burden of Disease Study 2019. Lancet，2020，396（10258）：1204-1222.

[12] Sun X，Zhen X，Hu X，et al. Osteoarthritis in the middle-aged and elderly in China：Prevalence and influencing factors. Int J Environ Res Public Health，2019，16（23）：4701-4718.

[13] Ren Y，Hu J，Tan J，et al. Incidence and risk factors of symptomatic knee osteoarthritis among the Chinese population：analysis from a nationwide longitudinal study. BMC Public Health，2020，20（1）：1491-1502.

[14] Theodore N. Degenerative Cervical Spondylosis. The New England Journal of Medicine，2020，383（2）：159-168.

[15] Vos T，Allen C，Arora M，et al. Global，regional，and national incidence，prevalence，and years lived with disability for 310 diseases and injuries，1990-2015：a systematic analysis for the Global Burden of Disease Study 2015. The Lancet，2016，388（10053）：1545-1602.

[16] GBD 2017 DALYs And HALE Collaborators. Global，regional，and national disability-adjusted life-years（DALYs）for 359 diseases and injuries and healthy life expectancy（HALE）for 195 countries and territories，1990-2017：a systematic analysis for the Global Burden of Disease Study 2017. Lancet（London，England），2018，392（10159）：1859-1922.

[17] Liao C，Wu Y，Tsauo J，et al. Effects of protein supplementation combined with exercise training on muscle mass and function in older adults with lower-extremity osteoarthritis：A Systematic Review and Meta-Analysis of Randomized Trials. Nutrients，2020，12（8）：2240-2422.

[18] Park CY. Vitamin D in the prevention and treatment of osteoarthritis：from clinical interventions to cellular evidence. Nutrients，2019，11（2）：243-259.

[19] Ravindra V M，Guan J，Holland C M，et al. Vitamin D status in cervical spondylotic myelopathy：comparison of fusion rates and patient outcome measures. Journal of Neurosurgical Sciences，2019，63（1）：36-41.

[20] Veen L，Hantikainen E，Bellocco R，et al. Dietary antioxidants，non-enzymatic antioxidant capacity and the risk of osteoarthritis in the Swedish National March Cohort. Eur J Nutr，2020.

17

附录1 老年全营养配方食品必需成分指标

营养素	每 100 kJ		每 100 kcal		检验方法
	最小值	最大值	最小值	最大值	
维生素 A（µg RE）[a]	9.3	53.8	39.0	225.0	GB 5009.82
维生素 D（µg）[b]	0.19	0.75	0.80	3.14	GB 5009.82
维生素 E（mg α-TE）[c]	0.19	N.S.e	0.8	N.S.	GB 5009.82
维生素 K_1（µg）	1.05	N.S.	4.40	N.S.	GB 5009.158
维生素 B_1（mg）	0.02	N.S.	0.07	N.S.	GB 5009.84
维生素 B_2（mg）	0.02	N.S.	0.07	N.S.	GB 5009.85
维生素 B_6（mg）	0.02	N.S.	0.07	N.S.	GB 5009.154
维生素 B_{12}（µg）	0.03	N.S.	0.13	N.S.	GB 5413.14
烟酸（烟酰胺）（mg）[d]	0.05	N.S.	0.20	N.S.	GB 5009.89
叶酸（µg）	5.3	N.S.	22.2	N.S.	GB 5009.211
泛酸（mg）	0.07	N.S.	0.29	N.S.	GB 5009.210
维生素 C（mg）	1.3	N.S.	5.6	N.S.	GB 5413.18
生物素（µg）	0.5	N.S.	2.2	N.S.	GB 5009.259
钠（mg）	20	N.S.	83	N.S.	GB 5009.91 或 GB 5009.268
钾（mg）	27	N.S.	111	N.S.	GB 5009.91 或 GB 5009.268
铜（µg）	11	120	44	500	GB 5009.13 或 GB 5009.268
镁（mg）	4.4	N.S.	18.3	N.S.	GB 5009.241 或 GB 5009.268
铁（mg）	0.2	0.55	0.83	2.30	GB 5009.90 或 GB 5009.268
锌（mg）	0.1	0.5	0.4	2.2	GB 5009.14 或 GB 5009.268
锰（µg）	6	146	25.0	611.0	GB 5009.242 或 GB 5009.268
钙（mg）	13	N.S.	56	N.S.	GB 5009.92 或 GB 5009.268
磷（mg）	9.6	N.S.	40.0	N.S.	GB 5009.87
碘（µg）	1.6	N.S.	6.7	N.S.	GB 5009.267
氯（mg）	N.S.	52	N.S.	215	GB 5009.44
硒（µg）	0.8	5.3	3.3	22	GB 5009.93

[a] RE 为视黄醇当量，1 mg RE =3.33 IU；维生素 A 只包括预先形成的维生素，在计算和声称维生素 A 活性时不包括任何的类胡萝卜素组分

[b] 钙化醇，1 mg 维生素 D=40 IU 维生素 D

[c] 1 mg a-TE（a- 生育酚当量）=1 mg d-a- 生育酚

[d] 烟酸不包括前体形式

N.S. 为没有特别说明

引自：GBB 29922—2013 食品安全国家标准 特殊医学用途配方食品通则.

附录 2　老年全营养配方食品可选择性成分指标

可选择性成分 [a]	每 100 kJ		每 100 kcal		检验方法
	最小值	最大值	最小值	最大值	
铬（μg）	0.4	13.3	1.8	55.6	GB 5009.123
钼（μg）	1.3	12.0	5.6	50.0	-
氟（mg）	N.S. b	0.05	N.S.	0.20	GB/T 5009.18
胆碱（mg）	5.3	39.8	22.2	166.7	GB 5009.272
肌醇（mg）	1.0	33.5	4.2	140.0	GB 5009.270
牛磺酸（mg）	N.S.	4.8	N.S.	20.0	GB/T 5009.169
左旋肉碱（mg）	0.3	N.S.	1.3	N.S.	GB 29989
核苷酸（mg）	0.48	N.S.b	2	N.S.b	GB 5413.40
膳食纤维（g）	N.S.	0.7	N.S.	2.7	GB 5413.6 或 GB/T 5009.88

[a] 氟的化合物来源为氟化钠和氟化钾，其他成分的化合物来源参考 GB 14880 或国家有关规定

N.S. 为没有特别说明

引自：GB 29922-2013 食品安全国家标准 特殊医学用途配方食品通则.

附录 3　老年人营养不良风险评估表

基本情况						
姓名		年龄（岁）			性别	
身高（m）		体重（kg）			体重指数（BMI，kg/m^2）	
联系电话						

初筛				
	0 分	1 分	2 分	3 分
1. BMI	BMI < 19 或 BMI > 28	19 ≤ BMI < 21 或 26 < BMI ≤ 28	21 ≤ BMI < 23 或 24 < BMI ≤ 26	23 ≤ BMI ≤ 24
2. 近 3 个月体重变化	减少或增加 > 3 kg	不知道	1 kg ≤减少≤ 3 kg 或 1 kg ≤增加≤ 3 kg	0 kg <减少< 1 kg 或 0 kg <增加< 1 kg
3. 活动能力	卧床	需要依赖工具活动	独立户外活动	—
4. 牙齿状况	全口或半口缺	用义齿	正常	—
5. 神经精神疾病	严重认知障碍或抑郁	轻度认知障碍或抑郁	无认知障碍或抑郁	—
6. 近 3 个月有无饮食量变化	严重增加或减少	增加或减少	无变化	—

总分 14 分，< 12 分提示有营养不良风险，继续以下评估；≥ 12 分提示无营养不良风险，无需以下评估

评估				
	0 分	0.5 分	1 分	2 分
7. 患慢病数 > 3 种	是	—	否	—
8. 服药时间在一个月以上的药物种类 > 3 种	是	—	否	—
9. 是否独居	是	—	否	—
10. 睡眠时间	< 5 h/d	—	≥ 5 h/d	—
11. 户外独立活动时间	< 1 h/d	—	≥ 1 h/d	—
12. 文化程度	小学及以下	—	中学及以上	—
13. 自我感觉经济状况	差	一般	良好	—
14. 进食能力	依靠别人	—	自行进食稍有困难	自行进食
15. 一天餐次	1 次	—	2 次	3 次及以上

评估				
	0 分	0.5 分	1 分	2 分
16. 每天摄入奶类 每天摄入豆制品 每天摄入鱼/肉/蛋类食品	0 ~ 1 项	2 项	3 项	—
17. 每天烹调油摄入量	> 25 g	—	≤ 25 g	—
18. 是否每天吃蔬菜水果 500 g 及以上	否	—	是	—
19. 小腿围	< 31 cm	—	≥ 31 cm	—
20. 腰围　男	> 90 cm	—	≤ 90 cm	—
女	> 80 cm	—	≤ 80 cm	—
小腿围（cm）		腰围（cm）		

年龄超过 70 岁总分加 1 分，即年龄调整增加的分值：0 分，年龄 < 70 岁；1 分，年龄 ≥ 70 岁

初筛分数（小计满分 14 分）：
评估分数（小计满分 16 分）：
量表总分（满分 30 分）：

评分标准：
- 若初筛总分 ≥ 12 分提示无营养不良风险，无需评估；
- 若初筛总分 < 12 分提示有营养不良风险，继续评估；
- 若营养不良风险评估总分（初筛 + 评估）≥ 24 分，表示营养状况良好；
- 若营养不良风险评估总分（初筛 + 评估）< 24 分，当 BMI ≥ 24（或男性腰围 ≥ 90 cm，女性腰围 ≥ 80 cm）时，提示可能是肥胖 / 超重型营养不良或有营养不良风险；
- 若营养不良风险评估总分（初筛 + 评估）17 分 ~ 24 分，表示有营养不良风险；
- 若营养不良风险评估总分（初筛 + 评估）≤ 17 分，表示有营养不良。

附录4　主观全面评定法

姓名＿＿＿＿＿＿＿　性别＿＿＿＿＿＿＿　年龄＿＿＿＿＿＿＿　病历号＿＿＿＿＿＿＿　日期＿＿＿＿＿＿＿

评价内容					评价结果
（1）体重改变	您目前的体重是多少？				＿＿＿kg
	与您6个月前的体重相比有变化吗？				A　B　C
	近2周体重变化了吗？　不变－增加－减少				
（2）进食	您的食欲？　好－不好－正常－非常好 您的进食量有变化吗？　不变－增加－减少 这种情况持续多长时间？ 您的食物类型有变化吗？没有变化－半流食－全流食－无法进食				摄食变化： A　B　C 摄食变化的时间： A　B　C
（3）胃肠道症状	近2周以来您经常出现下列问题吗？ ①没有食欲：从不－很少－每天－每周1～2次－每周2～3次 ②腹泻：从不－很少－每天－每周1～2次－每周2～3次 ③恶心：从不－很少－每天－每周1～2次－每周2～3次 ④呕吐：从不－很少－每天－每周1～2次－每周2～3次				A　B　C
（4）功能异常	您现在还能像往常那样做以下的事吗？ ①散步：没有－稍减少－明显减少－增多－ ②工作：没有－稍减少－明显减少－增多－ ③室内活动：没有－稍减少－明显减少－增多－ ④在过去的2周内有何变化：有所改善－无变化－恶化				A　B　C
（5）疾病和相关营养需求	疾病诊断：＿＿＿＿＿＿＿＿＿＿ 代谢应激：＿＿＿＿＿＿＿＿＿＿				A　B　C
（6）体检	皮下脂肪	良好	轻－中度	重度营养不良	A　B　C
	下眼睑				
	二／三头肌				
	肌肉消耗	良好	轻－中度	重度营养不良	A　B　C
	颞部				
	锁骨				
	肩				
	肩胛骨				
	骨间肌				
	膝盖				
	股四头肌				
	腓肠肌				
	水肿	良好	轻－中度	重度营养不良	A　B　C
	腹水	良好	轻－中度	重度营养不良	A　B　C

待续

主管全面评定法（SGA）评分等级：A　　B　　C	
评价标准	
（1）体重改变	6 月内体重变化：A= 体重变化 ＜ 5%，或 5 ~ 10% 但正在改善 B= 持续减少 5 ~ 10%，或由 10% 升至 5 ~ 10% C= 持续减少 ＞ 10% 2 周内体重变化：A= 无变化，正常体重或恢复到 5% 内 B= 稳定，但低于理想或通常体重；部分恢复但不完全 C= 减少 / 降低
（2）进食	摄食变化：A= 好，无变化，轻度、短期变化 B= 正常下限，但在减少；差，但在增加；差，无变化（取决于初始状态） C= 差，并在减少；差，无变化 摄食变化的时间：A= ＜ 2 周，变化少或无变化 B= ＞ 2 周，轻 - 中度低于理想摄食量 C= ＞ 2 周，不能进食，饥饿
（3）胃肠道症状	A= 少有，间断 B= 部分症状，＞ 2 周；严重、持续的症状，但在改善 C= 部分或所有症状，频繁或每天，＞ 2 周
（4）功能异常	A= 无受损，力气 / 精力无改变或轻 - 中度下降但在改善 B= 力气 / 精力中度下降但在改善；通常的活动部分减少；严重下降但在改善 C= 力气 / 精力严重下降，卧床
（5）疾病和相关营养需求	A= 无应激 B= 低水平应激 C= 中度 - 高度应激

（6）体检

	要点	良好	轻 - 中度	重度营养不良
下眼睑		轻度凸出的脂肪垫		黑眼圈，眼窝凹陷，皮肤松弛
二 / 三头肌	臂弯曲，不要捏起肌肉	大量脂肪组织		两指间空隙很少，甚至紧贴
颞部	直接观察，让病人头转向一边	看不到明显的凹陷	轻度凹陷	凹陷
锁骨	看锁骨是否凸出	男性看不到，女性看到但不凸出	部分凸出	凸出
肩	看骨是否凸出，形状，手下垂	圆形	肩峰轻度凸出	肩锁关节方形，骨骼凸出
肩胛骨	病人双手前推，看骨是否凸出	不凸出，不凹陷	骨轻度凸出，肋，肩胛，肩，脊柱间轻度凹陷	骨凸出，肋，肩胛，肩，脊柱间凹陷
骨间肌	手背，前后活动拇指和示指	肌肉凸出，女性可平坦	轻度	平坦和凹陷
膝盖：下肢变化不明显	病人坐着，腿支撑在矮板凳上	肌肉凸出，骨不凸出		骨凸出
股四头肌	不如上肢敏感	圆形，无凹陷	轻度凹陷，瘦	大腿内部凹陷，明显消瘦
腓肠肌		肌肉发达		瘦，无肌肉轮廓
水肿 / 腹水	活动受限的病人检查骶部	无	轻 - 中度	明显

脂肪： A= 大部分或所有部位无减少 B= 大部分或所有部位轻 - 中度减少，或部分部位中 - 重度减少 C= 大部分或所有部位中 - 重度减少	肌肉消耗： A= 大部分肌肉改变少或无变化 B= 大部分肌肉轻 - 中度改变，一些肌肉中 - 重度改变 C= 大部分肌肉重度改变
水肿：A= 正常或轻微　B= 轻 - 中　C= 重	腹水：A= 正常或轻微　B= 轻 - 中　C= 重

SGA 评分等级：　A= 营养良好（大部分是 A，或明显改善）；B= 轻 - 中度营养不良；C= 重度营养不良（大部分是 C，明显的躯体症状）

附录5　微型营养评价

微型营养评价（mini nutritionaal assessment，MNA）简便易行，可在10分钟左右完成，且与传统的人体营养评价方法及人体组成评价方法有良好线性相关性。评价内容包括：

- 人体测量：包括身高、体重（计体重丢失）。
- 整体评价：包括生活类型、医疗及疾病状况（如消化功能状况等）。
- 膳食评定：食欲、食物数量、餐次、营养素摄入量、有否摄食障碍等。
- 主观评价：对健康及营养状况的自我检测等。

一、评价内容

1．人体测量（anthropometric assessment）

（1）体重指数（body mass index，BMI）

0=BMI < 19

1=19 < BMI < 21

2=21 < BMI < 23

3=BMI ≥ 23

（2）上臂中点围（mid arm circumference in cm，MAC）

0=MAC < 21

0.5=21 < MAC < 22

1=MAC > 22

（3）小腿围（calf circumference in cm，CC）

0=CC < 33

1=CC ≥ 33

（4）近3个月体重丢失（weight loss during last three months）

0= > 3 kg

1= 不详

2= 介于 1 ～ 3 kg

3= 体重无丢失

2．整体评价（global evaluation）

（1）病人是否独居？ 0= 否；1= 是。

（2）每日服用超过3种药物？ 0= 否；1= 是。

（3）在过去的3个月内病人是否遭受心理应激和急性疾病？ 0= 否；1= 是。

（4）活动能力：0= 卧床；1= 可下床但不能外出活动；2= 可外出活动。

（5）是否有精神/心理问题？ 0= 重度痴呆；1= 轻度痴呆 2= 无精神/心理问题。

（6）是否有压痛或皮肤溃疡？ 0= 否；1= 是。

3．膳食评定（dietetic evaluation）

（1）每日食用几餐正餐？ 0=1 餐；1=2 餐；2=3 餐。

（2）病人的消费情况如何？ 0=1 个是；0.5= 2 个是；1=3 个是。

- 每日至少1次消费：是/否
- 每周食用2次或更多豆类或蛋类：是/否
- 每日食用肉类、鱼类或禽类：是/否

（3）病人是否每日食用2次或更多水果或蔬菜？ 0= 否；1= 是

（4）该病人在过去的3个月内是否因为食欲减退、消化问题、咀嚼或吞咽障碍等导致摄食减少？ 0= 食欲严重降低；1= 食欲中度下降；2= 没有变化。

（5）每日消费几杯饮料？ 0= < 3 杯；0.5=3 ～ 5 杯；1= > 5 杯。

（6）摄食方式

0= 完全需要他人帮助；1= 可自行进食但稍有困难；2= 可自行进食而无任何困难。

4．主观评价（subjective assessment）

（1）该病人是否认为自己有任何营养问题？

0 = 重度营养不良；1= 中度营养不良或不清楚；2= 无任何营养问题。

（2）与同龄他人比较，该病人认为自己的健康状况如何？

0= 不好；0.5= 不清楚；1= 一样好；2= 更好。

二、MNA 评分分级标准

MNA ≥ 24：营养状况良好

17 ≤ MNA ≤ 23.5：存在营养不良的危险

MNA < 17：有确定的营养不良

附录 6　微型营养评估简版

1. 过去 3 个月内有没有因为食欲不振、消化问题、咀嚼或吞咽困难而减少食量？

   0 = 食量严重减少；1 = 食量中度减少；2 = 食量没有改变。

2. 过去 3 个月内体重下降的情况

   0 = 体重下降 > 3 kg（6.6 磅）；1 = 不知道；2 = 体重下降 1 ~ 3 kg（2.2 ~ 6.6 磅）；3 = 体重没有下降。

3. 活动能力

   0 = 需长期卧床或坐轮椅；1 = 可以下床或离开轮椅、但不能外出；2 = 可以外出。

4. 过去 3 个月内有没有受到心理创伤或患上急性疾病？

   0 = 有；2 = 没有

5. 精神心理

   0 = 严重痴呆或抑郁；1 = 轻度痴呆；2 = 没有精神心理问题

6-1. 体重指数（BMI）（kg/m^2）

   0 = BMI 低于 19；1 = BMI 19 至低于 21；2 = BMI 21 至低于 23；3 = BMI 相等或大于 23。

   如不能取得 BMI，请以问题 6-2 代替 6-1。如已完成问题 6-1，请不要回答问题 6-2。

6-2. 小腿围（CC）（cm）

   0=CC < 31　3 =CC ≥ 31

筛选分数 MNA-SF（最高 14 分）

- 12 ~ 14 分，正常营养状况
- 8 ~ 11 分，有营养不良的风险
- 0 ~ 7 分，营养不良

附录 7　日常生活能力量表

躯体生活自理量表（PSMS）

A．大小便卫生	1．在盥洗室能完全自理，无失禁
	2．在自我清洁方面需要提醒，或需要帮助，或有少量的事故发生（至少一周一次）
	3．睡眠时弄脏或弄湿，超过一周一次
	4．清醒时弄脏或弄湿，超过一周一次
	5．大小便失禁
B．吃饭	1．吃东西不需帮助
	2．吃饭时间吃东西需要少量帮助和（或）需要准备特殊食物，或在餐后清洁时需要帮助
	3．自己吃饭需要中等帮助，并且不整洁
	4．所有的就餐需要多方面的帮助
	5．完全不能自己吃饭，并抵抗他人喂食
C．穿衣	1．穿衣服，脱衣服，并能从自己的衣柜选择衣服
	2．自己穿衣服和脱衣服，需要少量帮助
	3．在穿衣服和选择衣服方面需要中等帮助
	4．在穿衣服上需要较多帮助，但配合他人的帮助
	5．完全不能自己穿衣服，并对他人的帮助有抵触
D．梳理（整洁、头发、指甲、手、脸、衣服）	1．总是穿戴整洁，妆饰恰当，无需帮助
	2．能自己恰当装饰，偶尔需要少量帮助，如修胡须
	3．在梳理上需要中等合理的帮助或指导
	4．所有梳理事务都需要帮助，但在他人帮助后能保持整洁
	5．主动反对他人所有梳理的帮助
E．躯体步行	1．步行到场地或市区
	2．在居住区内步行，或在一条街道附近步行
	3．步行需要手杖、步行者、轮椅，出入需要或无需帮助
	4．不用支持可坐在椅子上或轮椅上，但没有帮助就不能自己推进
	5．一半多的时间卧床不起
F．洗澡	1．自己洗澡（盆浴、淋浴、擦浴），无需帮助
	2．在进出浴盆时需要帮助
	3．只洗脸和手，不能洗身体其他部位
	4．不能自己洗澡，但配合他人给他／她洗澡
	5．不能自己洗澡，并且抵制让他／她保持清洁的努力

待续

续表

工具性日常生活能力量表（IADL）

A．使用电话的能力	1．自己主动操作电话查号码、拨号等
	2．能拨几个熟悉的号码
	3．能接电话但不拨电话
	4．完全不会使用电话
B．购物	1．独立处理所有购物需要
	2．独立进行少量购物
	3．任何购物途中都需要陪伴
	4．完全不能购物
C．做饭	1．独立计划、准备并做出适量的饭
	2．如果有人供给原料，能准备足量饭
	3．可加热饭做饭，或做饭但不能保持适量
	4．需要别人把饭准备好并做好
D．主持家务	1．独立主持家务或偶尔需要帮助（重活需要家人帮助）
	2．做日常轻体力家务，如洗碗、铺床
	3．做日常轻体力家务但不能保持可接受的清洁水平
	4．所有家务都需要帮助
	5．不参与任何家务
E．洗涤	1．能独立洗澡
	2．洗小件衣物——洗袜子等
	3．所有洗涤必须靠其他人完成
F．交通方式	1．独立乘坐公共车辆或驾驶小汽车
	2．乘出租车旅行，但不会乘坐公共汽车
	3．有他人陪伴时乘坐公共汽车
	4．在他人帮助下，只能乘出租车或公共汽车旅行
	5．完全不旅行
G．对自己医疗的责任心	1．能认真按照正确时间、剂量吃药
	2．如果预先准备了每次剂量，能自己吃药
	3．不能准备自己吃的药
H．理财能力	1．独立处理财务（做预算，写支票，付租金、账单，去银行），能收集和保持收入渠道
	2．管理日常购物，但在银行事务和大宗购物等情况下需要帮助
	3．不能处理财务

评分 4 级：

1 级，可由自己完成，无困难

2 级，完成有些困难

3 级，需要帮助

4 级，能力丧失，根本无法完成

如受试者从未做过的项目或无从了解，则记"9"，不计入总分。以总分 16 分为正常，单项 1 分为正常，2 ~ 4 分为功能低下。总分＞16 分提示有不同程度功能下降

附录 8　Fried 衰弱评估方法

序号	检测项目	男性	女性
1	体重下降	过去 1 年中，意外出现体重下降＞ 10 磅（≈ 4.5 kg）或＞ 5.0% 体重	
2	行走时间（4.57 m）	身高≤ 173 cm：≥ 7 s	身高≤ 159 cm：≥ 7 s
		身高＞ 173 cm：≥ 6 s	身高＞ 159 cm：≥ 6 s
3	握力（kg）	BMI ≤ 24.0 kg/m^2：≤ 29	BMI ≤ 23.0 kg/m^2：≤ 17
		BMI 24.1 ~ 26.0 kg/m^2：≤ 30	BMI 23.1 ~ 26.0 kg/m^2：≤ 17.3
		BMI 26.1 ~ 28.0 kg/m^2：≤ 30	BMI 26.1 ~ 29.0 kg/m^2：≤ 18
		BMI ＞ 28 kg/m^2：≤ 32	BMI ＞ 29 kg/m^2：≤ 21
4	体力活动（MLTA）	＜ 383 kcal/w（约散步 2.5 h）	＜ 270 kcal/w（约散步 2 h）
5	疲乏	CES-D 的任一问题得分 2 ~ 3 分	
		您过去的 1 周内以下现象发生了几天？	
		（1）我感觉我做每一件事都需要经过努力。	
		（2）我不能向前行走。	
		0 分：＜ 1 d；1 分：1 ~ 2 d；2 分：3 ~ 4 d；3 分：＞ 4 d	

BMI，体重指数；MLTA，明达休闲时间活动问卷；CES-D，流行病学调查用抑郁自评量表
散步 60 min 约消耗 150 千卡能量
具备表中 5 条中 3 条及以上被诊断为衰弱综合征；不足 3 条为衰弱前期；0 条为无衰弱健康老人

附录 9　衰弱量表（FRAIL）

序号	条目	询问方式
1	疲乏	过去 4 周内大部分时间或者所有时间都感到疲乏
2	阻力增加 / 耐力减退	在不用任何辅助工具以及不用他人帮助的情况下，中途不休息爬 1 层楼有困难
3	自由活动下降	在不用任何辅助工具以及不用他人帮助的情况下，走完 1 个街区（≈ 100 m）较困难
4	疾病情况	医生曾经告诉你存在 5 种以上如下疾病：高血压、糖尿病、急性心脏病发作、卒中、恶性肿瘤（微小皮肤癌除外）、充血性心力衰竭、哮喘、关节炎、慢性肺病、肾疾病、心绞痛等
5	体重下降	1 年或更短时间内出现体重下降 ≥ 5%

注：具备以上 5 条中 3 条及以上被诊断为衰弱；不足 3 条为衰弱前期；0 条为无衰弱健壮老人

附录 10 临床衰弱评估量表

序号	衰弱等级	图示	具体测量
1	非常健康		身体强壮、积极活跃、精力充沛、充满活力,定期进行体育锻炼,处于所在年龄段最健康的状态
2	健康		无明显的疾病症状,但不如等级 1 健康,经常进行体育锻炼,偶尔非常活跃,如在某些季节
3	维持健康		存在可控制的健康缺陷,除常规行走外,无定期的体育锻炼
4	脆弱易损伤		日常生活不需他人帮助,但身体的某些症状会限制日常活动。常见的主诉为白天"行动缓慢"和感觉疲乏
5	轻度衰弱		明显的动作缓慢,工具性日常生活活动需要帮助(如去银行、乘公交车、干重的家务活、用药)。轻度衰弱会进一步削弱患者独自在外购物、行走、备餐及干家务活的能力
6	中度衰弱		所有的室外活动均需要帮助,在室内上下楼梯、洗澡需要帮助,可能穿衣服也需要(一定限度的)辅助
7	严重衰弱		个人生活完全不能自理,但身体状态较稳定,一段时间内(< 6 个月)不会有死亡的危险
8	非常严重的衰弱		生活完全不能自理,接近生命终点,已不能从任何疾病中恢复
9	终末期		接近生命终点,生存期 < 6 个月的垂危患者

附录 11　简易精神状态评价量表

1. 定向力

1.1 今年是哪一年？	1 [ ]	0 [ ]
1.2 现在是什么季节？	1 [ ]	0 [ ]
1.3 现在是几月份？	1 [ ]	0 [ ]
1.4 今天是几号？	1 [ ]	0 [ ]
1.5 今天是星期几？	1 [ ]	0 [ ]
1.6 您住在哪个省？	1 [ ]	0 [ ]
1.7 您住在哪个区？	1 [ ]	0 [ ]
1.8 您住在哪个街道？	1 [ ]	0 [ ]
1.9 咱们现在在哪个医院？	1 [ ]	0 [ ]
1.10 咱们现在在第几层楼？	1 [ ]	0 [ ]

2. 记忆力

我告诉您三样东西，我说完后请您重复一遍并记住，待会我还会要您回忆这三样东西

皮球_____　国旗_____　树木_____　　3 [ ] 2 [ ] 1 [ ] 0 [ ]

3. 注意力和计算力

请您算一算 100 减去 7，所得的数再减去 7，一直算下去，将每次的得数都告诉我，直到我说停止。

100 - 7=	1 [ ]	0 [ ]
93 - 7=	1 [ ]	0 [ ]
86 - 7=	1 [ ]	0 [ ]
79 - 7=	1 [ ]	0 [ ]
72 - 7=	1 [ ]	0 [ ]

4. 回忆能力

现在请您说出刚才让您记住的三样东西：

皮球_____　国旗_____　树木_____　　3 [ ] 2 [ ] 1 [ ] 0 [ ]

5. 语言能力

5.1 命名能力

（出示手表）这个东西叫什么？	1 [ ]	0 [ ]
（出示铅笔）这个东西叫什么？	1 [ ]	0 [ ]

5.1 复述能力

现在我说一句话，请您清楚地重复一遍：

"大家齐心协力拉紧绳"　　　　　　　1 [ ] 0 [ ]

5.2 阅读能力

请您念念这句话，并按上面意思去做：

"请您闭上眼睛"　　　　　　　　　　1 [ ] 0 [ ]

待续

5.3 三步命令

我给您一张纸，请按我说的去做，现在开始：

"用右手拿着这张纸，用两只手将它对折起来，把它放在　3 [　] 2 [　] 1 [　] 0 [　]
您的左腿上"

5.4 书写能力

请您写一个完整的句子，要有主语、谓语。　　　　　1 [　] 0 [　]

5.5 结构能力

请您照图上的样子把它画下来。　　　　　　　　　　1 [　] 0 [　]

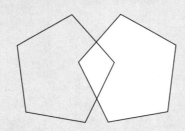

调查日期：_____年_____月_____日

调查员签字：_____

附录 12 蒙特利尔认知评估量表

1. 交替连线测验

我们有时会用"123……"或者汉语的"一二三……"来表示顺序。请您按照从数字到汉 得分 1 [ ] 0 [ ]
字并逐渐升高的顺序逐一连线，从这里开始 [指向数字 (1)]，从 1 连向一，再连向 2，并
一直连下去，到这里结束 [指向汉字 (五)]。

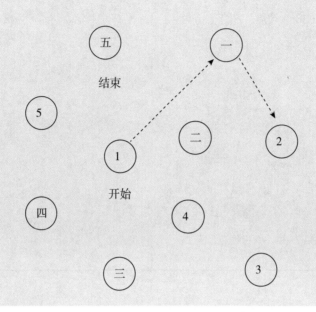

2. 视空间技能（立方体）

请您照着这幅图在下面的空白处再画一遍，并尽可能精确。　　　　　　　　　　　得分 1 [ ] 0 [ ]

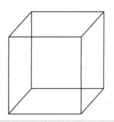

3. 视空间技能（钟表）

请您在下面的空白处画一个圆的钟表，填上所有的数字并指示出 11 点 10 分。

得分轮廓 1 [ ] 0 [ ]

数字 1 [ ] 0 [ ]

指针 1 [ ] 0 [ ]

待续

4. 命名

请您自左向右依次说出每种动物的名字。

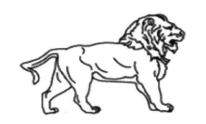 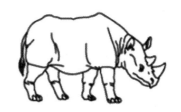 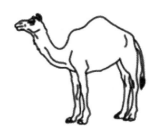

得分　　1 [　] 0 [　]　　　　　　　1 [　] 0 [　]　　　　　　　1 [　] 0 [　]

5. 记忆

这是一个记忆力测验。在下面的时间里我会给您读几个词，您要注意听，一定要记住。当我读完后，把您记住的词告诉我。回答时想到哪个就说哪个，不必按照我读的顺序。我把这些词再读一遍，努力去记并把您记住的词告诉我，包括您在第一次已经说过的词。

	面孔	棉布	菊花	医院	红色
第一次					
第二次					

在 5 分钟后，我会让您把这些词再回忆一次。

6. 注意

请您按照要求重复我读出的数字（1 个 / 秒）	顺背　2 1 8 5 4　　1 [　] 0 [　]
	倒背　7 4 2　　　　1 [　] 0 [　]

请您仔细听下列数字，每当数字 1 出现时，请用手敲一下桌面（错误数 ≥ 2 个为 0 分）
5 2 1 3 9 4 1 1 8 0 6 2 1 5 1 9 4 5 1 1 1 4 1 9 0 5 1 1 2　　1 [　] 0 [　]

请您用 100 减去 7，得数再减去 7，连续减 5 次，把所得的数都告诉我（4 ~ 5 个正确给 3 分，2 ~ 3 个正确给 2 分，1 个正确给 1 分，全部错误为 0 分）
93 (　) 　86 (　) 　79 (　) 　72 (　) 　65 (　) 　3 [　] 2 [　] 1 [　] 0 [　]

7. 句子复述

现在我要对您说一句话，我只说一次，我说完后请您把我说的话尽可能原原本本地复述出来：

"我只知道今天张亮是来帮过忙的人"　　　　　　　　　　　　得分 1 [　] 0 [　]

现在我再说另一句话，还是只说一次，我说完后请您也把它尽可能原原本本地复述出来：

"狗在房间的时候，猫总是躲在沙发下面"　　　　　　　　　　得分 1 [　] 0 [　]

8. 词语流畅性

请您尽量多地说出您所知道的动物名称，我给您 1 分钟的时间，您说得越多越好，越快越好，尽量不要重复。　　　　　　　　　　　　　　　　　　　　　得分 1 [　] 0 [　]

9. 抽象

例：请您说说橘子和香蕉有什么相似的地方？

请您说说火车和自行车有什么相似的地方？　　　　　　　　　得分 1 [　] 0 [　]

请您说说手表和尺子有什么相似的地方？　　　　　　　　　　得分 1 [　] 0 [　]

待续

续表

10．回忆

刚才我让您读了 5 个词并让您记住，现在请您回忆一下，告诉我这些词是什么。

（对未经提示回忆正确的词，在下面的表格中打勾作标记，仅根据非提示回忆计分）

	面孔	棉布	菊花	医院	红色	得分
无提示						[ ]
分类提示	身体的一部分	一种纺织品	一种花卉	一座建筑	一种颜色	不得分
多选提示	鼻子、面孔、手掌	绸缎、麻布、棉布	玫瑰、菊花、牡丹	医院、食堂、学校	绿色、红色、蓝色	

11．定向力

星期 [ ] 日期 [ ] 月份 [ ] 年 [ ] 地点 [ ] 城市 [ ]

调查日期：_____年_____月_____日

调查员签字：_____

附录 13　简易认知评估量表

1. 请受试者仔细听并记住 3 个不相关的词，然后重复。

2. 在一张空白纸上画出钟的外形，标好时钟数，给受试者一个时间让其在钟上标出来。（画钟试验正确：能正确标明时钟数字位置顺序，正确显示所给定的时间）。

3. 请受试者说出先前所给的 3 个词。

评分标准：画钟 2 分、3 个单词回忆 3 分，满分 5 分。

评估建议：0 分：3 个词一个也记不住，定为痴呆；

1 ～ 2 分：能记住 3 个词中的 1 ～ 2 个，画钟试验正确，认知功能正常；画钟测验（clock drawing test，CDT）不正确，认知功能缺损；

3 分：能记住 3 个词，不定为痴呆。

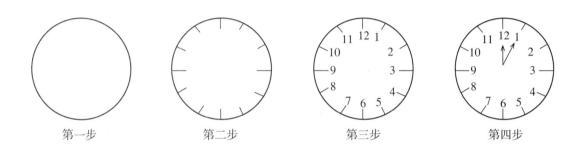

第一步　　　　　第二步　　　　　第三步　　　　　第四步

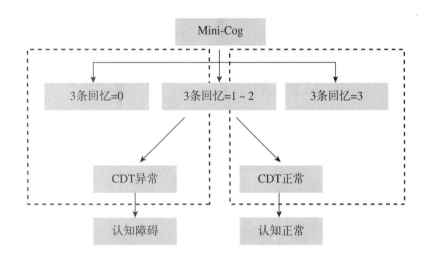

附录 14　AD8（痴呆早期筛查）量表

"是，有变化"表示存在近几年来因认知（记忆和思考）问题而引起的改变	是，有变化	无，没变化	不知道
1．判断力出现问题（例如，做决定存在困难、错误的财务决定、思考障碍等）			
2．兴趣减退，爱好改变，活动减少			
3．不断重复同一件事（例如：总是问相同的问题，重复讲同一个故事或者同一句话等）			
4．学习使用某些简单的日常工具或家用电器、器械有困难（比如电脑、遥控器、微波炉等）			
5．记不清当前月份或年份			
6．处理复杂的个人经济事务有困难（忘了如何对账，忘了如何交水、电、煤气账单等）			
7．记不住和别人的约定			
8．日常记忆和思考能力出现问题			

1．如果以上问题，回答"是，有变化"达 2 项及以上，您（或您的家属）需要去医生处就诊，并向医生描述这种变化。

2．注意：这张筛查量表不能用来诊断是否存在疾病，只能确定否需要就诊检查。

3．只有医生能诊断阿尔茨海默病或其他类型的痴呆，请和医生一起来确定究竟发生了什么情况。

附录 15　记忆与执行筛查量表

序号	项目	满分
1	N1 [李] [小明] 有 [2 只] [灰色] 的 [小狗]，住在 [永安] [县] [河西] [镇] [58 号]	10
	N2 [李] [小明] 有 [2 只] [灰色] 的 [小狗]，住在 [永安] [县] [河西] [镇] [58 号]	10
	N3 [李] [小明] 有 [2 只] [灰色] 的 [小狗]，住在 [永安] [县] [河西] [镇] [58 号]	10
2	流畅性列举"厨房里有的东西"，30 秒，全部记录	10
3	扣指：（1）矛盾刺激"我敲两次，你敲一次；我敲一次，你敲两次" 1—1—2—1—2—2—2—1—1—2—1—2—2—1—1	10
4	短延迟回忆：第 4 次回忆（不再复述）： [李] [小明] 有 [2 只] [灰色] 的 [小狗]，住在 [永安] [县] [河西] [镇] [58 号]	10
5	手指结构： ①拇指连续接触另 4 指的指尖 [右左] ②拇指夹在示指和中指向——剪刀状 [右左] ③手卷起来放在眼睛前——同侧耳朵上——嘴前 [右左] ④划十字 [右左] ⑤攥拳——掌缘——手平放 [右左]	20
6	扣指：（2）敲一不敲二"我敲一次，你也敲一次；我敲二次，你不敲" 1—2—1—2—1—1—2—2—1—1—2—1—2—1—2	10
7	长延迟回忆：第 5 次回忆 [李] [小明] 有 [2 只] [灰色] 的 [小狗]，住在 [永安] [县] [河西] [镇] [58 号]	10

MES 分析指标包括：①10 个项目的原始分，每项满分 10 分；②记忆部分（MES-M）1 项有 10 个要点的句子的 5 次回忆，前 3 次为学习后即刻回忆，第 4 次间隔 1 min 后的回忆，第 5 次为间隔约 5 min 后回忆；③执行部分（MES-E）包括流畅性（列举"厨房里有的东西"）、5 个手指结构的连续性动作、指令与动作相互矛盾的定势转移、手指敲一不敲二的优势抑制；④总分（MEST）是记忆部分与执行部分之和；⑤比率（MES-R）是记忆部分除以执行部分的得分，反映这 2 部分表现的相对比例；⑥学习能力：第 3 次得分减去第 1 次得分；⑦记忆保留能力：第 3 次得分减去第 5 次得分。
评分标准：不受教育程度影响，划界分为 75 分。

附录 16 老龄营养与健康相关数据库

中国健康与养老追踪调查平台 *http：//charls. pku.edu.cn/index/zh-cn.html*

China Health and Retirement Longitudinal Study（CHARLS）（2011～，中国）

研究对象 1.8 万人，45 岁及以上

旨在收集一套代表中国 45 岁及以上中老年人家庭和个人的高质量微观数据，提供关于老年人衰老时健康和社会经济状况的数据资源，用以分析我国人口老龄化问题，推动老龄化问题的跨学科研究。

中国队列共享平台 *http：//chinacohort.bjmu. edu.cn*

中国老年健康影响因素跟踪调查（CLHLS）（CCC2017122801，1998—，中国）

研究对象 11.3 万人，65 岁以上（老年人群）及 35-65 岁（中年对照组人群）

旨在探索影响人类老龄健康的社会、行为、环境与生物学因素，为科学研究、老龄工作与卫生健康政策提供信息依据。

中国慢病前瞻性研究（CKB）（CCC2017051702，2004—，中国）

研究对象 51.3 万人，30～79 岁

旨在从遗传、环境和生活方式等多个环节深入研究危害中国人群健康的各类重大慢病的致病因素、发病机制及流行规律和趋势，为有效地制定慢病预防和控制对策，开发新的治疗和干预手段，提供科学依据。

中国西北区域自然人群队列研究（CNC）（CCC2021061801，2017—，中国）

研究对象 11.8 万人，18～74 岁

旨在开展西北区域常见高发疾病的病因学研究，促进西北区域人群健康，推动中国大型队列研究发展。

公共卫生科学数据中心 *https：//www. phsciencedata.cn/Share/*

全国老年人口健康状况调查项目（1998—，中国）

研究对象 5 万人，65～112 岁

旨在探索影响老龄健康的社会、行为、环境与生物学因素，减少老年带病生存期比例，增加老年健康生存期比例，提高老中青生活质量，为科学研究、老龄工作与卫生健康政策信息提供依据。

中国健康与营养调查（CHNS）（1989—，中国）

研究对象 3 万人，6 岁及以上

旨在检验健康、营养和计划生育政策的影响以及研究中国社会经济的转变如何作用于整个人口健康和营养状况。

全球老龄化队列 *https：//g2aging.org/*

Health and Retirement Study（HRS）（1992～，美国）

研究对象 3.7 万人，51 岁及以上

旨在提供数据资源，检验老龄化过程，并探索国家层面的社会和政策变化对个人的影响。

Mexican Health and Aging Study（MHAS）（2001—，墨西哥）

研究对象 1.5 万人，50 岁及以上

旨在利用广泛的社会经济视角，在一个由墨西哥老年人组成的大型代表组中检验老龄化过程及其疾病和残疾负担。

English Longitudinal Study of Ageing（ELSA）（2002～，英国）

研究对象 1.8 万人，50 岁及以上

旨在提供关于随着人们年龄增长的健康、经济地位和生活质量的跨学科数据资源。

Survey of Health，Ageing and Retirement in Europe（SHARE）（2004—,28 个欧洲国家和以色列）

研究对象 1.8 万人，50 岁及以上

旨在提供关于健康和社会经济因素对个人和社会老龄化影响的多学科数据资源。

Costa Rican Longevity and Healthy Aging Study（CRELES）（2004—，哥斯达黎加）

研究对象 0.3 万人，60 岁及以上（队列一）；55～65 岁（队列二）

旨在检验长寿的决定因素，并探讨健康和社会经济地位如何相互影响老年人的生活质量。

Korean Longitudinal Study of Aging（KLoSA）（2006—，韩国）

研究对象　0.8 万人，45 岁及以上

旨在为跨学科研究和决策提供老龄问题的数据资源。

Japanese Study of Aging and Retirement（JSTAR）（2007—，日本）

研究对象　0.8 万人，50 ～ 75 岁

旨在提供与健康和退休研究（HRS）、欧洲健康、老龄化和退休调查（SHARE）、英国老龄化纵向研究（ELSA）相当的老龄化和退休数据资源。

Irish Longitudinal Study on Ageing（TILDA）（2009—，爱尔兰）

研究对象　0.8 万人，50 岁及以上

旨在研究健康、社会和经济环境如何相互影响老年人的衰老过程。

Longitudinal Aging Study in India（LASI）（2017—，印度）

研究对象　7 万人，45 岁及以上

旨在为多学科研究和决策提供有关老龄化的数据资源。

Malaysia ageing and retirement survey（2018—，马来西亚）

研究对象　0.7 万人，40 岁及以上

旨在为研究和决策提供与健康和退休研究（HRS）、欧洲健康、老龄化和退休调查（SHARE）、日本老龄化和退休研究（JSTAR）相当的关于老龄化和退休的数据资源。

Indonesia Family Life Survey（IFLS）（1993—，印度尼西亚）

研究对象　3 万人，26 岁及以上

旨在为研究行为和结果提供数据。

db GaP 平台 *https：//www.ncbi.nlm.nih.gov/gap/ advanced_search/？ TERM=*

Cardiovascular Health Study（CHS）Cohort（1989—，美国）

研究对象　0.6 万人，65 岁及以上

旨在研究 65 岁及以上人群发生冠心病和卒中的危险因素。

Multi-Ethnic Study of Atherosclerosis（MESA）Cohort（2000—，美国）

研究对象　0.7 万人，45 ～ 84 岁

旨在研究关于亚临床心血管疾病（在产生临床体征和症状之前非侵入性发现的疾病）的特征和预测临床明显的心血管疾病进展或亚临床疾病进展的危险因素。

Atherosclerosis Risk in Communities（ARIC）Cohort（1987—，美国）

研究对象　1.6 万人，基线 45 ～ 64 岁

旨在调查动脉粥样硬化的病因和自然病程、临床动脉粥样硬化疾病的病因，以及心血管危险因素、医疗保健和疾病在种族、性别、地点、日期方面的变化。

Health Aging and Body Composition（Health ABC）Study（1997—，美国）

研究对象　0.3 万人，70 ～ 79 岁

旨在研究导致健康老年人意外残疾和功能下降的因素，特别强调老年时身体组成的变化。

Framingham Cohort（FHS）（1948—，美国）

研究对象　1.5 万人，基线 30 ～ 62 岁

旨在研究专注于亚临床心血管疾病（CVD）和临床明显 CVD 危险因素，后加入主要慢性疾病的项目，包括痴呆、骨质疏松症和关节炎、营养缺乏、眼部疾病、听力障碍和慢性阻塞性肺疾病。

METSIM（METabolic Syndrome In Men）Study（2005—，芬兰）

研究对象　1 万人，45 ～ 73 岁，男性

旨在通过横断面和纵向调查与 2 型糖尿病（T2D）、CVD、胰岛素抵抗相关特征风险相关的遗传和非遗传因素。

Research Program on Genes，Environment and Health（RPGEH）（2007—，美国）

研究对象　43 万人，18 岁及以上

旨在促进对常见疾病和健康老龄化的遗传和环境因素的研究。

Osteoporotic Fractures in Men（MrOS）（2000—，美国）

研究对象　0.4 万人，65 岁或以上，男性

旨在探究老年男性骨折的骨骼决定因素、与骨折风险相关的生活方式和医疗因素、跌倒频率对骨折的贡献风险、雄激素和雌激素浓度影响骨折风险

程度、骨折对生活质量的影响等。

Epidemiological study comparing rates and risk factors for dementia in African Americans in Indianapolis and Yoruba living in Ibadan，Nigeria（1992—，印第安纳和尼日利亚）

研究对象　0.3 万人，65 岁及以上

旨在研究阿尔茨海默病和其他与年龄相关的痴呆的患病率、发病率及危险因素。该研究的重点是痴呆和阿尔茨海默病的风险因素，但轻度认知障碍问题也特别重要。

Study of Osteoporotic Fractures（SOF）（1986—，美国）

研究对象　1 万人，65 岁或以上，女性

旨在研究老年女性椎骨和非椎骨骨折的危险因素。

National Institute on Aging（NIA）Long Life Family Study（LLFS）（2006—，美国和丹麦）

研究对象　0.5 万人，通常在 90 多岁（FLOSS ≥ 7）

旨在研究异常存活、长寿和健康老龄化的遗传学和家族组成部分。

其他代表性平台

UK Biobank（2006—，英国）

研究对象　50 万人，40 ～ 69 岁

旨在研究常见和危及生命的疾病，如癌症、心脏病和卒中。

https：//www.ukbiobank.ac.uk/

United Nations Decade of Healthy Ageing·（2021—2030）

汇集有关监测 60 岁及以上人口健康和福祉的现有全球指标的数据。

https：//www.who.int/data/maternal-newborn-child-adolescent-ageing/ageing-data

Global Dementia Observatory（GDO）

整理世界卫生组织会员国关于 35 个关键痴呆症指标的数据，含《2017—2025 年公共卫生领域应对痴呆全球行动计划》及其七个行动领域的关键资源，以加强各国应对痴呆患者、其照顾者和家庭需求的能力。

https：//globaldementia.org/en